孤独症康复训练师资培训完整教程

适应能力训练 的辅助技术

主编 贾美香 白雅君

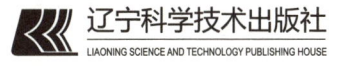 辽宁科学技术出版社
LIAONING SCIENCE AND TECHNOLOGY PUBLISHING HOUSE

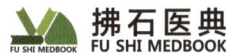 拂石医典
FU SHI MEDBOOK

图书在版编目(CIP)数据

适应能力训练的辅助技术 / 贾美香，白雅君主编
—— 沈阳：辽宁科学技术出版社，2018.5
孤独症康复训练师资培训完整教程
ISBN 978-7-5591-0226-3

Ⅰ.①适… Ⅱ.①贾…②白… Ⅲ.①孤独症－康复训练－师资培训－教材 Ⅳ.①R749.940.9

中国版本图书馆CIP数据核字(2017)第088891号

版权所有　侵权必究

出版发行：辽宁科学技术出版社
　　　　　北京拂石医典图书有限公司
地　　址：北京海淀区车公庄西路华通大厦B座15层
联系电话：010-57262361/024-23284376
E－mail：fushimedbook@163.com
印　刷　者：北京时尚印佳彩色印刷有限公司
经　销　者：各地新华书店

幅面尺寸：285mm×210mm
字　　数：502千字　　　　　　　　　　　印　　张：30.25
出版时间：2018年5月第1版　　　　　　　 印刷时间：2018年5月第1次印刷

策划编辑：李俊卿　　　　　　　　　　　 责任校对：梁晓洁
责任编辑：李俊卿　　　　　　　　　　　 封面制作：咏　潇
封面设计：咏　潇　　　　　　　　　　　 责任印制：丁爱军
版式设计：咏　潇

如有质量问题，请速与印务部联系　联系电话：010-57262361

定　　价：128.00元

适应能力训练的辅助技术

编委会

主　编： 贾美香　白雅君

副主编： 董丹凤　刘　堃　刘冬梅　彭旦媛　魏青云　云爱玲　侯燕妮

编　委： 刁风菊　于秋霞　于　涛　于婷婷　王　玉　王红微　王丽琴　王晓武
　　　　　云爱玲　方丽娟　邓丽丽　代恒双　吕文静　刘　欢　刘　星　刘艳君
　　　　　刘桂赞　齐丽娜　孙石春　孙丽娜　孙　艳　孙　琪　牟效玲　纪志伟
　　　　　杜丽源　李　东　李　雪　李　瑞　杨　轲　杨　洋　肖丽媛　何　影
　　　　　沈　琪　初晓菲　张兆惠　张　妮　张晓燕　张海燕　张家翾　张　楠
　　　　　张黎黎　陈素云　陈晓芳　邵　沫　范晓娇　林　恒　罗立晖　金浩然
　　　　　周　娟　赵水林　赵　芳　赵　泓　胡慧萍　柯黎颖　祝贺荣　贾慧锋
　　　　　倪明明　徐振弟　陶　煜　崔蒙蒙　梁艳林　隋晓玉　董　慧　程献莹
　　　　　曾　刚　谢裴风　谭筑霞

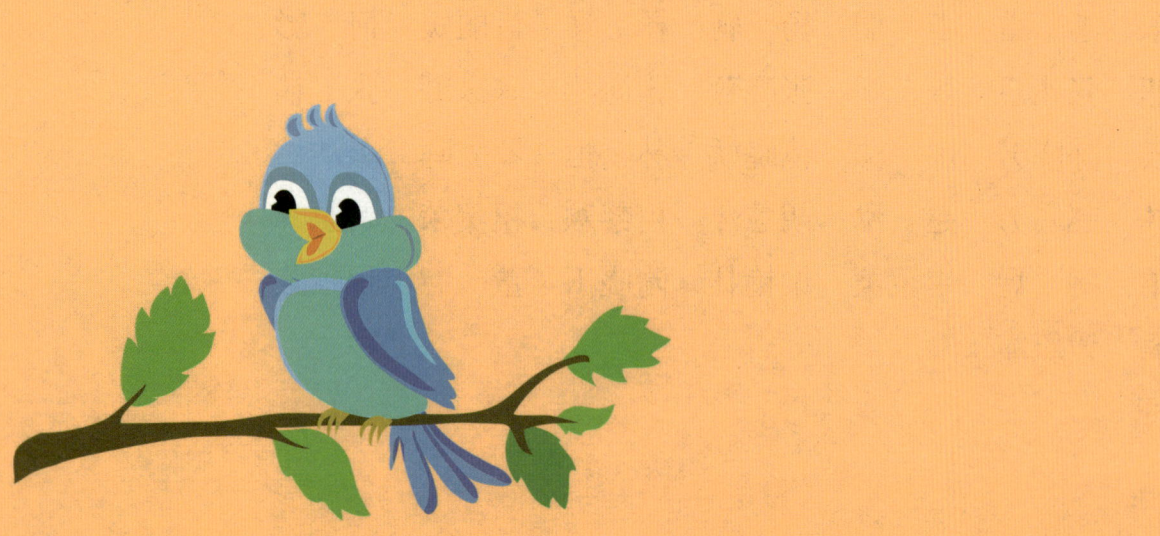

前言

　　社会适应能力是指人们为了在社会上更好生存而进行心理、生理以及行为上的各种适应性的改变，从而与社会达到和谐状态的一种执行适应能力。社会适应能力一般包括以下一些方面：个人生活自理能力、基本劳动能力、选择并从事某种职业的能力、用道德规范约束自己的能力。孤独症是一种以社会交往、言语及行为三种缺陷为主要特征的神经发育障碍，社会性功能缺陷是孤独症患者最显著的标志之一。这些先天性的障碍导致孤独症患者的社会适应能力普遍偏低。恢复和改善孤独症患者的社会功能，提高其社会适应能力，是孤独症康复训练的核心目标，也是康复效果的主要评价标准。

　　本套课程的内容均基于应用行为分析（简称ABA）的理论和实践。我们一方面借鉴国内外研究成果作为指导，另一方面将进阶训练代入行为分析中，两相融合，撰写了这本"如何做"的工作手册，通过特定的任务分析去指导孤独症患者训练。项目中的每项能力都是通过任务分析教学来实现的，每项任务分析都是将复杂任务分解成简单步骤的过程。为了使本书能以最新、最全面、最实用的面貌呈现在读者面前，作者倾注了大量的心力。所有参加撰写本书的作者，都是多年从事孤独症研究和教学工作的医生和教师，他们将在这一领域中长期积累的丰富的临床及教学经验总结出来，得以完成本书。如果没有他们对孤独症患者及其家庭的爱心和社会责任感，就不会有那么多的真实案例。

　　另外，为了增加本书的实用性，大连万卷科技有限公司为本书开发了专门的配套表格打印软件，读者扫描每个技能项下的二维码，便可方便地打印该技能训练所用的配套表格。

　　最后，愿孤独症孩子的父母和训练教师能够带着欣赏的眼光走近他们，不断挖掘和培养他们的潜力、天赋，使他们能在大家的帮助下像普通人一样快乐地生活！

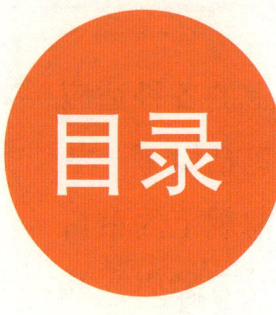

目录

第一章
孤独症患者的适应能力 / 1

第一节　孤独症患者的生活自理能力 / 2
第二节　孤独症患者的就业问题 / 7

第二章
孤独症患者的个案研究 / 8

第三章
适应能力基础训练 / 13

01 用吸管喝 / 14
02 用叉子和勺子吃东西 / 18
03 使用杯子 / 21
04 使用带盖的杯子 / 25
05 穿／脱内裤 / 29
06 穿脱外套 / 33
07 戴／摘帽子 / 37
08 穿／脱裤子 / 41
09 穿／脱衬衫 / 45
10 穿／脱袜子和鞋 / 49
11 练习精细动作 / 55
12 练习粗大动作 / 58
13 用食指和拇指捏起小物品 / 61
14 擤鼻涕和擦鼻子 / 64
15 洗脸并擦脸 / 68
16 洗手和擦手 / 72
17 去厕所小便 / 75
18 大便后擦干净 / 79

第四章
适应能力初级训练 / 83

01 系扣子和解扣子 / 84
02 戴手套和摘手套 / 88
03 穿、脱运动服 / 93
04 使用按扣 / 98
05 梳头发（系统化脱敏） / 101
06 刷牙（系统化脱敏） / 104
07 拉开／拉上衣服拉链 / 107
08 等待 / 110
09 擦手和擦嘴 / 114

第五章
适应能力中级训练 / 118

01 洗头发 / 119
02 洗澡后擦干 / 122
03 洗澡 / 127
04 刷牙 / 131
05 系上和解开安全带 / 135

06 使用刀叉 / 140
07 打开和合上钱包的拉链 / 144
08 餐桌礼仪 / 148
09 系鞋带 / 153
10 使用餐巾 / 156
11 等待发言与排队等待 / 160

第六章
执行能力训练 / 165

01 猜一猜 / 166
02 解决日常问题 / 171
03 制定日程表 / 175
04 反应训练 / 178

第七章
工作技能训练 / 183

01 准时赴约 / 184
02 对账单 / 189
03 钱够不够 / 192
04 在 ATM 机取款 / 196
05 使用 ATM 机存款 / 199
06 到银行开户 / 203
07 微信或支付宝支付 / 207
08 洗汽车 / 210

09 检查汽车机油以及加机油 / 215
10 检查汽车玻璃水以及加玻璃水 / 219
11 完成一份个人简历 / 223
12 烤饼干 / 226
13 上网找菜谱 / 231
14 制作三明治 / 235
15 调制一人份的饮料 / 239
16 做西红柿炒蛋 / 243
17 煮方便面 / 248
18 做意大利面 / 253
19 用电饭锅蒸米饭 / 258
20 用微波炉蒸鸡蛋 / 262
21 制作披萨 / 267
22 打扫卫生间 / 273
23 打扫卧室 / 277
24 用洗碗机洗碗 / 281
25 饭后收拾餐桌 / 285
26 手工洗碗 / 289
27 收拾金属餐具 / 293
28 用洗衣机洗衣服 / 297
29 烘干并整理衣服 / 302
30 铺床 / 305
31 换床单 / 308
32 布置餐桌 / 311
33 扫地 / 315
34 清理垃圾 / 318

35 擦窗 / 323
36 填写信封 / 327
37 遛狗 / 331
38 视频编辑：添加音乐 / 334
39 视频编辑：添加静态图片 / 338
40 视频编辑：添加字幕 / 341
41 视频编辑：添加转场特效 / 344
42 视频编辑：添加视频 / 347
43 视频编辑：添加配音 / 351
44 视频编辑：去掉片头 / 353

第八章
适应能力高级训练 / 356

01 给钟表设闹铃 / 357
02 设置手机闹钟和计时器 / 361
03 识别时间 / 366
04 按清单做家务 / 369
05 识别交通标志 / 374
06 健康与不健康食品 / 378
07 倒着走 / 382
08 用跑步机健身 / 386
09 识别急救箱中的物品 / 391
10 识别紧急／非紧急情况 / 394
11 使用急救箱 / 397
12 制作购物清单 / 401
13 采购 / 404
14 购买甜品原料 / 409
15 使用卫生巾 / 412
16 换卫生巾 / 416
17 剪指甲 / 420
18 刮胡子 / 423
19 淋浴 / 427
20 梳头 / 431
21 涂润唇膏 / 434
22 清洁耳朵 / 437
23 识别生活标志 / 441
24 打包 / 445
25 比较价格 / 449
26 使用自动售货机 / 453
27 穿内衣 / 457
28 接电话 / 462
29 打电话 / 467
30 查电话号码 / 470

第一章

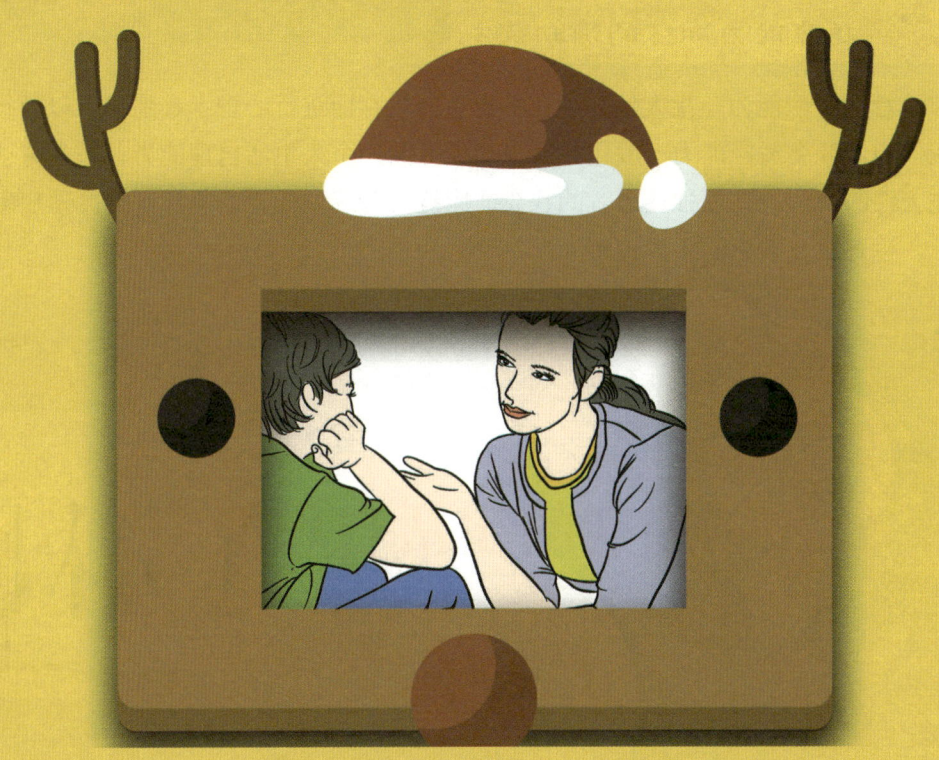

孤独症患者的适应能力

适应能力训练的辅助技术

社会适应能力是指人们为了在社会更好生存而进行心理上、生理上以及行为上的各种适应性的改变，从而与社会达到和谐状态的一种执行适应能力。社会适应能力一般包括以下一些方面：个人生活自理能力、基本劳动能力、选择并从事某种职业的能力、用道德规范约束自己的能力。先天性的障碍导致孤独症患者的社会适应能力普遍偏低。恢复和改善孤独症患者的社会功能，提高其社会适应能力，是孤独症康复训练的核心目标，也是康复效果的主要评价标准。

第一节
孤独症患者的生活自理能力

洗漱

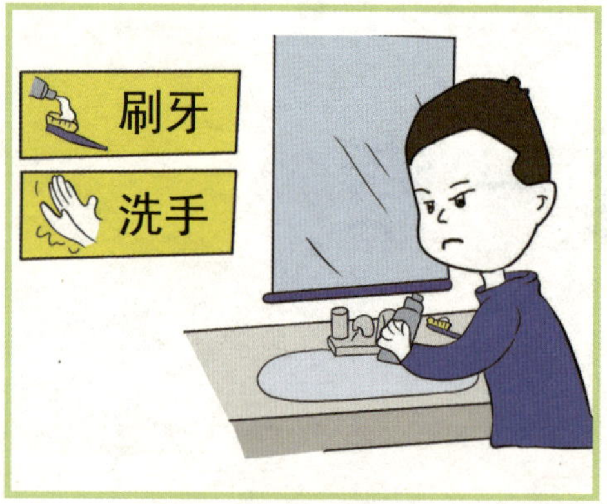

刷牙
洗手

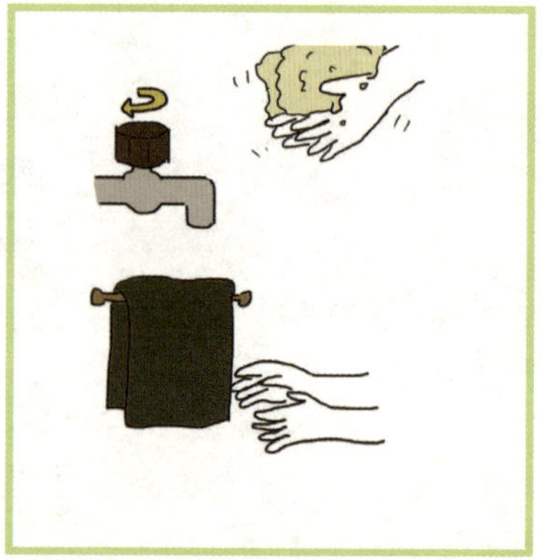

穿衣服

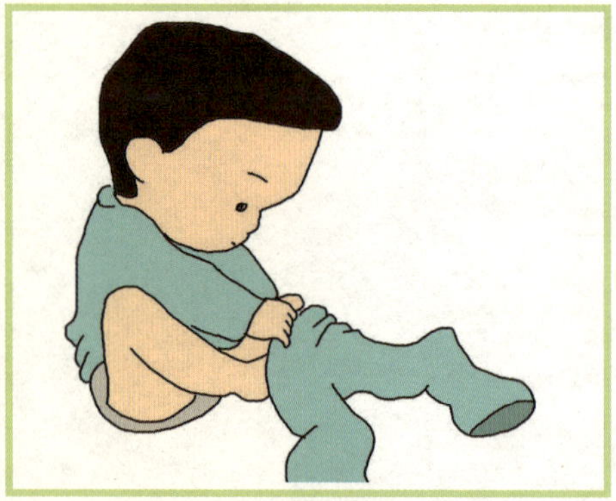

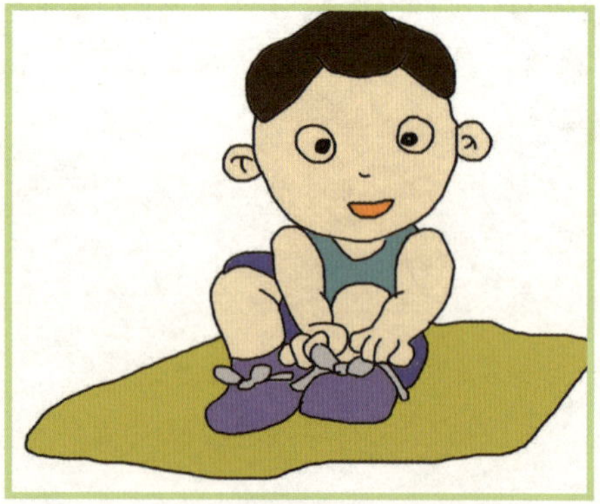

上厕所

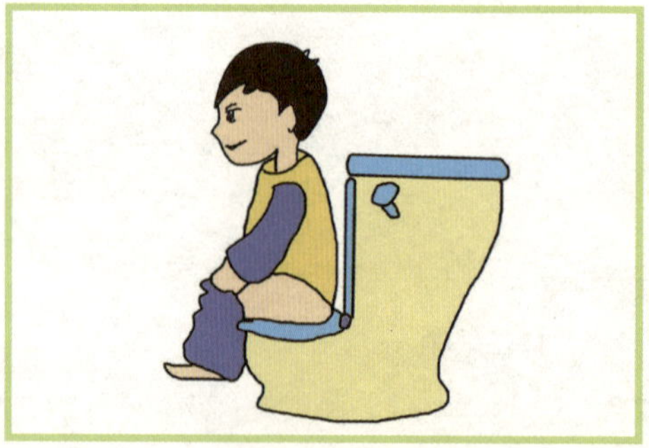

进餐

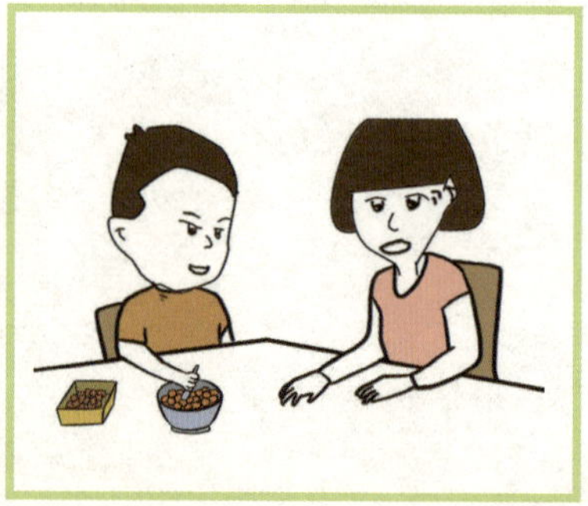

第一章 孤独症患者的适应能力

一、孤独症患者自理能力差的原因

1. 父母包办

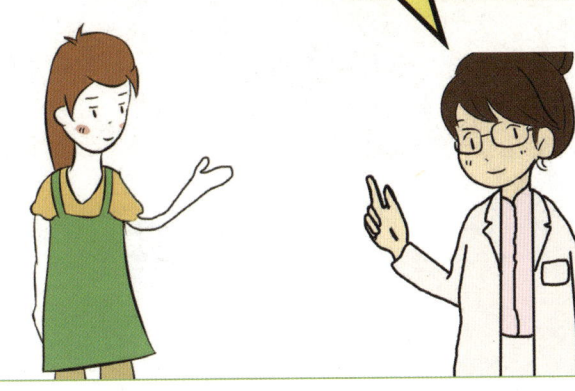

我的孩子已经很不幸了,总感觉应该给他们更多的照顾。

错,孤独症患者在年幼时,是自理能力培养的关键时期。

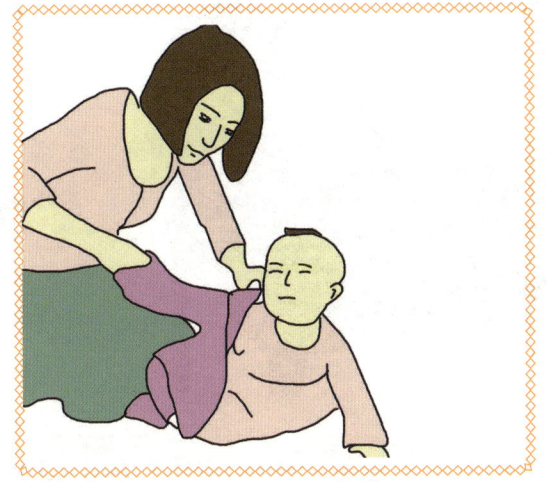

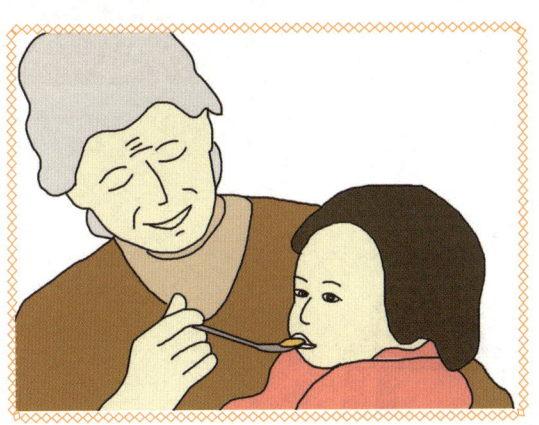

过度的爱护,使孤独症患者的自理能力越来越差。

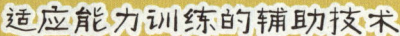

2. 缺乏耐心

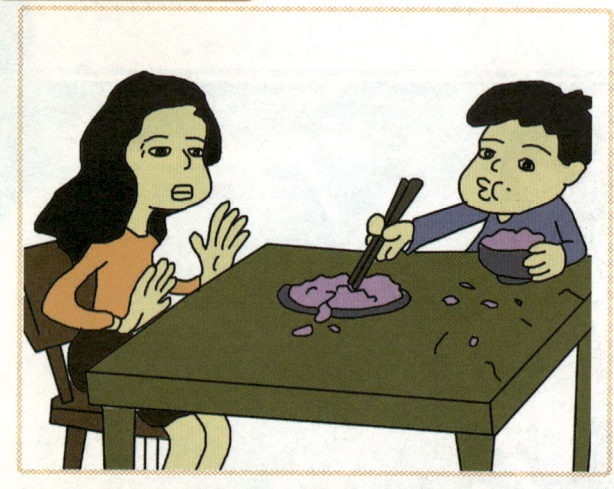 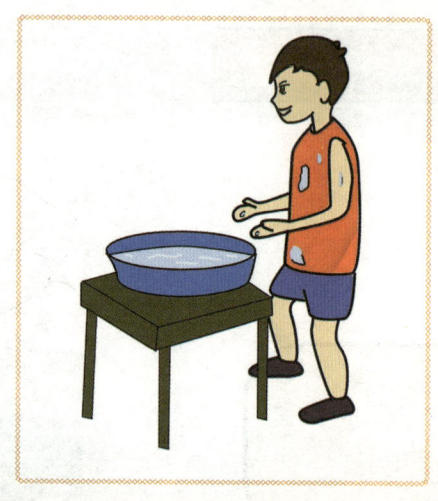 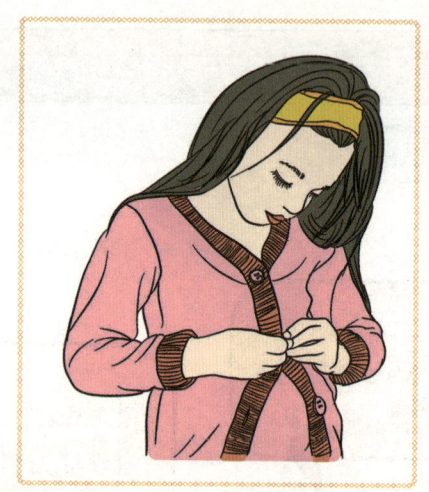

因此作为家长和老师，对孤独症患者的培养，既要高度重视和满足孤独症患者受保护、受照顾的需要，又要避免过度保护和包办代替，鼓励并指导孩子进行自我管理的尝试。对孤独症患者开展生活能力训练是势在必行的，这不仅能减轻家长、教师的负担，让孩子的智能与体能得到锻炼，而且能促进他们生活质量的提高，为今后适应社会打好基础。

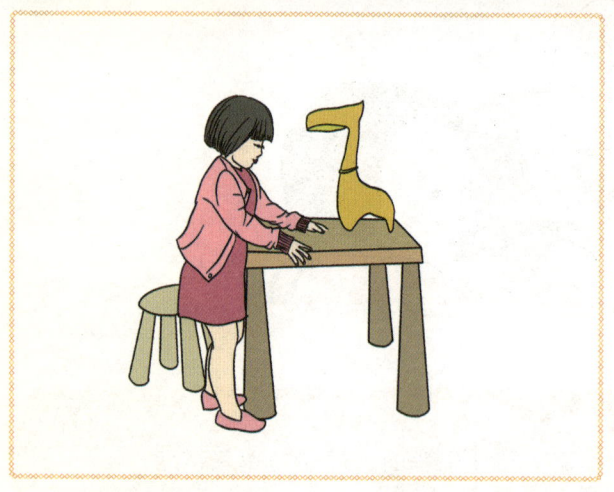 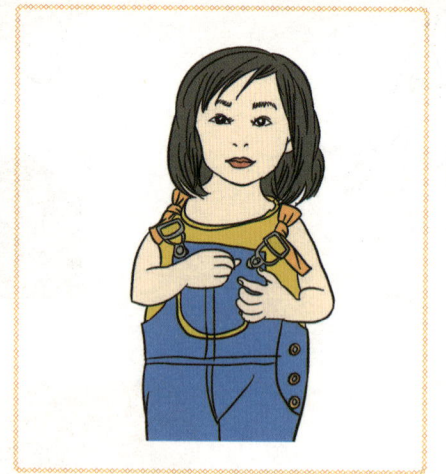 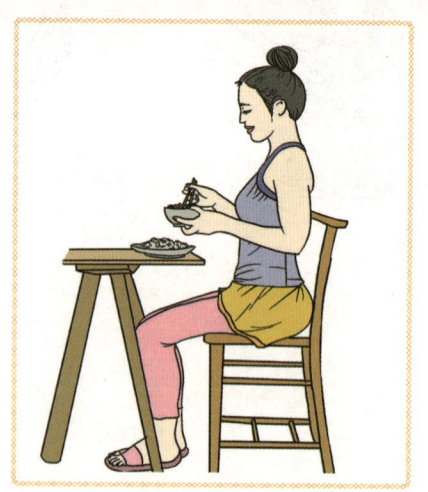

第一章
孤独症患者的适应能力

二、生活自理能力训练的常用方法

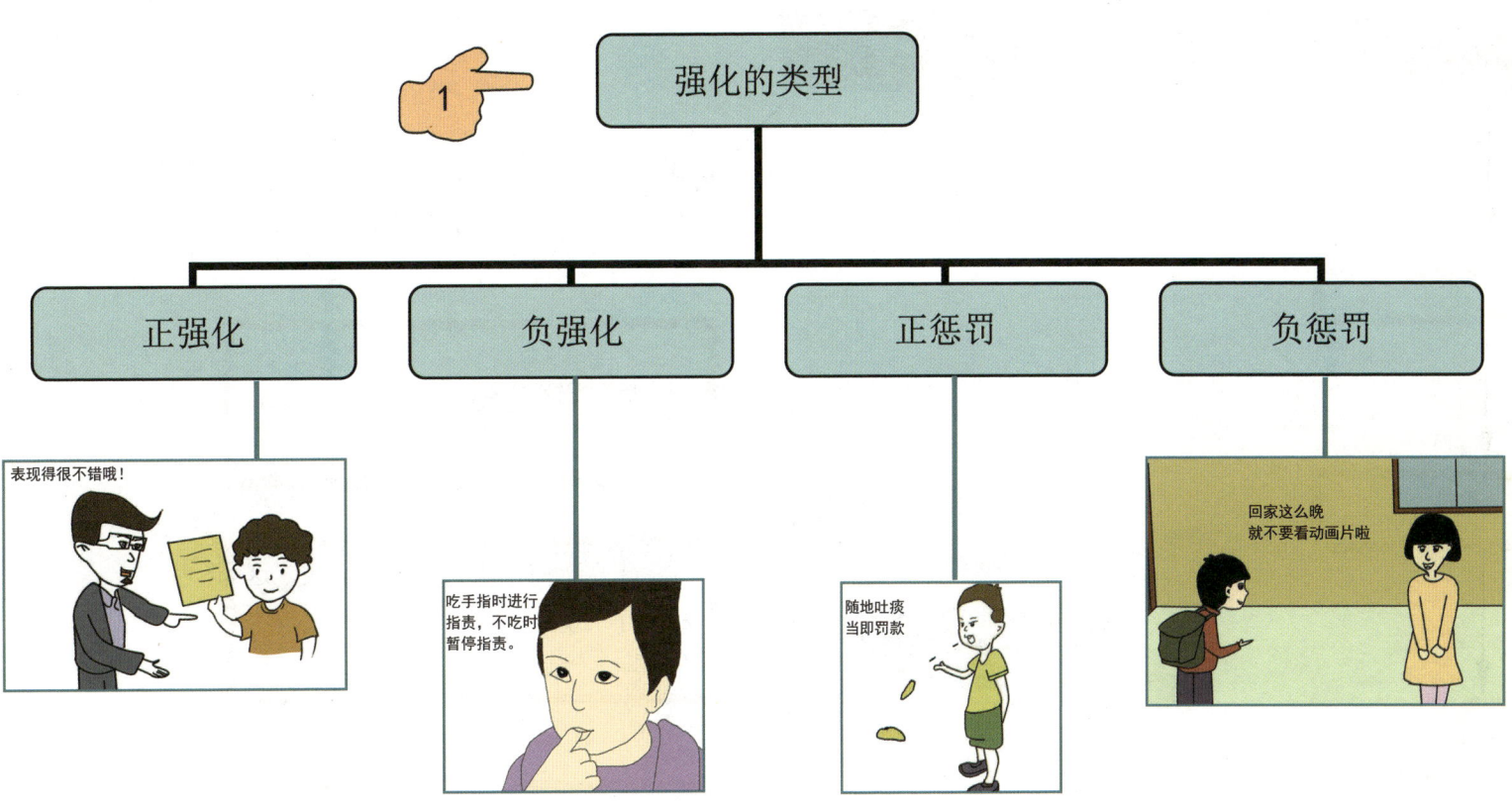

适应能力训练的辅助技术

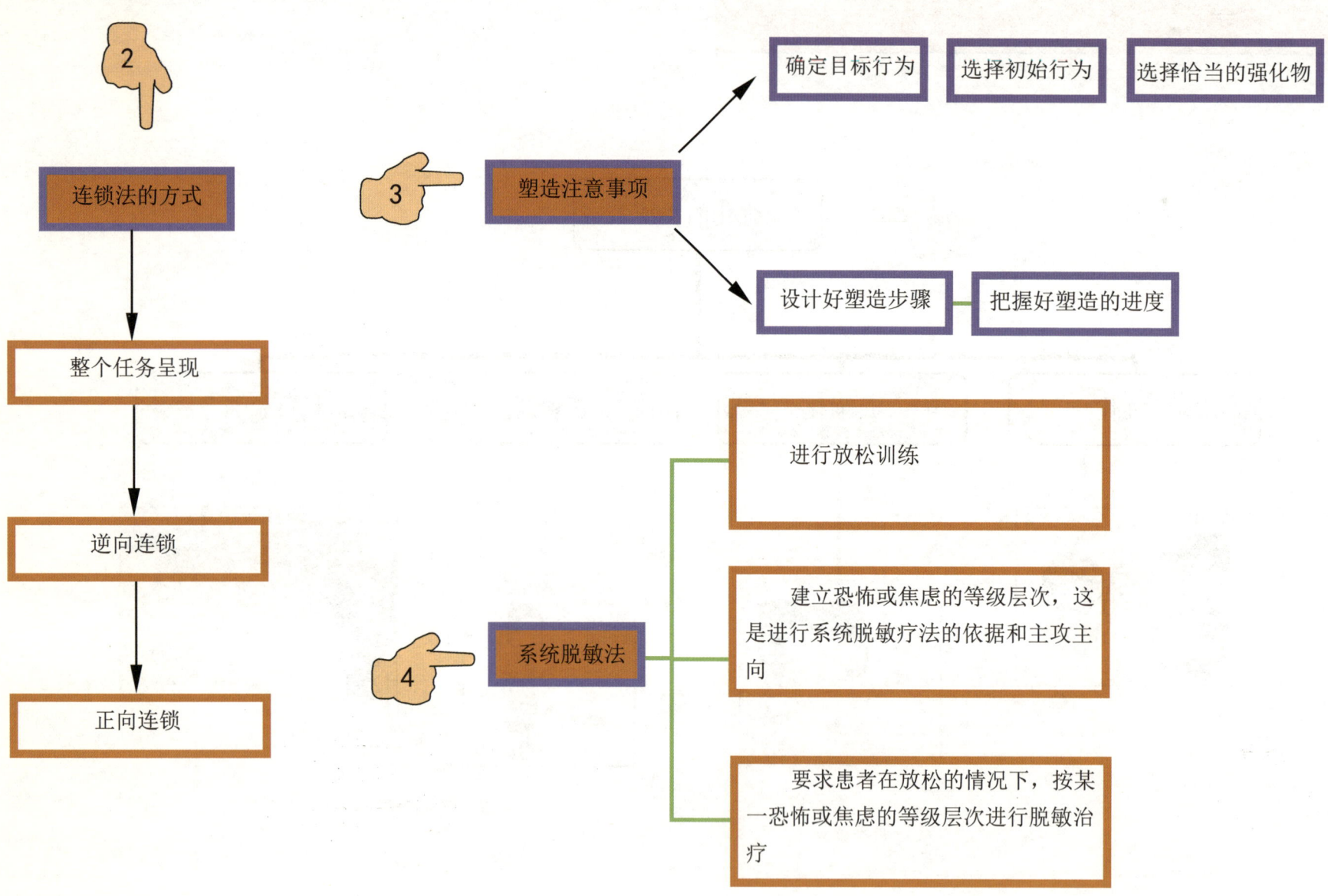

第二节
孤独症患者的就业问题

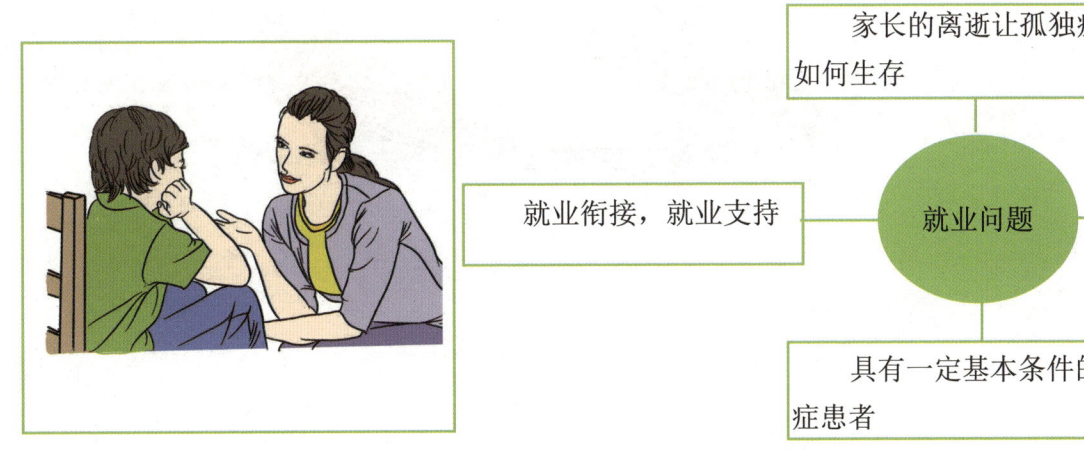
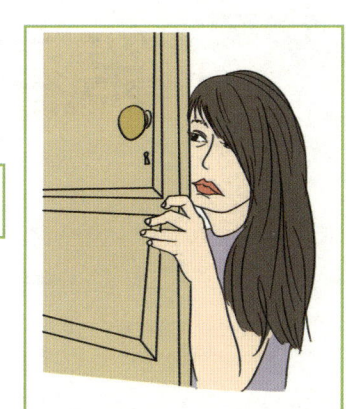

- 家长的离逝让孤独症患者如何生存
- 就业衔接，就业支持
- 就业问题
- 无所事事，闲赋在家
- 具有一定基本条件的孤独症患者

第二章

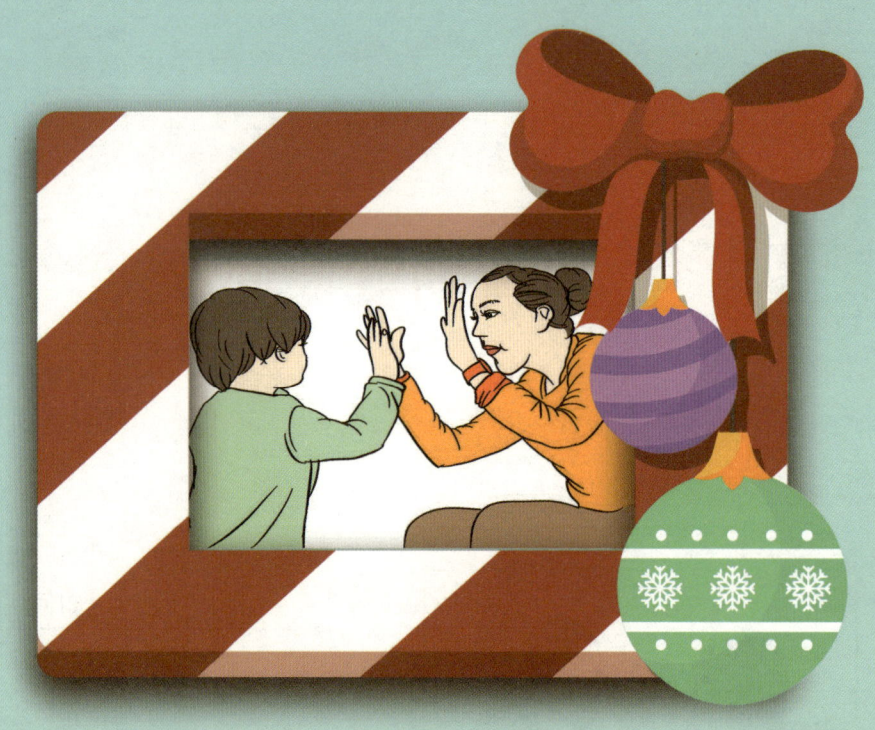

孤独症患者的个案研究

第二章 孤独症患者的个案研究

每一个孤独症儿童都是千差万别的,这就要根据每个儿童的自身特点制定相应的训练计划。而对应服务领域更应该全面扩展,使特殊教育服务的领域向以个体为中心的方向拓展。这样有利于儿童优势与潜能的开发;有利于教师在教学过程中的因势利导,以及教学方法与教学手段的灵活运用;有利于家长更好地看清问题与不足,与教师积极配合;更有利于儿童的全面、长足发展。

案例1 姓名:浩浩 性别:男 年龄:4岁

行为描述

浩浩在家中存在吃饭困难的问题,从来不愿意坐在饭桌前吃饭,如果有其喜欢的玩具可以坐下片刻,但仍不能独立吃饭,多以玩玩具为主,不给玩具则无法安稳坐下,经常四处乱跑,多由妈妈端着碗四处追喂。

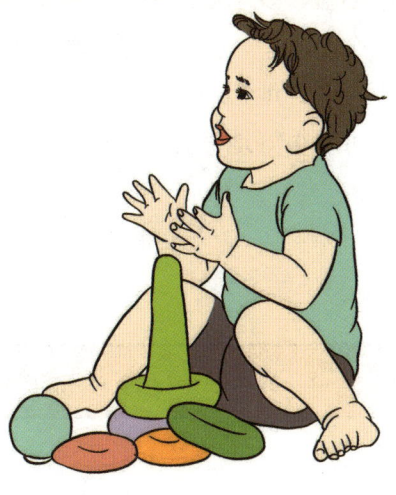

行为分析

对浩浩的行为,家长积极提供了视频资料,老师与家长进行沟通之后,对其问题行为进行了分析,现可以假设浩浩不吃饭是由于家庭教养方式导致的。孩子吃饭的环境中有太多他喜欢的刺激,经常在饭前或饭后可以得到零食,导致孩子即使不吃饭也不会挨饿,所以孩子才不会安稳坐下吃饭。为了验证其假说,老师要求家长在家中严格按照老师提出的方式来处理浩浩不吃饭的行为。首先,将饭桌周围的环境彻底整理,将影响其注意力的玩具物品及食品暂时收起。其次,即使他不吃饭,也不给予任何零食。经过两天的严格控制,基本可以确定,孩子的行为符合老师的分析。

解决方案

1. 按照老师的要求,家长对吃饭环境进行整理,将浩浩的玩具跟饭桌彻底隔离。同时在浩浩吃饭前将玩具收起,等浩浩吃过饭之后才给他。即使浩浩不愿意吃饭,也需要坐在饭桌前,直到家人一起吃完饭才可以离开,建立其用餐礼仪。

2. 将浩浩的零食暂停,尤其在吃饭前1～2个小时,不给予任何零食及可以饱腹的奶制品。即使浩浩吃得很少,也不在饭后给予任何零食。但由于浩浩正处于长身体阶段,无法长时间使用饥饿法,在浩浩表现出饥饿后,可以再次为他提供一次坐在饭桌前吃饭的机会。

3. 进一步分析,浩浩对筷子的使用并不是特别熟练,家长在吃饭时也会经常纠正其姿势,长时间下来,浩浩的自信心受到打击,就不太愿意吃饭了。在老师的要求下,家长在孩子吃饭时很少再对浩浩拿筷子或勺子的姿势进行过多要求,对筷子及勺子的运用则作为学习项目让孩子进行练习。

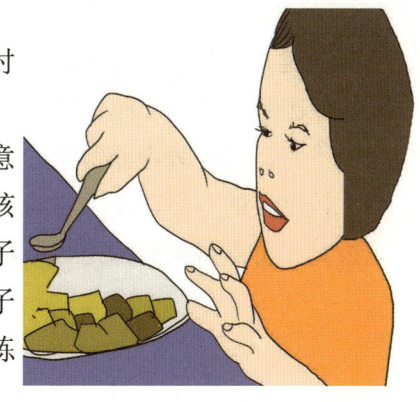

4. 目前,浩浩不吃饭的行为已经得到良好的改善,基本可以在吃饭的时间安稳坐在饭桌前吃饭。但有时仍会因为饭菜不合口味而挑食,故家长仍需注意孩子的用餐问题。

适应能力训练的辅助技术

案例2 姓名：小志　性别：男　年龄：5岁

行为描述

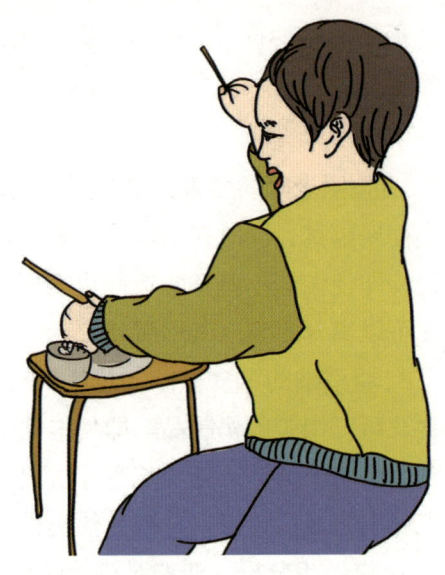

小志吃饭时常常将食物撒得到处都是，脱衣服穿衣服也不能独立，游戏时也不能和别的小朋友一起参与，游戏规则不是太明白，交往能力差，不能主动发起一个话题。

行为分析

通过与家长进行沟通，以及观看视频资料，可以假设造成吃饭撒的原因是由于小志吃饭时眼睛不去注视碗，同时手腕的灵活度和力度不够，且手眼不能协调。生活自理训练对孤独症儿童来说是一个比较重要的方面，小志目前急需解决的是能够自己独立吃饭，在吃饭时不再撒得到处都是等最基本的生活自理问题。

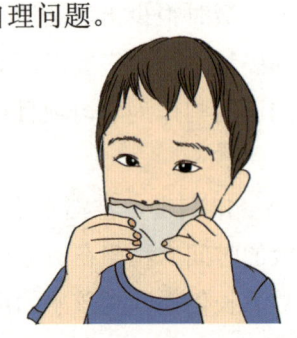

解决方案

1. 运东西的游戏

不规定时间让小志去用勺子舀一个桶里的小球，并且与家人比赛：在舀的过程中，不能用手去碰球，舀到球之后要把球运到对面的小盆里；在运的过程中，注意球不能掉地上，最后看谁运的球多，谁就胜利了。在玩这个游戏时孩子的注意力要集中，眼睛要看着球。通过这个游戏，既锻炼了孩子的注意力，又锻炼了孩子的手眼协调能力。

2. 夹东西游戏

这个游戏能够锻炼孩子手腕的力度。给小志一堆球、一双筷子和一个小盆，要求小志往小盆里夹球。在这个游戏中，孩子的手腕没有力气就不能很好地把球夹起来，所以这个游戏可以很好地锻炼手腕的力度与灵活度。

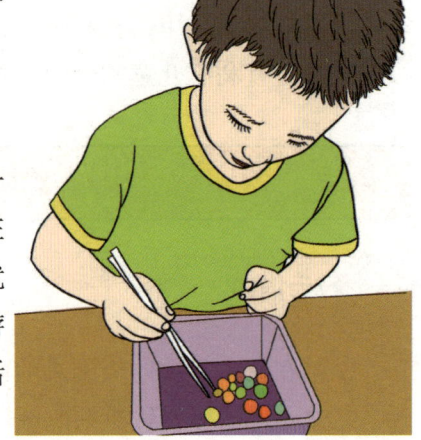

案例3 姓名：丁丁　性别：男　年龄：10岁

行为描述

丁丁从2岁被诊断为孤独症后，妈妈一直带着他。到10岁时，还没有语言，基本的日常用品也不知道名称。十几年来基本上是靠妈妈的手势来理解妈妈的语言。基本的生活自理也存在很多问题，上厕所就是一个困难。丁丁有便意时偶尔知道去厕所，但经常会尿湿裤子，并且没进厕所就已经把裤子脱下来了，经常把周围的人都吓一跳。

10

第二章 孤独症患者的个案研究

训练目标

丁丁可以独立、正确地上厕所排便。

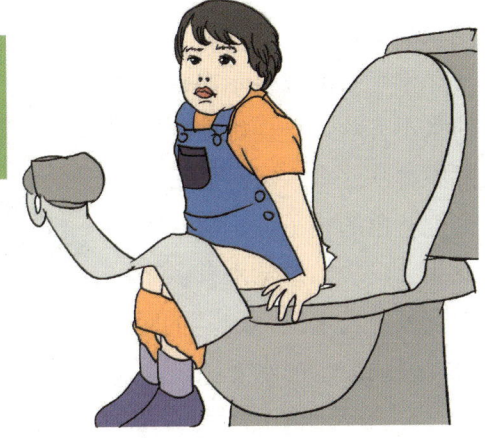

解决方案

1. 在引导丁丁训练时，最重要的因素是维持积极的态度。教师任何不愉快的表示，甚至是瞥他一眼，都可能被他看见。

2. 教师估计好他可能需要排尿的时间，使用简单的语言，例如"嘘……嘘……"。

3. 每当他成功地完成排尿以后，都给予他小表扬。

4. 只在卫生间里脱裤子，如果他把裤子尿湿了，一定要到卫生间里给他换裤子。这将有助于他把尿裤子和卫生间联系起来。当他尿湿裤子时，不要表现出任何的不高兴，要轻柔和平静地引导他。

5. 当他在小便的时候，要和他一直待在一起。在卫生间准备一些可以拿着玩的物品，如果他小便了，就立即给他玩。如果5分钟之后，他没有尿，就平静地把他带出来，但是没有表扬和奖励。

6. 正确记录下他尿湿裤子的时间，这样就可以发现他正常小便的频率。尤其是在早晨起床、吃饭、出门，以及上床睡觉之前，要把他带到卫生间小便。注意，每次带丁丁大小便，千万记住要在指定的卫生间，不能允许随地或外出找一相对避人的旮旯地方。

案例4 姓名：芳芳 性别：女 年龄：12岁

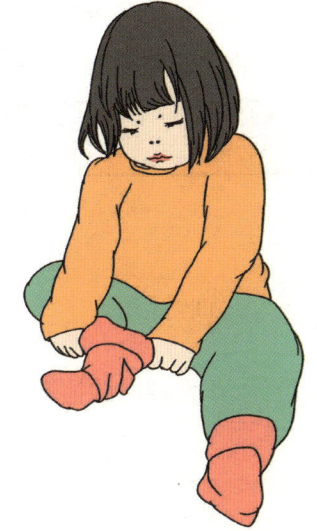

训练目的

迅速、独立地穿衣服。

训练目标

早晨闹钟响了，在规定的时间里独立完整地穿上衣服。

解决方案

1. 在芳芳上床睡觉之前，要把她第2天将要穿的衣服给她准备好，把所有她需要的衣服放到一个特定的地方，并且一定要让她事先看一下，以便她可以很容易找到这些衣服。

2. 给她看闹钟，向她演示如何把响着的闹钟关掉。在开始的几个早晨，帮助她下床，在完成其他的任务之前，先把闹钟关掉。当确定她已经学会了怎样把闹钟关掉，再给她看定时器。向她解释如果她能够在定时器规定的时间内完全把衣服穿上，她将得到一份特别令她惊讶的奖励。给她标记出定时器的显示时间，这样她可以容易地看到她要在什么时间内完成。

3. 开始的时候，教师把时间定得长一些，以便芳芳有足够的

11

适应能力训练的辅助技术

间穿好衣服。当闹钟响起的时候,看一看她是否起床把闹钟关掉,然后定下时间。教师在附近做别的事情,但却在暗中观察她,看她是否变得慌慌张张或注意力分散。要准备好在她需要的时候给予帮助。

4. 如果芳芳努力抓紧时间自己穿衣服了,教师要慷慨地给予表扬。如果她在规定的时间内穿好衣服,就给予她特别喜欢的物品作为奖励。

案例5 姓名:诺诺 性别:女 年龄:13岁

训练目的

在无辅助的情况下,自己洗

训练目标

诺诺能够独立地调节安全的水温。

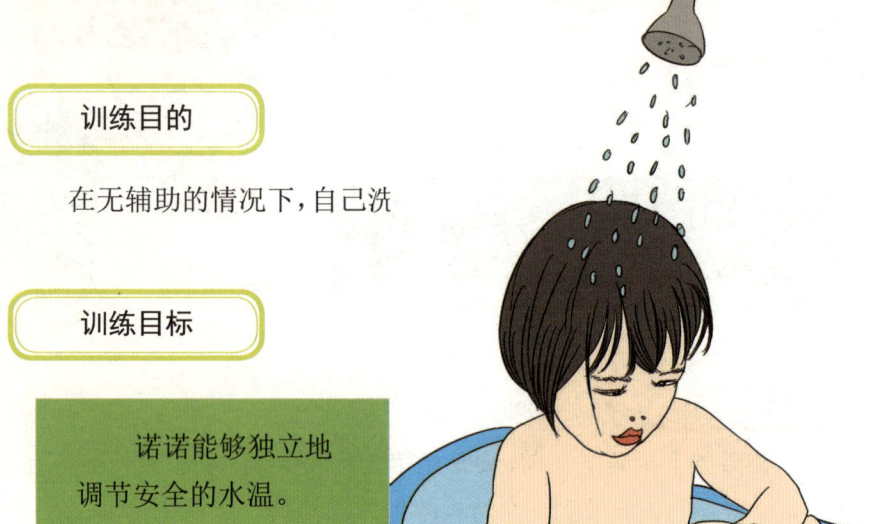

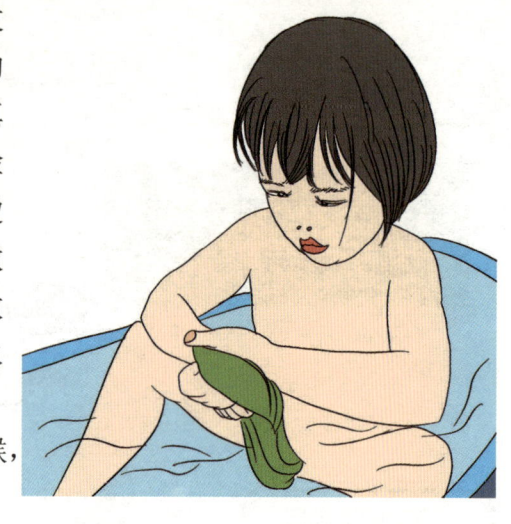

渐往里边加热水,直到水温发烫,教师把自己的手和诺诺的手放到水里说:"太热了,真是太热了!"教师做一个鬼脸(非常夸张的)显示出对太烫的水不喜欢,这样她便理解教师不喜欢这个水温。然后,教师把蓝色的袋子放到凉水的水龙头上,教她感觉水有多凉,并且教她当水温"太热"的时候,怎样转动凉水的水龙头。

3. 每天在浴池里进行练习,直到她理解太烫、太凉怎么做。

4. 要求诺诺在进入浴室之前,要检查水龙头里的水温。

解决方案

1. 在让诺诺使用淋浴的水龙头之前,教师先教她怎样调节水温。

2. 教师在水龙头上放一条红色的带子,告诉她这是热的意思。这时放一些热水在水槽里,直到水温变暖,但是不烫。教师把自己的手和诺诺的手放到水里反复说:"它是温水,很舒服,温温的。"逐

第三章

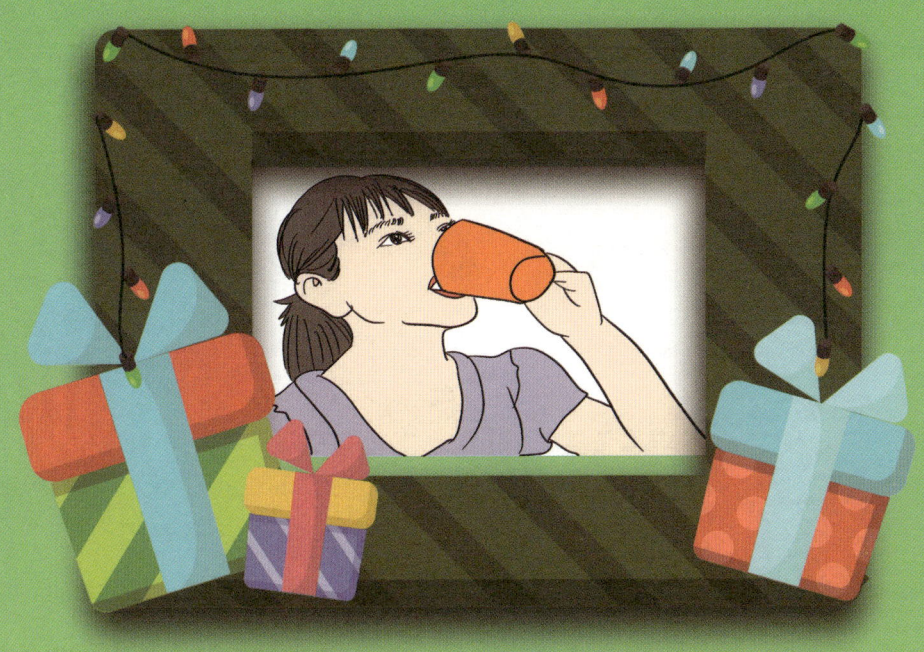

适应能力基础训练

01 用吸管喝

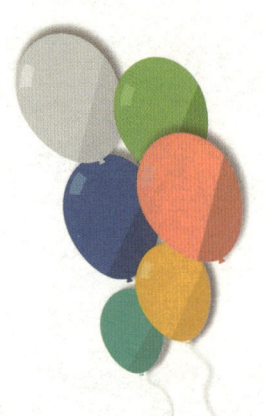

在教授患者使用吸管喝东西时，应该确保患者已经具备模仿能力和做精细动作的能力。通过该技能的训练，患者应该能达到这样一种水平，即：将吸管插入患者喜欢的饮品中，放在他面前，说"喝吧"，患者就能够独立使用吸管喝饮品。需要注意的是，短而粗的吸管对患者来说更容易，所以训练可以先从这些吸管开始；液体浓度越稀，越容易用吸管吸出来。

扫描二维码，打印本技能训练配套表格

第三章
适应能力基础训练

教学材料

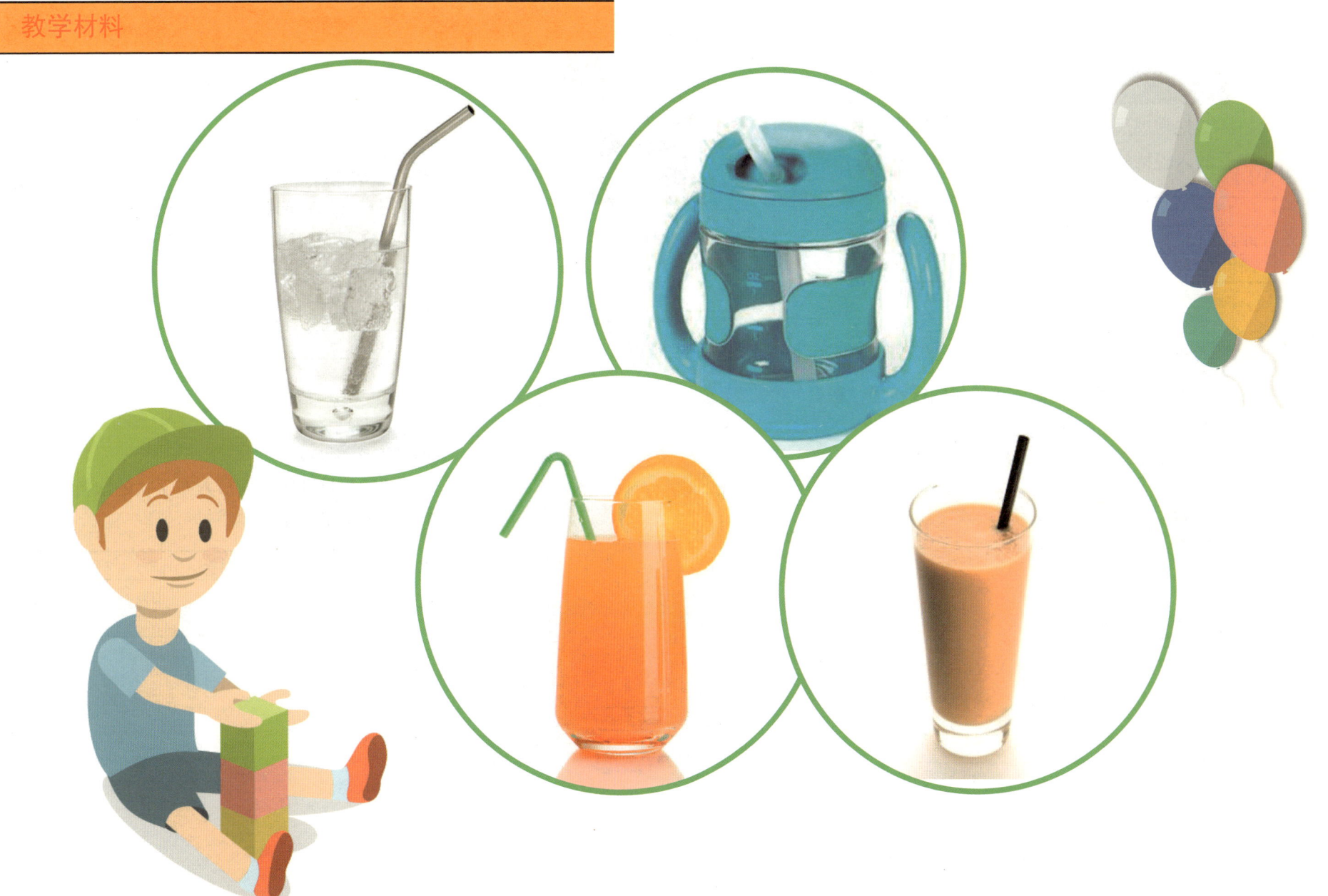

适应能力训练的辅助技术

训练方法示例

示例 1

把常规尺寸的吸管一切为二，将吸管放入较稀的饮料里，患者用此吸管喝。

小档案	
训练时长	
辅助情况	

示例 2

把常规尺寸的吸管放入较稀的饮料里，患者用此吸管喝（如喝水）。

小档案	
训练时长	
辅助情况	

示例 3

把常规尺寸的吸管放入较稠的饮料里，患者用吸管喝（如喝酸奶）。

小档案	
训练时长	
辅助情况	

示例 4

把常规尺寸的吸管放入奶酪状的饮料里，患者用吸管喝（如喝芝麻糊）。

小档案	
训练时长	
辅助情况	

示例 5

把常规尺寸的吸管放入布丁状的饮料里，患者用吸管喝。

小档案	
训练时长	
辅助情况	

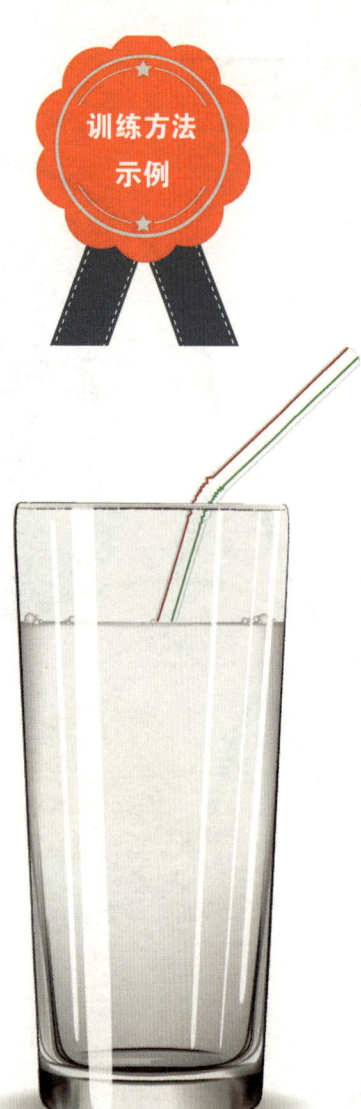

第三章
适应能力基础训练

泛化到教室

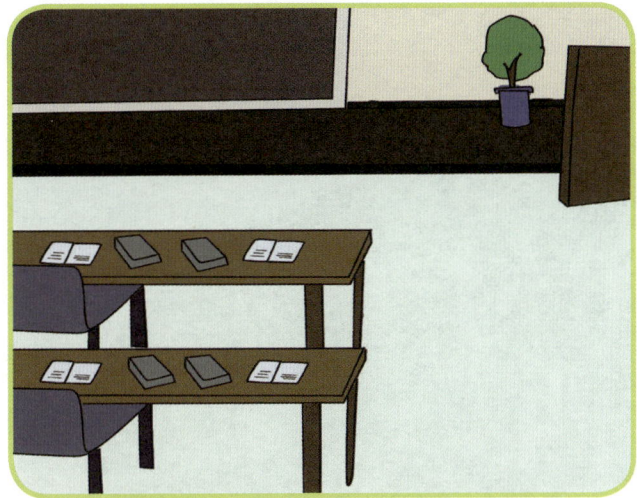

泛化到餐厅

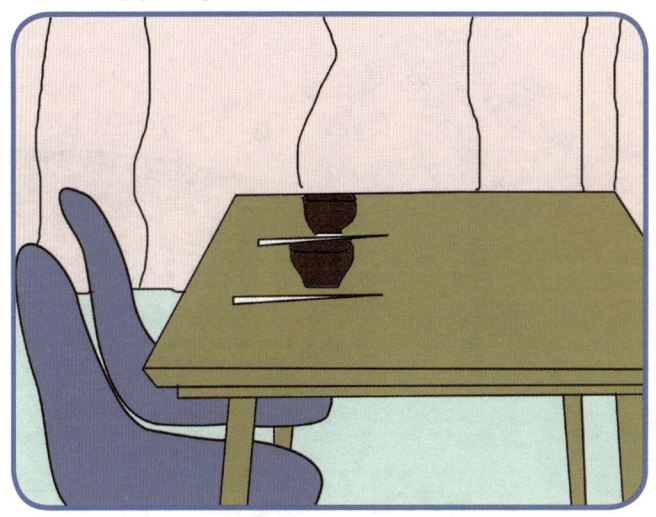

泛化到客厅

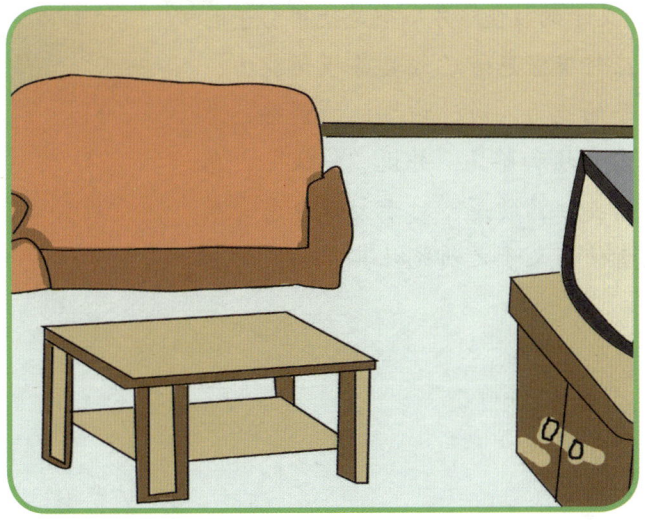

泛化到餐馆

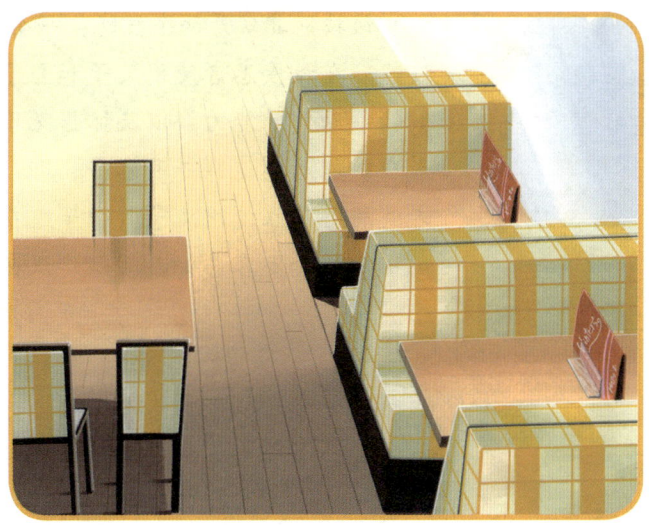

适应能力训练的辅助技术

02 用叉子和勺子吃东西

该技能其实是两个技能：一个是使用叉子的技能，另一个是使用勺子的技能。在教授患者使用叉子和勺子时，应该确保患者已经具备模仿能力、做精细动作的能力，以及抓握叉子和勺子的能力。通过该技能的训练，患者应该能达到这样一种水平，即：给患者食物和餐具，并说"吃饭"，患者就能够独立使用叉子和勺子吃东西。需要注意的是，对于大部分患者来说用勺子会更容易些，所以建议在教患者使用叉子之前先让其学会使用勺子。

扫描二维码，打印本技能训练配套表格

第三章
适应能力基础训练

教学材料

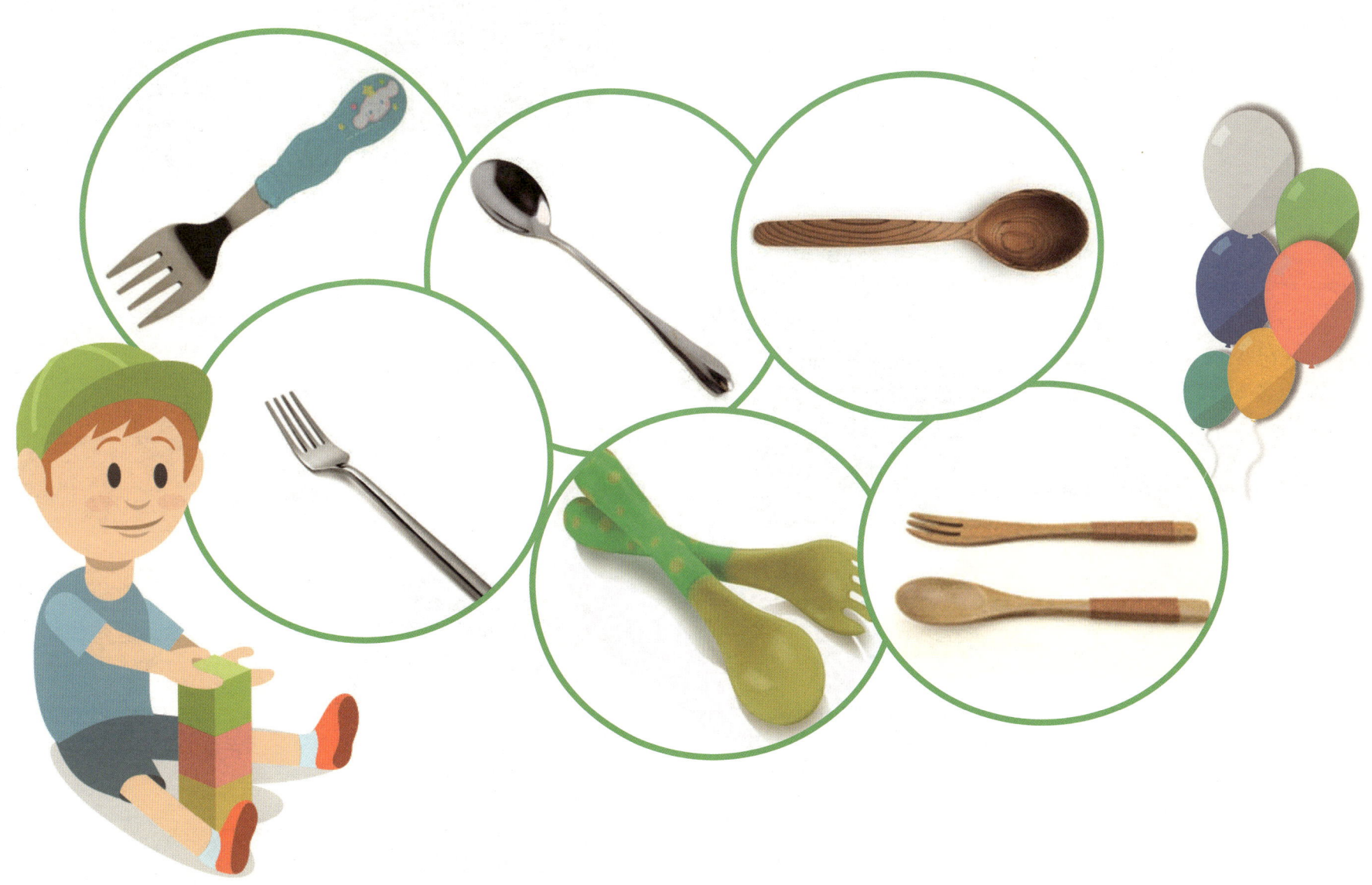

适应能力训练的辅助技术

训练流程

小档案	
训练时长	
辅助情况	

第1步：拿好勺子。

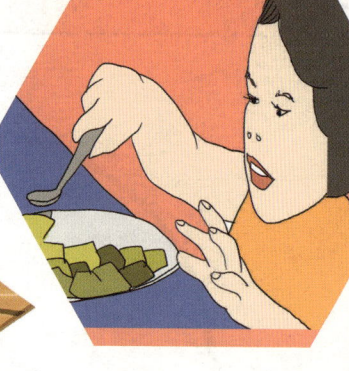

第2步：用勺子舀起食物。

第3步：把勺子送往嘴边。

第4步：把勺子放进嘴里。

第5步：把勺子里的食物倒进嘴里。

第6步：把勺子从嘴里拿出来。

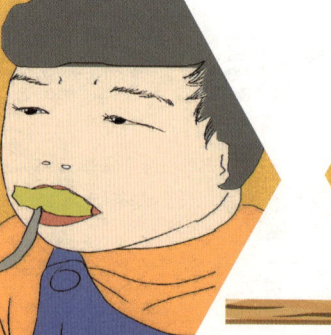

第7步：把勺子放在桌上或盘子上。

03 使用杯子

如何使用杯子可以分为两种情况：一种需要在教师的辅助下完成，另一种是患者自己独立完成。在教授患者使用杯子时，应该确保患者已经具备模仿能力和做精细动作的能力，以及抓握杯子的能力。通过该技能的训练，患者应该能达到这样一种水平，即：在不发指令的情况下，给患者一个杯子，患者就能够独立用杯子喝饮品（一般应为白开水，尽量不用饮料）。

扫描二维码，打印本技能训练配套表格

适应能力训练的辅助技术

教学材料

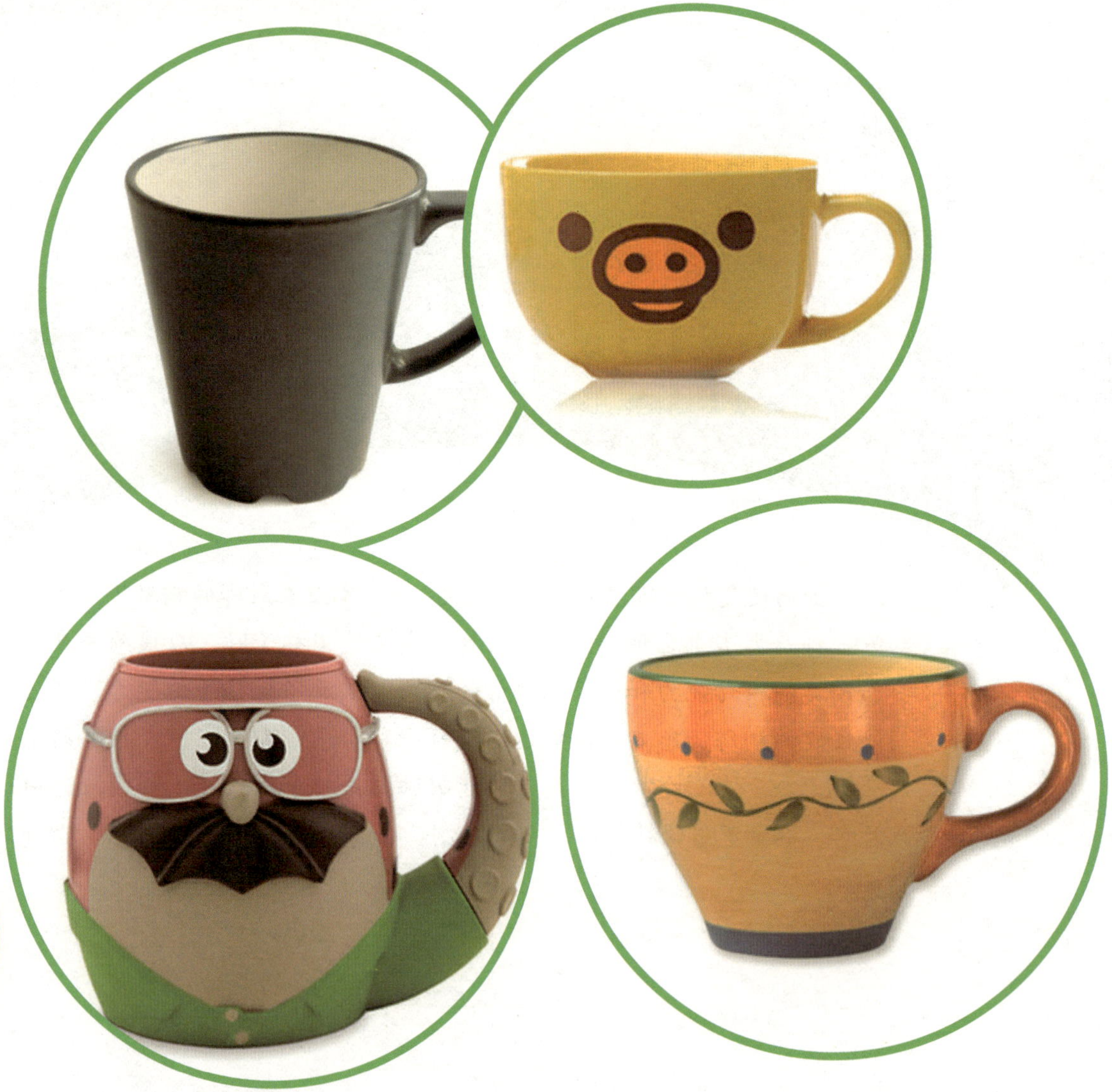

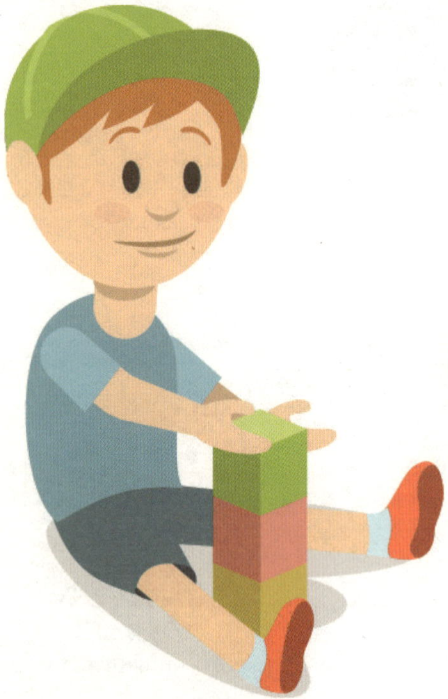

第三章
适应能力基础训练

训练流程

小档案	
训练时长	
辅助情况	

1. 在教师的辅助下，用杯子喝水

第1步：在部分身体辅助的情况下抓住杯子柄。 ➡ 第2步：在部分身体辅助的情况下把杯子拿到嘴边。 ➡ 第3步：在部分身体辅助的情况下喝一口水并且咽下。 ➡ 第4步：在部分身体辅助的情况下把杯子放到桌上。

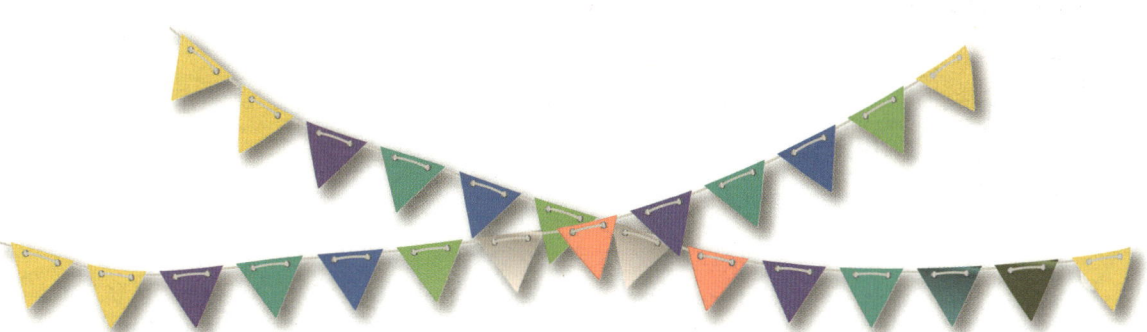

训练目标：在部分身体辅助的情况下患者能够完成整套动作。

23

适应能力训练的辅助技术

2. 独立使用杯子喝水

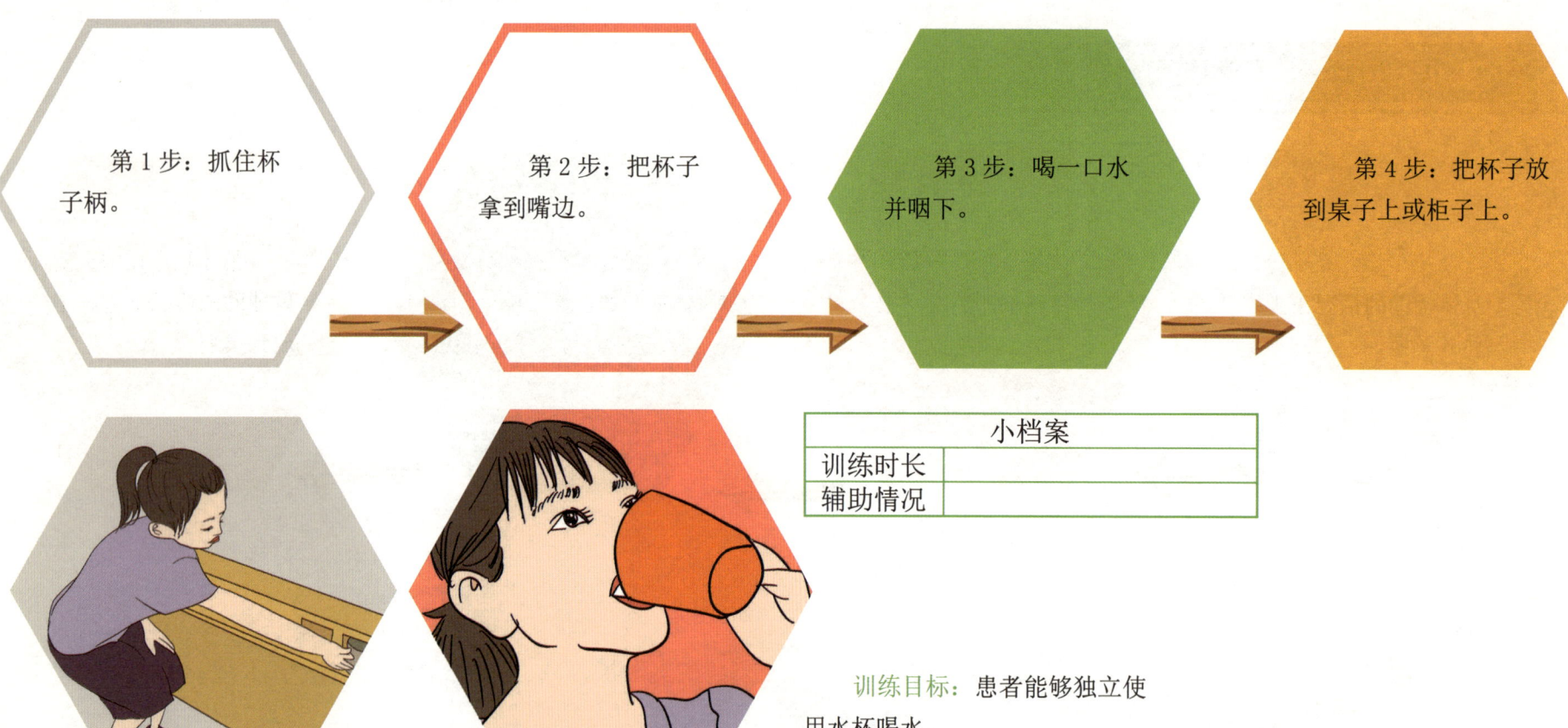

第1步：抓住杯子柄。

第2步：把杯子拿到嘴边。

第3步：喝一口水并咽下。

第4步：把杯子放到桌子上或柜子上。

小档案	
训练时长	
辅助情况	

训练目标：患者能够独立使用水杯喝水。

04 使用带盖的杯子

使用带盖的杯子可以分为两种情况：一种需要在教师的辅助下完成（可使用逆向训练），另一种是患者自己独立完成（可使用正向训练）。在教授患者使用杯子时，应该确保患者已经具备模仿能力和做精细动作的能力，以及抓握杯子的能力。通过该技能的训练，患者应该能达到这样一种水平，即：在不发指令的情况下，给患者一个带盖杯子，患者就能够独立用带盖的杯子喝饮品。

扫描二维码，打印本技能训练配套表格

适应能力训练的辅助技术

教学材料

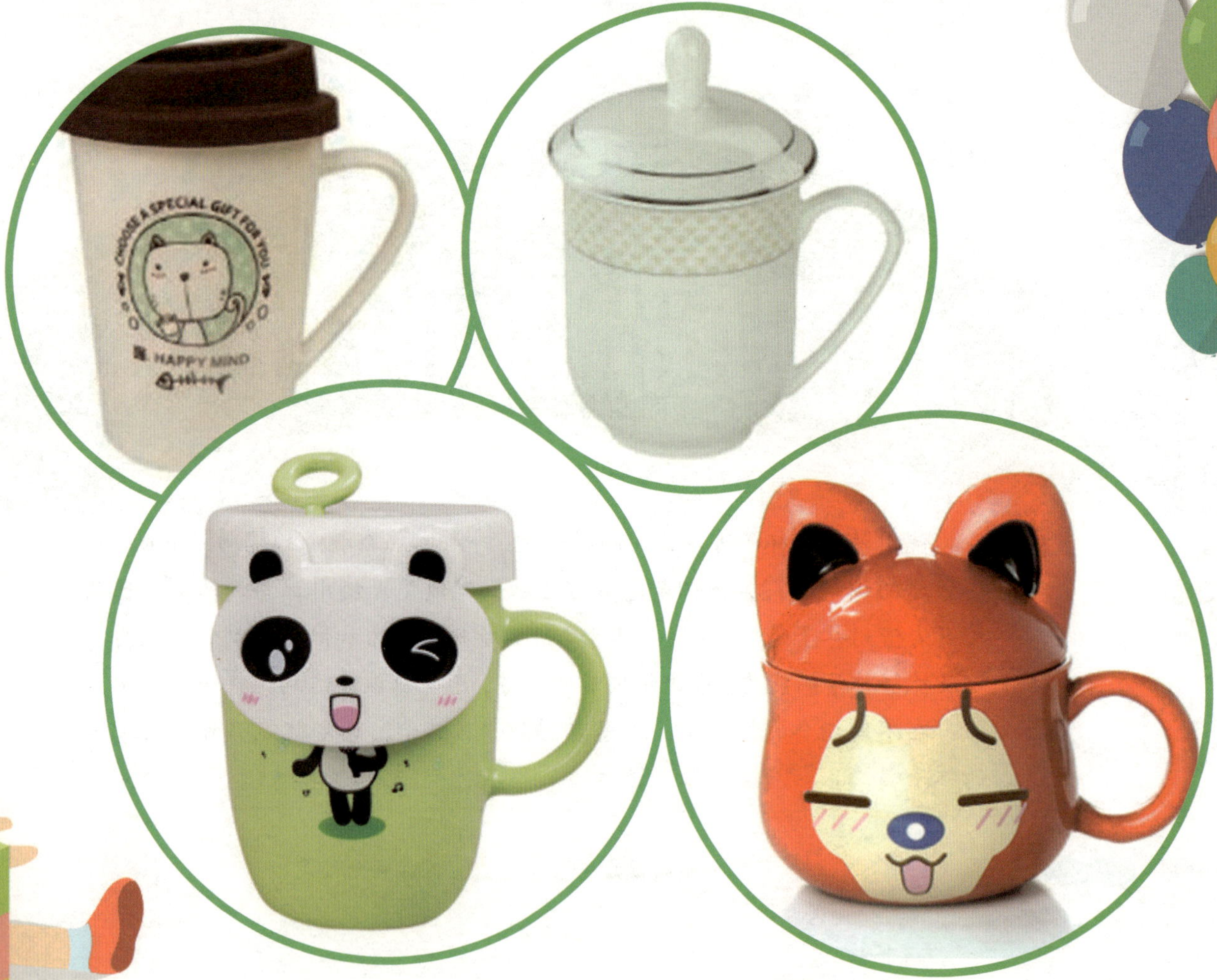

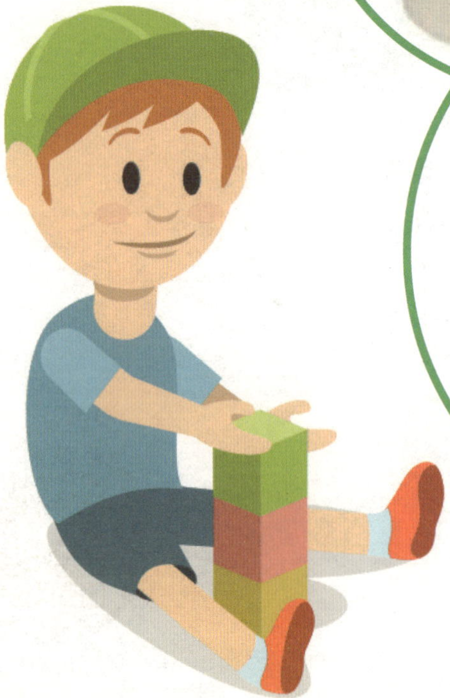

第三章
适应能力基础训练

训练流程

1. 在教师的辅助下，用带盖杯子喝水

第1步：在部分身体辅助的情况下捏住杯盖。 → 第2步：在部分身体辅助的情况下将杯盖放在桌上。 → 第3步：在部分身体辅助的情况下抓住杯子柄。 → 第4步：在部分身体辅助的情况下把杯子拿到嘴边。

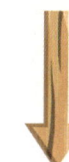

第6步：在部分身体辅助的情况下把杯子放到桌上。 ← 第5步：在部分身体辅助的情况下喝一口水并且咽下。

训练目标：在部分身体辅助的情况下患者能够完成整套动作。

小档案	
训练时长	
辅助情况	

27

适应能力训练的辅助技术

逆向链接训练

2. 独立使用带盖杯子喝水

小档案	
训练时长	
辅助情况	

训练目标：患者能够独立使用带盖的杯子喝水。

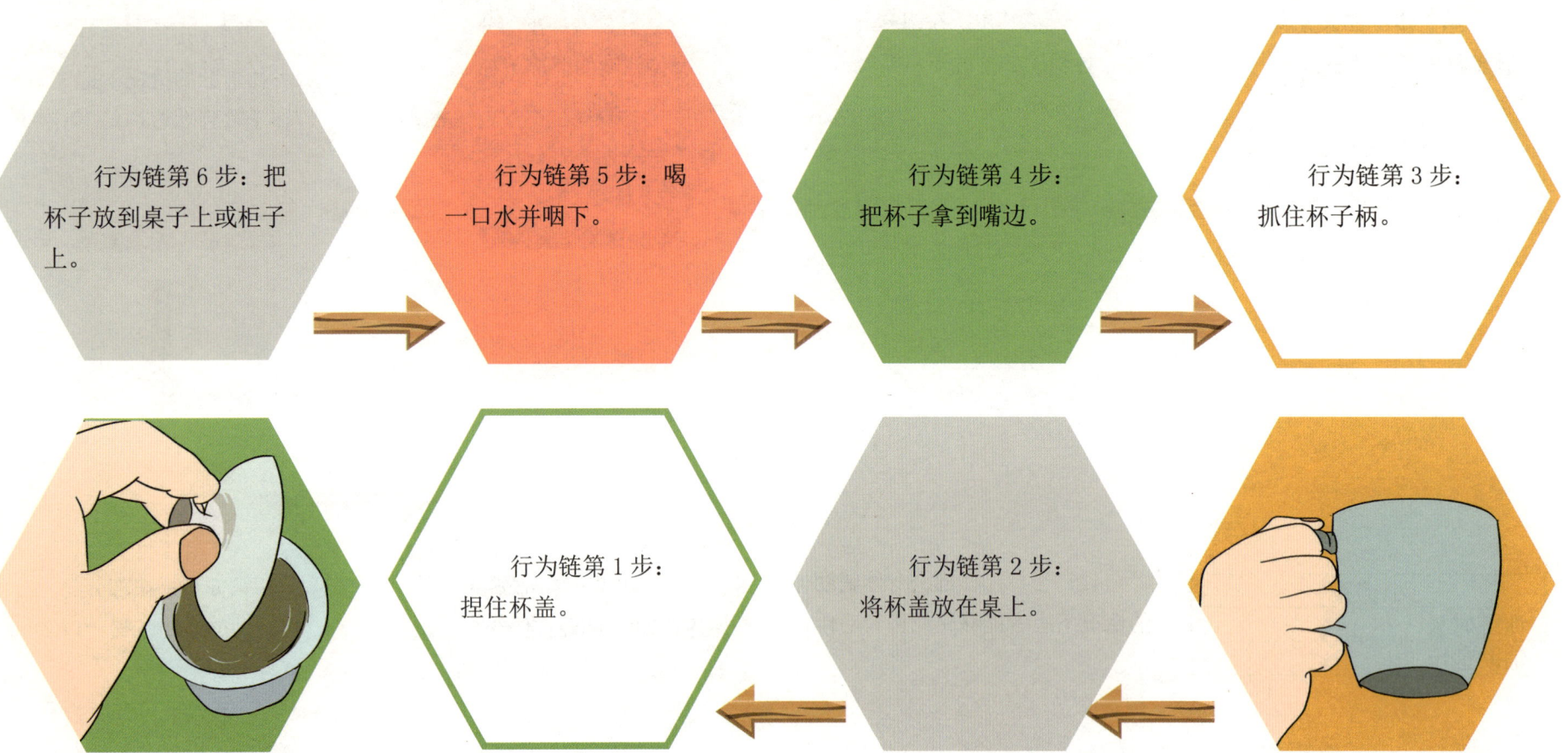

05 穿/脱内裤

穿脱内裤，包括穿上内裤和脱下内裤。对于一般患者来说，脱内裤比穿内裤更容易掌握，所以训练时可先从脱内裤开始。在教授患者穿脱内裤时，应该确保患者已经具备模仿能力和做精细动作的能力。通过该技能的训练，患者应该能达到这样一种水平，即：当听到"脱掉内裤"或"穿上内裤"的指令时，患者将独立地脱下或穿上自己的内裤。

扫描二维码，打印本技能训练配套表格

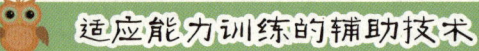

教学材料

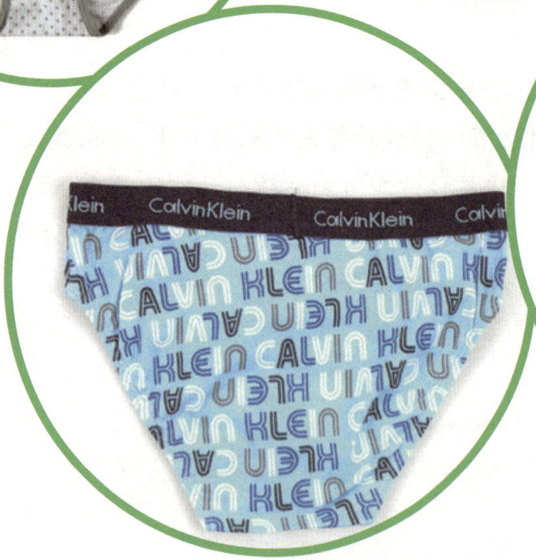

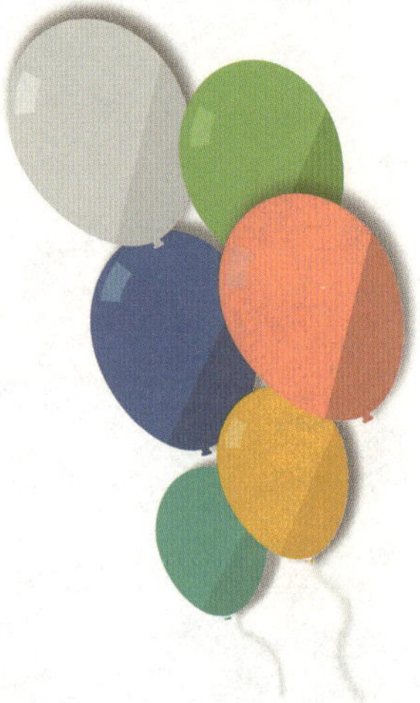

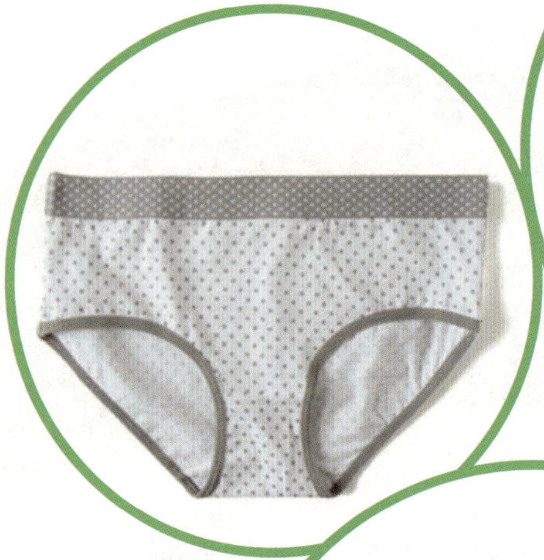

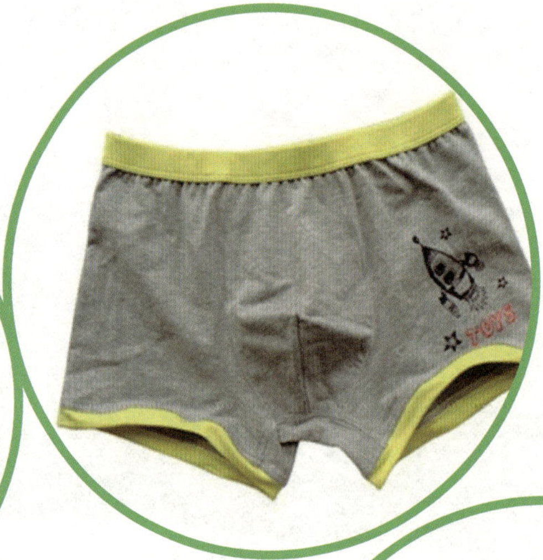

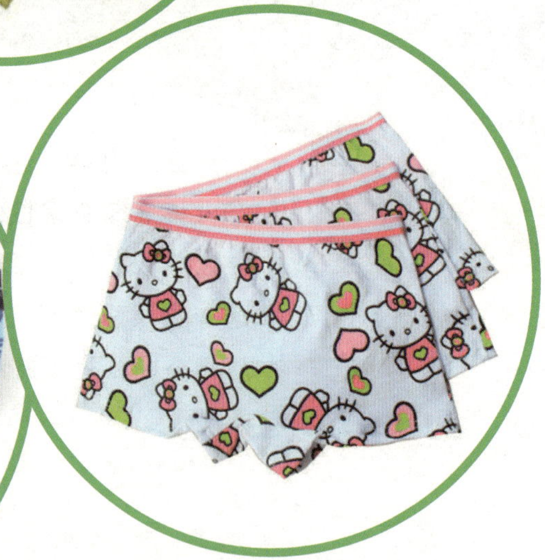

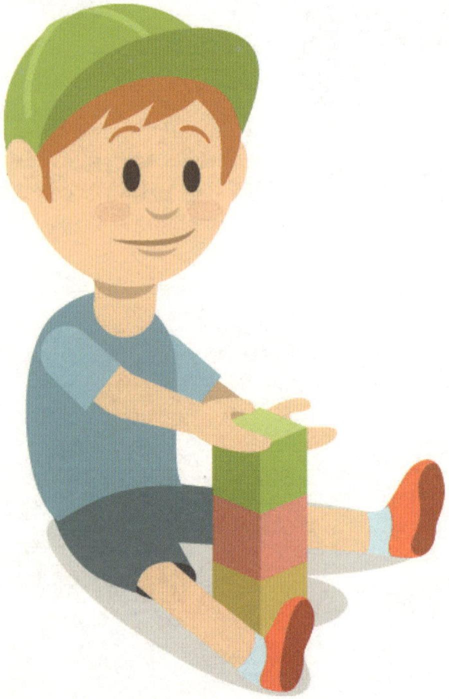

第三章
适应能力基础训练

训练流程

1. 脱下内裤

第1步：患者能把内裤脱到脚踝处。 → 第2步：患者能够从内裤中把第一条腿拿出来。 → 第3步：患者能够从内裤中把第二条腿拿出来。 → 第4步：患者能够把内裤放好。

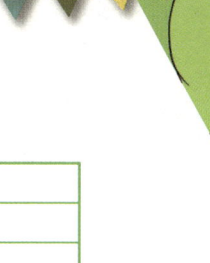

训练目标：患者能够独立脱下内裤。

小档案	
训练时长	
辅助情况	

31

适应能力训练的辅助技术

2. 穿上内裤

逆向链接训练

训练目标 患者能够独立穿上内裤。

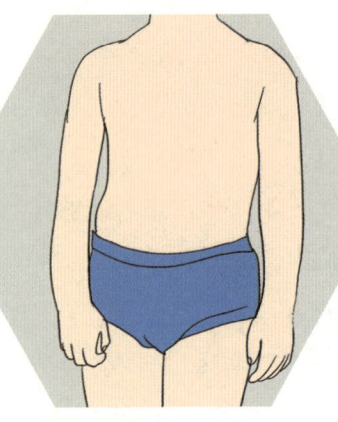

→ 行为链第 5 步：患者将内裤从膝处上提到臀部并穿舒适。 → 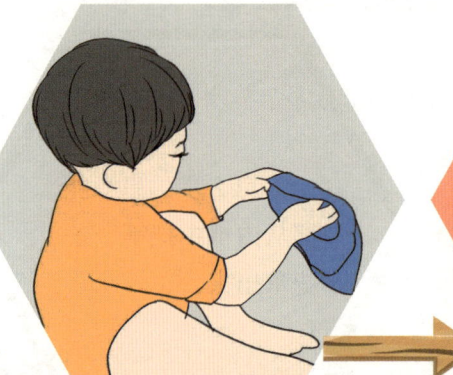 → 行为链第 4 步：患者把内裤从脚踝处提到膝盖处。

↓

行为链第 1 步：患者用手把内裤撑开。 ← 行为链第 2 步：患者把第一条腿伸到内裤里面。 ← 行为链第 3 步：患者把第二条腿伸到内裤里面。

小档案	
训练时长	
辅助情况	

06 穿 / 脱外套

穿脱外套，包括穿外套和脱外套。对于一般患者来说，脱外套比穿外套更容易掌握，所以训练时可先从脱外套开始。在教授患者穿脱外套时，应该确保患者已经具备模仿能力和做精细动作的能力。通过该技能的训练，患者应该能达到这样一种水平，即：当听到"脱下外套"或"穿上外套"的指令时，患者将独立地脱下或穿上自己的外套。

扫描二维码，打印本技能训练配套表格

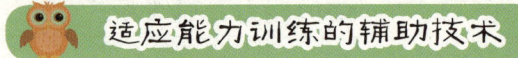

教学材料

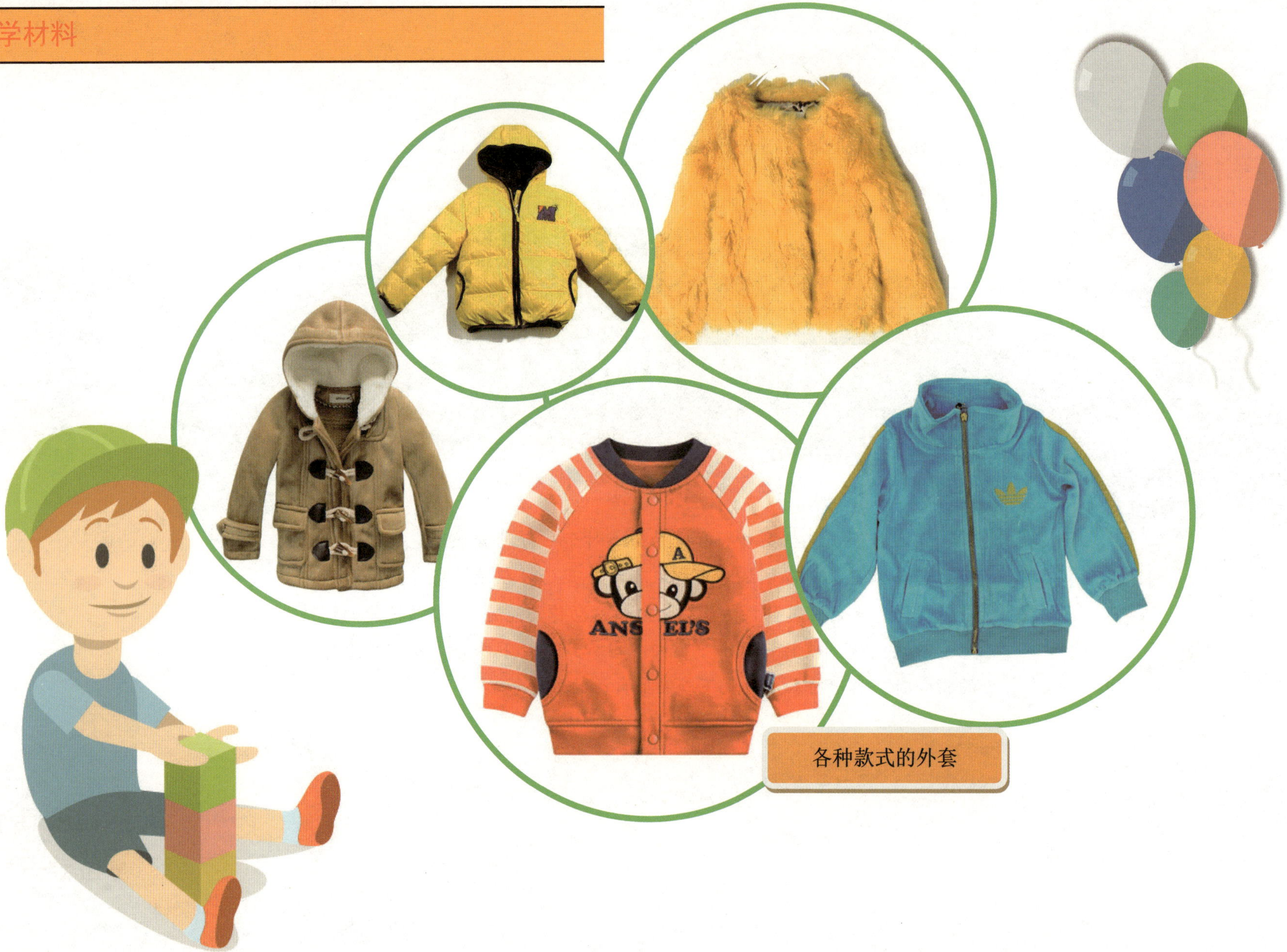

各种款式的外套

第三章
适应能力基础训练

逆向链接训练

训练流程

1.脱下外套

| 行为链第4步：儿童把外套放下或者挂起来。 | → | 行为链第3步：儿童从外套袖子中把第二只胳膊抽出来。 | → | 行为链第2步：儿童从外套袖子中把一只胳膊抽出来。 | → | 行为链第1步：儿童拉开拉链或解开扣子。 |

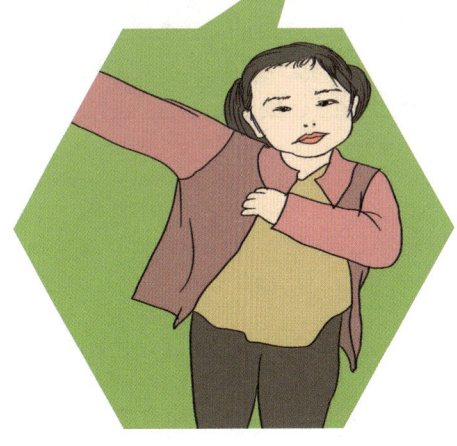
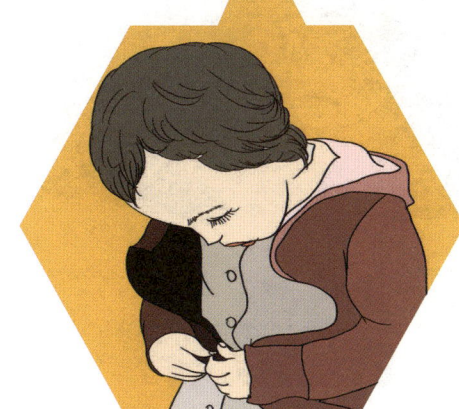

小档案	
训练时长	
辅助情况	

训练目标：患者能够独立脱下外套。

35

适应能力训练的辅助技术

2. 穿上外套

逆向链接训练

行为链第4步：患者缩身将衣服套在肩膀上。

→ 行为链第3步：患者能够把另一只胳膊伸到第二个袖子中。

→ 行为链第2步：患者能够把一只胳膊伸到一个袖子中。

→ 行为链第1步：患者用手抓牢外套。

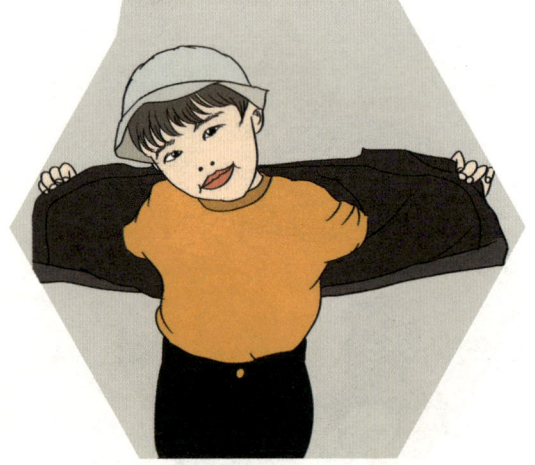

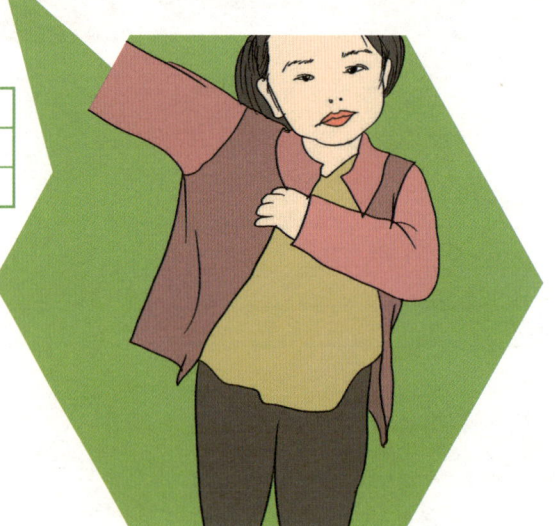

小档案	
训练时长	
辅助情况	

训练目标：患者能够独立穿上外套。

07 戴／摘帽子

摘戴帽子，包括摘下帽子和戴上帽子。对于一般患者来说，摘下帽子比戴上帽子更容易掌握，所以训练时可先从摘下帽子开始。在教授患者摘戴帽子时，应该确保患者已经具备模仿能力和做精细动作的能力。通过该技能的训练，患者应该能达到这样一种水平，即：当听到"摘下帽子"或"戴上帽子"的指令时，患者将独立地摘下或戴上自己的帽子。

扫描二维码，打印本技能训练配套表格

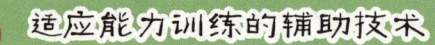

教学材料

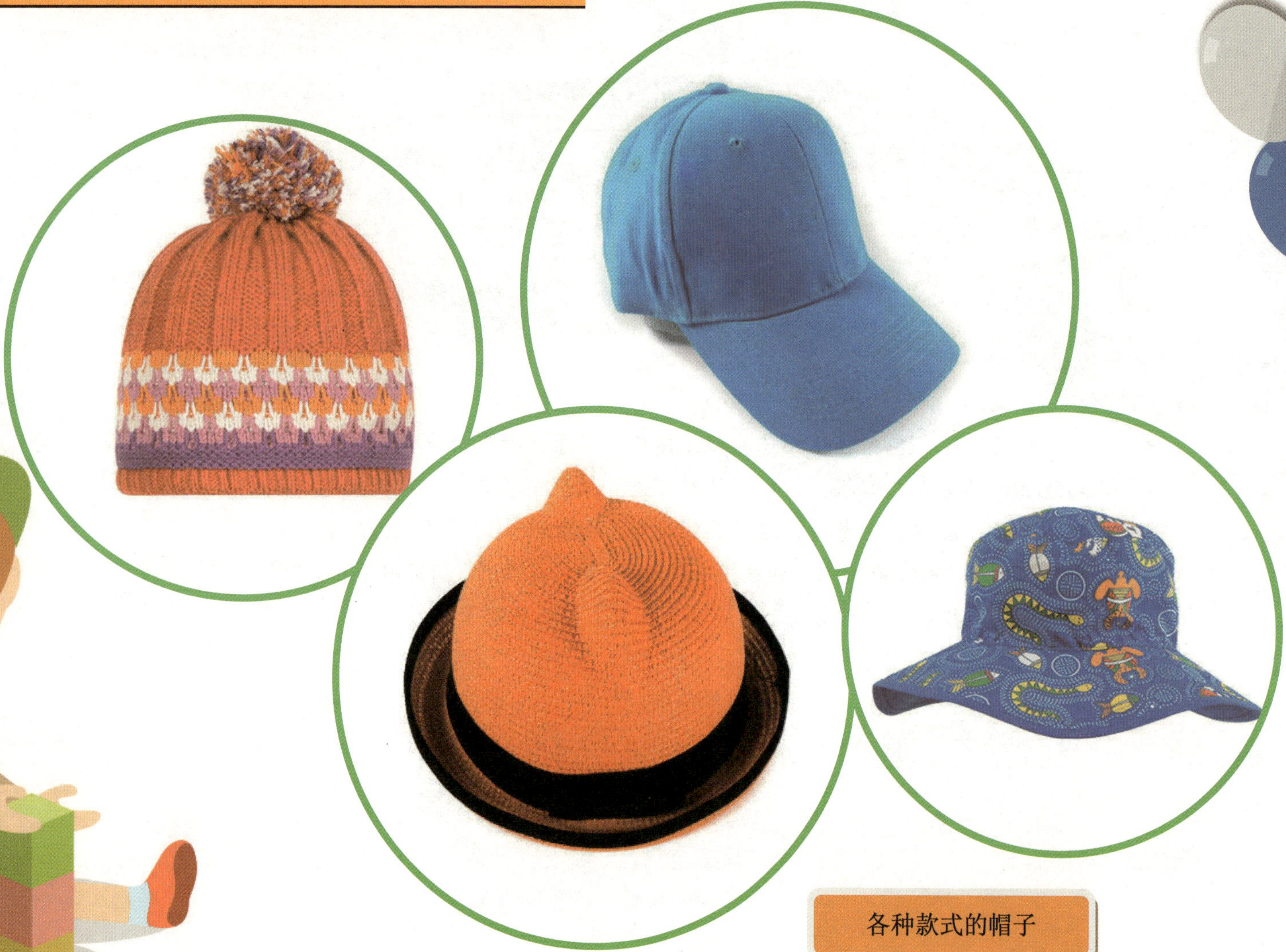

各种款式的帽子

第三章
适应能力基础训练

训练流程

1.摘下帽子

第1步：患者从头上拿起帽子。

第2步：举帽过头。

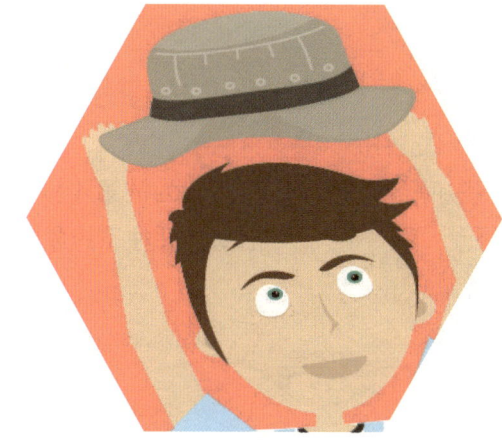

第3步：患者将帽子放好。

TIPS：最好在自然发生的环境中练习这个技能（例如，在离开或回到家/学校时）。

小档案	
训练时长	
辅助情况	

训练目标　患者能够独立摘下帽子。

39

适应能力训练的辅助技术

2. 戴上帽子

逆向链接训练

行为链第 5 步：戴好帽子（调整帽子的位置）。

行为链第 4 步：戴上帽子并往下拉帽檐。

行为链第 3 步：举帽过头。

行为链第 2 步：用双手撑开帽子。

行为链第 1 步：拿起自己的帽子。

小档案	
训练时长	
辅助情况	

训练目标：患者能够独立戴上帽子。

08 穿 / 脱裤子

穿脱裤子，包括脱裤子和穿裤子。对于一般患者来说，脱裤子比穿裤子更容易掌握，所以训练时可先从脱裤子开始。在教授患者穿脱裤子时，应该确保患者已经具备模仿能力和做精细动作的能力。通过该技能的训练，患者应该能达到这样一种水平，即：当听到"脱裤子"或"穿裤子"的指令时，患者将独立地脱下或穿上自己的裤子。

扫描二维码，打印本技能训练配套表格

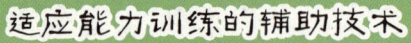

教学材料

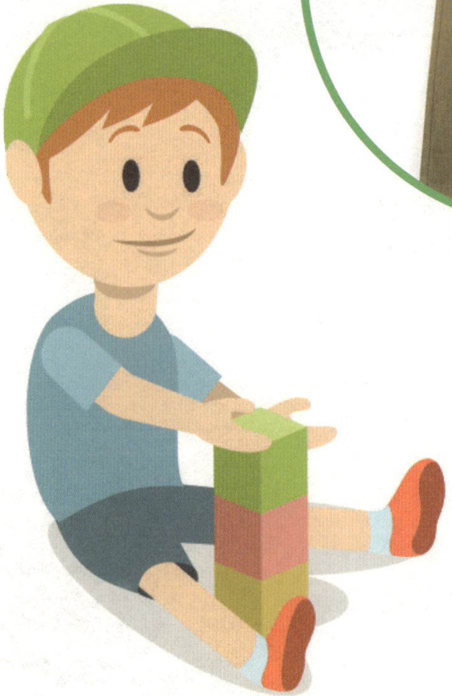

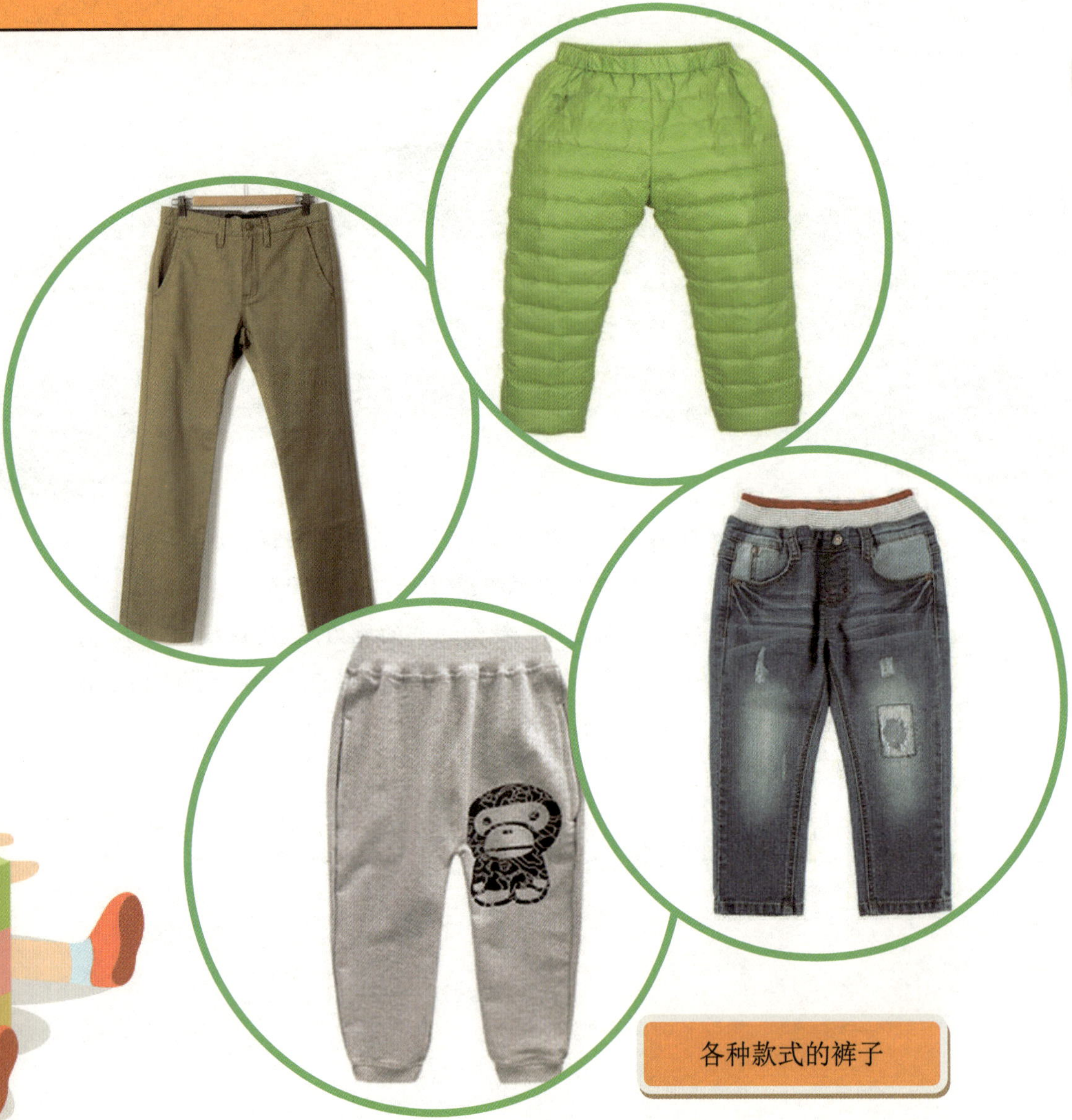

各种款式的裤子

第三章 适应能力基础训练

逆向链接训练

训练流程

1. 脱裤子

行为链第5步：患者能够把裤子放好。

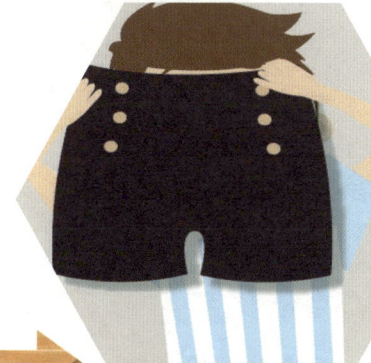

➡ 行为链第4步：患者从裤腿中抽出第二条腿。

➡ 行为链第3步：患者从裤腿中抽出第一条腿。

⬇

行为链第2步：患者把裤子从腰上褪下来。

⬅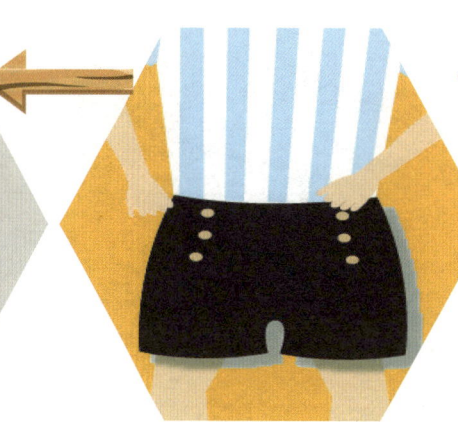

⬅ 行为链第1步：患者能够把裤子的按扣（或拉链）解开。

小档案	
训练时长	
辅助情况	

训练目标：患者能够独立脱下裤子。

适应能力训练的辅助技术

2. 穿裤子

逆向链接训练

行为链第5步：患者拉上裤子的拉链（或扣上扣子）。

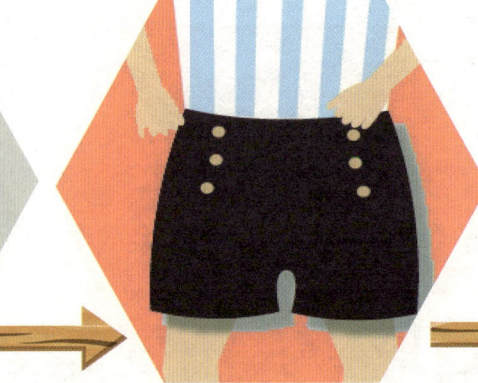

行为链第4步：患者能够将裤子提上去。

行为链第3步：患者能把另一条腿伸进第二只裤腿里面。

行为链第2步：患者能把一条腿伸进第一只裤腿里面。

行为链第1步：患者用手把裤子撑开。

训练目标：患者能够独立穿上裤子。

小档案	
训练时长	
辅助情况	

第三章
适应能力基础训练

09 穿 / 脱衬衫

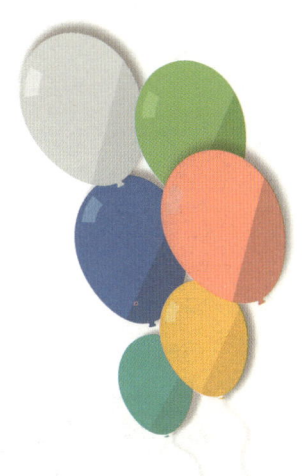

穿脱衬衫，包括脱衬衫和穿衬衫。对于一般患者来说，脱衬衫比穿衬衫更容易掌握，所以训练时可先从脱衬衫开始。在教授患者穿脱衬衫时，应该确保患者已经具备模仿能力和做精细动作的能力。通过该技能的训练，患者应该能达到这样一种水平，即：当听到"脱掉衬衫"或"穿上衬衫"的指令时，患者将独立地脱下或穿上自己的衬衫。

扫描二维码，打印本技能训练配套表格

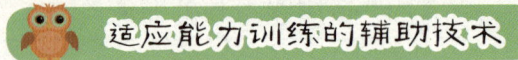

教学材料

各种款式的衬衫

第三章
适应能力基础训练

训练流程

逆向链接训练

1.脱掉衬衫

行为链第5步：患者能够把衬衫放好。

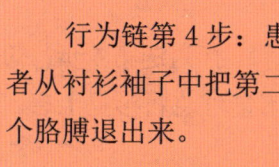

行为链第4步：患者从衬衫袖子中把第二个胳膊退出来。

行为链第3步：患者从衬衫袖子中把一个胳膊退出来。

行为链第2步：患者把衬衫从肩部褪下。

行为链第1步：患者解开衬衫的扣子。

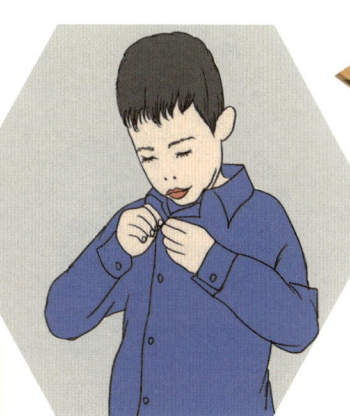

训练目标：患者能够独立脱掉衬衫。

小档案	
训练时长	
辅助情况	

47

适应能力训练的辅助技术

2. 穿上衬衫

逆向链接训练

行为链第 5 步：患者扣上衬衫扣。

→

行为链第 4 步：患者能够将衬衫提上肩。

→

行为链第 3 步：患者把第二只胳膊放到袖子中。

→

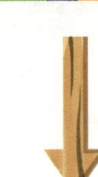

↓

行为链第 2 步：患者把第一只胳膊放到袖子中。

←

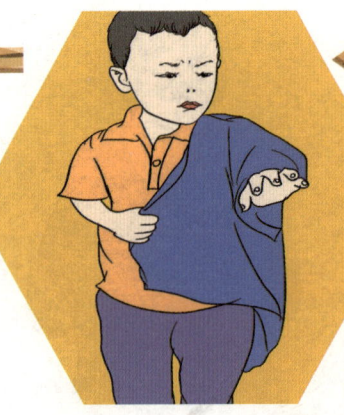

←

行为链第 1 步：患者用手把衬衫撑开。

小档案	
训练时长	
辅助情况	

训练目标：患者能够独立穿上衬衫。

第三章 适应能力基础训练

10 穿/脱袜子和鞋

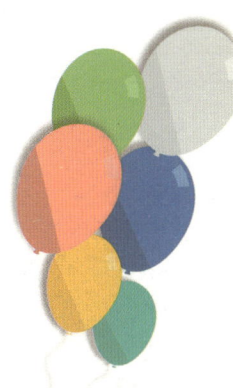

穿脱袜子和鞋，包括穿上鞋袜和脱下鞋袜。对于一般患者来说，脱鞋袜比穿鞋袜更容易掌握，所以训练时可先从脱鞋袜开始。在教授患者穿脱鞋袜时，应该确保患者已经具备模仿能力和做精细动作的能力。通过该技能的训练，患者应该能达到这样一种水平，即：当听到"脱掉鞋袜"或"穿上鞋袜"的指令时，患者将独立地脱下或穿上自己的鞋袜。

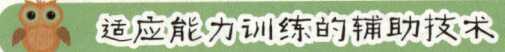

教学材料

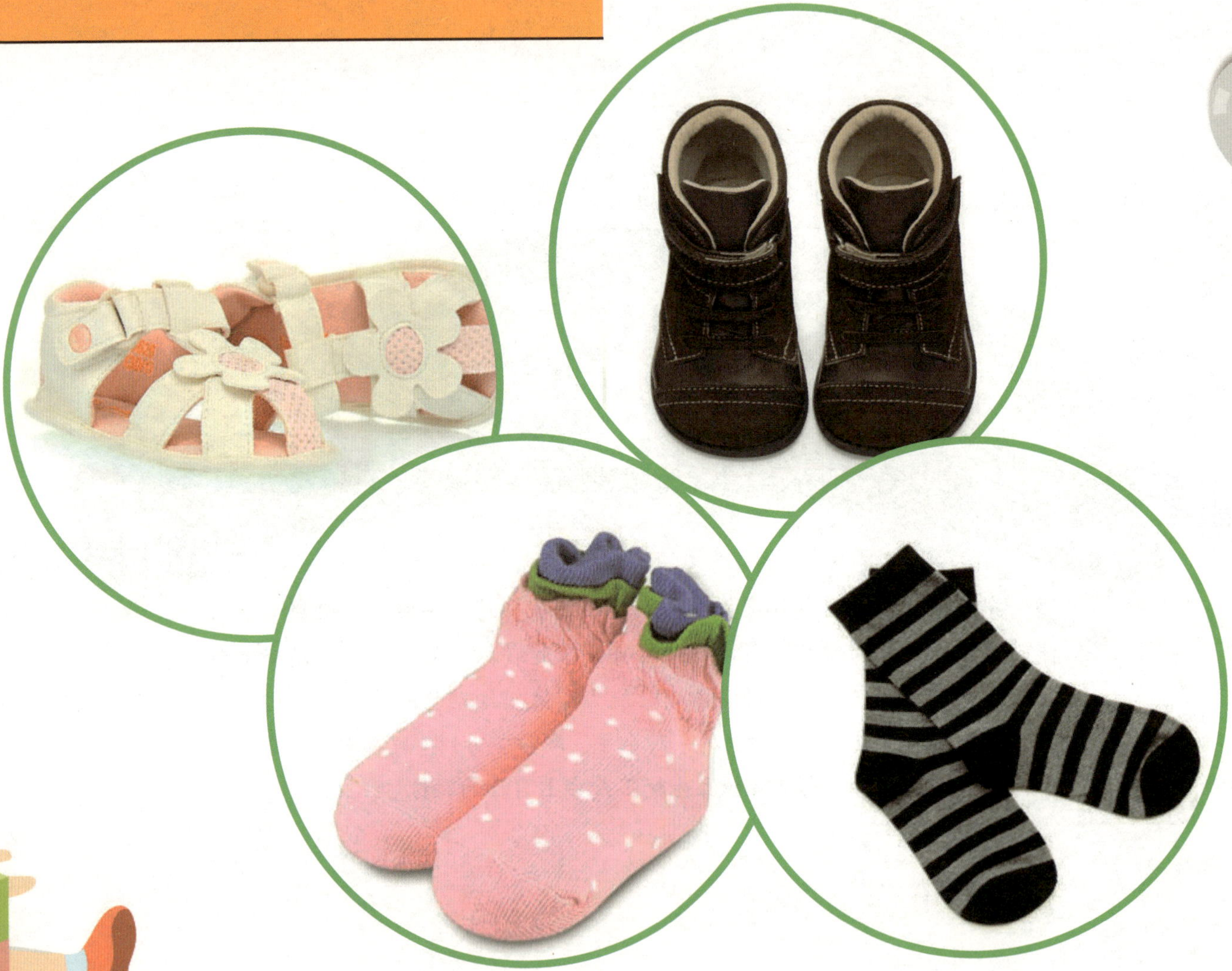

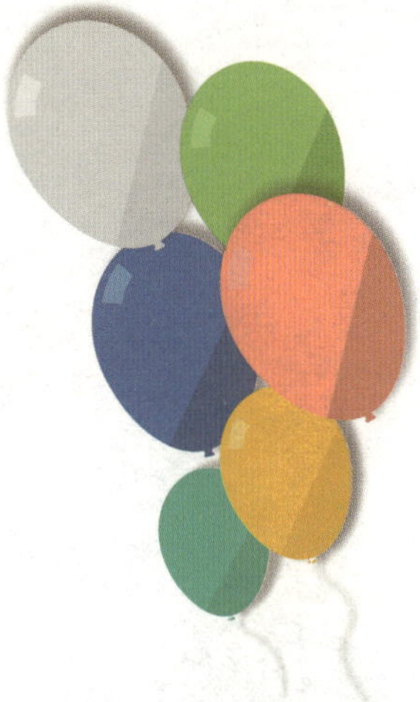

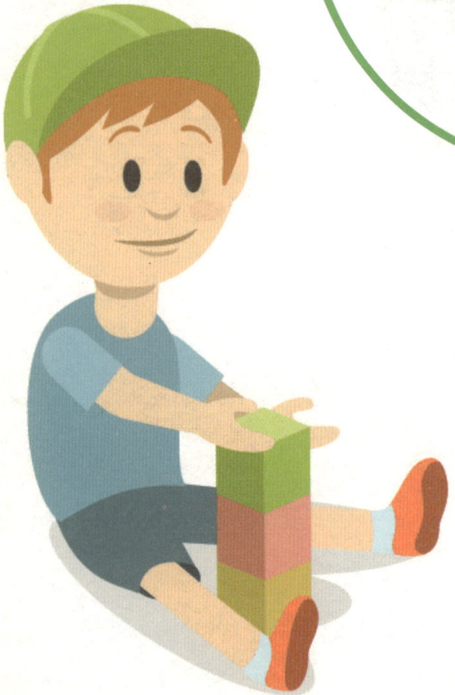

第三章
适应能力基础训练

逆向链接训练

训练流程

1. 脱下袜子和鞋

行为链第 16 步：患者把脚趾从第二只袜子里面抽出来。

→

行为链第 15 步：患者把脚后跟从第二只袜子里面抽出来。

→

行为链第 14 步：患者脱掉第二只袜子的袜筒。

→

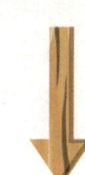

行为链第 13 步：患者能够抓住第二只袜子。

↑

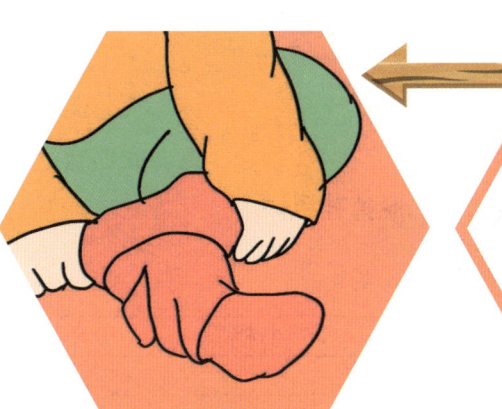

←

行为链第 11 步：患者把脚后跟从第一只袜子里面抽出来。

←

行为链第 12 步：患者把脚趾从第一只袜子里面抽出来。

←

适应能力训练的辅助技术

行为链第 10 步：患者脱掉第一只袜子的袜筒。

行为链第 9 步：患者抓住第一只袜子。

行为链第 8 步：患者把脚尖从第二只鞋子里面抽出来。

行为链第 7 步：患者把脚后跟从第二只鞋子里面抽出来。

行为链第 3 步：患者把脚后跟从第一只鞋子里面抽出来。

行为链第 4 步：患者把脚尖从第一只鞋子里面抽出来。

行为链第 5 步：患者解开第二只鞋子。

行为链第 6 步：患者松开第二只鞋子。

行为链第 2 步：患者松开第一只鞋子。

行为链第 1 步：患者解开第一只鞋子。

训练目标：患者能够独立脱掉鞋和袜。

小档案	
训练时长	
辅助情况	

第三章 适应能力基础训练

2.穿上袜子和鞋

逆向链接训练

行为链第14步：患者把脚后跟放到第二只鞋子里面。

行为链第13步：患者把脚尖放到第二只鞋子里面。

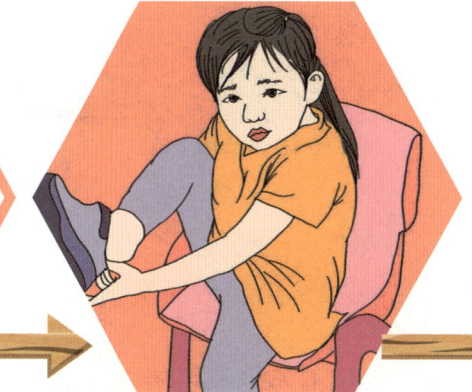

行为链第12步：患者把第二只鞋子撑开。

行为链第8步：患者把第二只袜子拉到脚踝处。

行为链第9步：患者把第一只鞋子撑开。

行为链第10步：患者把脚尖放到第一只鞋子里面。

行为链第11步：患者把脚后跟放到第一只鞋子里面。

53

适应能力训练的辅助技术

行为链第 7 步：患者把脚后跟放到第二只袜子里面。

→ 行为链第 6 步：患者把脚尖放到第二只袜子里面。

→ 行为链第 5 步：患者把第二只袜子打开。

→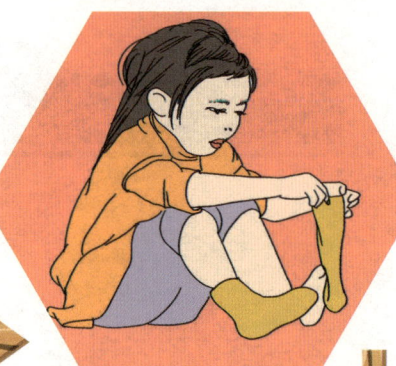

↓

行为链第 2 步：患者把脚尖放到第一只袜子里面。

← 行为链第 3 步：患者把脚后跟放到第一只袜子里面。

←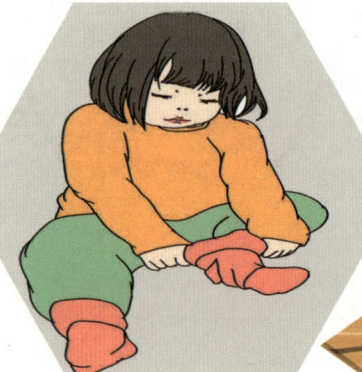

← 行为链第 4 步：患者把第一只袜子拉到脚踝处。

↓

行为链第 1 步：患者把第一只袜子打开。

训练目标：患者能够独立穿上鞋袜。

小档案	
训练时长	
辅助情况	

11 练习精细动作

该技能训练的目的是，在教师的指导下，患者能够完成精细动作的练习。开展训练前教师应该确保患者已经具备模仿能力和做精细动作的能力。通过该技能的训练，患者应该能达到这样一种水平，即：给患者一件需要使用精细动作才能完成的器具，患者能够独立完成一系列精细动作。精细动作包括：用蜡笔在纸上做标记，把物体放到盒子里，拼图，串珠子，拉开拉链，剪图形，折纸，贴纸，给边框涂颜色，折包装，堆积木，挤胶水，用手指描线，给瓶子盖盖子，用夹子夹纸、夹毛巾等。

扫描二维码，打印本技能训练配套表格

适应能力训练的辅助技术

教学材料

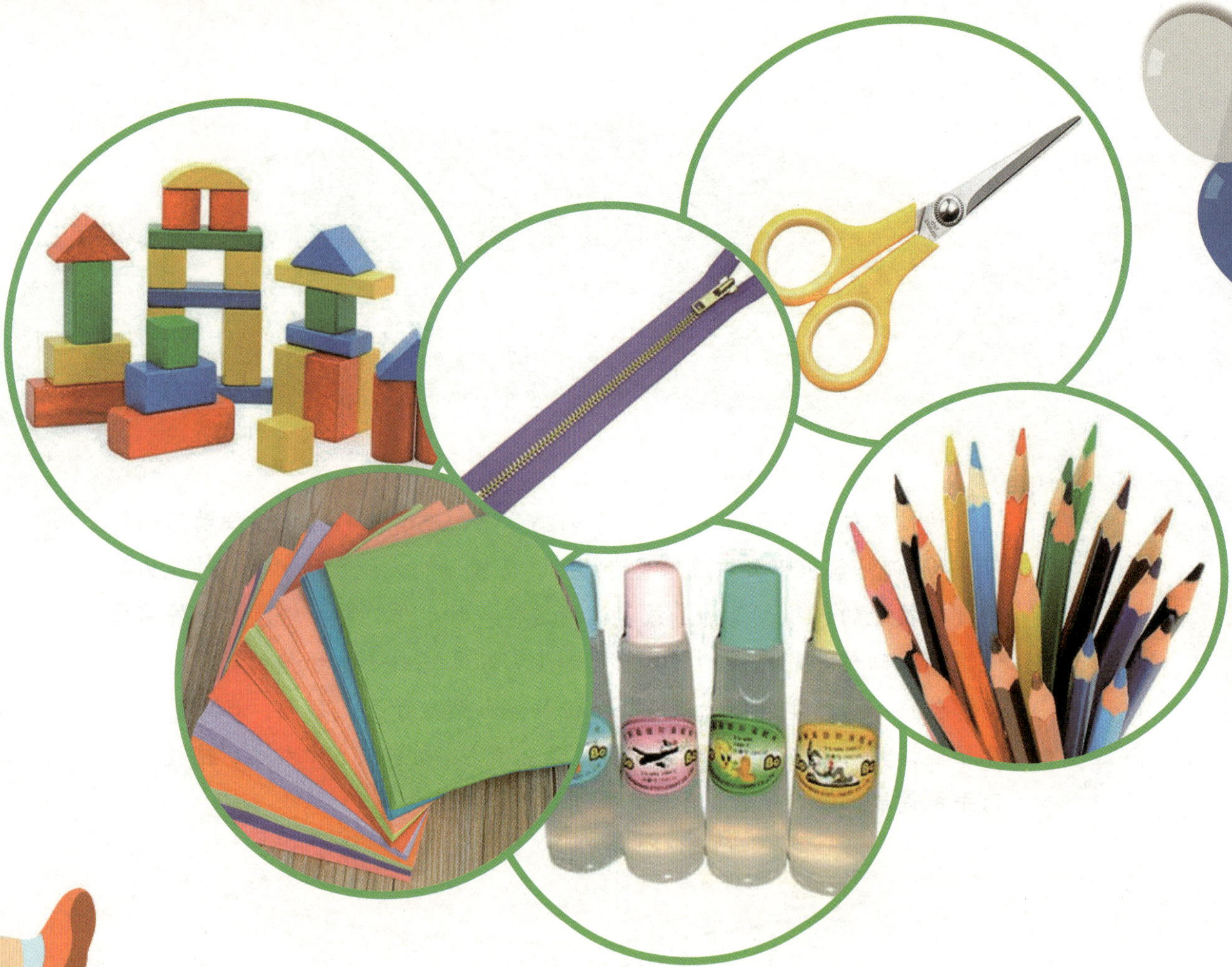

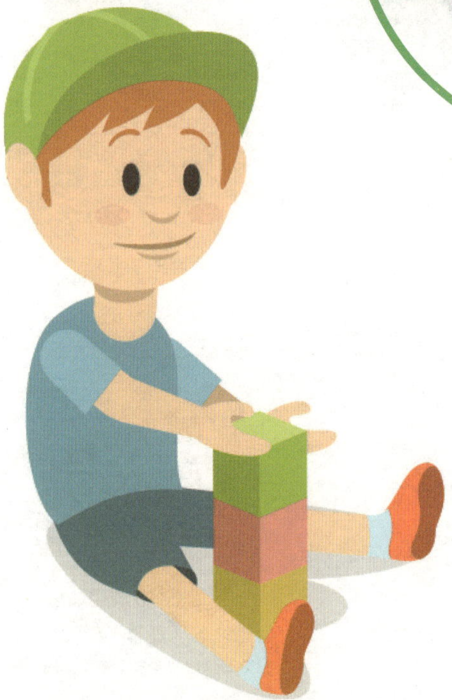

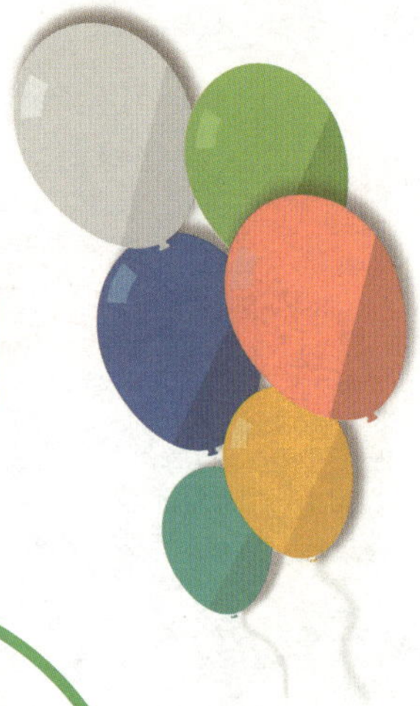

第三章
适应能力基础训练

训练方法示例

示例 1

串珠子。

小档案	
训练时长	
辅助情况	

示例 3

拼图。

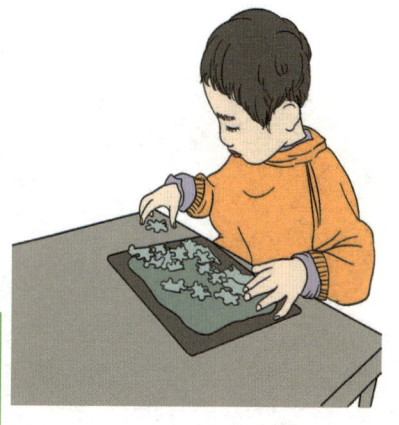

小档案	
训练时长	
辅助情况	

示例 2

拆包装。

小档案	
训练时长	
辅助情况	

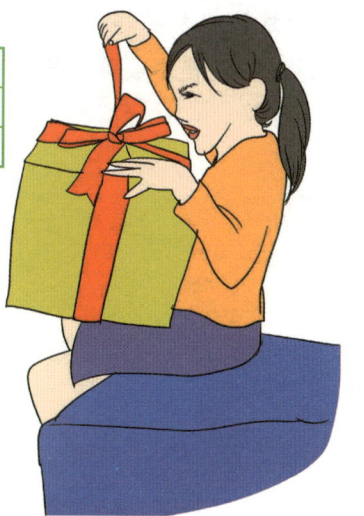

示例 4

整理卡片。

小档案	
训练时长	
辅助情况	

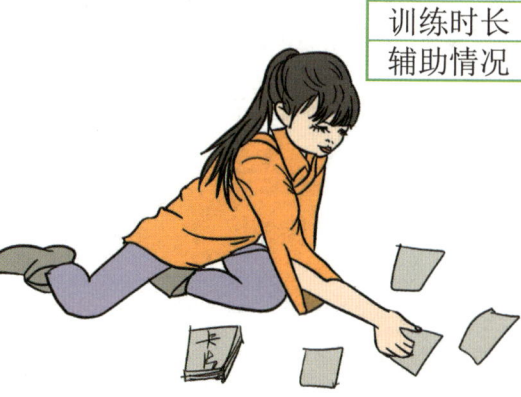

57

适应能力训练的辅助技术

12 练习粗大动作

该技能训练的目的是,在教师的指导下,患者能够完成粗大动作的练习。开展训练前教师应该确保患者已经具备模仿能力和做粗大动作的能力。通过该技能的训练,患者应该能达到这样一种水平,即:给患者一件需要使用粗大动作才能完成的器具,患者能够独立完成一系列粗大动作。粗大动作包括:爬行、倒走、侧翻、跳跃、抛球、接球、滚球、走横木、骑三轮车、快速跑、荡秋千、骑自行车、跳绳、跳舞、匍匐爬行等。

扫描二维码,打印本技能训练配套表格

第三章 适应能力基础训练

教学材料

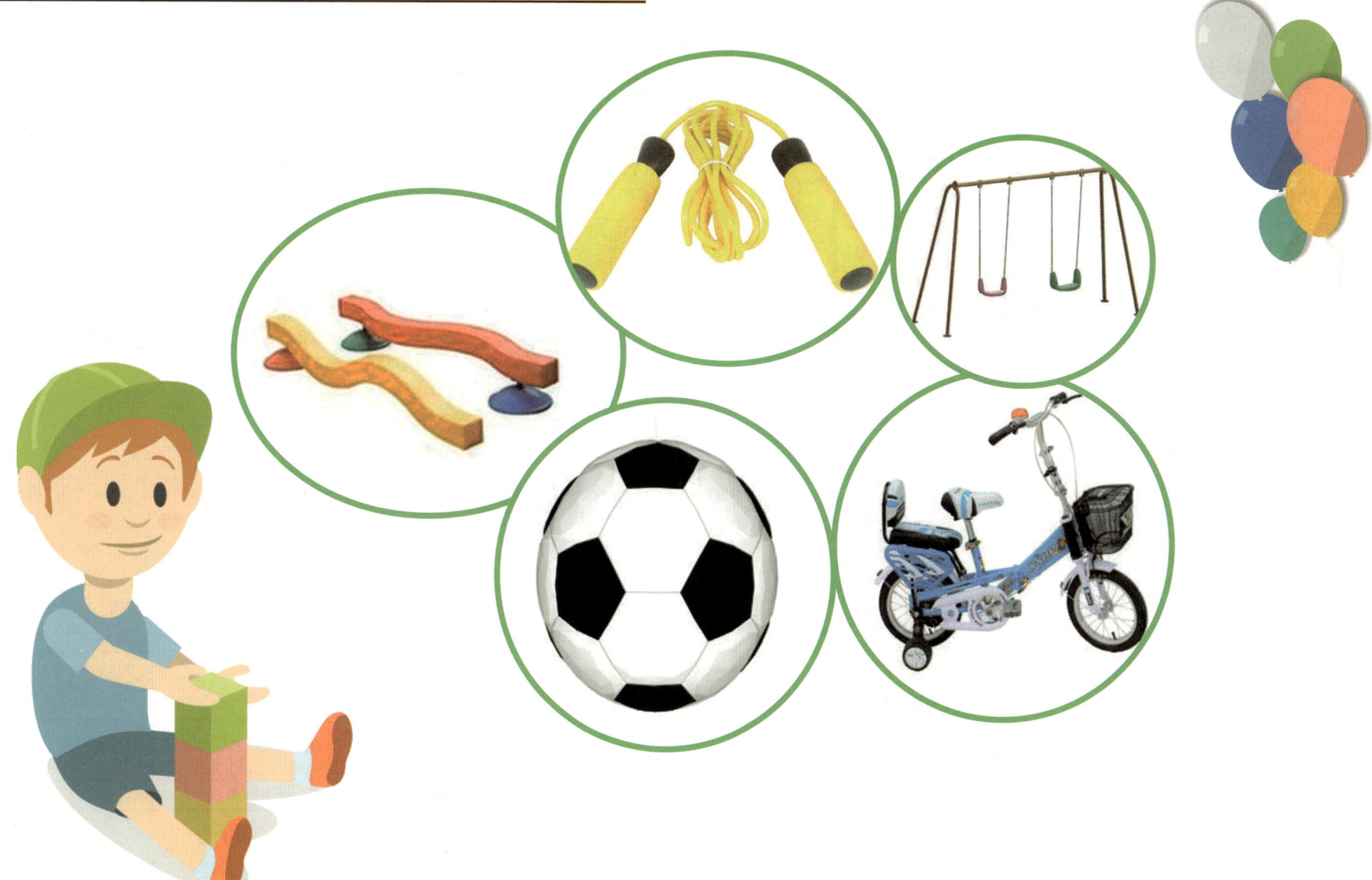

适应能力训练的辅助技术

训练方法示例

示例 1

荡秋千。

小档案	
训练时长	
辅助情况	

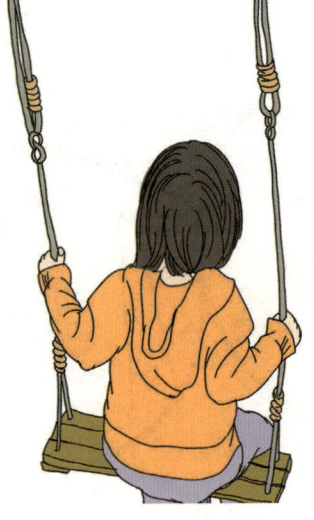

示例 3

跳绳。

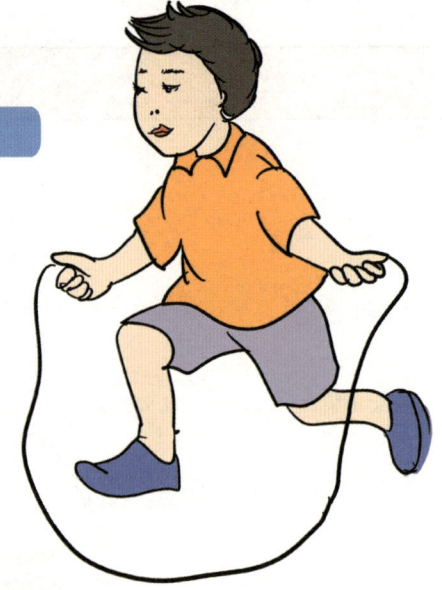

小档案	
训练时长	
辅助情况	

示例 2

骑自行车。

小档案	
训练时长	
辅助情况	

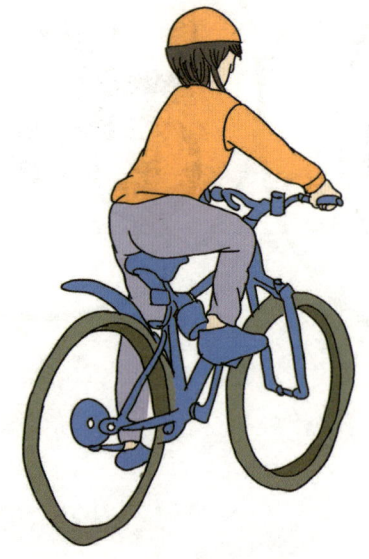

示例 4

滑冰。

小档案	
训练时长	
辅助情况	

13 用食指和拇指捏起小物品

该技能训练的目的是，患者能够用食指和拇指捏起小物品。开展训练前教师应该确保患者已经具备模仿能力和做精细动作的能力。通过该技能的训练，患者应该能达到这样一种水平，即：设置一个要用到小物品的活动，患者能够使用拇指和食指捏起小物品。目标项目包括：将硬币放入存钱罐，在棋盘上放棋子，串珠子，给包拉上拉锁，在纸上写名字，用镊子/钳子捡起或分类小物品（如珠子、棉球、绒球），给遥控玩具安电池等。

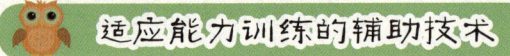

教学材料

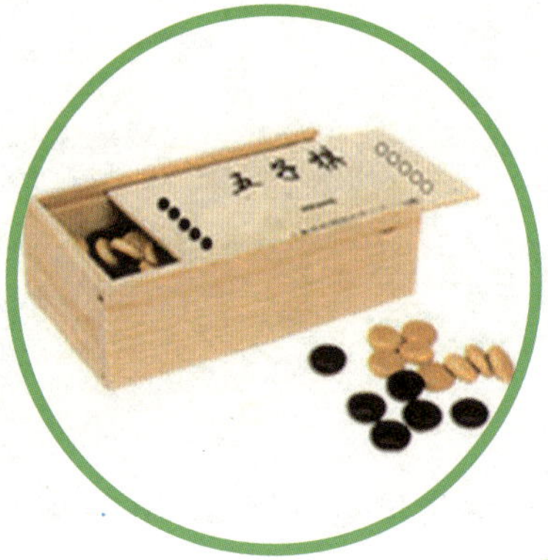

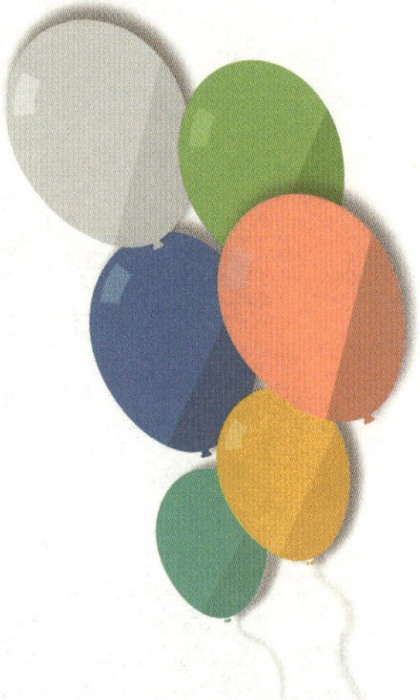

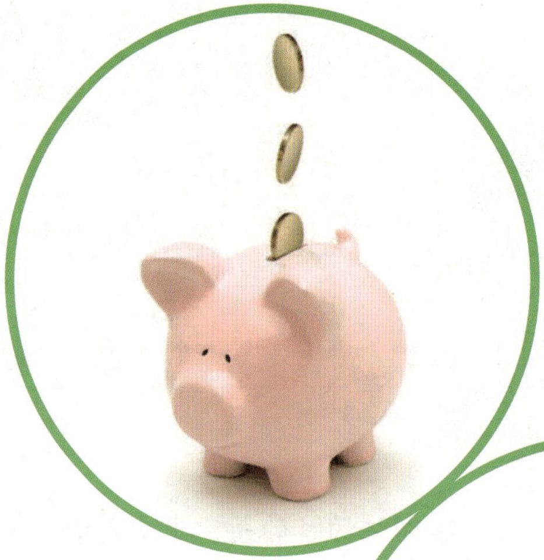

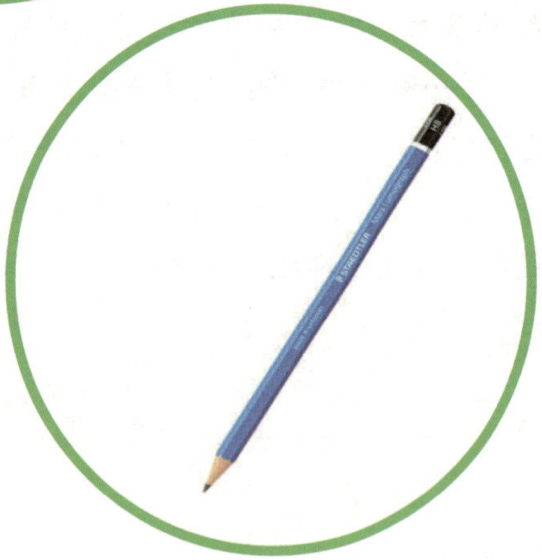

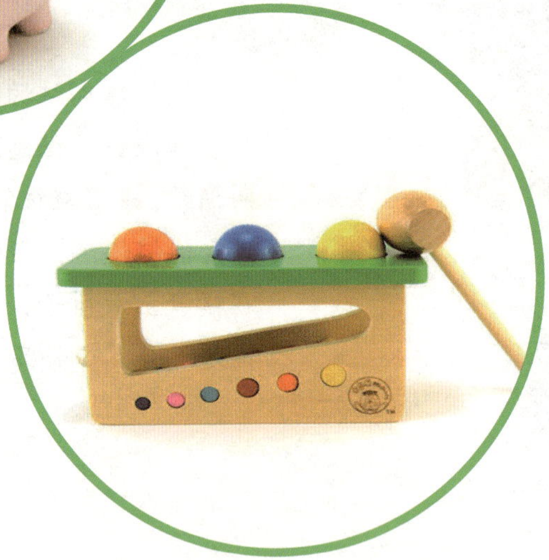

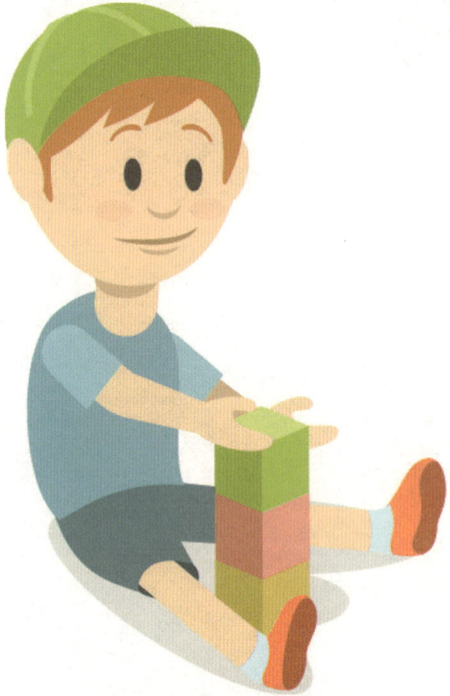

第三章
适应能力基础训练

训练方法示例

示例 1
将硬币放入存钱罐。

小档案	
训练时长	
辅助情况	

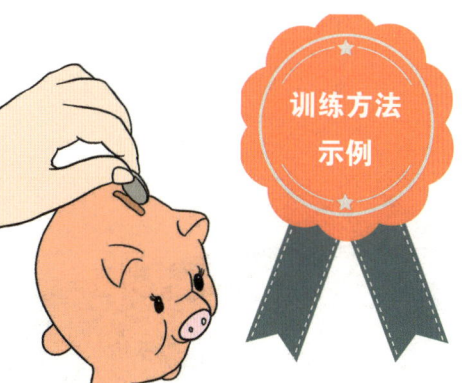

示例 2
在棋盘上放棋子。

小档案	
训练时长	
辅助情况	

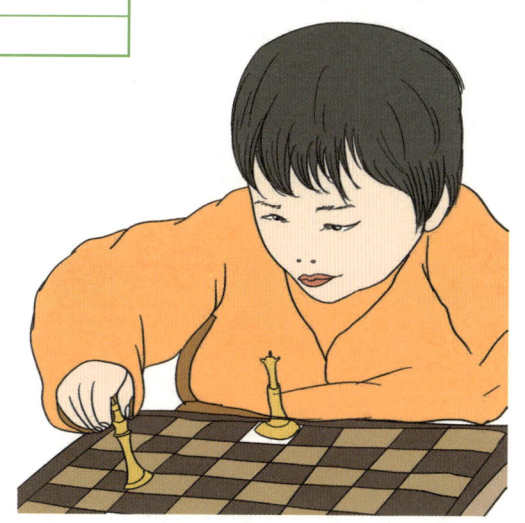

示例 3
捡起卡片。

小档案	
训练时长	
辅助情况	

示例 4
在纸上写名字。

小档案	
训练时长	
辅助情况	

63

> 适应能力训练的辅助技术

14 擤鼻涕和擦鼻子

该技能的训练目的是，患者可以独立地擤鼻涕和擦鼻子。在教授患者使用纸巾擤鼻涕和擦鼻子时，应该确保患者已经具备模仿能力和做精细动作的能力。通过该技能的训练，患者应该能达到这样一种水平，即：把纸巾放在患者面前，说"擤鼻涕"，患者能够独立用纸巾把鼻子擦干净。

第三章
适应能力基础训练

教学材料

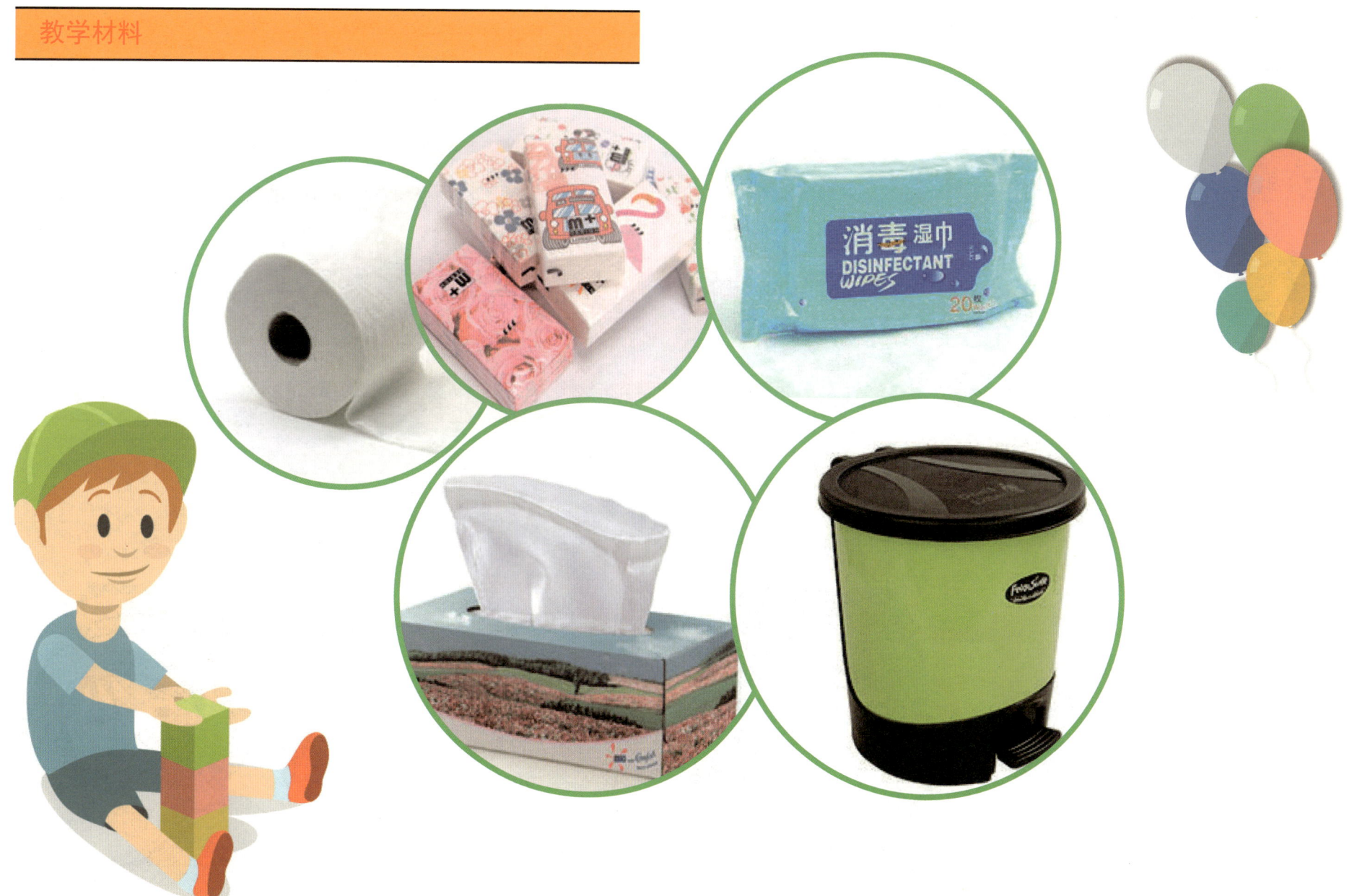

适应能力训练的辅助技术

训练流程

小档案	
训练时长	
辅助情况	

第1步：患者从盒子里拿出纸巾。

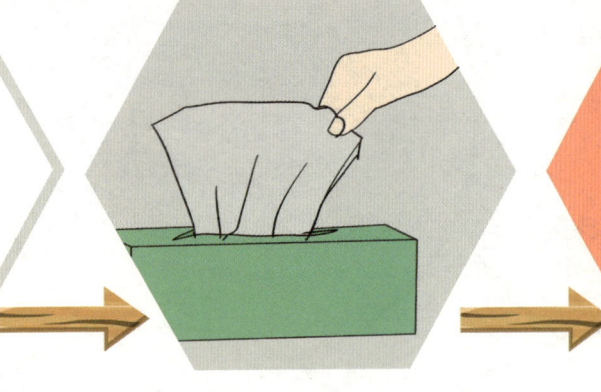

第2步：患者打开纸巾用手捏住纸巾。

第3步：患者用纸巾包住鼻子。

第5步：患者捏住鼻子沿鼻翼下滑。

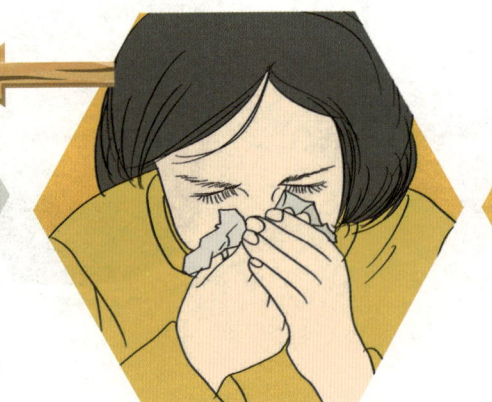

第4步：患者闭上嘴，擤鼻涕。

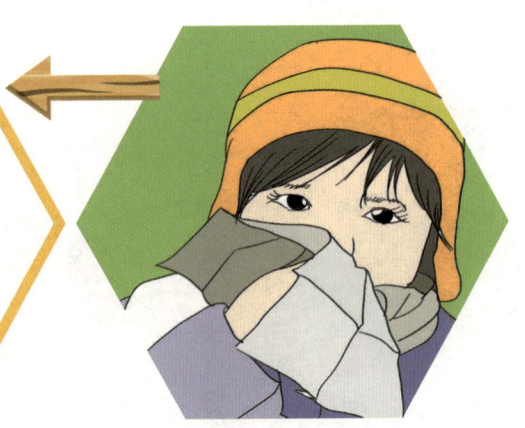

第三章
适应能力基础训练

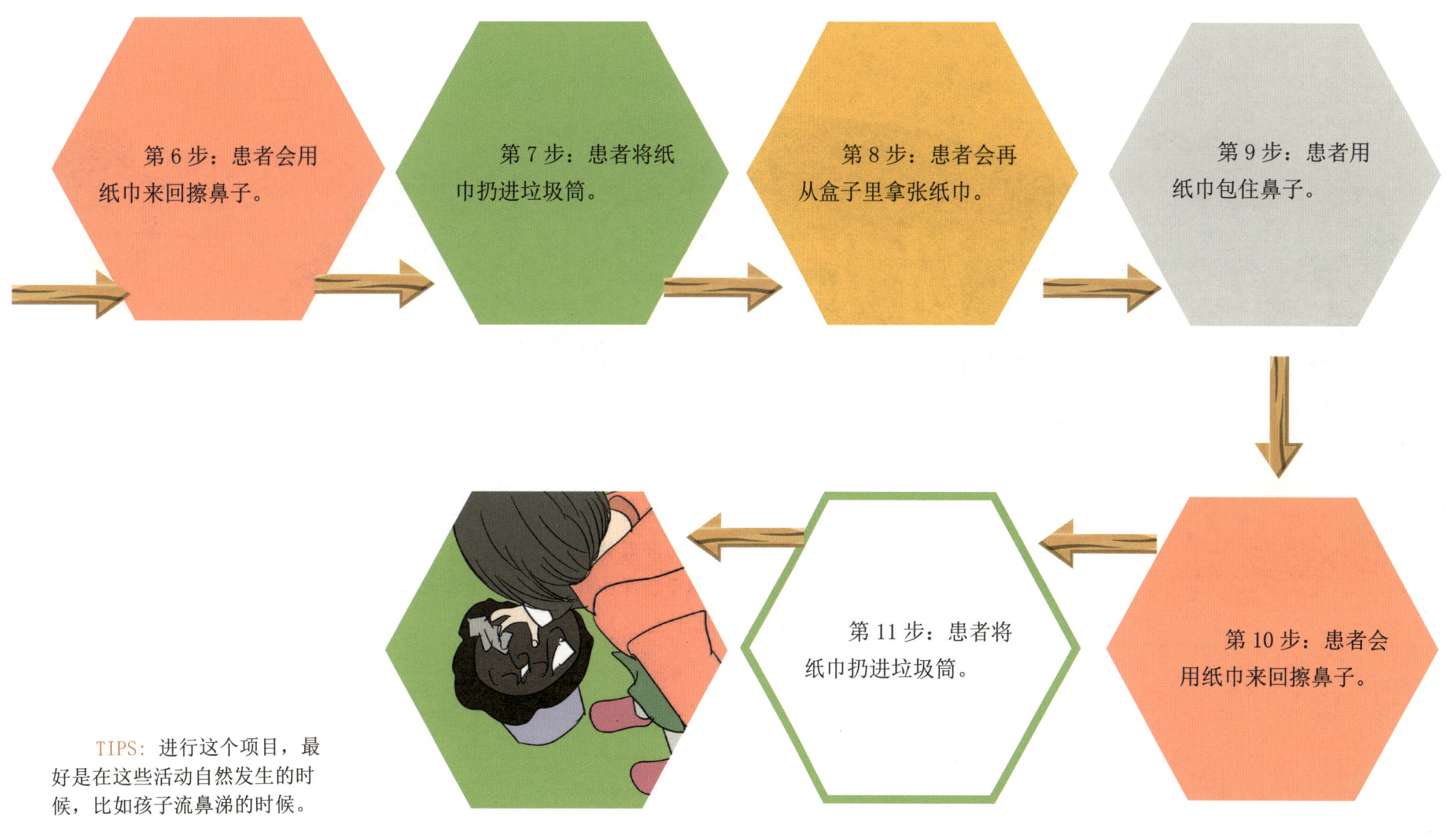

TIPS：进行这个项目，最好是在这些活动自然发生的时候，比如孩子流鼻涕的时候。

67

15 洗脸并擦脸

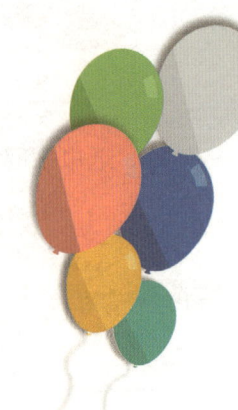

该技能的训练目的是，患者可以独立地洗脸并擦脸。在教授患者洗脸和擦脸时，应该确保患者已经具备模仿能力和做精细动作的能力。通过该技能的训练，患者应该能达到这样一种水平，即：让患者站在洗漱池前并对其说"洗脸"，患者能够独立洗脸并擦干脸。

扫描二维码，打印本技能训练配套表格

第三章 适应能力基础训练

教学材料

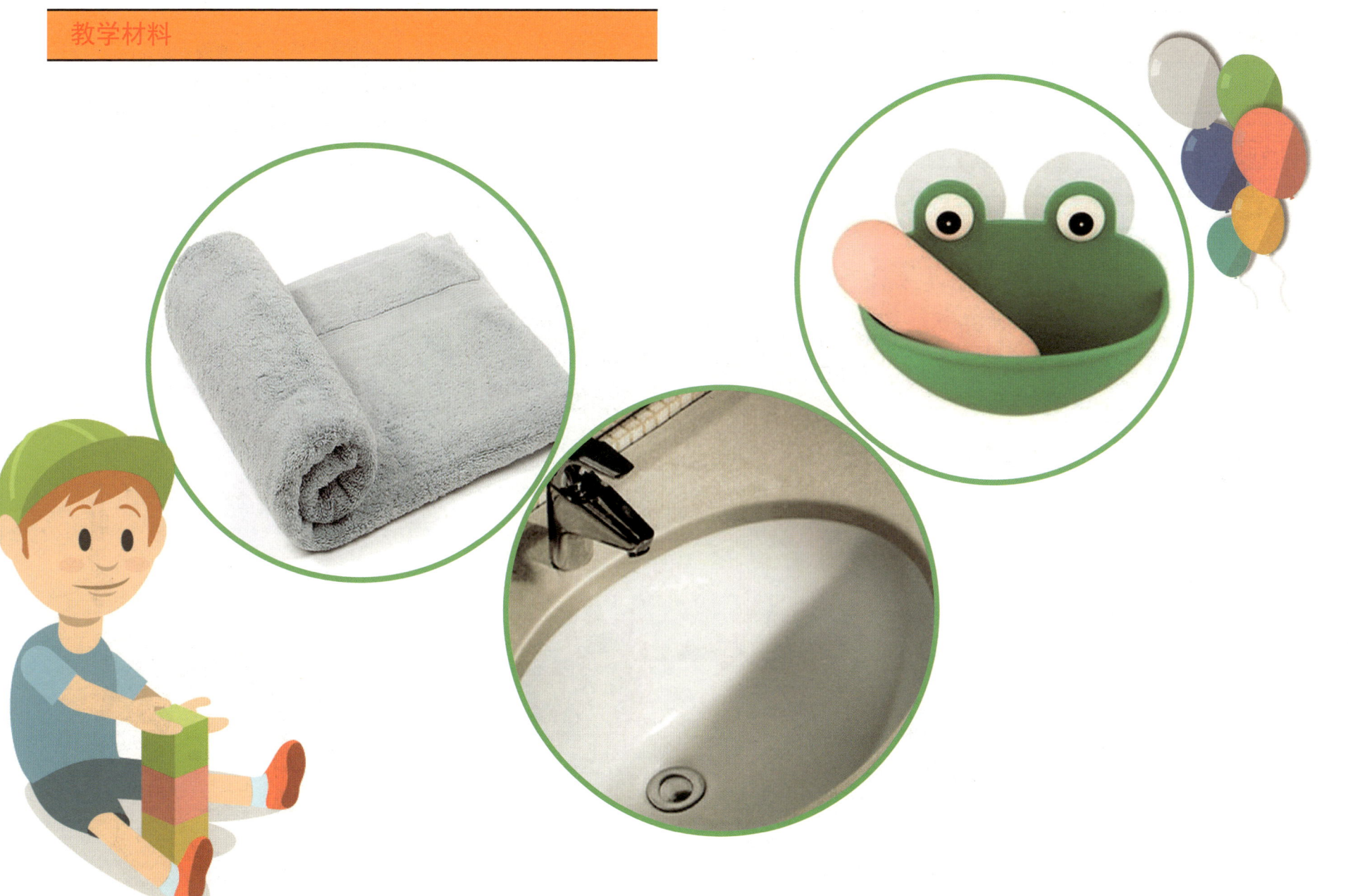

适应能力训练的辅助技术

训练流程

小档案
训练时长
辅助情况

逆向链接训练

TIPS：有些患者不喜欢水溅到打了肥皂的脸上，对这些患者而言，你可以考虑减少一些步骤，教他们将毛巾打湿，用湿毛巾来擦掉脸上的肥皂。

行为链第16步：把毛巾放回原处。

← 行为链第15步：用毛巾擦嘴和下巴。

← 行为链第14步：用毛巾擦干另一边的脸，从鼻子擦向脸颊。

← 行为链第13步：用毛巾擦干一边的脸，从鼻子擦向脸颊。

行为链第10步：关水。

← 行为链第11步：拿起毛巾。

← 行为链第12步：用毛巾擦干额头。

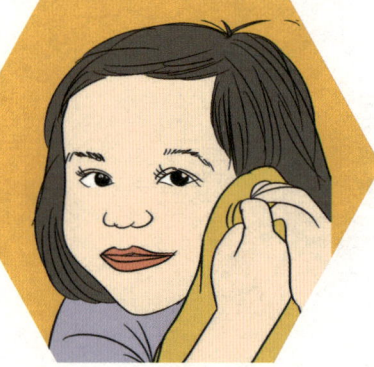

第三章
适应能力基础训练

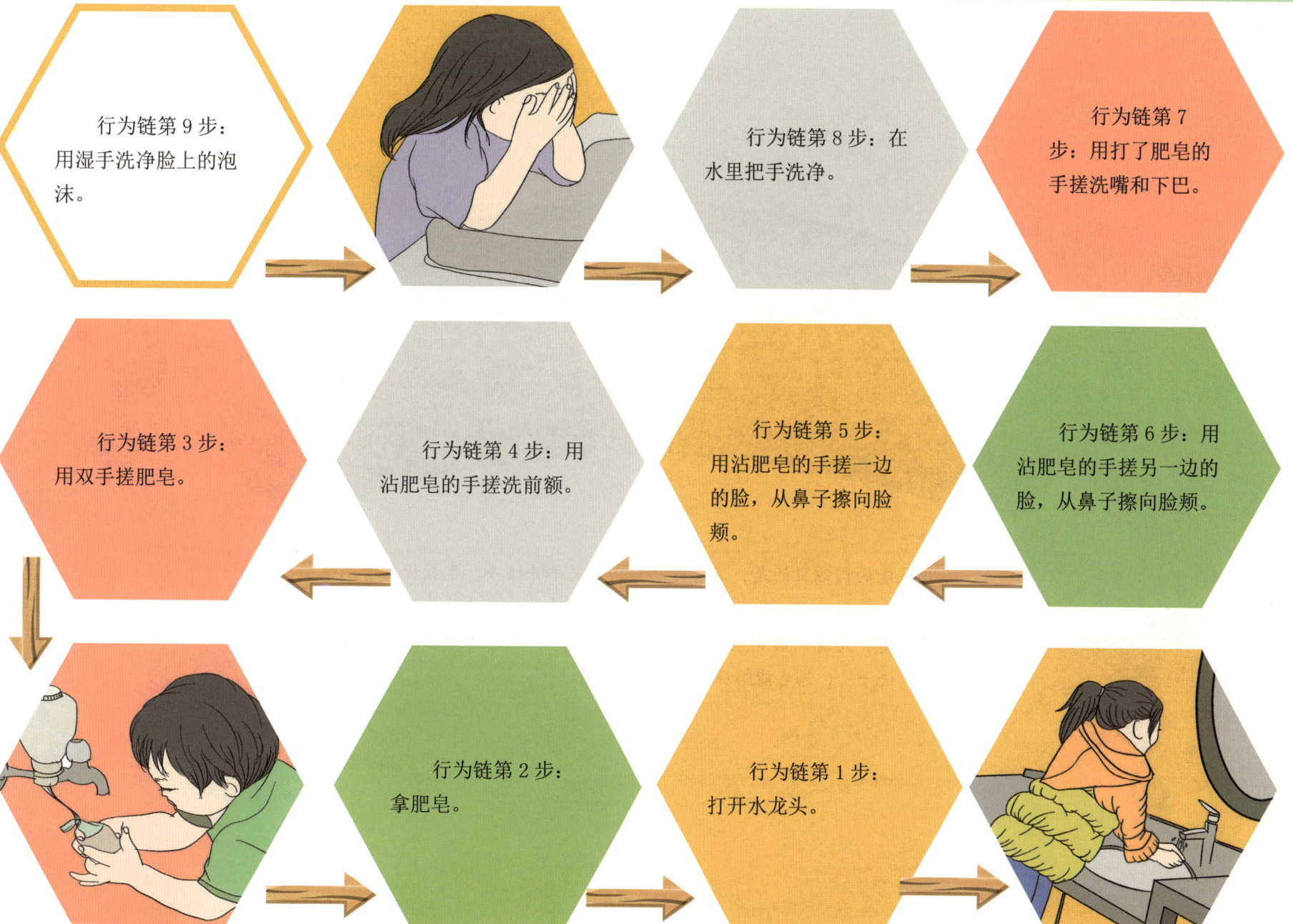

71

适应能力训练的辅助技术

16 洗手和擦手

该技能的训练目的是,患者可以独立地洗手并擦手。在教授患者洗手和擦手时,应该确保患者已经具备模仿能力和做精细动作的能力。通过该技能的训练,患者应该能达到这样一种水平,即:让患者站在洗漱池前并对其说"洗手",患者能够独立洗手并擦干手。

第三章 适应能力基础训练

教学材料

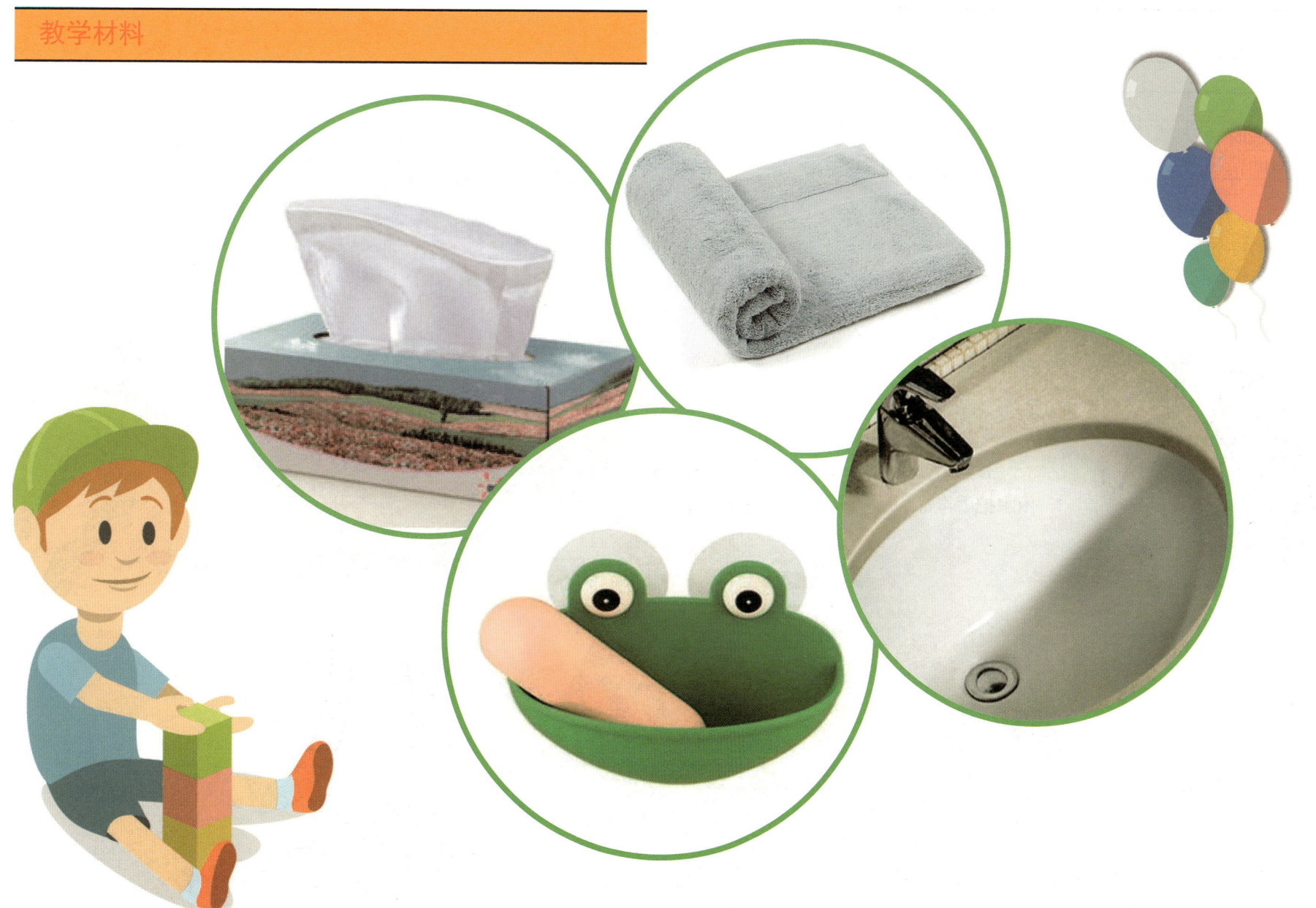

适应能力训练的辅助技术

训练流程

小档案	
训练时长	
辅助情况	

TIPS：建议教师逐渐弱化"洗洗手"的指令，这样患者才不会对言语指令产生依赖。

逆向链接训练

行为链第8步：扔掉纸或将毛巾放回原处。 → 行为链第7步：用毛巾或纸巾擦干手。

 ← 行为链第4步：用水把手洗净。 ← 行为链第5步：关掉水龙头。 ← 行为链第6步：拿起纸巾或毛巾。

行为链第3步：在手上打上肥皂。 → 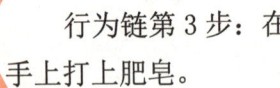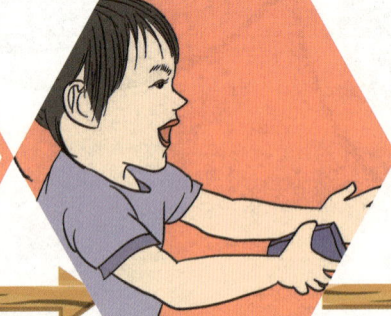 行为链第2步：拿起肥皂。 → 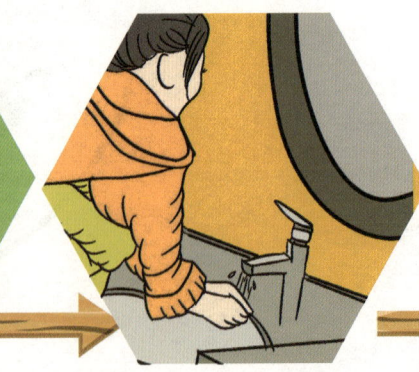 行为链第1步：打开水龙头，冲洗双手。

17 去厕所小便

该技能的训练目的是，患者可以独立地去厕所小便。在教授患者去厕所小便时，应该确保患者已经具备模仿能力、做精细动作和粗大动作的能力。通过该技能的训练，患者应该能达到这样一种水平，即：根据时间表设定计时器，说"是时候上厕所了"或"去厕所"，患者能够去厕所小便且保持2小时之内不尿裤子。

扫描二维码，打印本技能训练配套表格

适应能力训练的辅助技术

教学材料

计时器

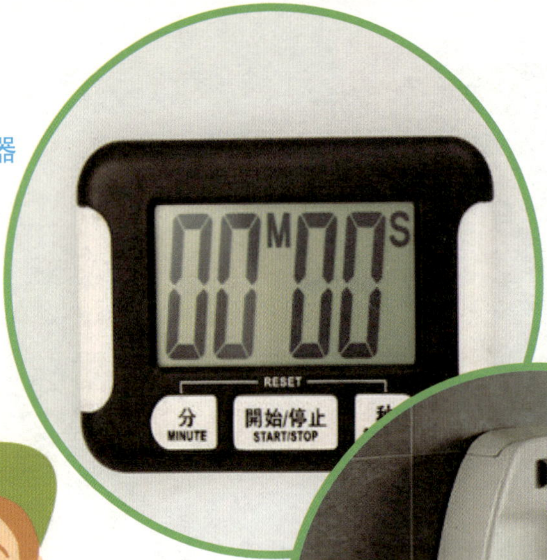

马桶

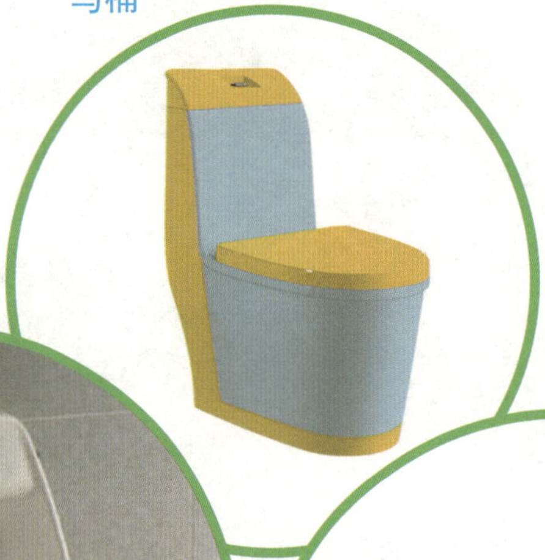

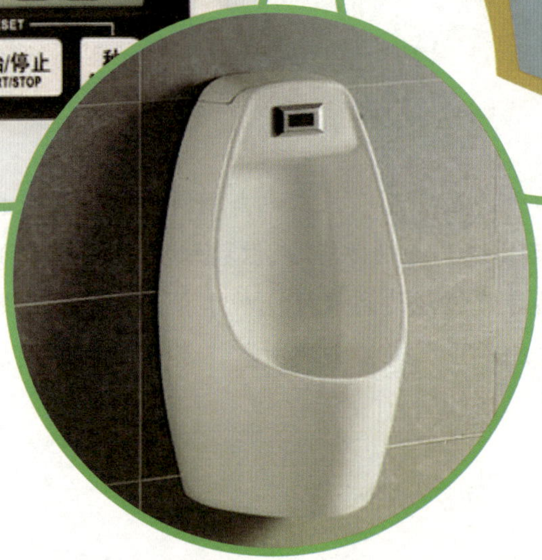

小便池

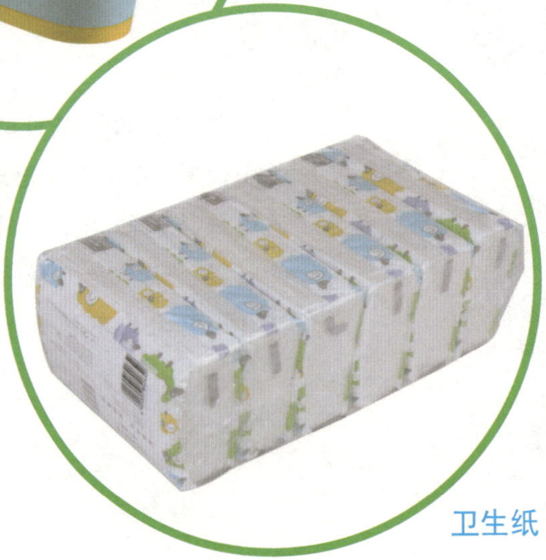

卫生纸

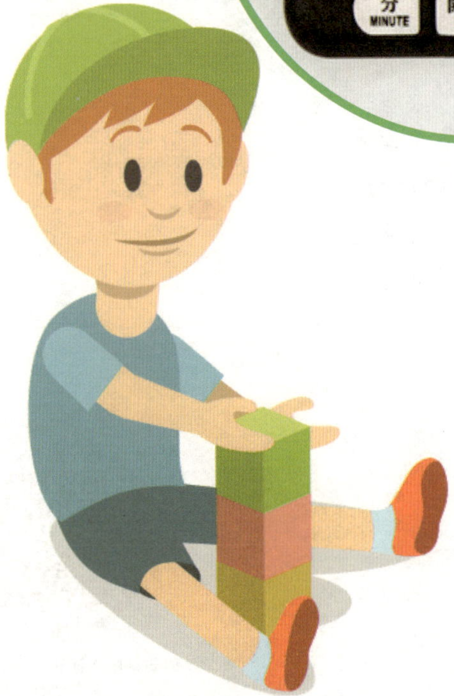

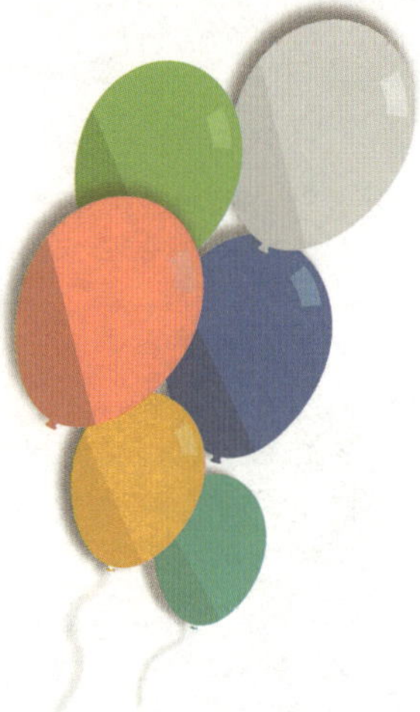

第三章
适应能力基础训练

训练流程

TIPS：患者在训练过程中应该穿着内裤。

小档案	
训练时长	
辅助情况	

第1步：强化患者坐马桶的行为。

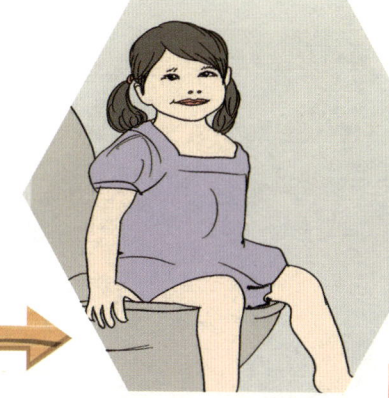

第2步：间隔3分钟（3分钟不在马桶上/2分钟在马桶上）。

第3步：间隔5分钟（5分钟不在马桶上/2分钟在马桶上）。

第4步：间隔10分钟（10分钟不在马桶上/2分钟在马桶上）。

第5步：间隔15分钟（15分钟不在马桶上/2分钟在马桶上）。

第6步：间隔20分钟（20分钟不在马桶上/2分钟在马桶上）。

第7步：间隔25分钟（25分钟不在马桶上/2分钟在马桶上）。

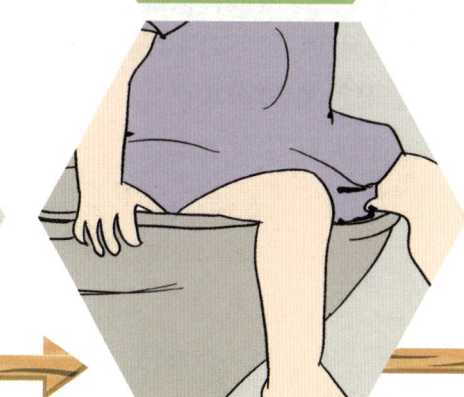

第8步：间隔30分钟（30分钟不在马桶上/2分钟在马桶上）。

适应能力训练的辅助技术

第9步：间隔45分钟（45分钟不在马桶上/2分钟在马桶上）。 → 第10步：间隔50分钟（50分钟不在马桶上/2分钟在马桶上）。 → 第11步：间隔60分钟（60分钟不在马桶上/2分钟在马桶上）。 → 第12步：间隔75分钟（75分钟不在马桶上/2分钟在马桶上）。

TIPS：一旦完成，要让患者冲马桶并给予强化。

第15步：间隔2小时（2小时不在马桶上/2分钟在马桶上）。 ← 第14步：间隔1小时45分钟（1小时45分钟不在马桶上/2分钟在马桶上）。 ← 第13步：间隔90分钟（90分钟不在马桶上/2分钟在马桶上）。

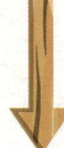

18 大便后擦干净

该技能的训练目的是，患者可以在大便后把屁股擦干净。在教授患者擦屁股时，应该确保患者已经具备模仿能力、做精细动作和粗大动作的能力。通过该技能的训练，患者应该能达到这样一种水平，即：当教师指向卫生纸，说"擦擦屁股"时，患者能够在大便后把屁股擦干净。需要注意的是，如果患者明白"干净/脏"的意思，就教他们擦，直到擦后纸上依然干净；如果他们不明白，则教他们擦到指定次数。

扫描二维码，打印本技能训练配套表格

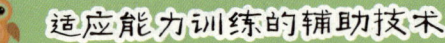

适应能力训练的辅助技术

教学材料

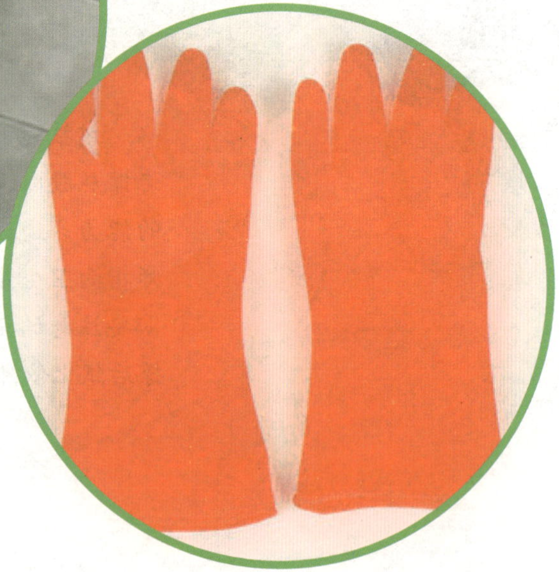

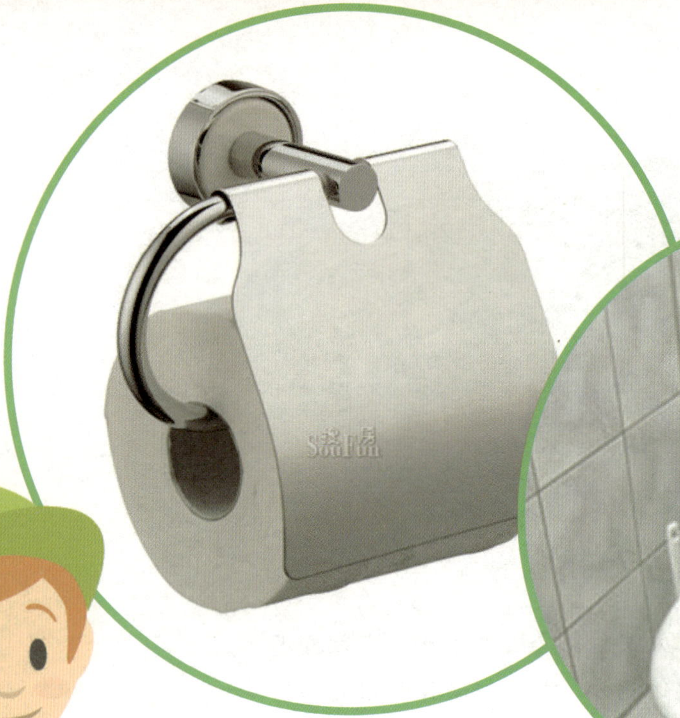

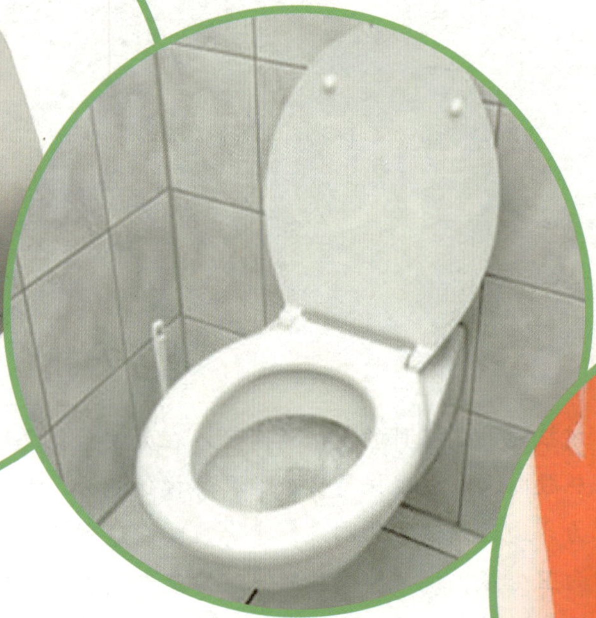

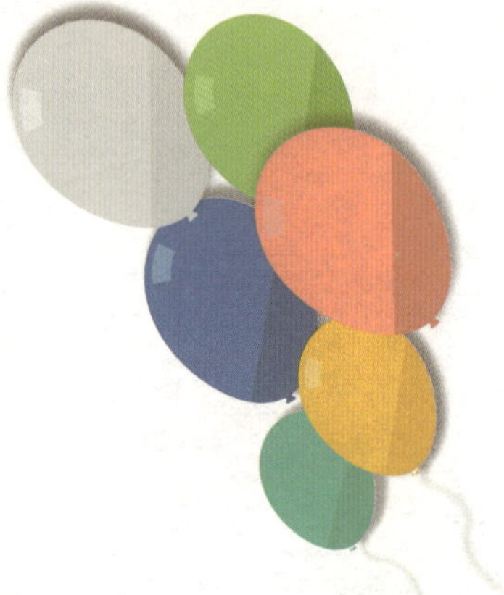

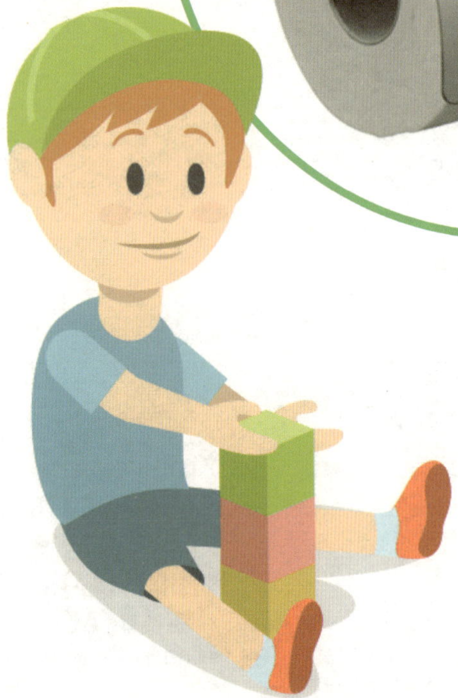

第三章 适应能力基础训练

训练流程

小档案	
训练时长	
辅助情况	

逆向链接训练

行为链第11步：冲马桶。 → 行为链第10步：将卫生纸扔进垃圾桶里。 → 行为链第9步：用惯用手第三次从前向后擦。 →

行为链第8步：用惯用手撕下卫生纸，第二次从前向后擦。 ← 行为链第7步：从卷纸上撕下卫生纸。 ← 行为链第6步：将卫生纸扔进垃圾桶里。

TIPS：如果泛化到使用有包装的湿巾，务必要加一步骤要求患者会撕开包装，打开湿巾。

适应能力训练的辅助技术

行为链第5步：用惯用手从前向后擦。

行为链第4步：用惯用手拿着卫生纸。

行为链第3步：折叠卫生纸。

行为链第2步：当拿着卫生纸一端的时候患者会从卷纸上撕下卫生纸。

行为链第1步：将卫生纸拉到膝盖处。

TIPS：逐渐弱化口语指令，只用手势，这样患者才不会依赖于听口头指令或把口头指令当作大便后清洁的一部分（患者只在听到语言辅助后才能擦屁股）。

TIPS：家长在家如何训练孩子擦屁股
家长可以在孩子肛门部抹些番茄酱，因为番茄酱有红颜色。给孩子手纸让孩子擦，直到擦干净。没有红颜色，说明擦干净了。

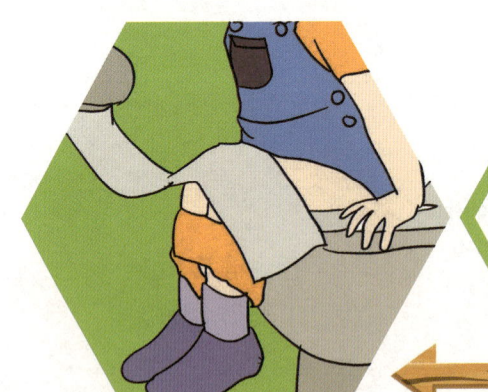

第四章

适应能力初级训练

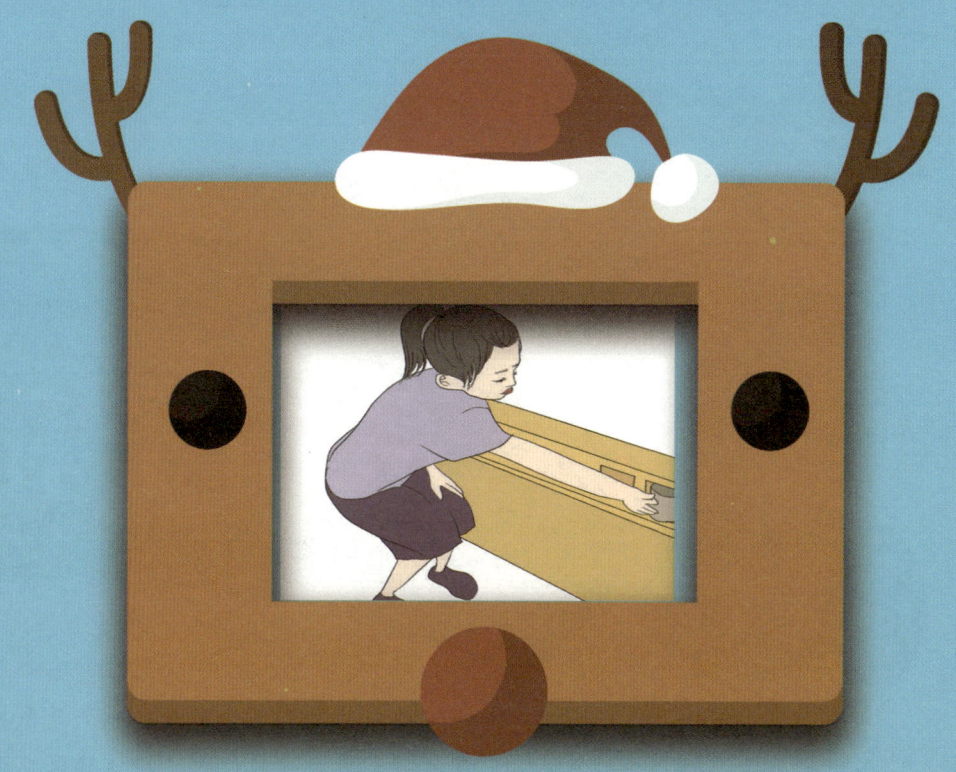

适应能力训练的辅助技术

01 系扣子和解扣子

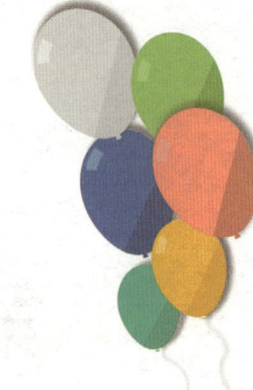

该技能分为两个部分：一个是系扣子技能，另一个是解扣子技能。在教授患者此项技能时，应该确保患者已经具备模仿能力和做精细动作的能力。通过该技能的训练，患者应该能达到这样一种水平，即：分别向患者呈现一件需要系扣子的物品和一件需要解扣子的物品，说"系扣子"或"解扣子"，患者将独立系上或解开纽扣。

扫描二维码，打印本技能训练配套表格

第四章
适应能力初级训练

教学材料

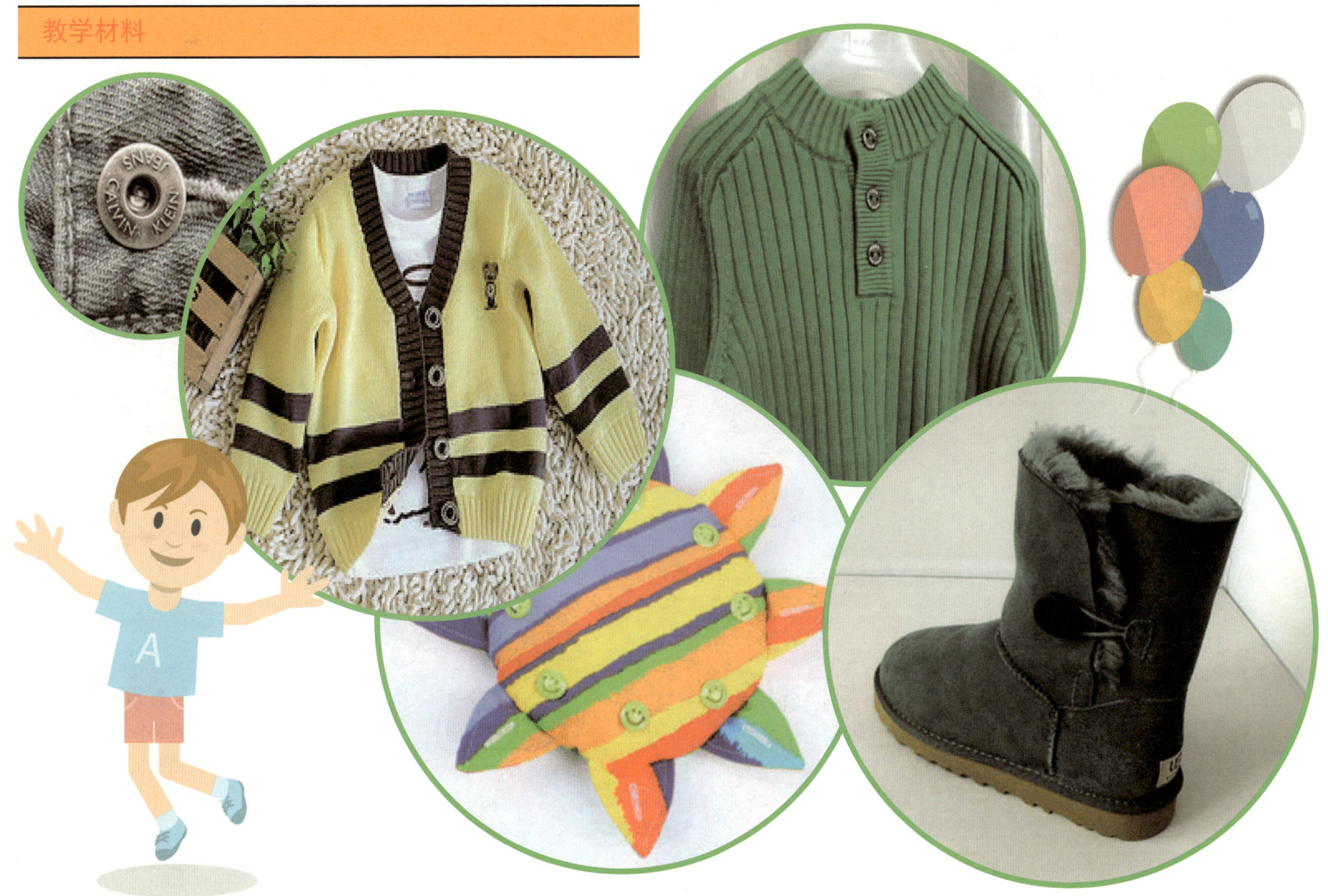

适应能力训练的辅助技术

训练流程

1.系扣子

逆向链接训练

小档案	
训练时长	
辅助情况	

行为链第 6 步：患者推动整个纽扣使其穿过纽扣眼。

➡

行为链第 5 步：患者推动纽扣穿过 3/4 个纽扣眼。

➡

行为链第 4 步：患者推动纽扣穿过 1/2 个纽扣眼。

➡

行为链第 3 步：患者推动纽扣穿过纽扣眼。

⬇

行为链第 2 步：患者将一个纽扣对准纽扣眼的下方。

⬅ 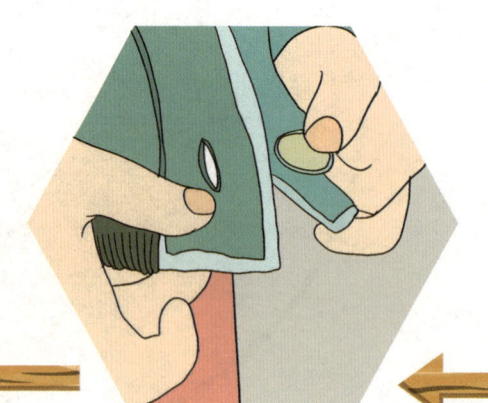 ⬅

行为链第 1 步：将所有纽扣排列对齐。

TIPS：建议在刚开展这项任务的教学时，选用大纽扣作为教学用具。当患者尝到成功的快乐时，再开始改用小一些的纽扣。

第四章 适应能力初级训练

2. 解扣子

逆向链接训练

小档案	
训练时长	
辅助情况	

行为链第 4 步：患者推动整个纽扣使其离开纽扣眼。

➡

行为链第 3 步：患者从纽扣眼的 3/4 处推动纽扣使其离开纽扣眼。

➡

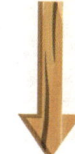

➡

行为链第 2 步：患者从纽扣眼的 1/2 处推动纽扣使其离开纽扣眼。

⬇

行为链第 1 步：患者将纽扣推至扣眼处。

TIPS：建议在开始教学时，不要解或者系身上带纽扣的衣服，等到患者熟练掌握该技能后，再开始教他们如何在穿着衣服的状况下解纽扣和系纽扣。

适应能力训练的辅助技术

02 戴手套和摘手套

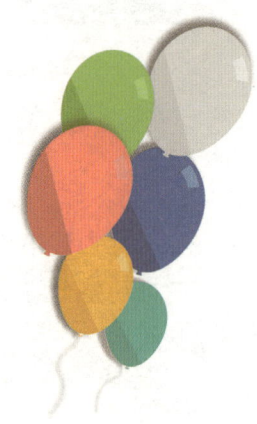

该技能分为两部分：一个是戴手套技能，另一个是摘手套技能。在教授患者此技能时，应该确保患者已经具备模仿能力和做精细动作的能力。通过该技能的训练，患者应该能达到这样一种水平，即：当对患者说"摘掉手套"或"戴上手套"时，患者就能够独立摘掉或戴上自己的手套。建议最好在自然发生的情境下进行训练，比如出门之前戴上手套，进门之后摘掉手套。

扫描二维码，打印本技能训练配套表格

第四章
适应能力初级训练

教学材料

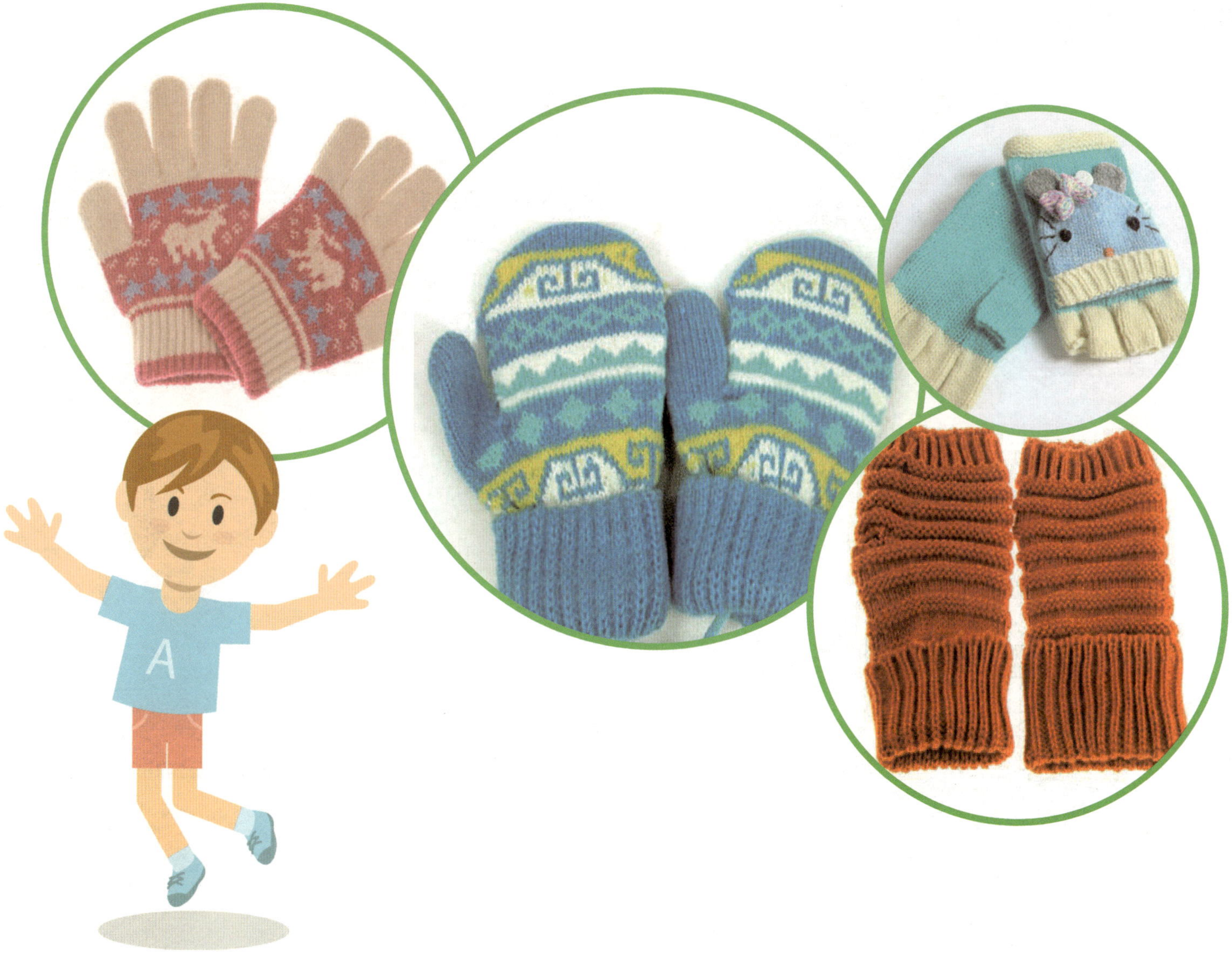

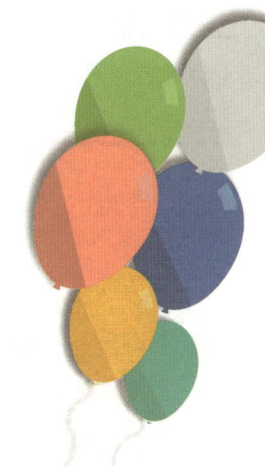

适应能力训练的辅助技术

训练流程

1.摘手套

小档案	
训练时长	
辅助情况	

第1步：患者将自己非惯用手的大拇指伸进惯用手所戴的手套内。

→

第2步：患者张开自己的惯用手。

→

第3步：通过使用非惯用手，患者将手套脱下来。

→

第4步：患者将自己惯用手的大拇指伸进非惯用手所戴的手套内。

↓

第5步：患者张开自己的非惯用手。

←

第6步：通过使用他们的惯用手，患者将非惯用手上的手套脱或者剥下来。

←

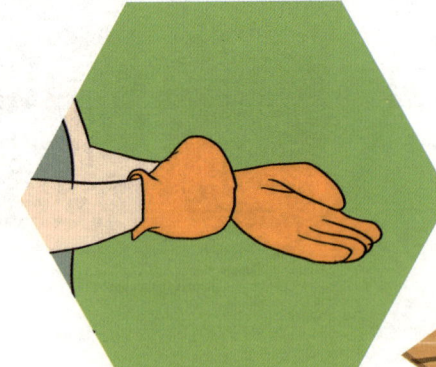

第四章 适应能力初级训练

2. 戴手套

逆向链接训练

小档案	
训练时长	
辅助情况	

行为链第 10 步：调整好手上的手套。

→

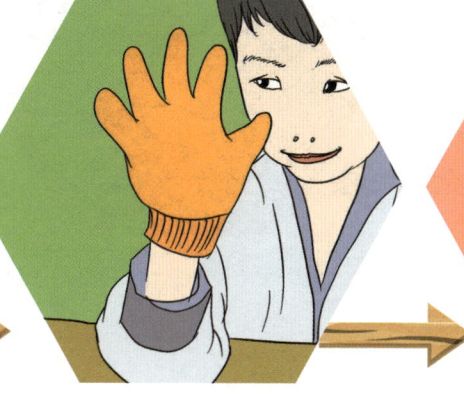

→

行为链第 9 步：将手指头逐一伸进手套的指套里。

→

行为链第 8 步：将没有戴手套的手伸进手套内，同时用戴好手套的手将手套往手臂方向拉。

↓

行为链第 7 步：拿着手套，将其展开。

←

行为链第 6 步：用戴好手套的手拿起另一只手套。

←

行为链第 5 步：调整手上的手套。

←

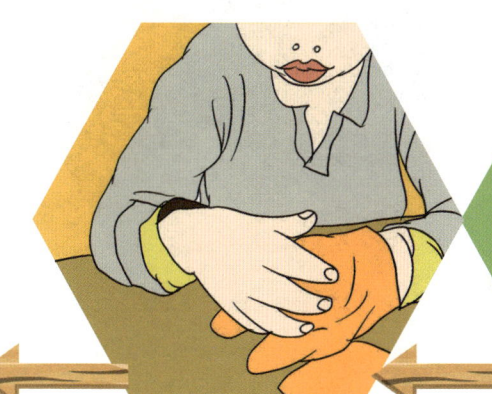

适应能力训练的辅助技术

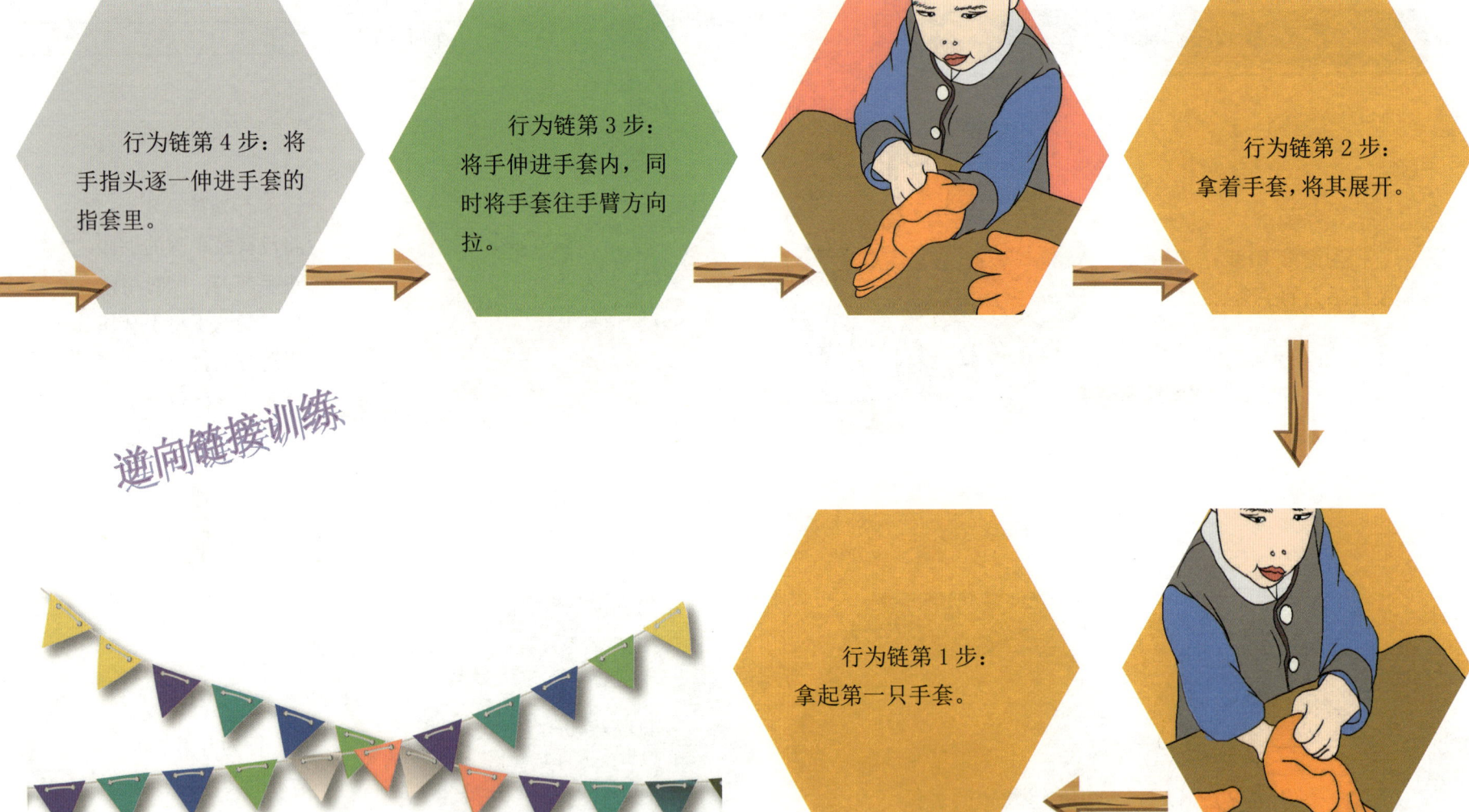

逆向链接训练

ded
03 穿、脱运动服

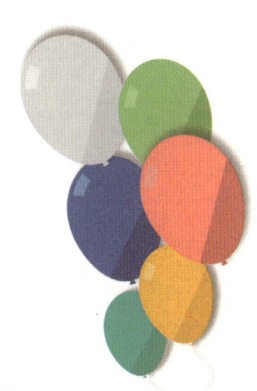

　　该技能分为两部分：一个是脱运动服技能，另一个是穿运动服技能。在教授患者此技能时，应该确保患者已经具备模仿能力、做精细动作的能力和做粗大动作的能力。通过该技能的训练，患者应该能达到这样一种水平，即：当对患者说"脱下运动服"或"穿上运动服"时，患者能够独立脱下或穿上自己的运动服。建议最好在自然发生的情境下进行训练，比如健身课前，或健身课后。

教学材料

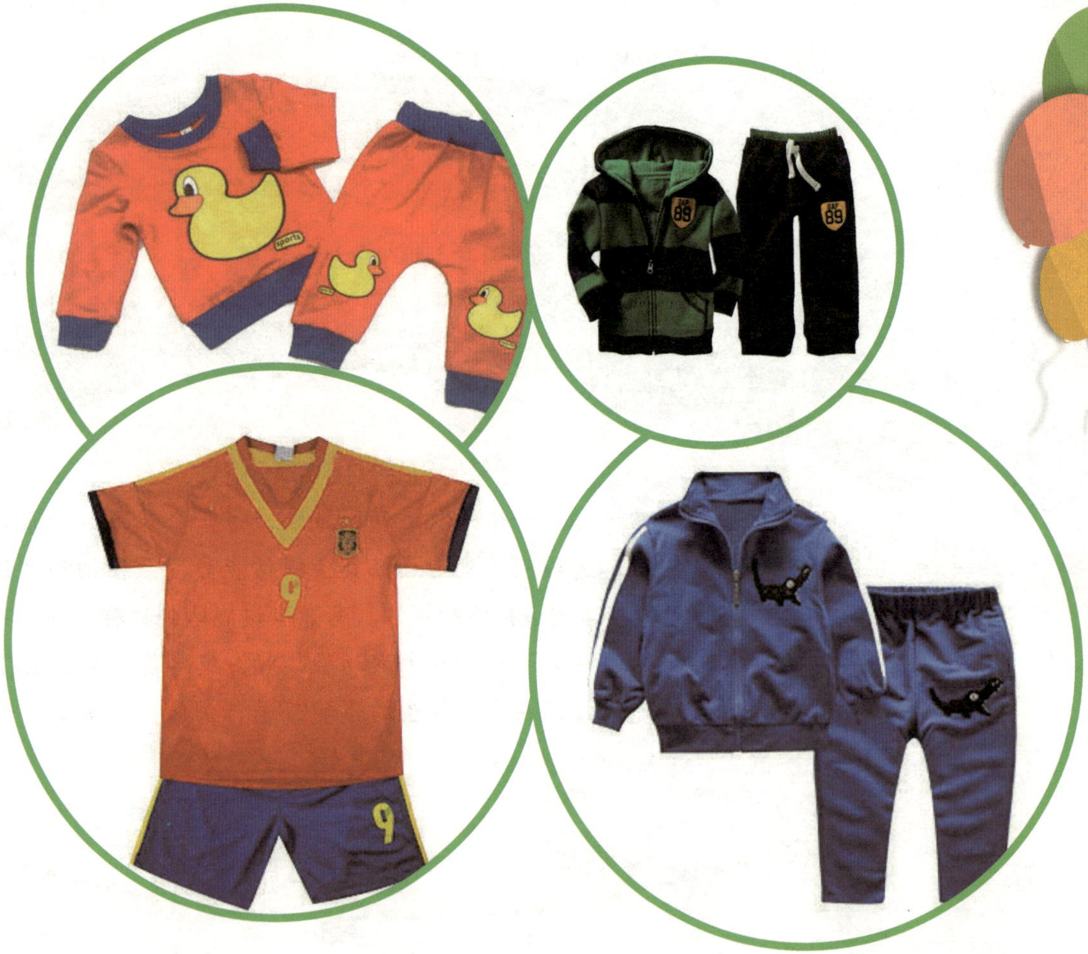

第四章
适应能力初级训练

训练流程

1.脱下运动服

逆向链接训练

小档案	
训练时长	
辅助情况	

行为链第11步：患者将裤子放入包内。

→ 行为链第10步：患者将第二条腿从裤腿中抽出。

→ 行为链第9步：患者将第一条腿从裤腿中抽出。

↓

行为链第5步：患者将上衣放入包中。

← 行为链第6步：患者将解开裤子的纽扣（如果有纽扣的话）。

← 行为链第7步：患者将拉开裤子拉链（如果有拉链的话）。

← 行为链第8步：患者将裤子从腰上褪下来。

↓

行为链第4步：患者将第二只胳膊从上衣中退出来。

→ 行为链第3步：患者将第一只胳膊从上衣中退出来。

→ 行为链第2步：患者将头从上衣中退出来。

→ 行为链第1步：患者将上衣拉至头部。

95

适应能力训练的辅助技术

2. 穿上运动服

逆向链接训练

小档案	
训练时长	
辅助情况	

行为链第 11 步：患者调整裤子使其合体。

→

行为链第 10 步：患者提上裤子。

→

行为链第 9 步：患者将另一只腿伸进裤子的第二个裤腿中。

→

行为链第 8 步：患者将一只腿伸进裤子的一个裤腿中。

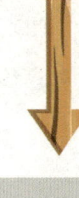

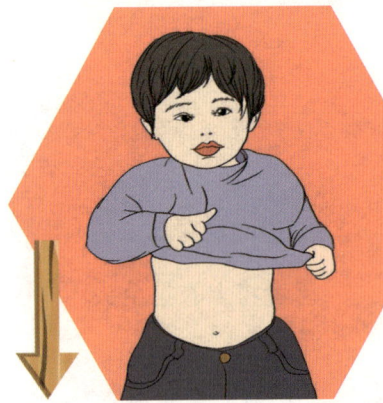

← 行为链第 5 步：患者将上衣拉至腰部。 ← 行为链第 6 步：患者拿起裤子。 ← 行为链第 7 步：患者拿着裤子，将其展开。

第四章
适应能力初级训练

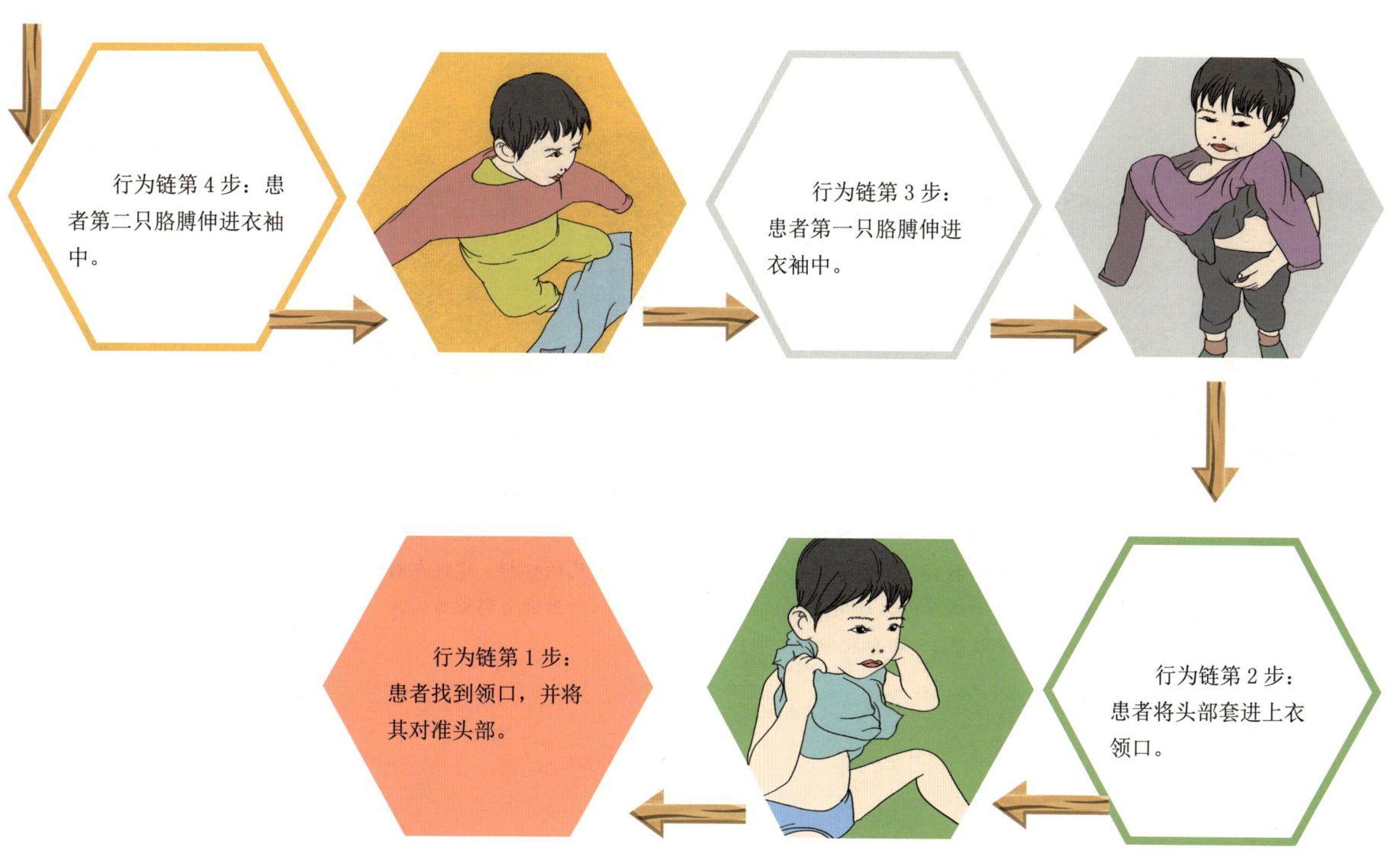

适应能力训练的辅助技术

04 使用按扣

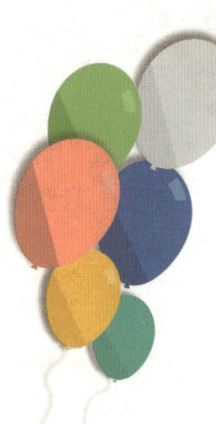

该技能分为两部分：一个是掀开按扣技能，另一个是扣上按扣技能。在教授患者此技能时，应该确保患者已经具备模仿能力和做精细动作的能力。通过该技能的训练，患者应该能达到这样一种水平，即：当对患者说"掀开按扣"或"扣上按扣"时，患者能够独立掀开或扣上自己的按扣。建议在刚开展这项任务的教学时，选用大按钮扣作为教学用具。等患者尝到成功的快乐后，再开始改用小一些的按钮扣。

第四章
适应能力初级训练

教学材料

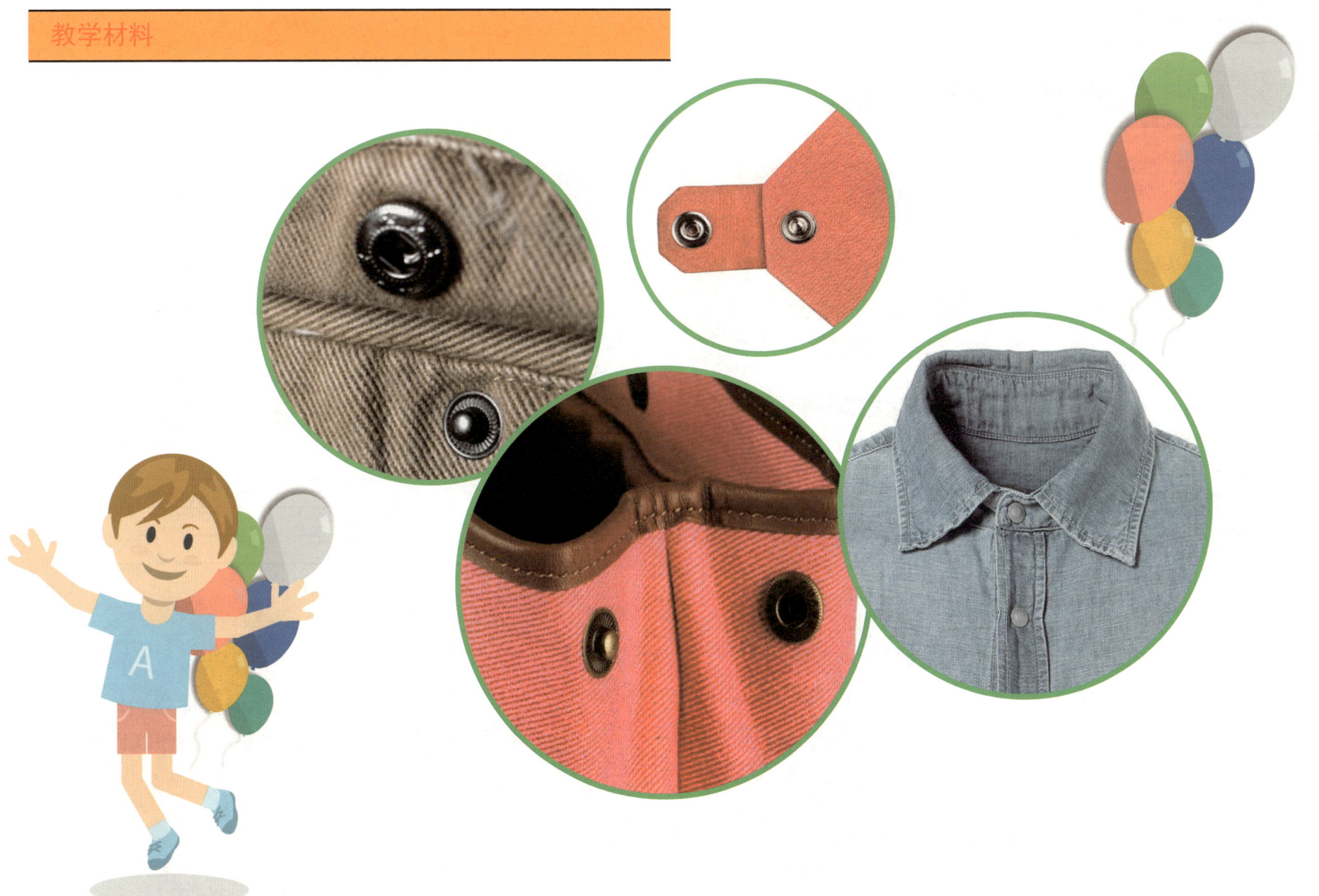

适应能力训练的辅助技术

训练流程

小档案	
训练时长	
辅助情况	

1. 掀开按扣

逆向链接训练

行为链第3步：将附有按钮上扣的物品一端向上拉。

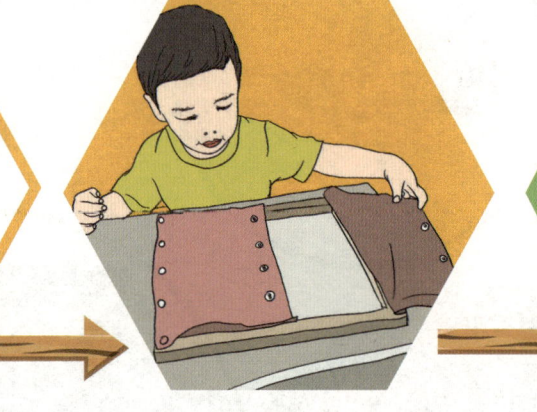

行为链第2步：压住附有按钮底座的物品一端。

行为链第1步：抓住钉有按钮口的物品的两端。

2. 扣上按扣

小档案	
训练时长	
辅助情况	

行为链第3步：用力按压让按钮扣合上。

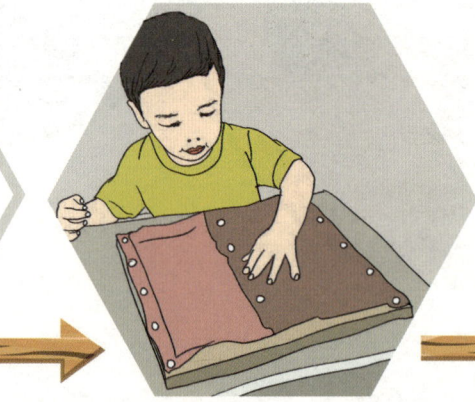

行为链第2步：将所有按钮口都一一对齐。

行为链第1步：拿稳钉有按钮口上扣和底座的两端。

05 梳头发（系统化脱敏）

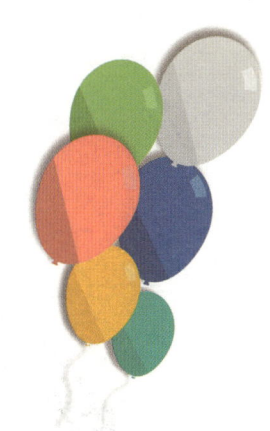

该技能采用系统化脱敏的训练方法。其目的是使患者可以接受教师用梳子为自己梳头。通过该技能的训练，患者应该能达到这样一种水平，即：当教师给患者梳头时，患者能够坦然地接受。需要注意的是，为减轻患者在梳头发时所产生的焦虑，可以给患者展现与他们年龄相近的患者梳理头发的图片，并为患者讲解这些图片。另外还可考虑在教学过程中使用某些护发素，包含免洗护发素、免洗护发喷雾、保湿顺发液等，以减少项目教学过程中的疼痛。

扫描二维码，打印本技能训练配套表格

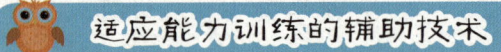
适应能力训练的辅助技术

教学材料

小档案	
训练时长	
辅助情况	

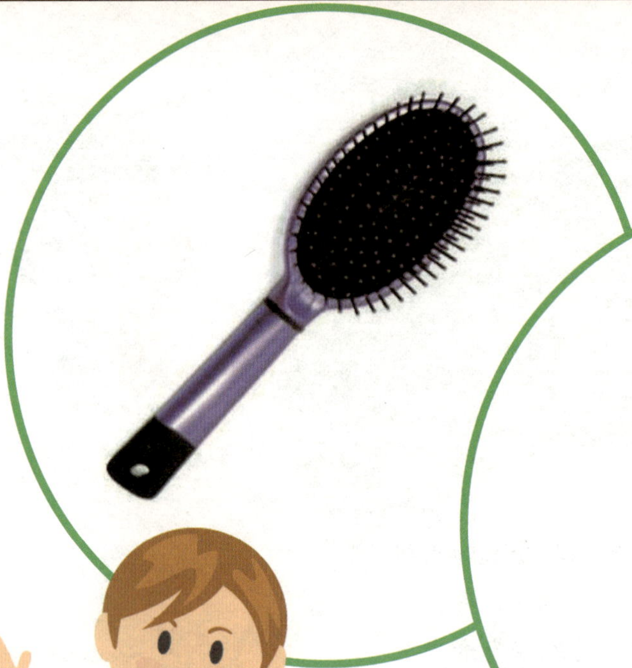

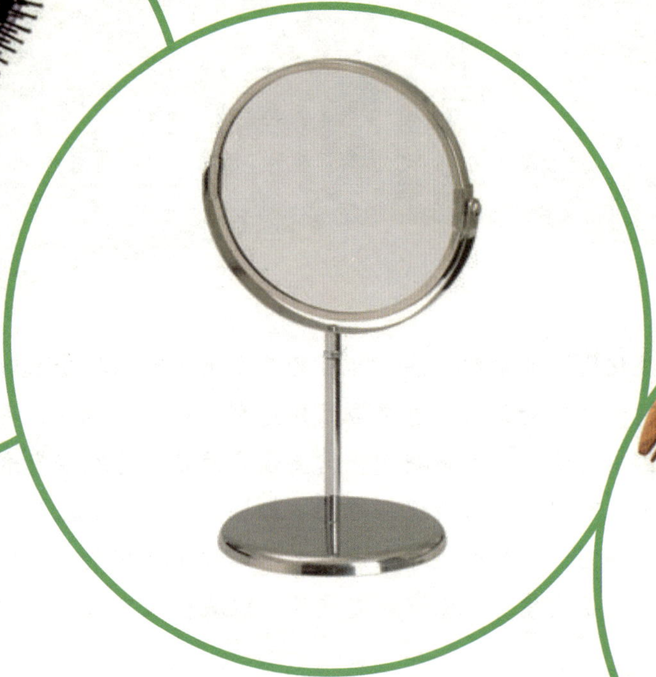

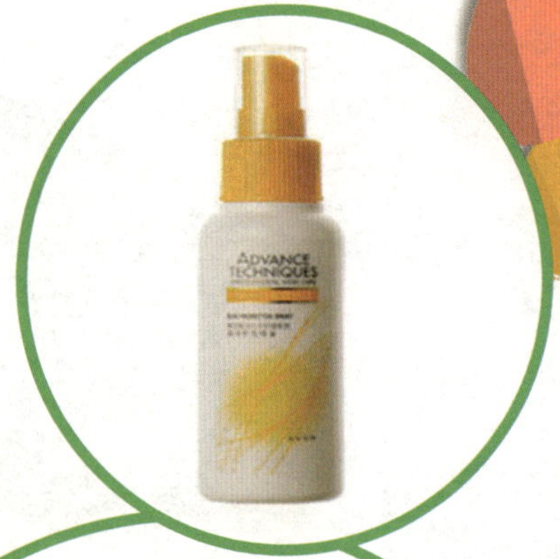

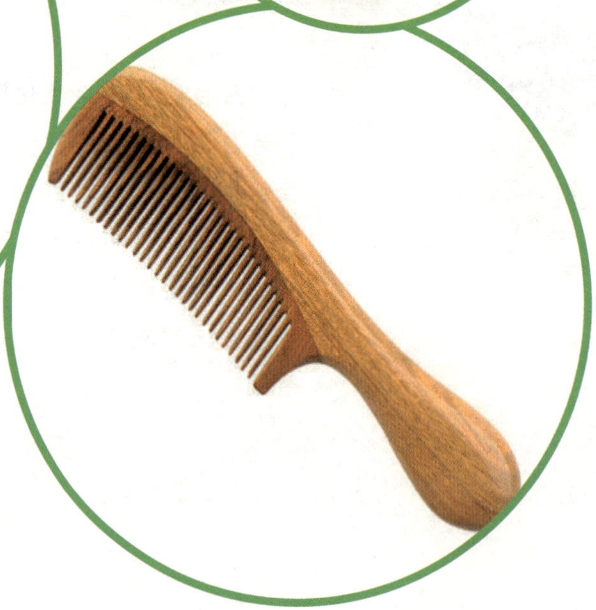

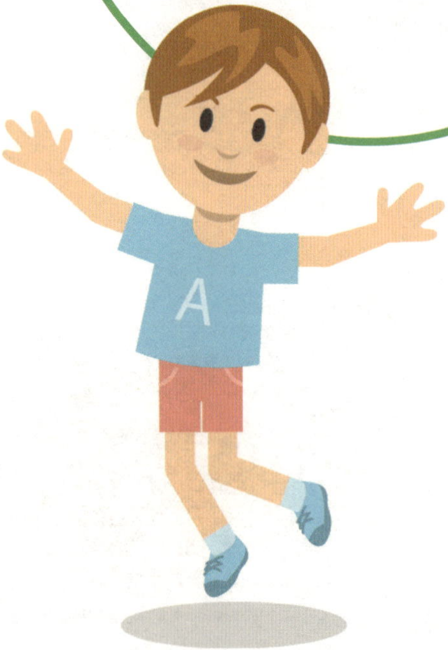

第四章
适应能力初级训练

训练流程

第1步：将梳子放在离患者和老师2米远的位置（老师和患者进行其他活动）。

第2步：老师手持梳子在患者身边站立几秒。

第3步：老师梳理患者的发梢1次。

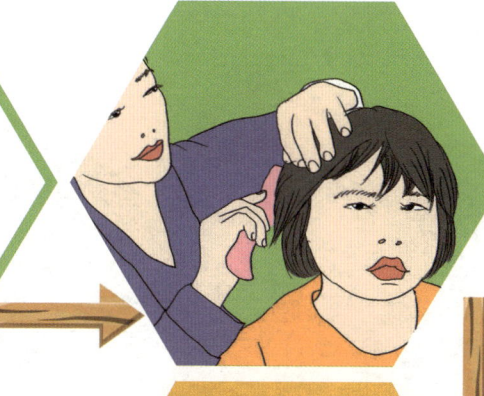

第4步：老师从发根至发梢为患者梳理头发1次。

第5步：老师梳理患者的发梢2次。

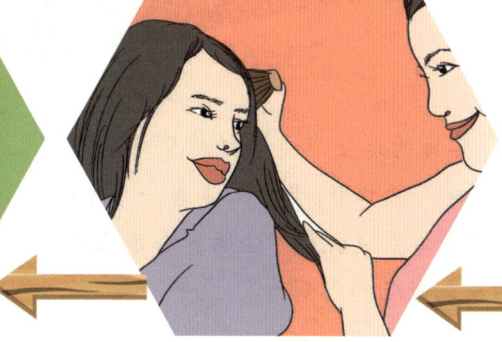

第6步：老师从头发根部至发梢为患者梳理头发2次。

第7步：老师从头发根部至发梢为患者梳理头发3次。

第8步：老师从头发根部至发梢为患者梳理头发5次。

第9步：老师从头发根部至发梢为患者梳理头发10次。

第10步：老师为患者梳理全部的头发。

适应能力训练的辅助技术

06 刷牙（系统化脱敏）

该技能采用系统化脱敏的训练方法。其目的是使患者增强对刷牙的忍耐性。通过该技能的训练，患者应该能达到这样一种水平，即：给患者一个牙刷，并说"刷刷牙"，患者能够独立刷牙。在完成本系统脱敏疗法的各个步骤后，确保患者能参加一个活动来强化其对所给出刺激物的忍耐力。

扫描二维码，打印本技能训练配套表格

第四章
适应能力初级训练

教学材料

小档案	
训练时长	
辅助情况	

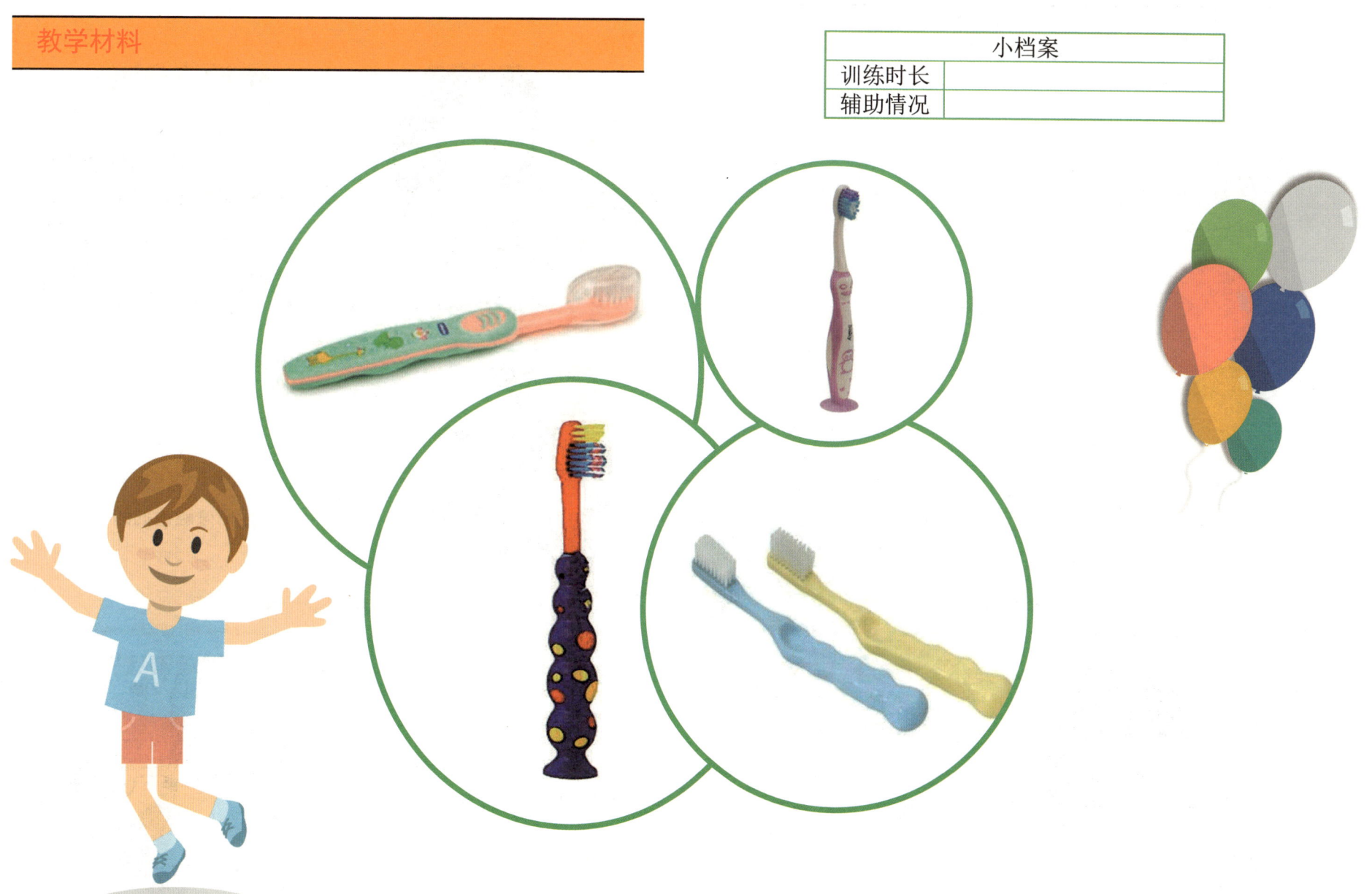

适应能力训练的辅助技术

训练流程

第1步：患者将触碰牙刷。

第2步：患者将握住牙刷5秒钟以上。

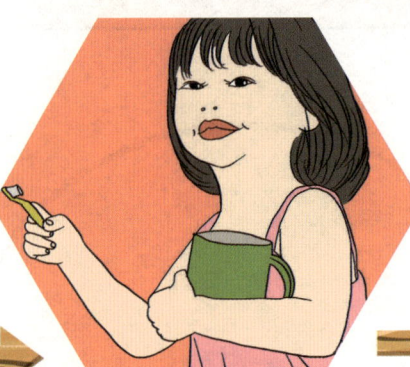

第3步：患者将握住牙刷10秒钟以上。

第6步：患者将用牙刷刷牙2次。

第5步：患者将用牙刷刷牙1次。

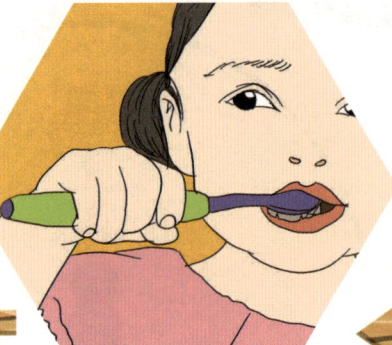

第4步：患者将用牙刷碰触他们的嘴。

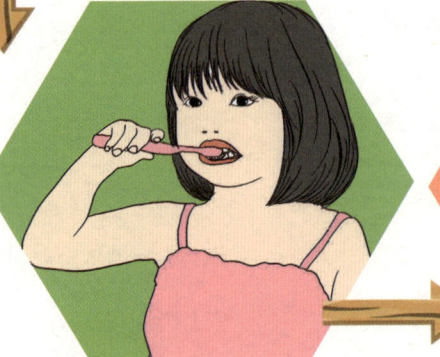

第7步：患者将用牙刷刷牙达到5秒。

第8步：患者将用牙刷刷牙达到10秒。

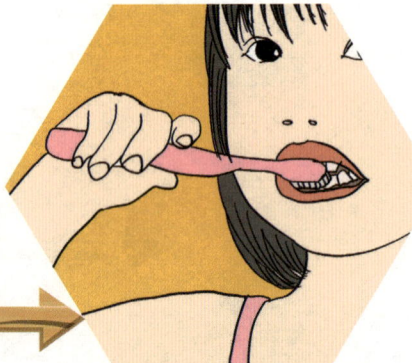

第四章 适应能力初级训练

07 拉开/拉上衣服拉链

该技能的训练目的是,患者可以独立拉开外套拉链。在教授此技能时,应该确保患者已经具备模仿能力和做精细动作的能力。通过该技能的训练,患者应该能达到这样一种水平,即:给患者一件带拉链的外套,说"拉开拉链",患者将独立拉开外套拉链。确保将该技能泛化至其他带拉链的物品(冬季外套、春季外套、雨衣,或是带拉链的运动衫、裤子、书包、手提箱、靴子/鞋子)。

扫描二维码,打印本技能训练配套表格

教学材料

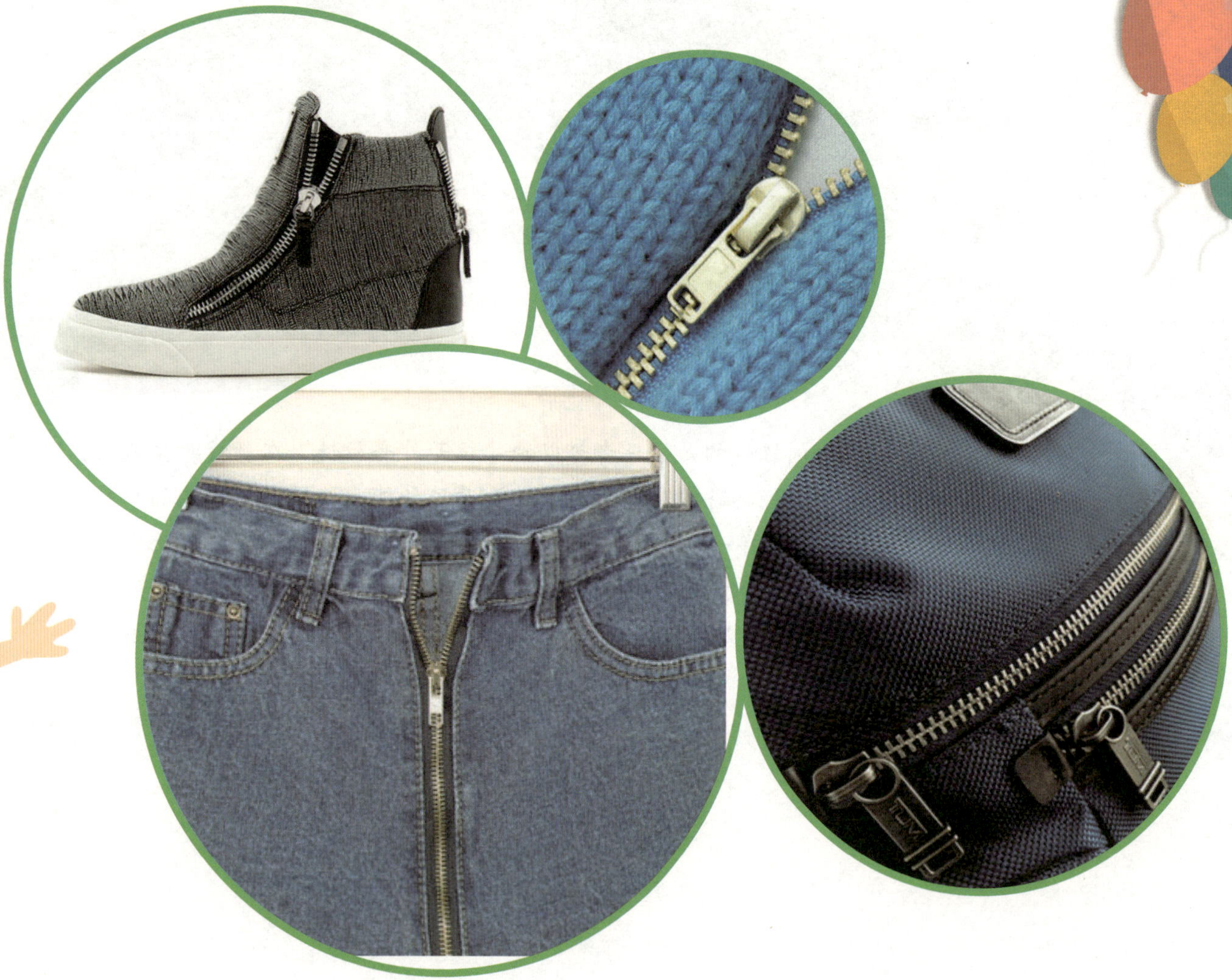

第四章 适应能力初级训练

训练流程

小档案	
训练时长	
辅助情况	

第1步：患者用他们的非惯用手抓住外套的下端。

→

第2步：患者用他们的惯用手抓住拉链的拉头。

→

第3步：患者拉住拉头解开拉链。

↓

第4步：患者把拉链一侧从拉链的咬合器中取出。

← ←

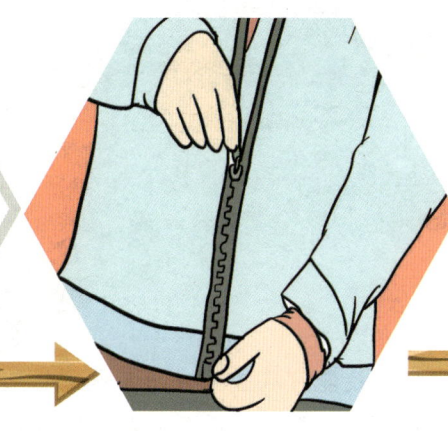
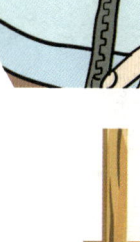
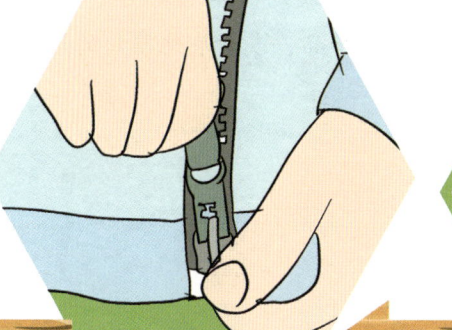

适应能力训练的辅助技术

08 等待

该技能的训练目的是，让患者学会等待。该技能可从3个方面开展训练：第一，向患者呈现一件他喜爱的物品，并说"等一等"；第二，向患者呈现一种他喜爱的活动，并说"等一等"；第三，设定一个情境，情境中递给患者一件他喜爱的物品，并让他把该物品展示给某人看，另外安排一个人对患者说"等一等"。通过该技能的训练，患者应该能达到这样一种水平，即：患者将等待或是得体地站定（闭着嘴，身体保持静止），等待2分钟去获取他喜欢的物品，或开展他喜欢的活动，或是获取某人的注意。

扫描二维码，打印本技能训练配套表格

第四章 适应能力初级训练

教学材料

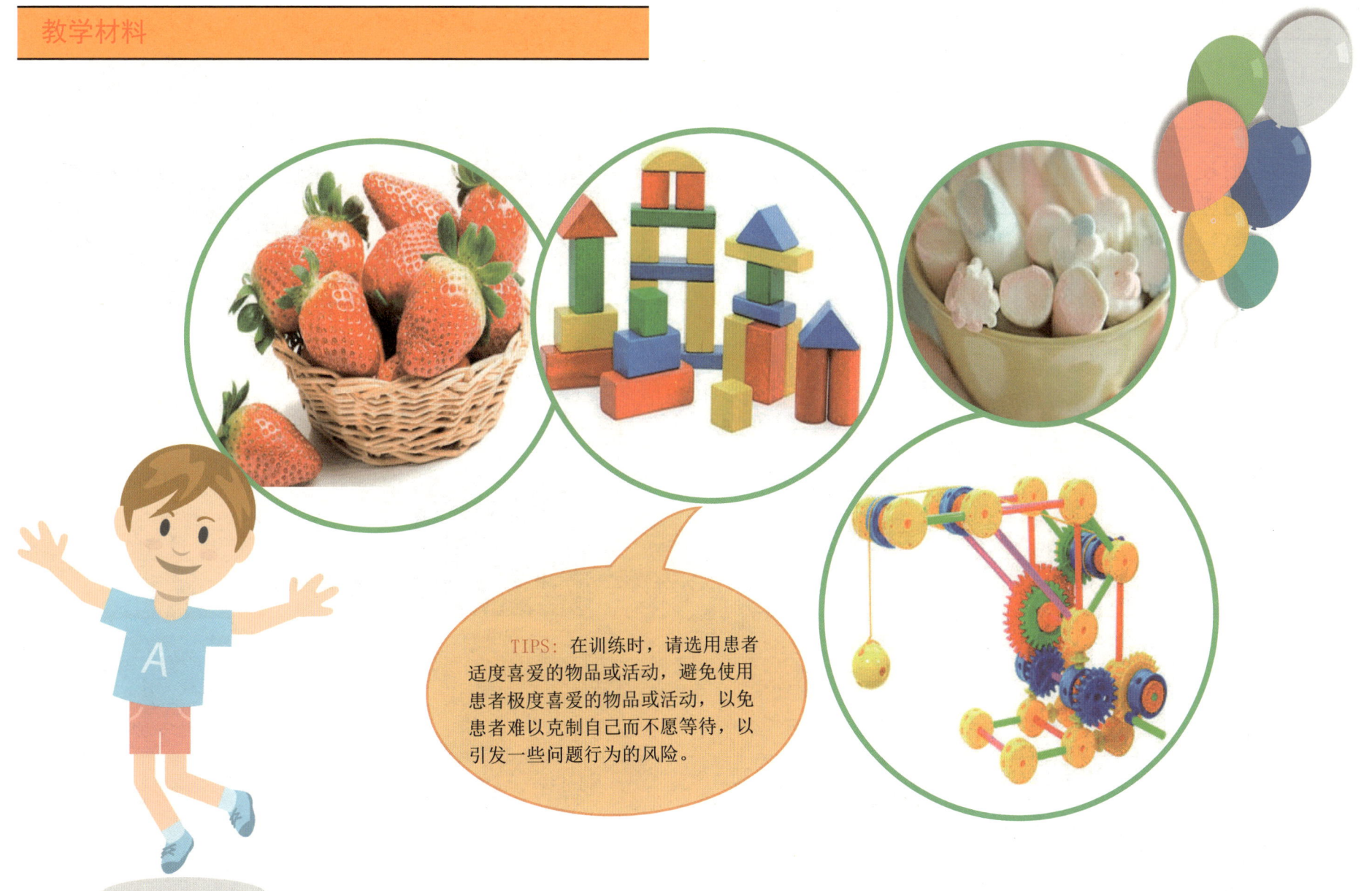

TIPS：在训练时，请选用患者适度喜爱的物品或活动，避免使用患者极度喜爱的物品或活动，以免患者难以克制自己而不愿等待，以引发一些问题行为的风险。

适应能力训练的辅助技术

训练流程

小档案	
训练时长	
辅助情况	

第1步：等待2秒钟。

第2步：等待5秒钟。

第3步：等待10秒钟。

第4步：等待20秒钟。

第5步：等待30秒钟。

第6步：等待45秒钟。

第7步：等待60秒钟。

第8步：等待70秒钟。

第9步：等待90秒钟。

第10步：等待2分钟。

第四章
适应能力初级训练

拓展到等待玩玩具

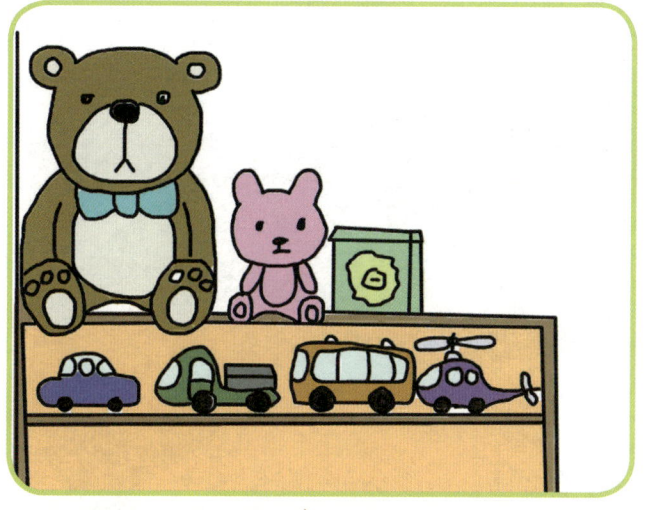

拓展到等待吃饭

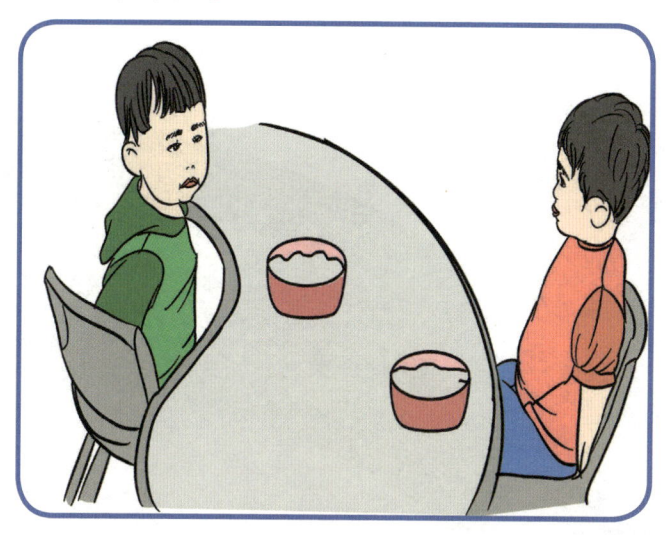

拓展到等待看电视

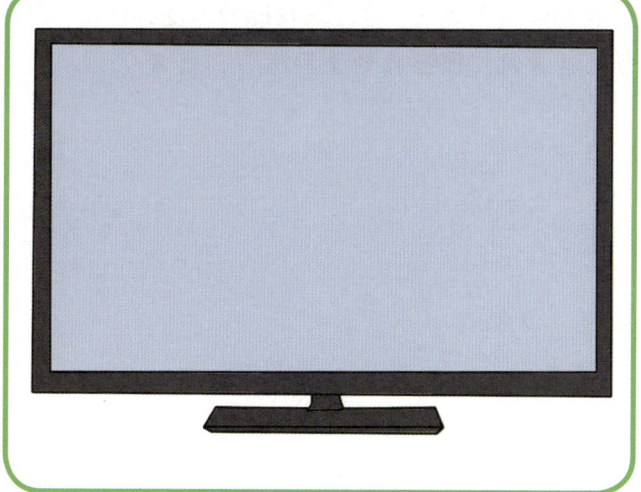

拓展到排队等待

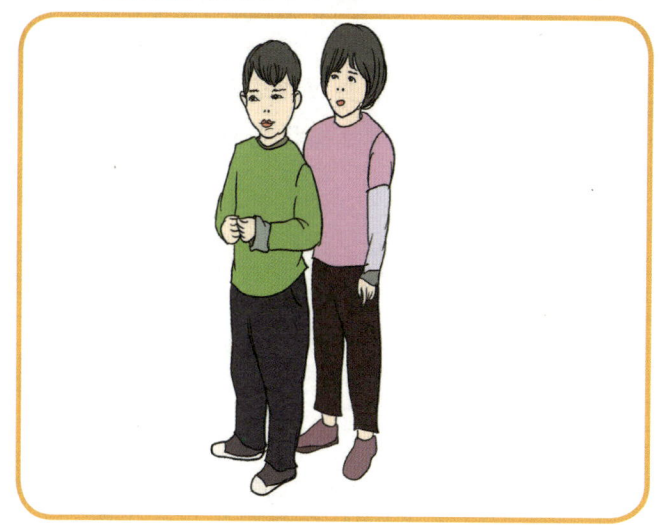

适应能力训练的辅助技术

09 擦手和擦嘴

该技能的训练目的是，患者可以独立擦拭他们的手和嘴。在教授此技能时，应该确保患者已经具备模仿能力和做精细动作的能力。通过该技能的训练，患者应该能达到这样一种水平，即：当对患者说"擦擦你的手和嘴"，患者将独立擦拭他们的手和嘴。

扫描二维码，打印本技能训练配套表格

第四章
适应能力初级训练

教学材料

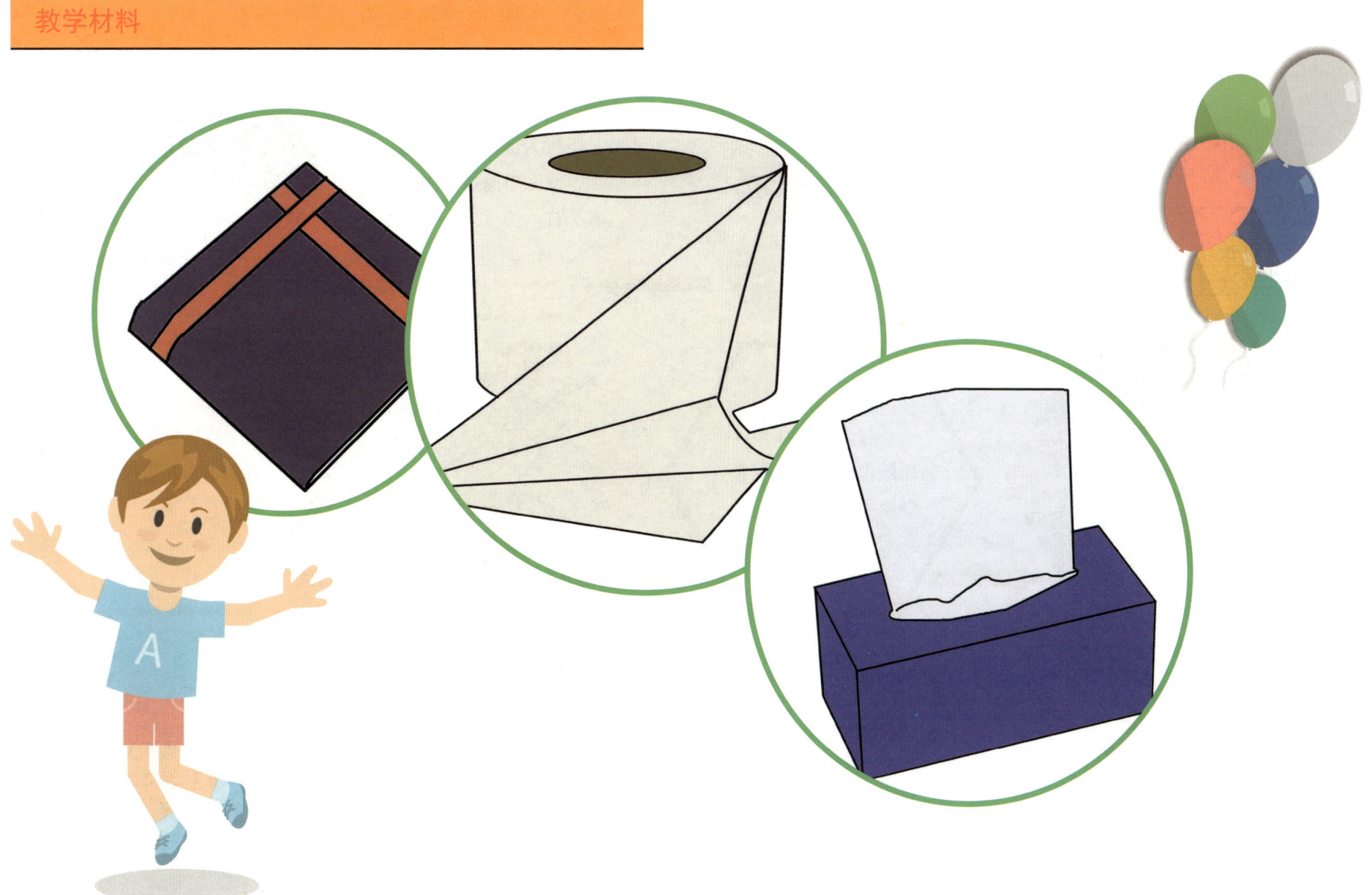

115

适应能力训练的辅助技术

训练流程

逆向链接训练

小档案	
训练时长	
辅助情况	

行为链第7步：扔掉纸巾，或将毛巾放回原位。

行为链第6步：用纸巾或毛巾擦拭惯用手的手背。

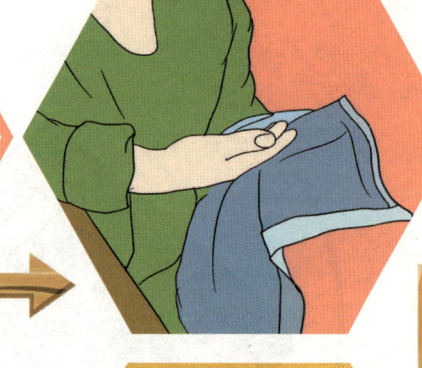

行为链第4步：用纸巾或毛巾擦拭非惯用手的手背。

行为链第5步：用纸巾或毛巾擦拭惯用手的手掌。

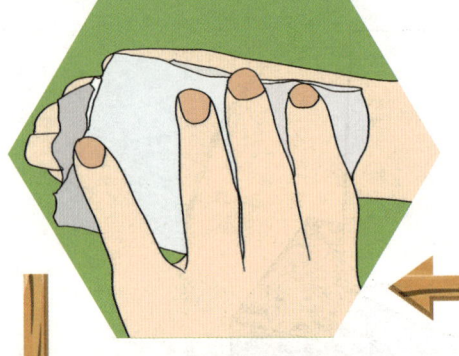

行为链第3步：用纸巾或毛巾擦拭非惯用手的手掌。

行为链第2步：用双手使用纸巾或毛巾擦拭嘴巴和下巴。

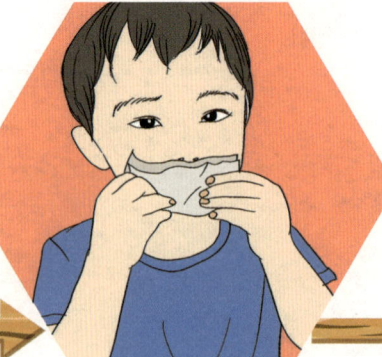

行为链第1步：用惯用手拿起纸巾或毛巾。

第四章
适应能力初级训练

泛化到幼儿园食堂

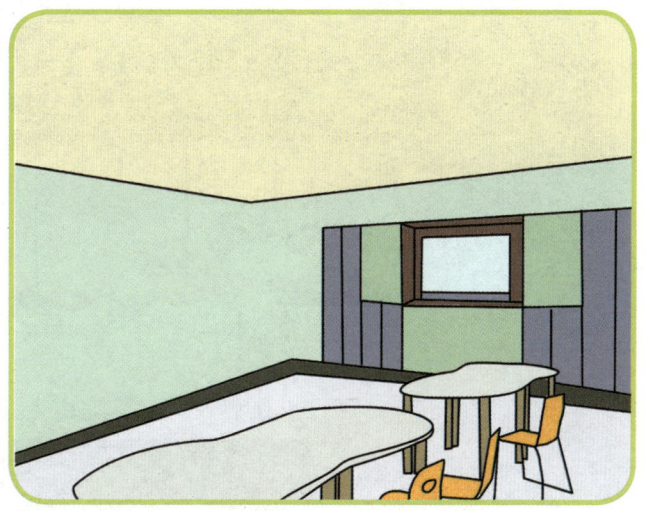

泛化到学校食堂

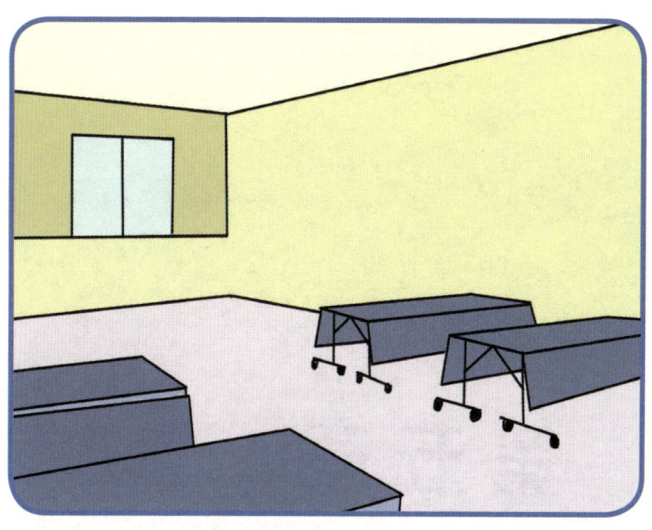

泛化到客厅

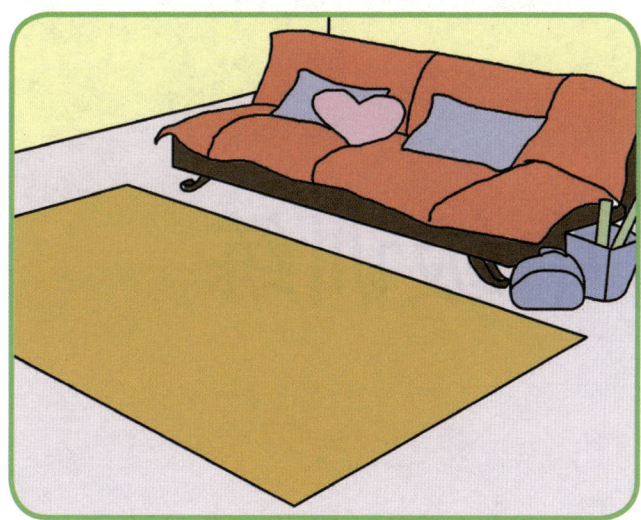

泛化到饭馆

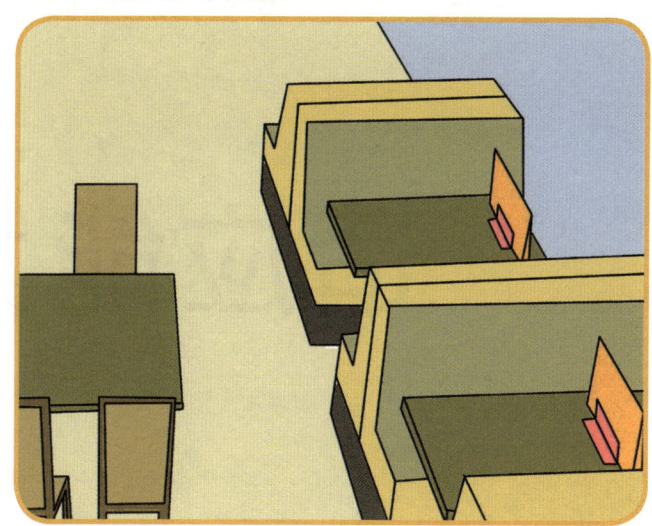

第五章

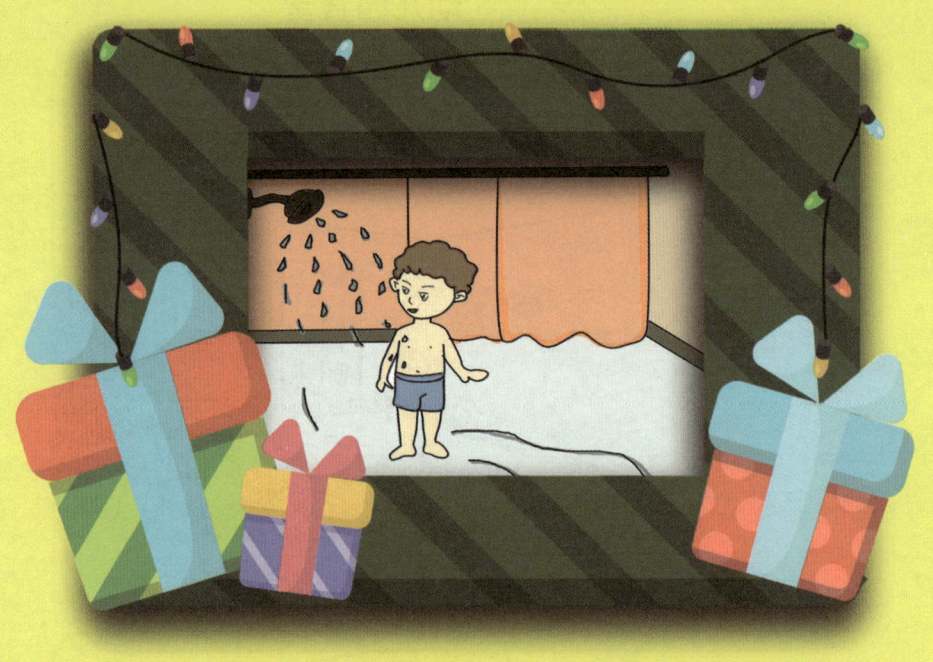

适应能力中级训练

第五章 适应能力中级训练

01 洗头发

该技能的训练目的是，患者可以自己洗头发。在教授此技能时，应该确保患者已经具备模仿能力和做精细动作的能力。通过该技能的训练，患者应该能达到这样一种水平，即：当对患者说"去洗头发"，患者将独立洗干净自己的头发。

适应能力训练的辅助技术

教学材料

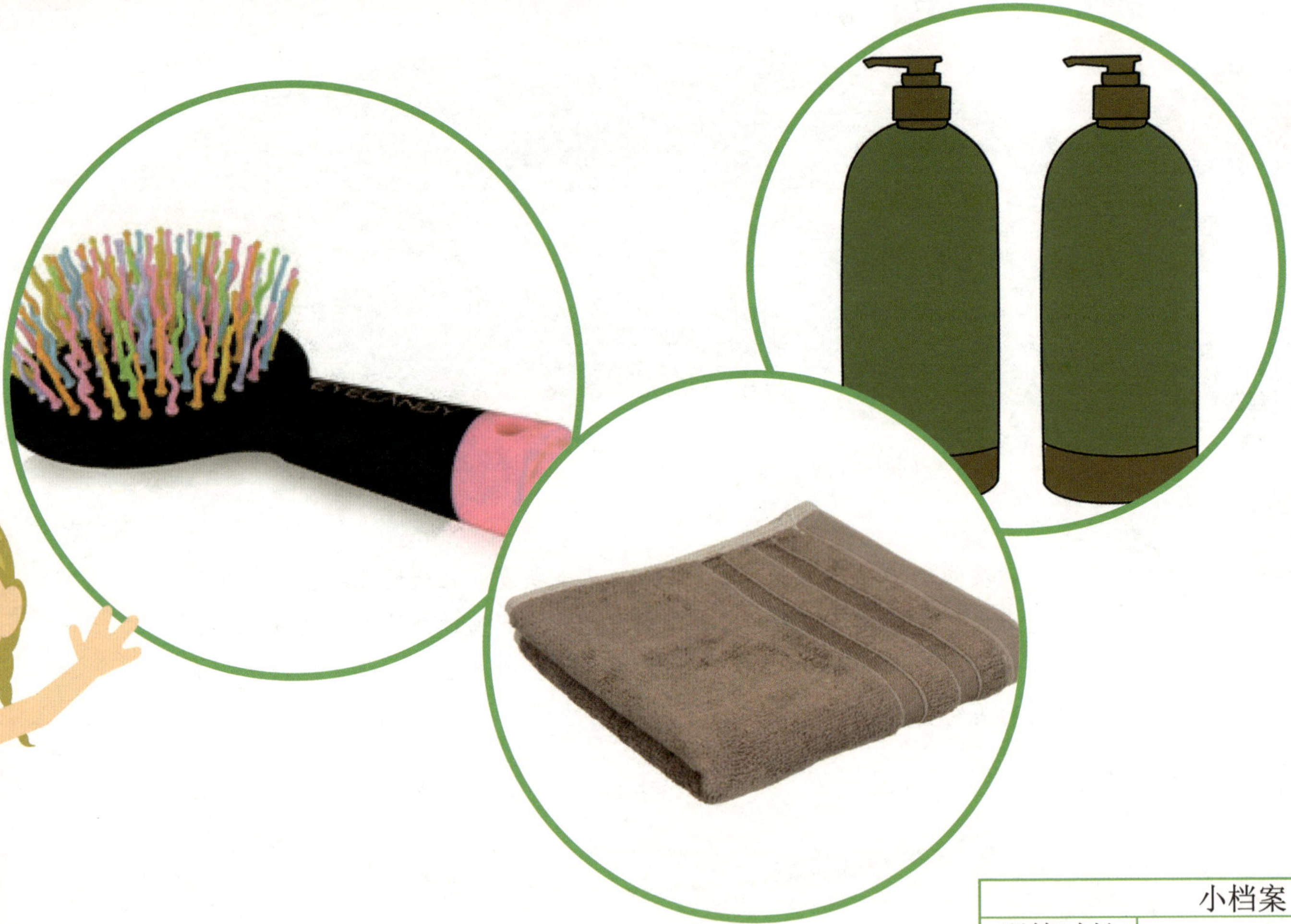

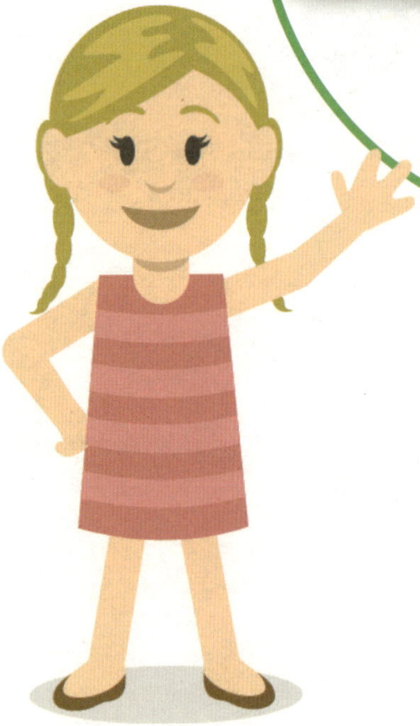

小档案	
训练时长	
辅助情况	

第五章 适应能力中级训练

训练流程

逆向链接训练

行为链第13步：将洗发工具放回原处。 → 行为链第12步：将洗头发的盆或池冲洗干净。 → 行为链第11步：将掉落的头发扔进垃圾桶。 → 行为链第10步：用梳子把头发梳理通顺。 → 行为链第9步：用毛巾将头发擦干。

↓

行为链第5步：用清水将头发冲干净。 ← 行为链第6步：在头发上涂抹护发素。 ← 行为链第7步：按摩头皮。 ← 行为链第8步：用清水将头发冲干净。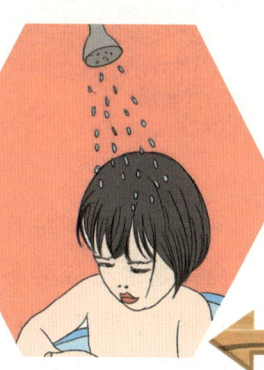

↓

行为链第4步：揉搓头发。 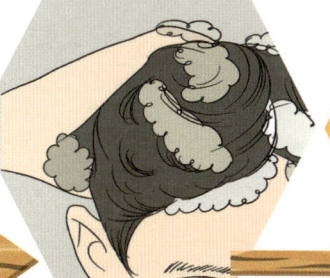 → 行为链第3步：在头发上涂洗发水。 → 行为链第2步：将头发弄湿。 → 行为链第1步：打开喷头，或是在盆里接入适量的温水。

适应能力训练的辅助技术

02 洗澡后擦干

该技能的训练目的是，患者可以擦干自己的身体。在教授此技能时，应该确保患者已经具备模仿能力、做精细动作和做粗大动作的能力。通过该技能的训练，患者应该能达到这样一种水平，即：当患者洗完澡后，对患者说"擦干你自己"，患者将独立擦干自己的身体。

扫描二维码，打印本技能训练配套表格

第五章
适应能力中级训练

教学材料

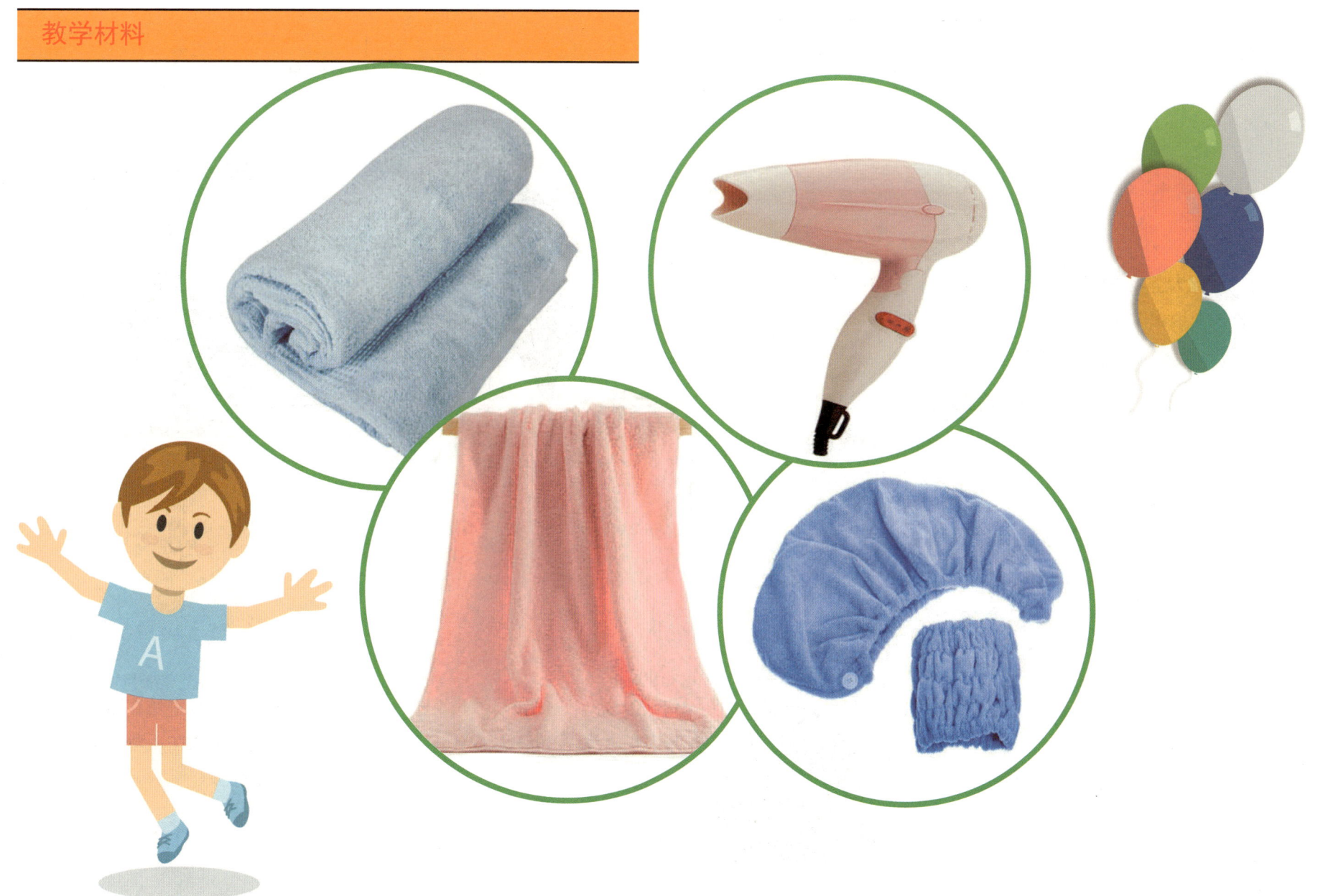

适应能力训练的辅助技术

训练流程

小档案	
训练时长	
辅助情况	

逆向链接训练

行为链第 12 步：悬挂使毛巾晾干。 → 行为链第 11 步：用毛巾擦干头发。 → 行为链第 10 步：用毛巾擦干后背，左右移动。

↓

行为链第 7 步：擦肚子和胸部。 ← 行为链第 8 步：擦脸和脖子。 ← 行为链第 9 步：把毛巾搭在后背，用手抓住。

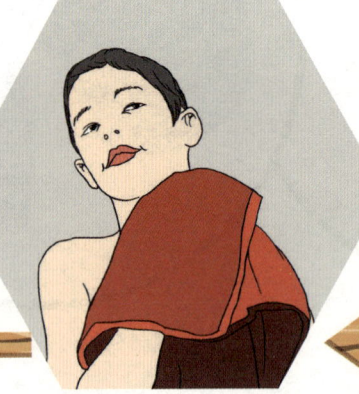

第五章
适应能力中级训练

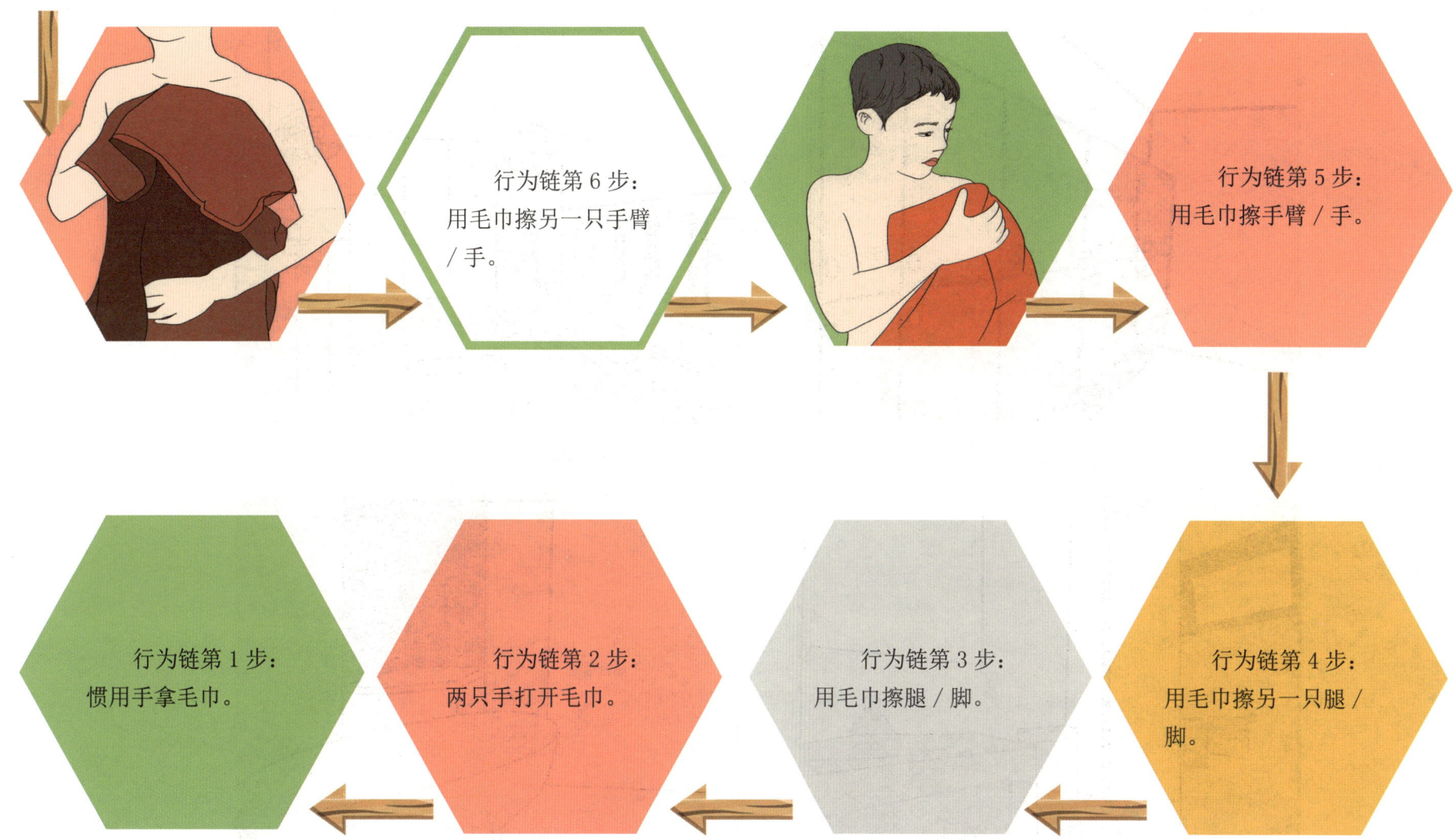

125

适应能力训练的辅助技术

泛化到游泳馆

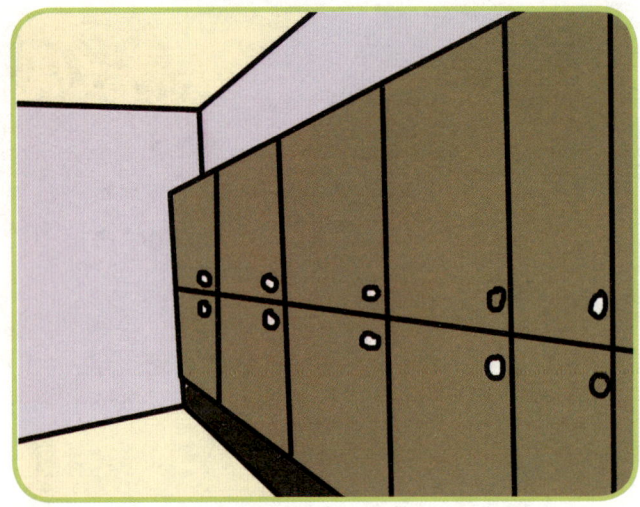

泛化到学校浴室

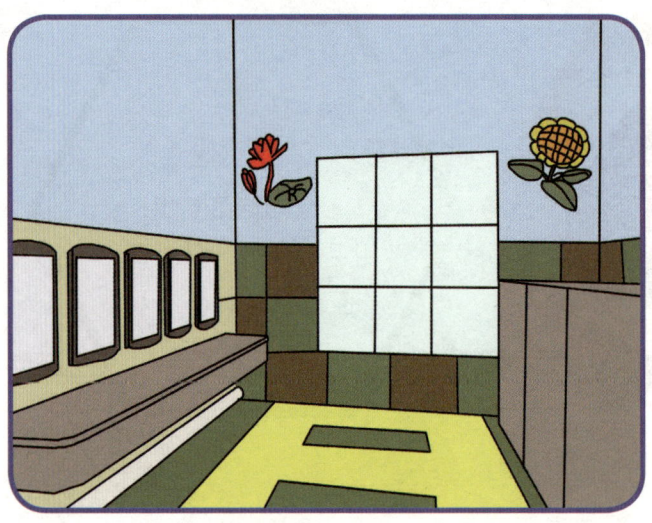

泛化到家庭浴室

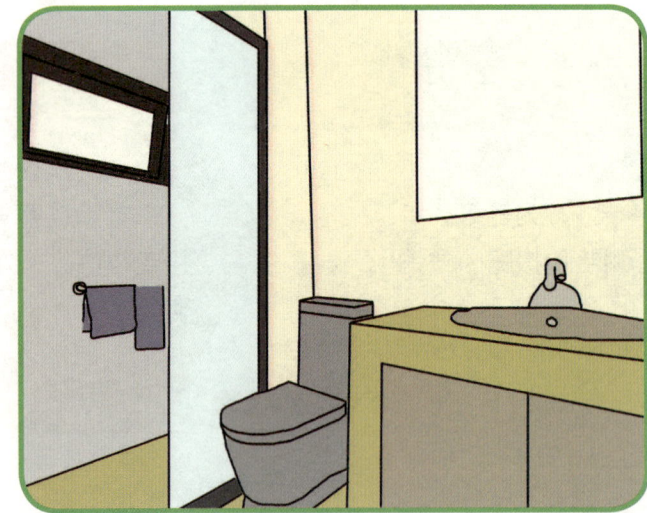

泛化到宾馆

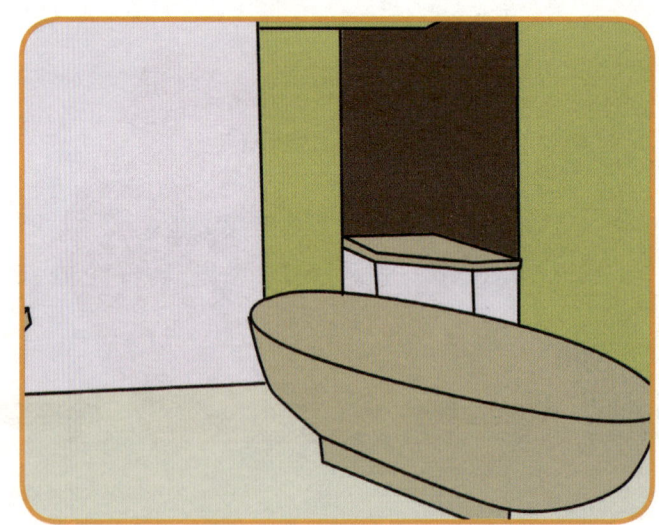

03 洗澡

该技能的训练目的是，患者可以自己洗澡。在教授此技能时，应该确保患者已经具备模仿能力、做精细动作和做粗大动作的能力。通过该技能的训练，患者应该能达到这样一种水平，即：当对患者说"该洗澡了"，患者便去独立洗澡。

扫描二维码，打印本技能训练配套表格

适应能力训练的辅助技术

教学材料

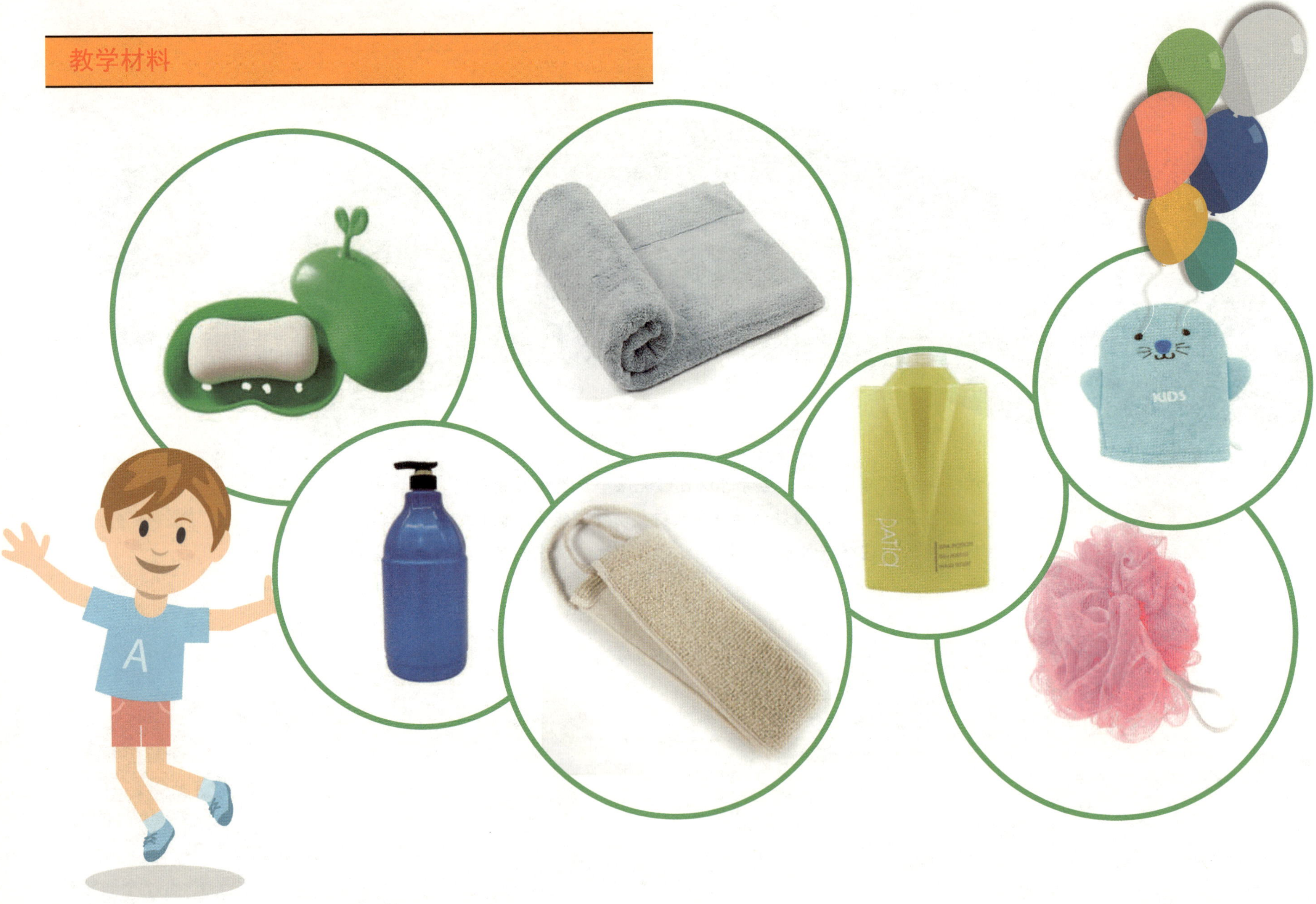

第五章 适应能力中级训练

训练流程

小档案	
训练时长	
辅助情况	

逆向链接训练

行为链第22步：走出浴缸。 → 行为链第21步：塞上/打开排水沟。

行为链第20步：可选择使用护发素。 → 行为链第19步：冲洗净头发。 → 行为链第18步：揉搓头发。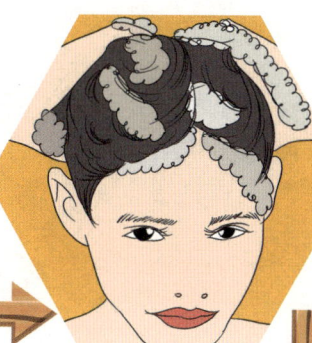

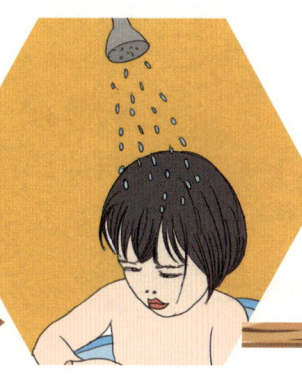

行为链第14步：使用肥皂，洗后背。 ← 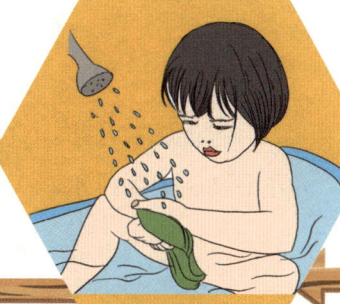 ← 行为链第15步：冲洗身体。 ← 行为链第16步：准备洗发水。 ← 行为链第17步：将洗发水喷到头上。

适应能力训练的辅助技术

行为链第 13 步：使用肥皂，洗面部和颈部。

行为链第 12 步：使用肥皂，洗肚子和胸部。

行为链第 11 步：使用肥皂，洗另一只手臂和手。

行为链第 10 步：使用肥皂，洗手臂和手。

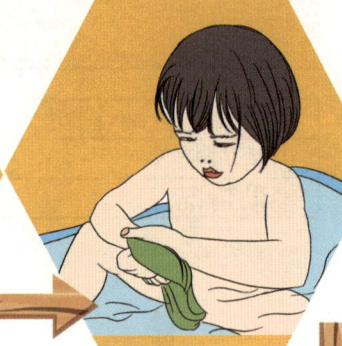

行为链第 5 步：脱掉衣服。

行为链第 6 步：进入浴缸。

行为链第 7 步：准备肥皂和毛巾。

行为链第 8 步：使用肥皂，洗腿和脚。

行为链第 9 步：使用肥皂，洗另一只腿和脚。

行为链第 4 步：等待浴缸的水填满。

行为链第 3 步：调整水温。

行为链第 2 步：打开水龙头。

行为链第 1 步：打开浴缸 / 关闭排水。

第五章 适应能力中级训练

04 刷牙

该技能的训练目的是，患者可以自己刷牙。在教授此技能时，应该确保患者已经具备模仿能力、做精细动作和做粗大动作的能力。通过该技能的训练，患者应该能达到这样一种水平，即：当对患者说"该刷牙了"，患者便去独立用牙刷刷牙。

扫描二维码，打印本技能训练配套表格

适应能力训练的辅助技术

教学材料

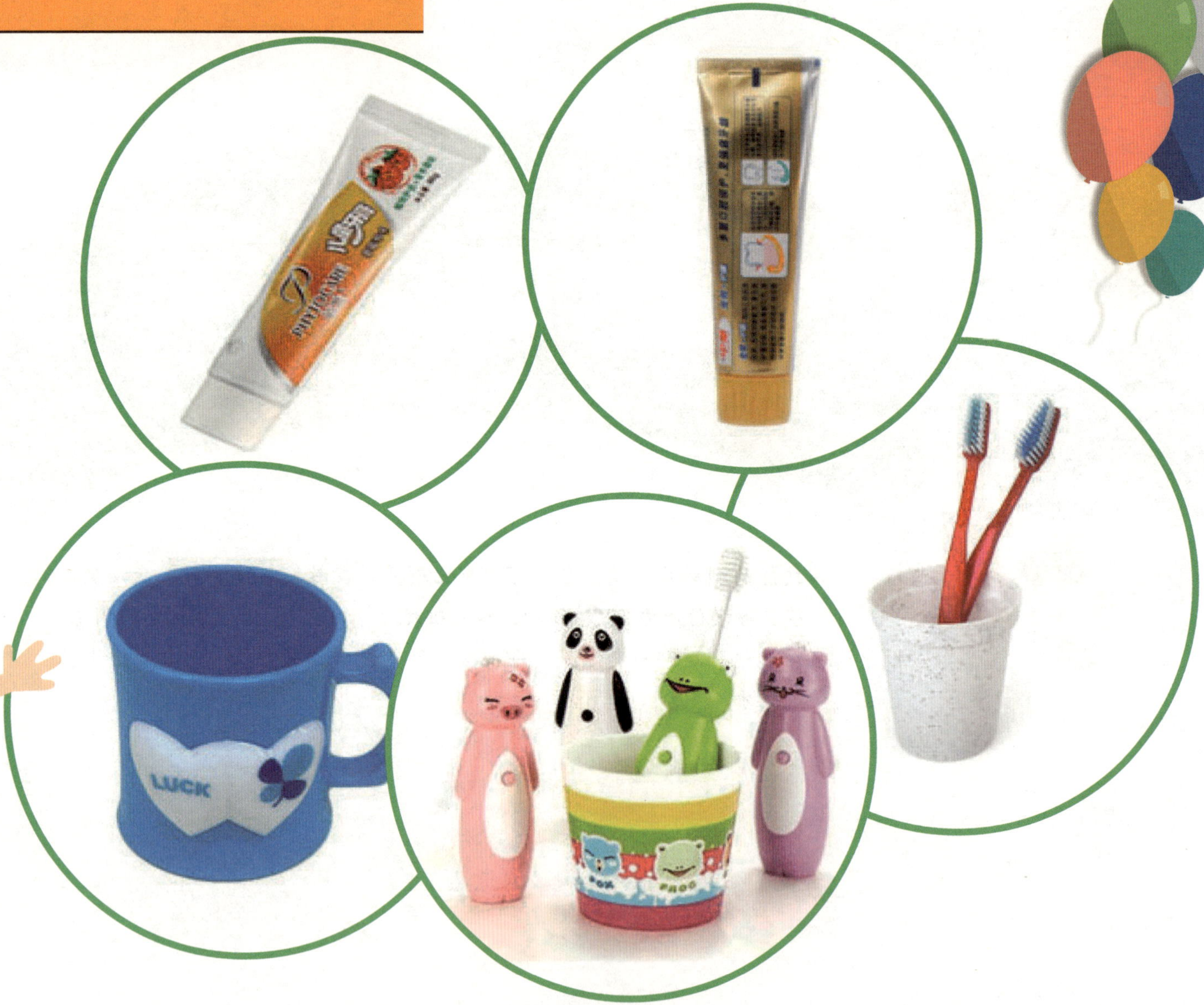

第五章
适应能力中级训练

训练流程

小档案	
训练时长	
辅助情况	

逆向链接训练

行为链第18步：拿走牙膏。

行为链第17步：拿走牙刷。

行为链第14步：将杯子里的水倒进水槽里。

行为链第15步：冲洗牙刷和杯子。

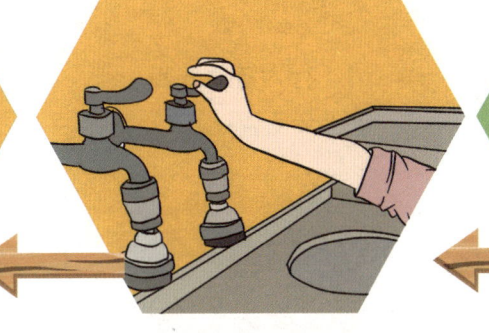

行为链第16步：关闭水龙头。

行为链第13步：用清水漱口并吐出去。

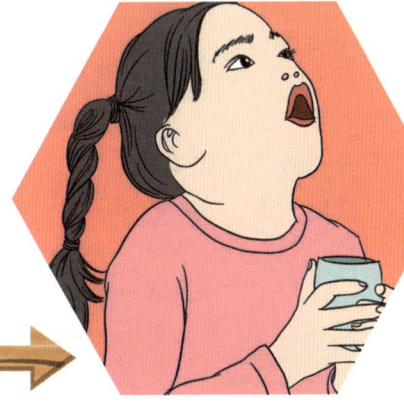

行为链第12步：拿杯子并装满水。

行为链第11步：打开水龙头。

适应能力训练的辅助技术

行为链第 10 步：刷左上角 30°的牙齿，将泡沫吐出来。

→ 行为链第 9 步：刷左下角 30°的牙齿，将泡沫吐出来。

→ 行为链第 8 步：刷右上角 30°的牙齿，将泡沫吐出来。

→ 行为链第 7 步：刷右下角 30°的牙齿，将泡沫吐出来。

行为链第 4 步：将牙膏挤在牙刷上。

← 行为链第 5 步：盖上牙膏盖。

← 行为链第 6 步：把牙刷放在嘴里。

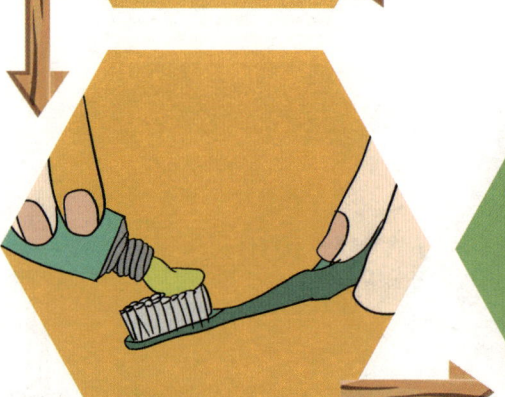

行为链第 3 步：打开牙膏。

→ 行为链第 2 步：拿出牙膏。

→ 行为链第 1 步：拿出牙刷。

第五章 适应能力中级训练

05 系上和解开安全带

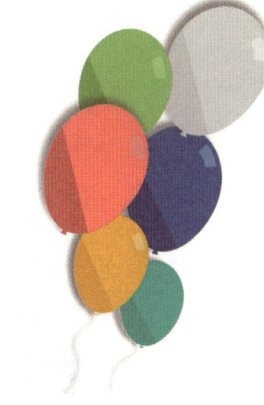

该技能分为两部分：一个是系安全带技能，另一个是解安全带技能。在教授患者此技能时，应该确保患者已经具备模仿能力和做精细动作的能力。通过该技能的训练，患者应该能达到这样一种水平，即：当对患者说"系好安全带"或"解开安全带"时，患者能够独立系上或解开自己的安全带。建议最好在自然发生的情境下进行训练，比如进入车里坐在座位上系安全带，车停了解开安全带。

扫描二维码，打印本技能训练配套表格

适应能力训练的辅助技术

教学材料

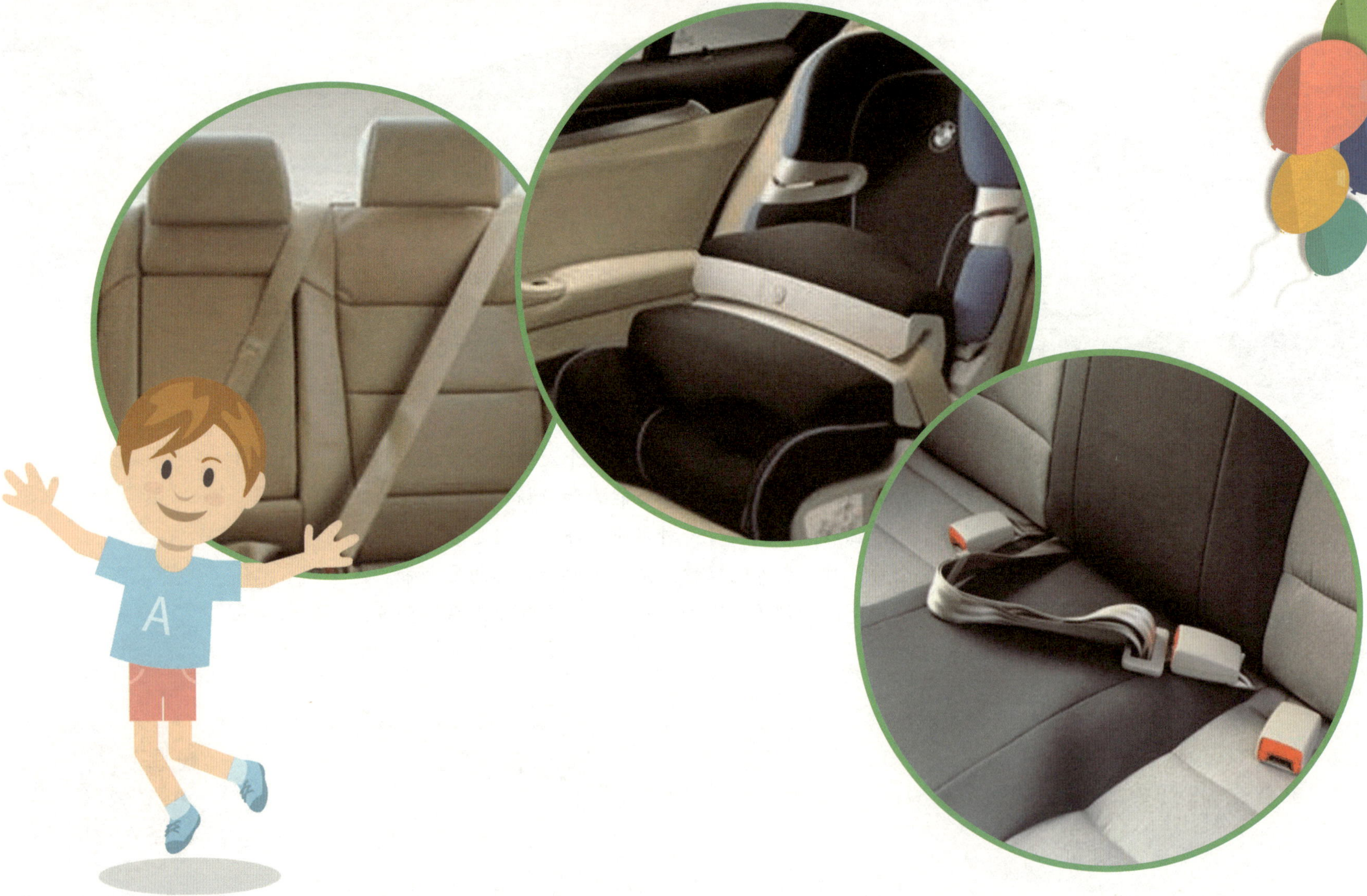

第五章
适应能力中级训练

训练流程

1. 系上安全带

第1步：患者坐在座位上。

第2步：患者将安全带拉出。

第3步：患者将安全带拉到肚脐处。

第4步：患者继续拉安全带直至能够到锁扣。

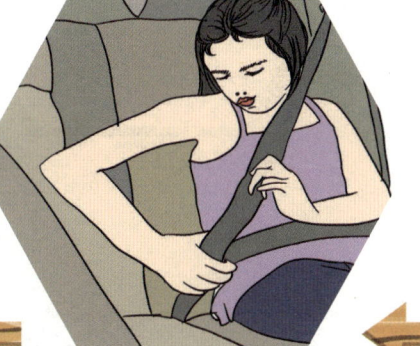

第5步：患者抓住锁扣。

第6步：把安全带插到锁扣中。

小档案	
训练时长	
辅助情况	

适应能力训练的辅助技术

2. 解开安全带

第1步：患者握住锁扣。 ➡ 第2步：按下红色释放按钮，直到安全带解开。 ➡ 第3步：把安全带放回原处。

小档案	
训练时长	
辅助情况	

第五章
适应能力中级训练

泛化到飞机
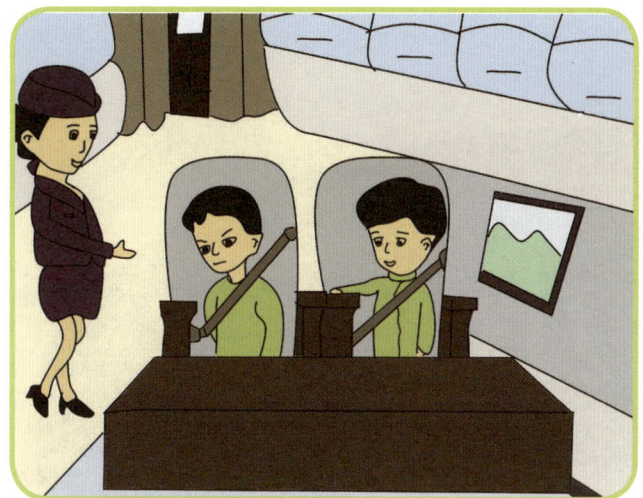

泛化到轮船
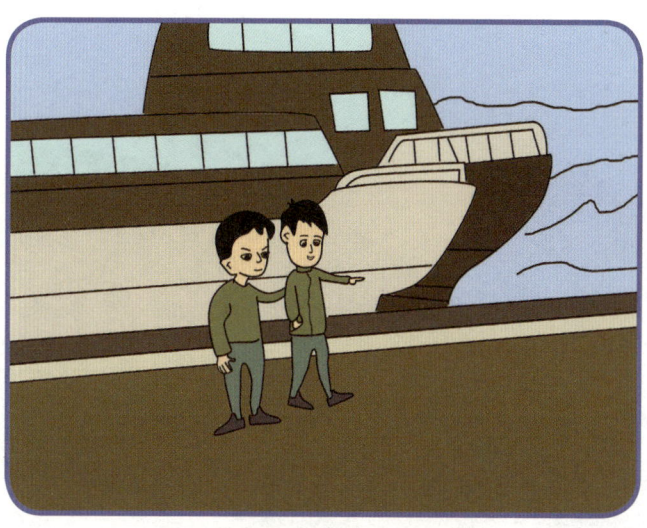

泛化到过山车
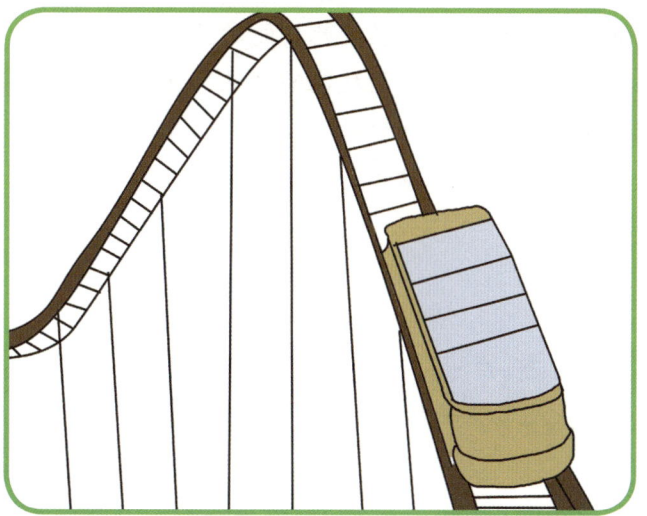

泛化到客车
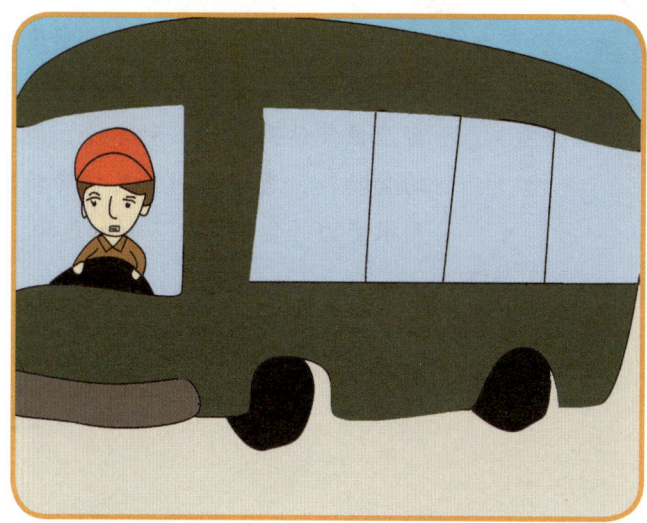

适应能力训练的辅助技术

06 使用刀叉

该技能的训练目的是,患者可以用刀叉分割食物。在教授此技能时,应该确保患者已经具备模仿能力和做精细动作的能力。通过该技能的训练,患者应该能达到这样一种水平,即:给患者餐具(刀叉)和食物,并说"切你的食物",患者会用刀叉将食物切成一口大小。需要注意的是,要尽量从不用很费力的食物切起(例如热狗、蛋糕等)。

扫描二维码,打印本技能训练配套表格

第五章
适应能力中级训练

教学材料

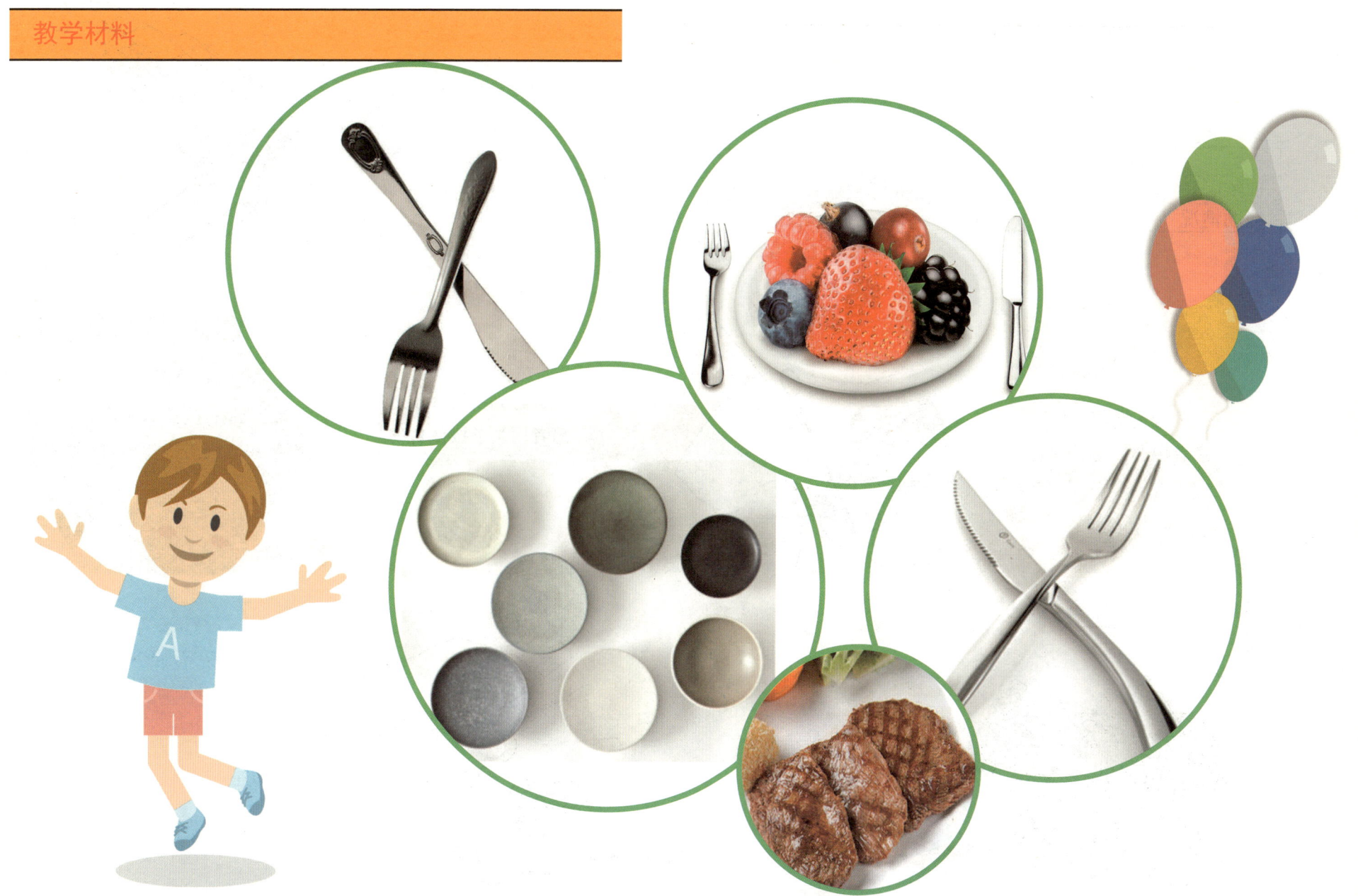

适应能力训练的辅助技术

训练流程

小档案	
训练时长	
辅助情况	

逆向链接训练

行为链第 5 步：患者用叉子将食物送入口中。

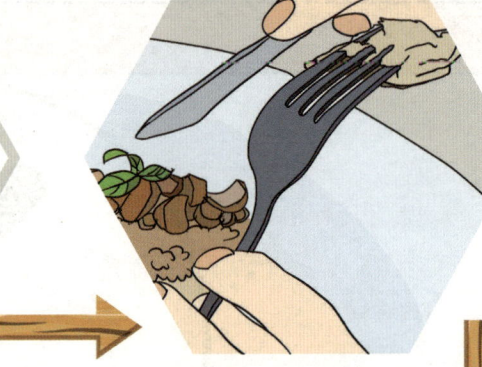

行为链第 4 步：患者用刀将食物切成小块。

行为链第 3 步：患者用叉子按住食物。

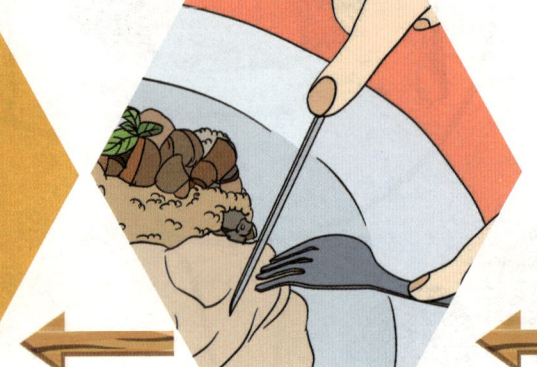

行为链第 2 步：患者用非惯用手拿叉。

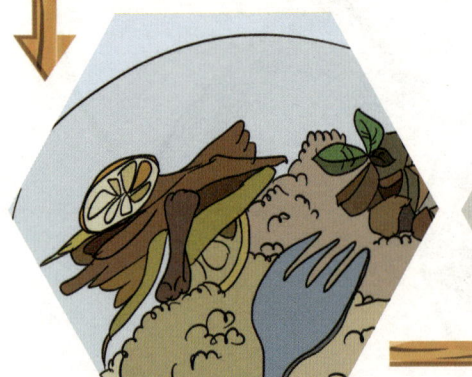

行为链第 1 步：患者用惯用手拿刀。

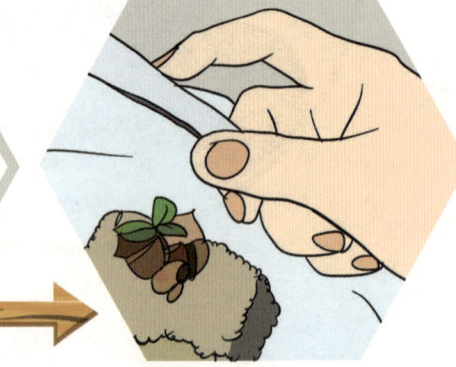

第五章
适应能力中级训练

泛化到学校食堂

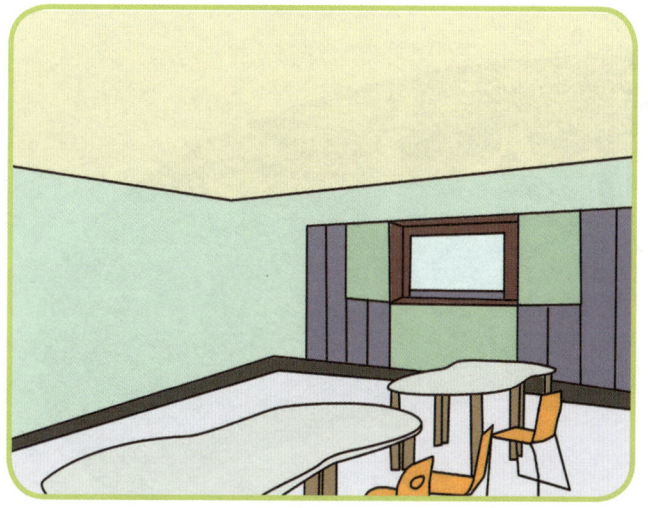

泛化到自家餐厅

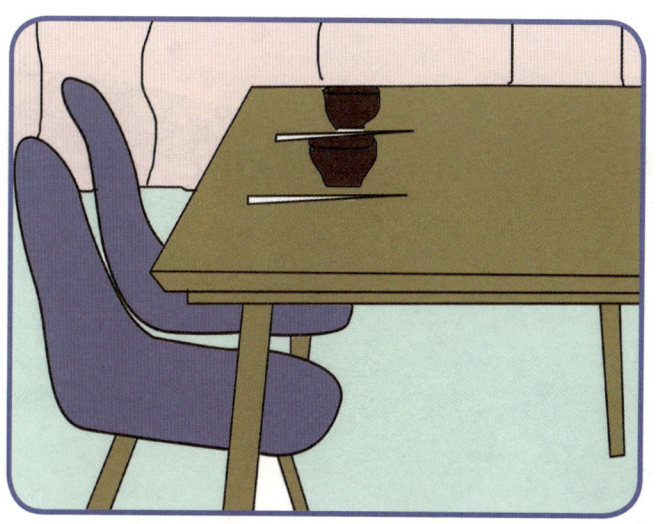

泛化到阿姨家

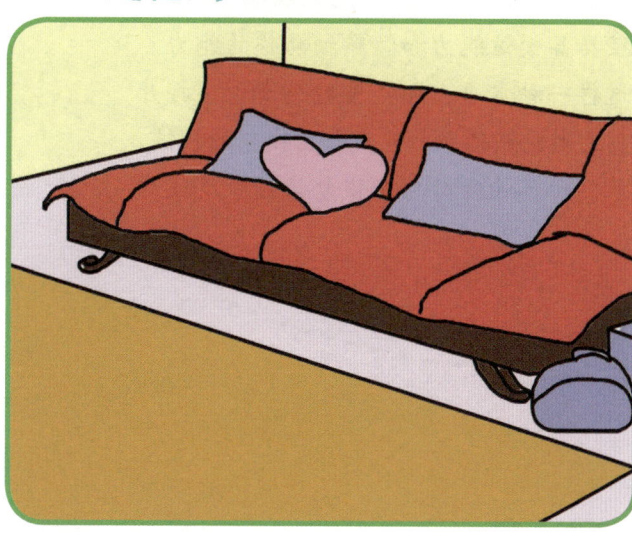

泛化到饭店

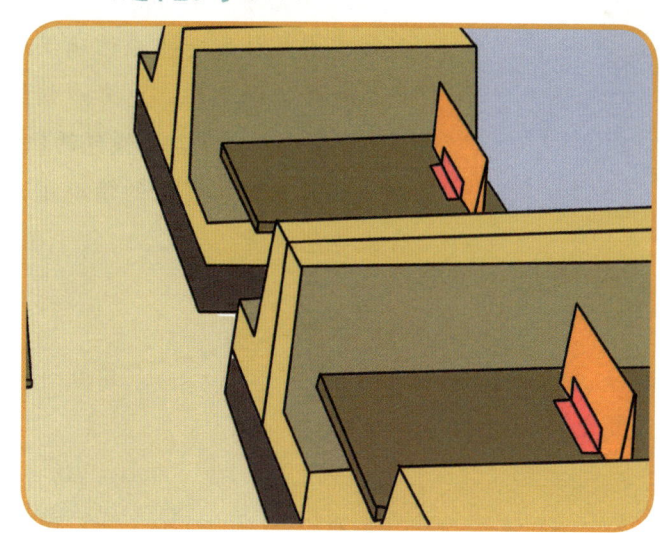

适应能力训练的辅助技术

07 打开和合上钱包的拉链

该技能分为两部分：一个是打开钱包技能，另一个是合上钱包技能。在教授患者此技能时，应该确保患者已经具备模仿能力和做精细动作的能力。通过该技能的训练，患者应该能达到这样一种水平，即：当对患者说"打开钱包的拉链"或"合上钱包的拉链"时，患者能够独立打开或合上钱包的拉链。建议最好在自然发生的情境下进行训练，比如掏钱时打开钱包拉链，放钱后合上钱包拉链。

扫描二维码，打印本技能训练配套表格

第五章
适应能力中级训练

教学材料

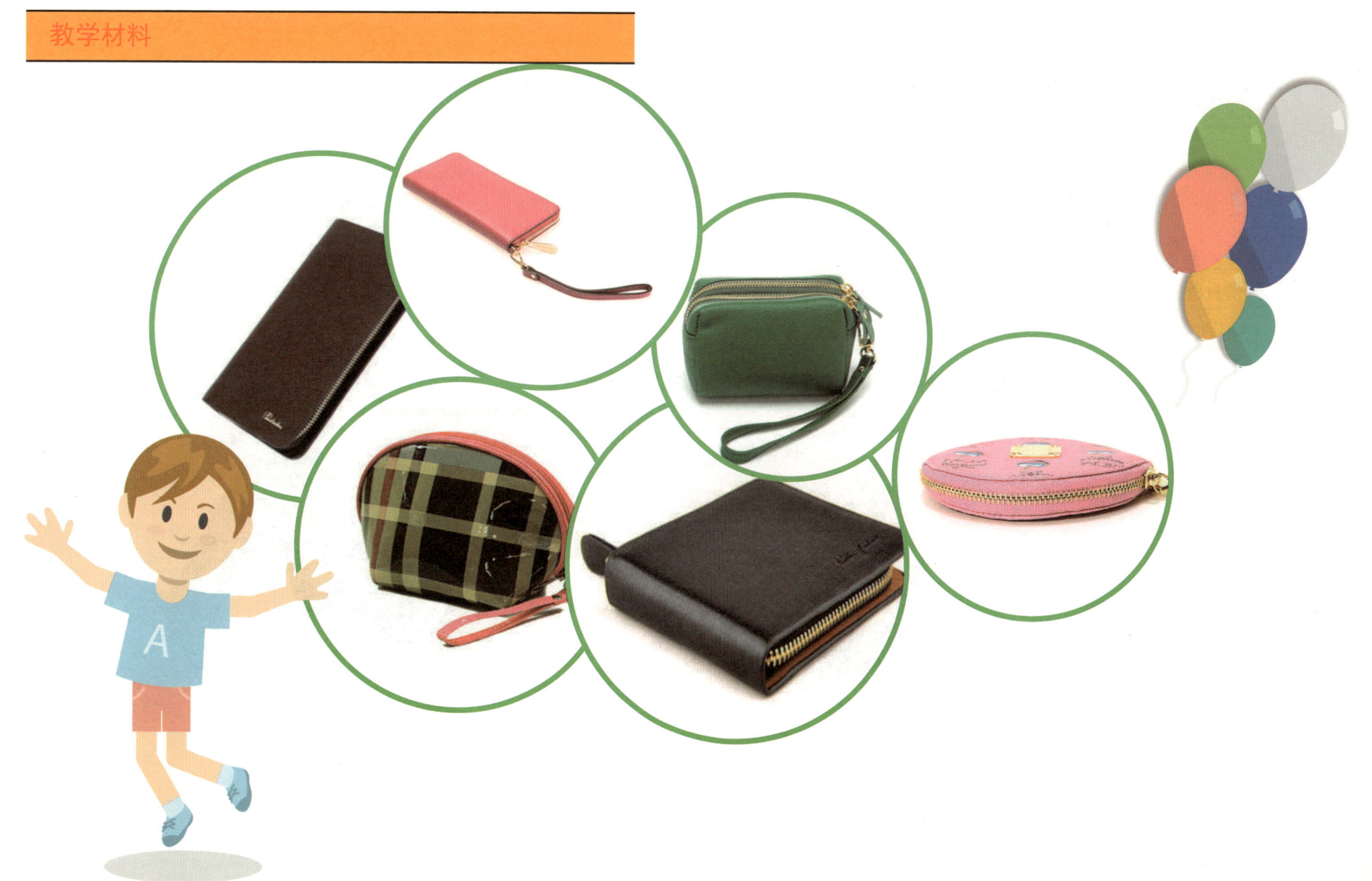

适应能力训练的辅助技术

训练流程

1.打开钱包拉链

第1步：患者拿起带拉链的钱包。 → 第2步：患者捏住拉链扣。 → 第3步：患者打开钱包的拉链。

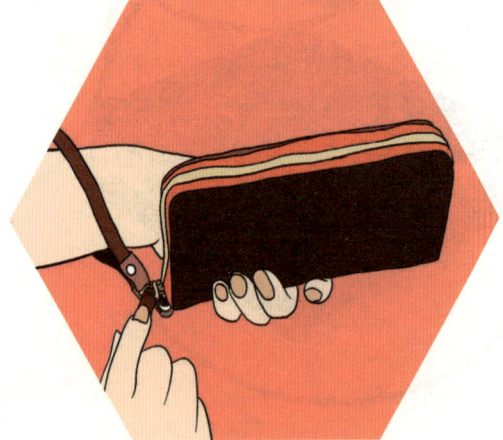
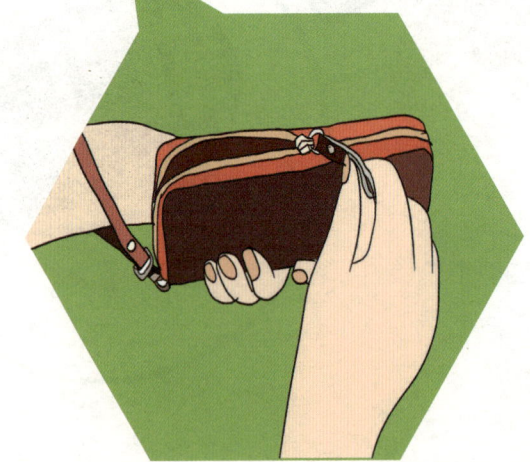

小档案	
训练时长	
辅助情况	

第五章
适应能力中级训练

2. 合上钱包拉链

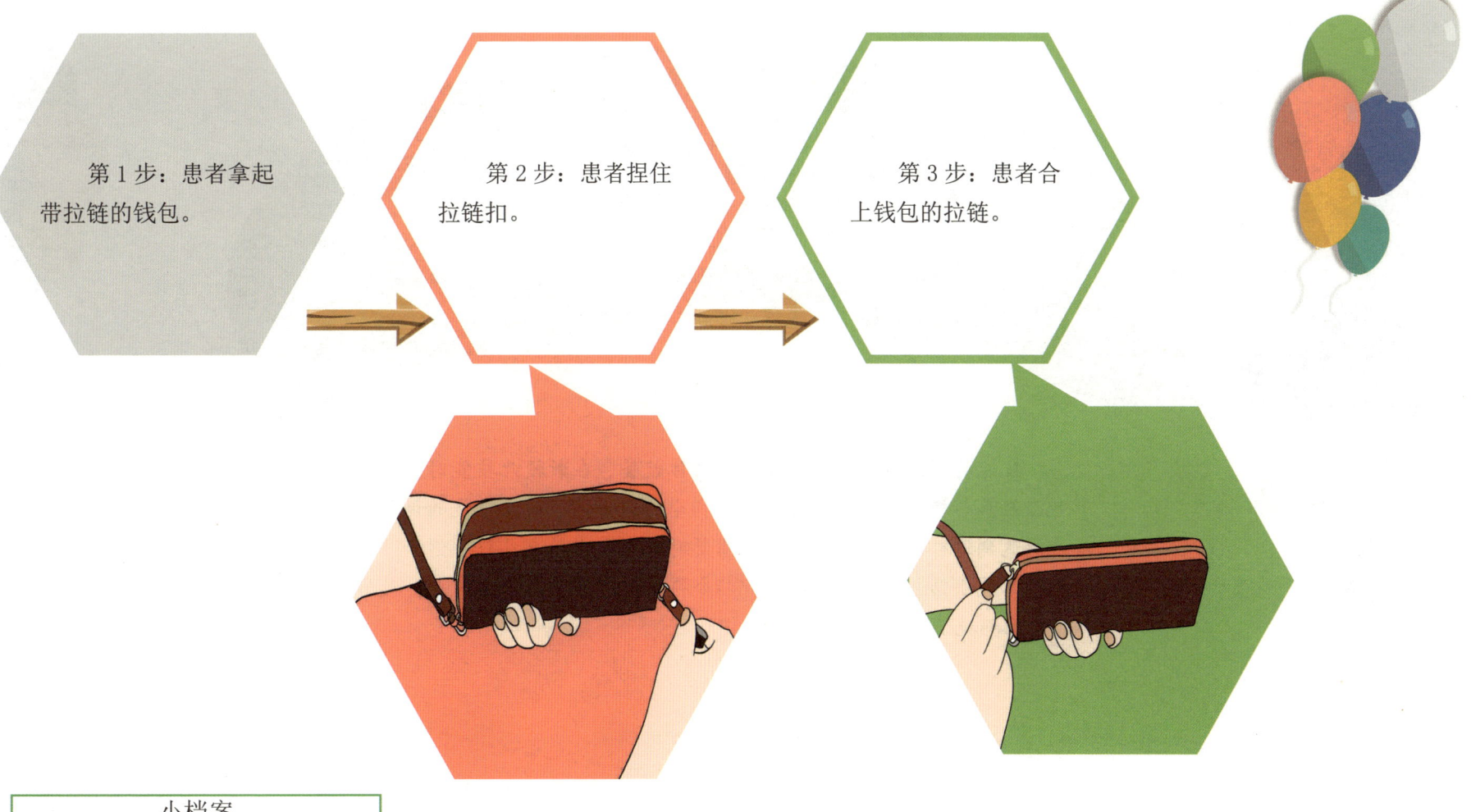

第1步：患者拿起带拉链的钱包。

第2步：患者捏住拉链扣。

第3步：患者合上钱包的拉链。

小档案	
训练时长	
辅助情况	

适应能力训练的辅助技术

08 餐桌礼仪

该技能的训练目的是，患者可以得体就餐。在教授此技能时，应该确保患者已经具备模仿能力和接受进一步指令的能力。通过该技能的训练，患者应该能达到这样一种水平，即：在用餐时告知患者餐桌礼仪（例如"嘴里有食物时不能讲话"），患者将遵守指令得体就餐。需要注意的是，最好在自然发生的环境下进行此训练。

扫描二维码，打印本技能训练配套表格

第五章
适应能力中级训练

教学材料

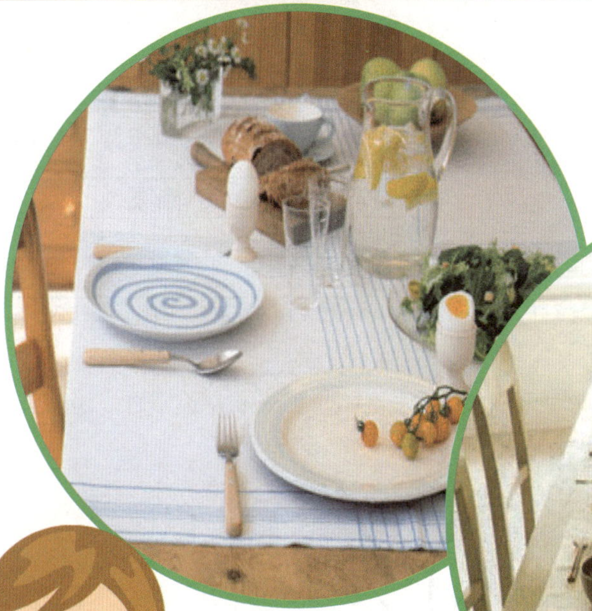

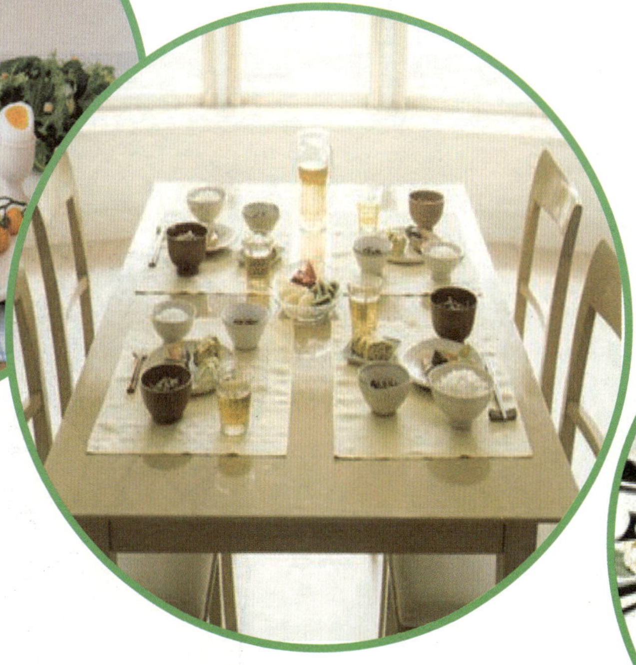

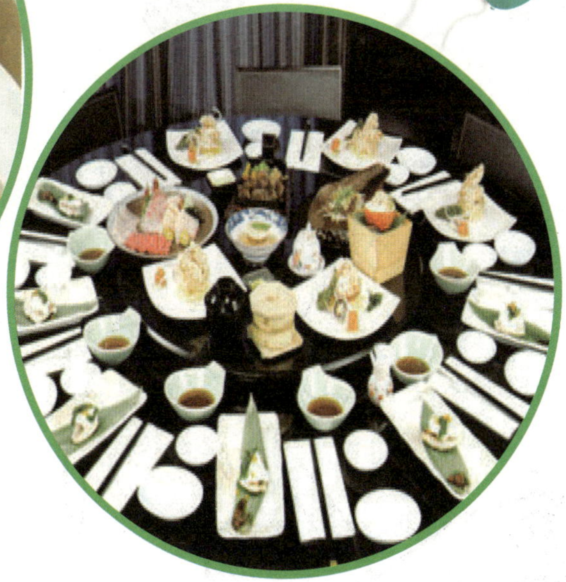

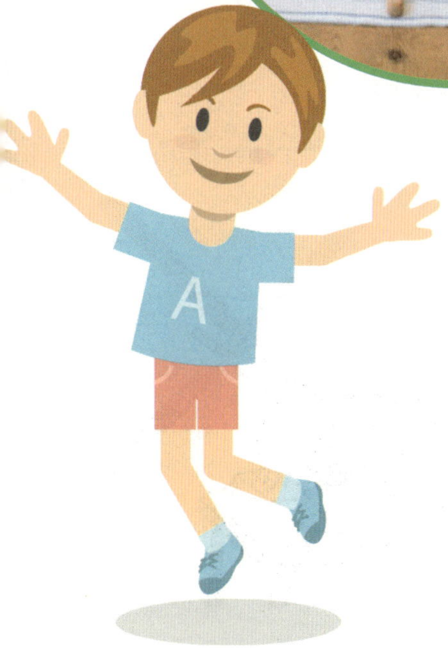

适应能力训练的辅助技术

训练方法示例

示例 1

嚼食物时闭嘴唇,不可出声。

小档案	
训练时长	
辅助情况	

示例 2

就餐时,不得敲碗筷。

小档案	
训练时长	
辅助情况	

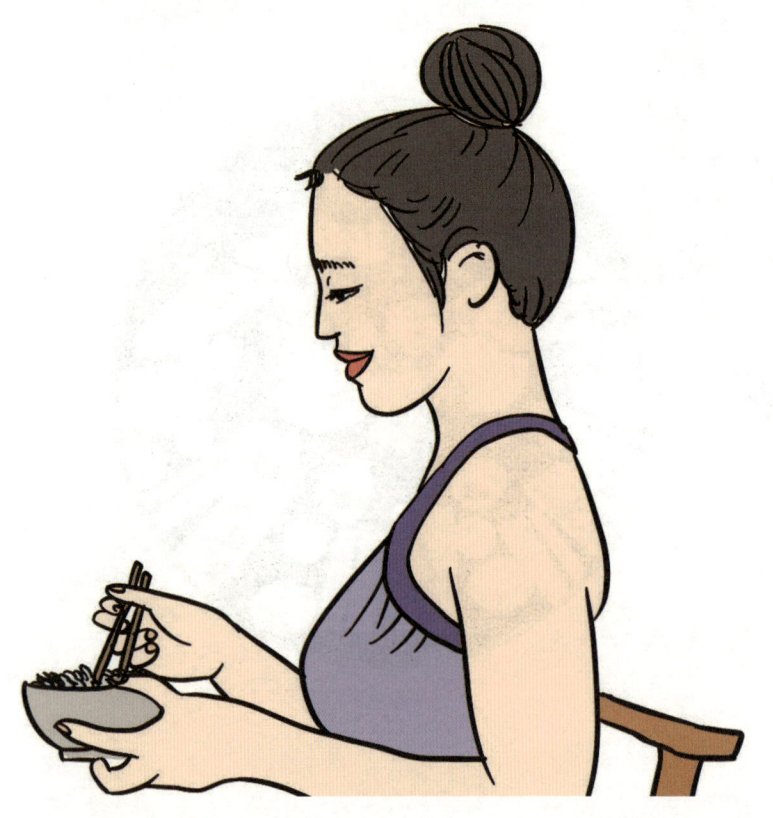
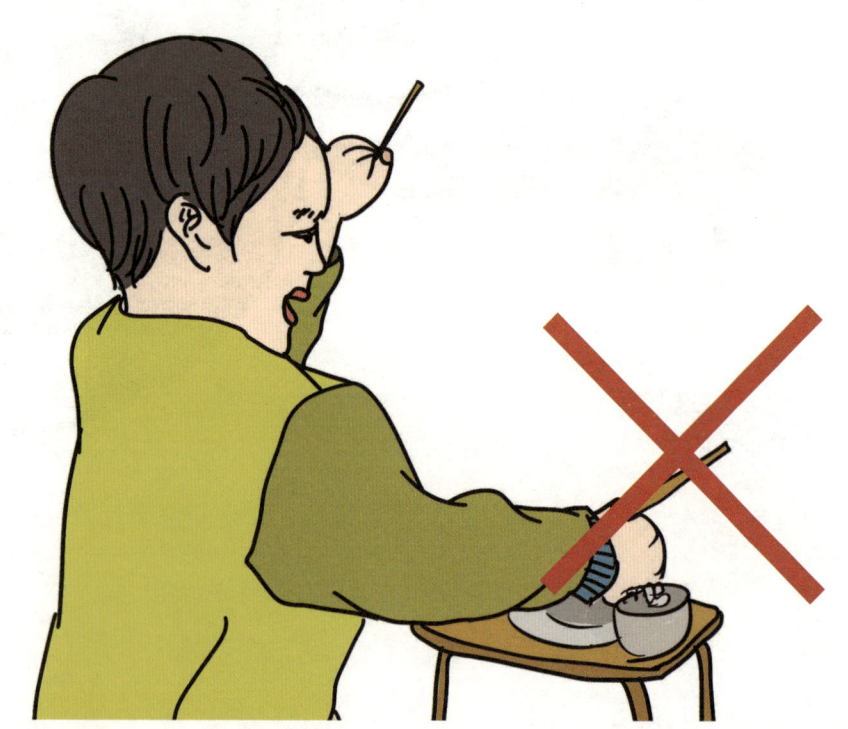

第五章
适应能力中级训练

训练方法示例

示例 3

不得用公筷进餐。

小档案	
训练时长	
辅助情况	

示例 4

吃饭时不应大声喧哗。

小档案	
训练时长	
辅助情况	

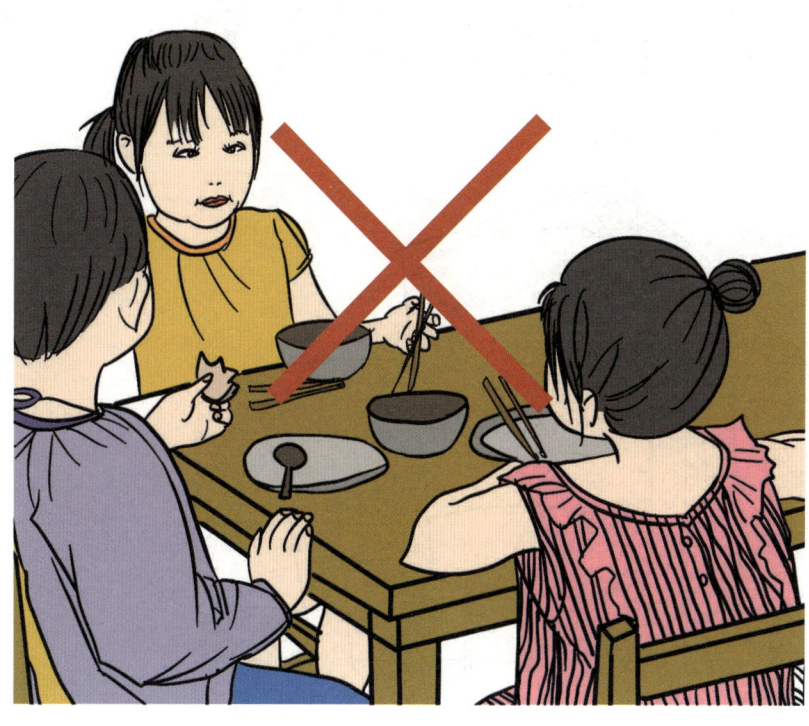

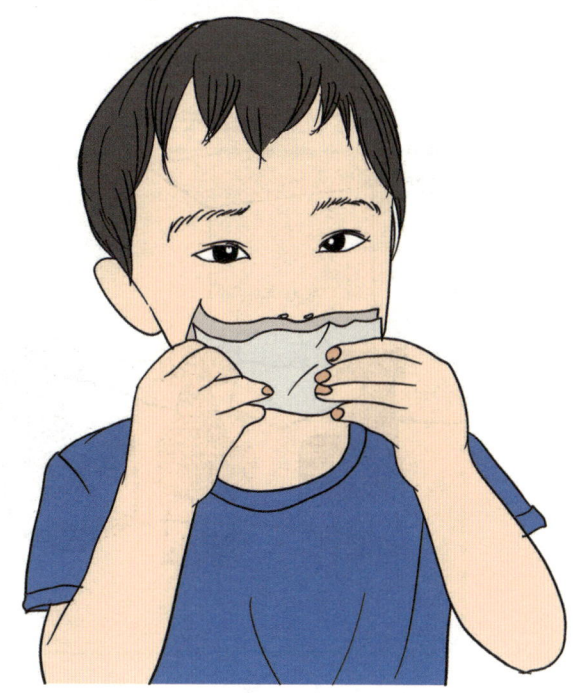

适应能力训练的辅助技术

泛化到学校食堂

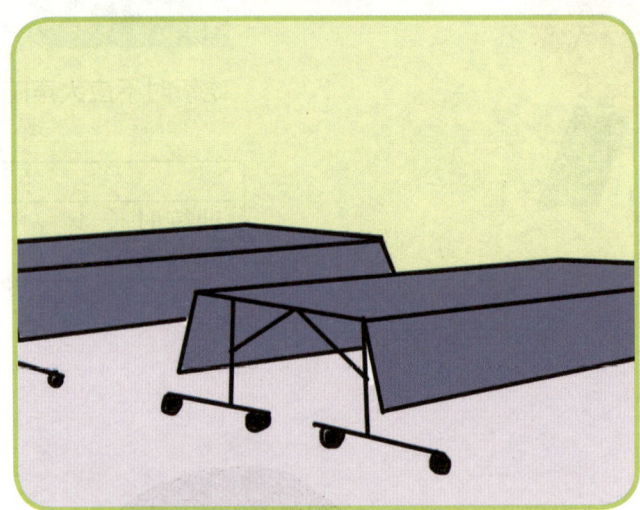

泛化到自家餐厅

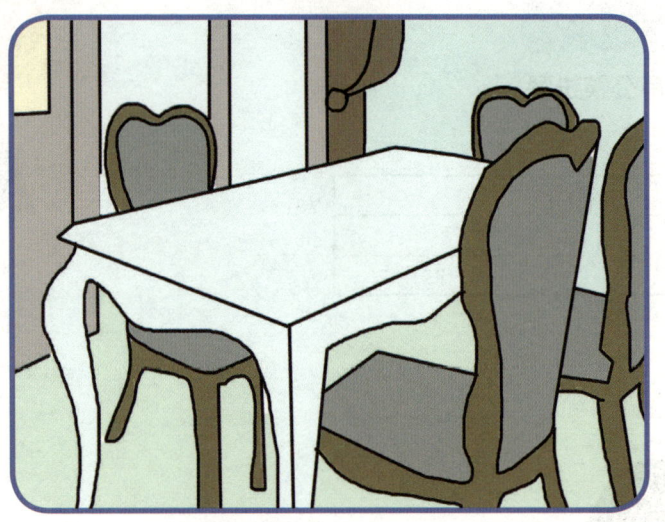

泛化到宴会厅

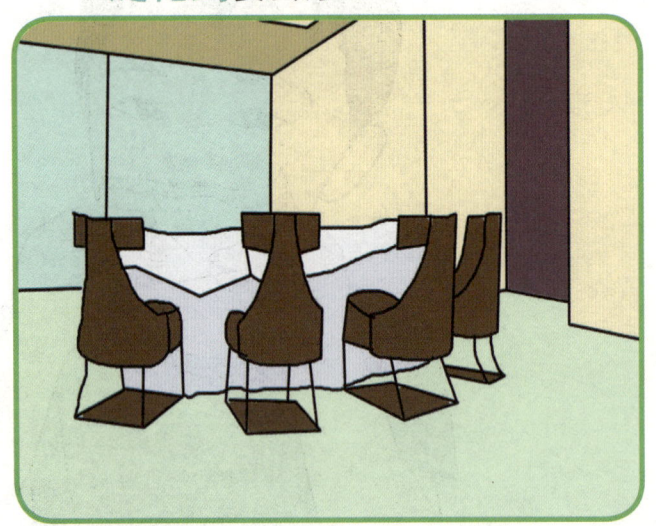

泛化到饭店

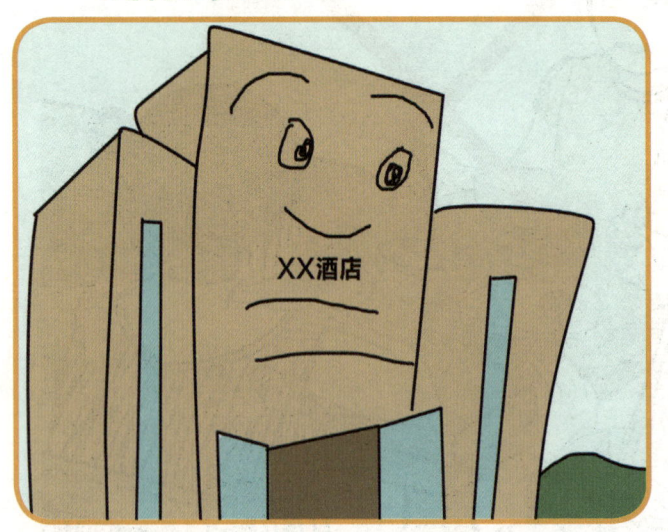

09 系鞋带

该技能的训练目的是，患者可以自己系鞋带。在教授此技能时，应该确保患者已经具备模仿能力和做精细动作的能力。通过该技能的训练，患者应该能达到这样一种水平，即：当对患者说"该系鞋带了"，患者将独立给自己系鞋带。需要注意的是，要尽量在自然情境中进行此项训练，比如在患者出门前。

扫描二维码，打印本技能训练配套表格

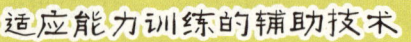

教学材料

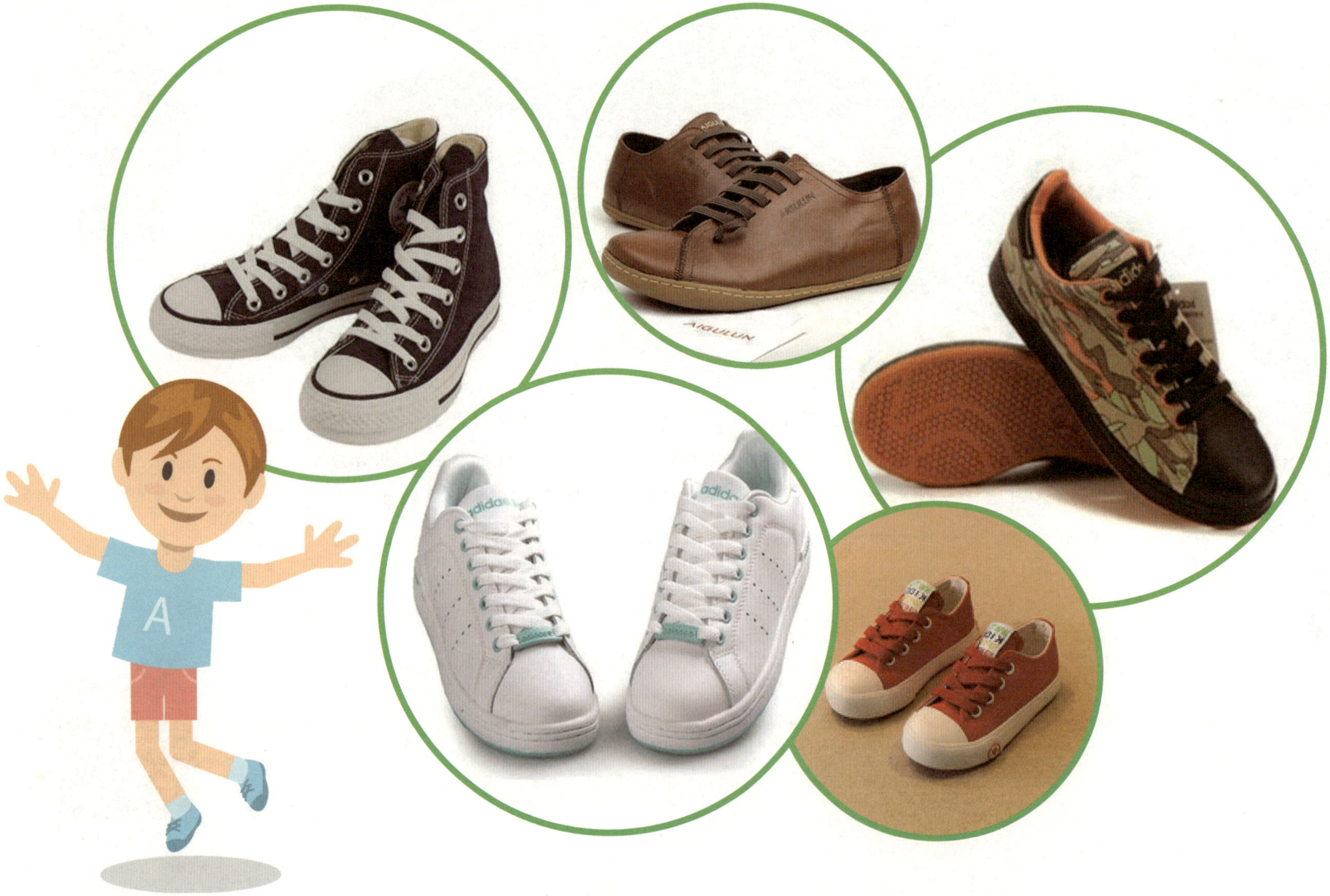

第五章 适应能力中级训练

训练流程		小档案	
		训练时长	
		辅助情况	

逆向链接训练

行为链第 8 步：最后打结。 → 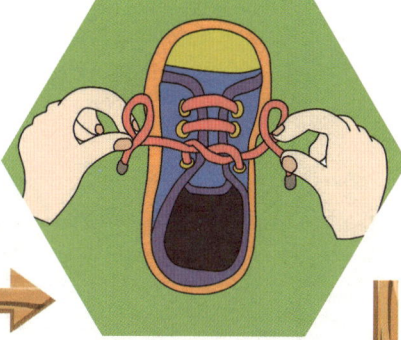 → 行为链第 7 步：两个线头分别打圈。 →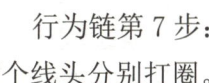

↓

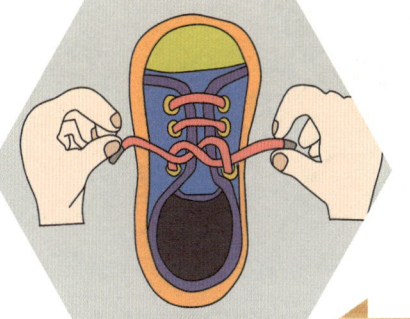 ← 行为链第 4 步：交叉鞋带，打结。 ← 行为链第 5 步：将鞋带水平拉直。 ← 行为链第 6 步：调整松紧。

↓

行为链第 3 步：将穿过鞋带孔的两个线头都向上级的孔穿插。 → 行为链第 2 步：将鞋带的一头穿过第一排鞋孔。 → 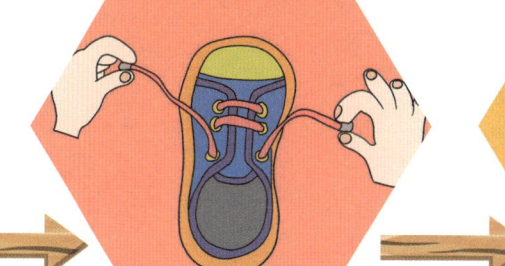 → 行为链第 1 步：将整根鞋带拉直。

155

适应能力训练的辅助技术

10 使用餐巾

该技能的训练目的是，患者可以自己使用餐巾。在教授此技能时，应该确保患者已经具备模仿能力和做精细动作的能力。通过该技能的训练，患者应该能达到这样一种水平，即：当对患者说"使用餐巾"时，患者将使用餐巾擦嘴和手。

扫描二维码，打印本技能训练配套表格

第五章
适应能力中级训练

教学材料

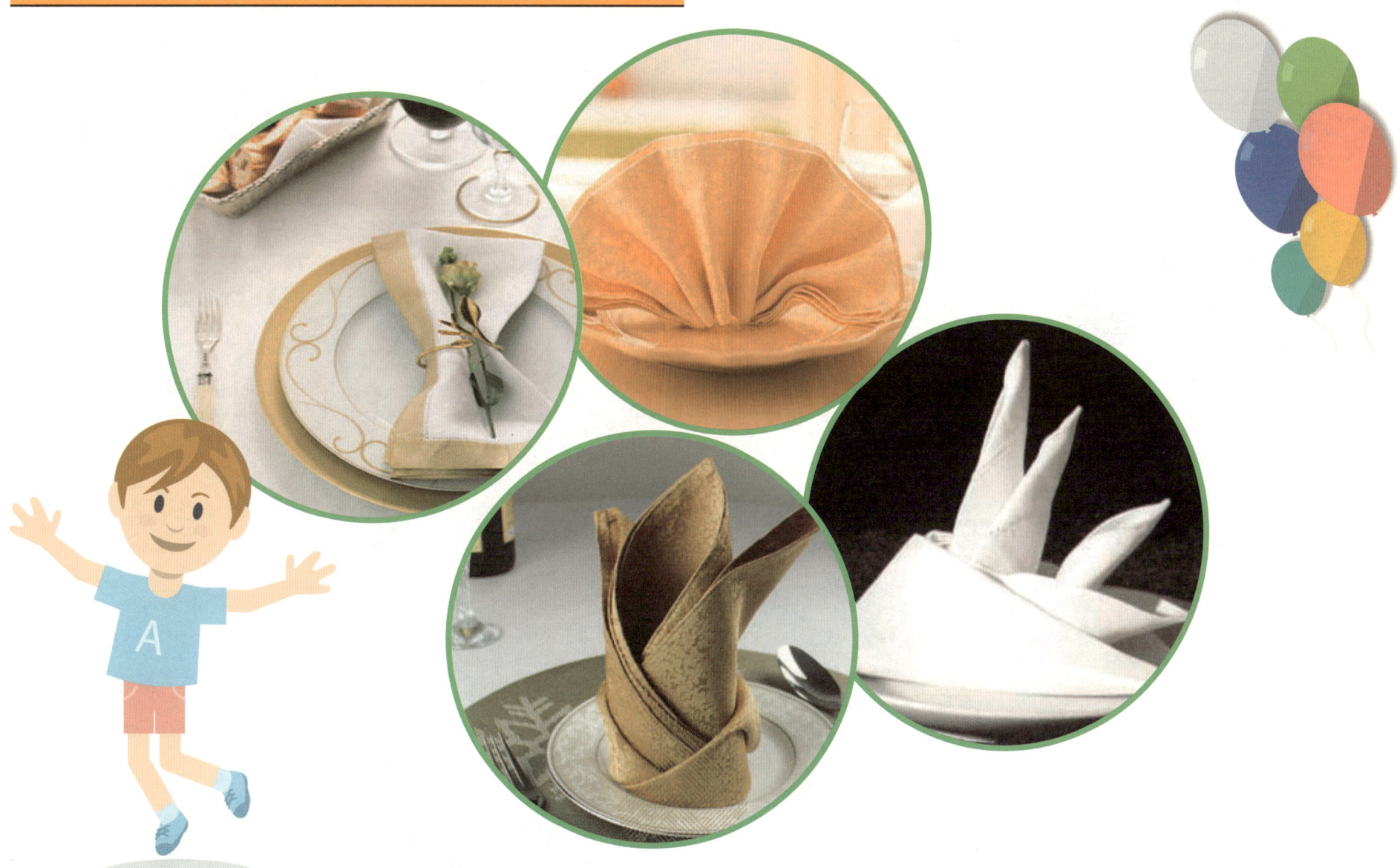

适应能力训练的辅助技术

训练流程

小档案	
训练时长	
辅助情况	

逆向链接训练

行为链第 5 步：患者将餐巾放回膝盖或桌子上。

→

行为链第 4 步：患者用餐巾擦手。

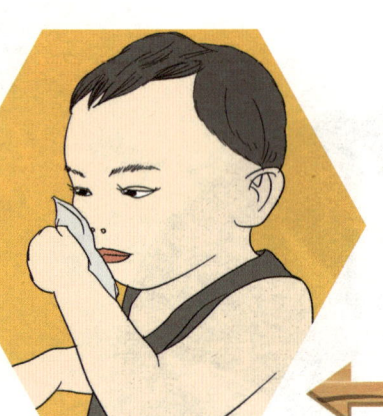

行为链第 3 步：患者用餐巾擦嘴。

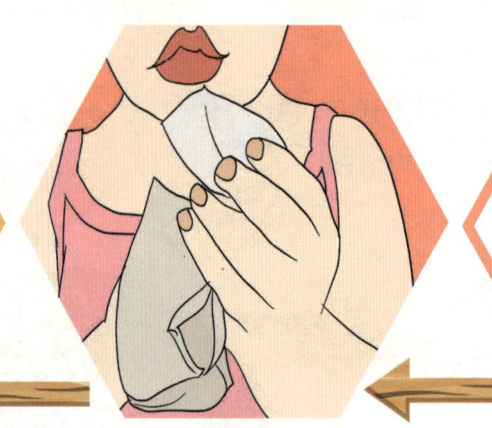

行为链 第 2 步：患者打开餐巾。

行为链第 1 步：患者把餐巾放在自己大腿上。

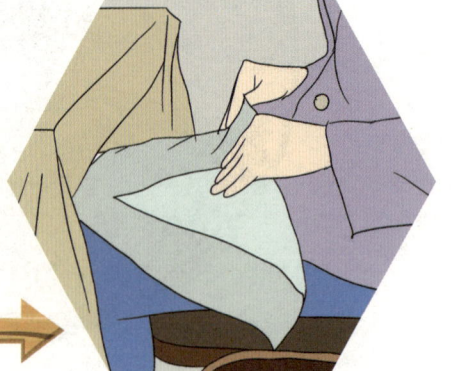

第五章
适应能力中级训练

泛化到客人家

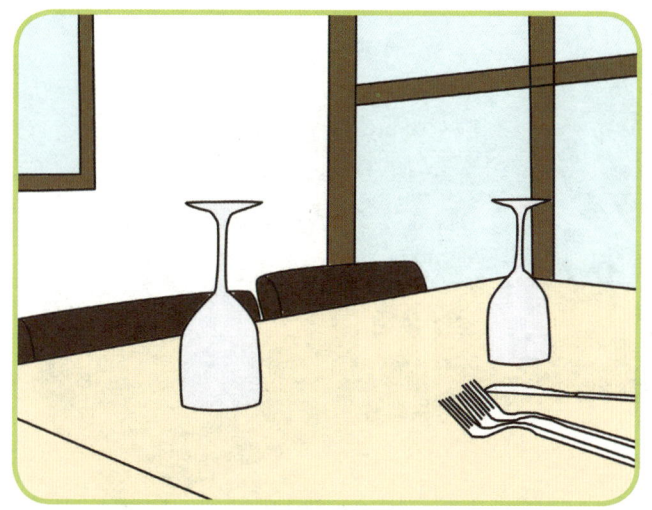

泛化到餐厅

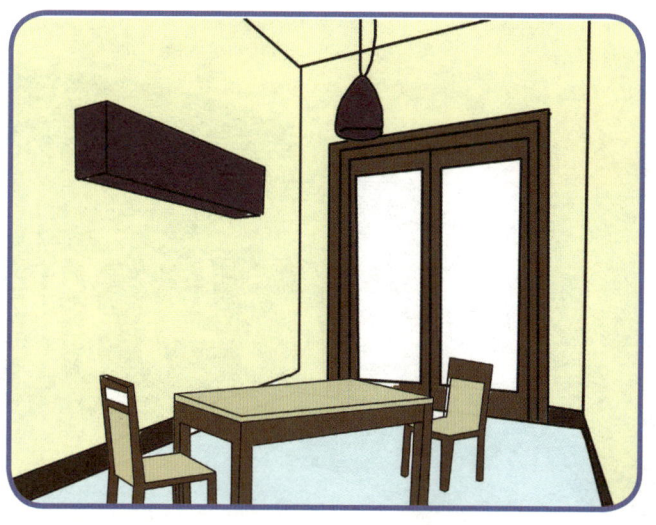

泛化到宴会

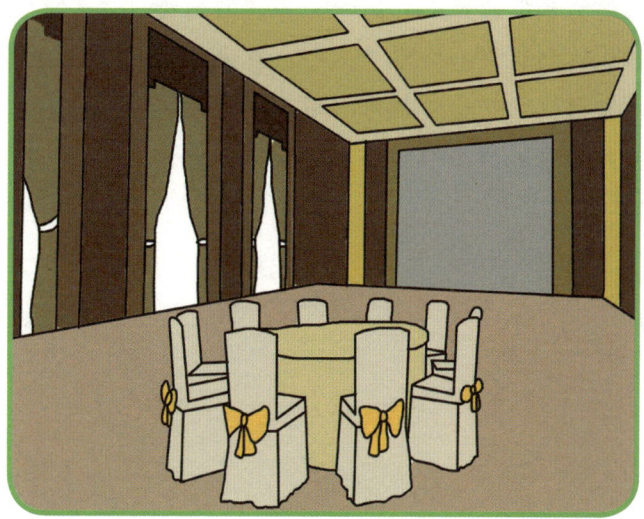

泛化到餐馆

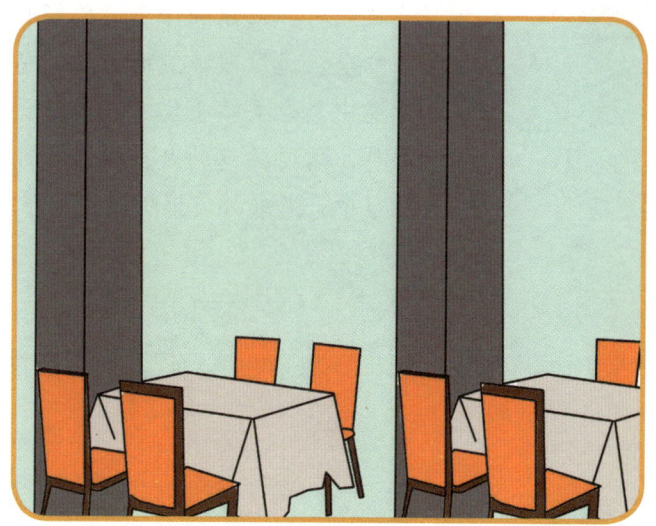

适应能力训练的辅助技术

11 等待发言与排队等待

该技能分为两部分：一个是等待发言，另一个是排队等待。在教授患者此技能时，应该确保患者已经具备模仿能力和做精细动作的能力并能做到听从命令。通过该技能的训练，患者应该能达到这样一种水平，即：在设计的情境中患者要举手发言或要进行某项活动时，会举手等待被点名，以及排队等待。需要注意的是，当教师进行提问时，要提问不同的患者；在排队等待练习中，患者必须排队等候（即患者不是第一个）。

第五章 适应能力中级训练

教学材料

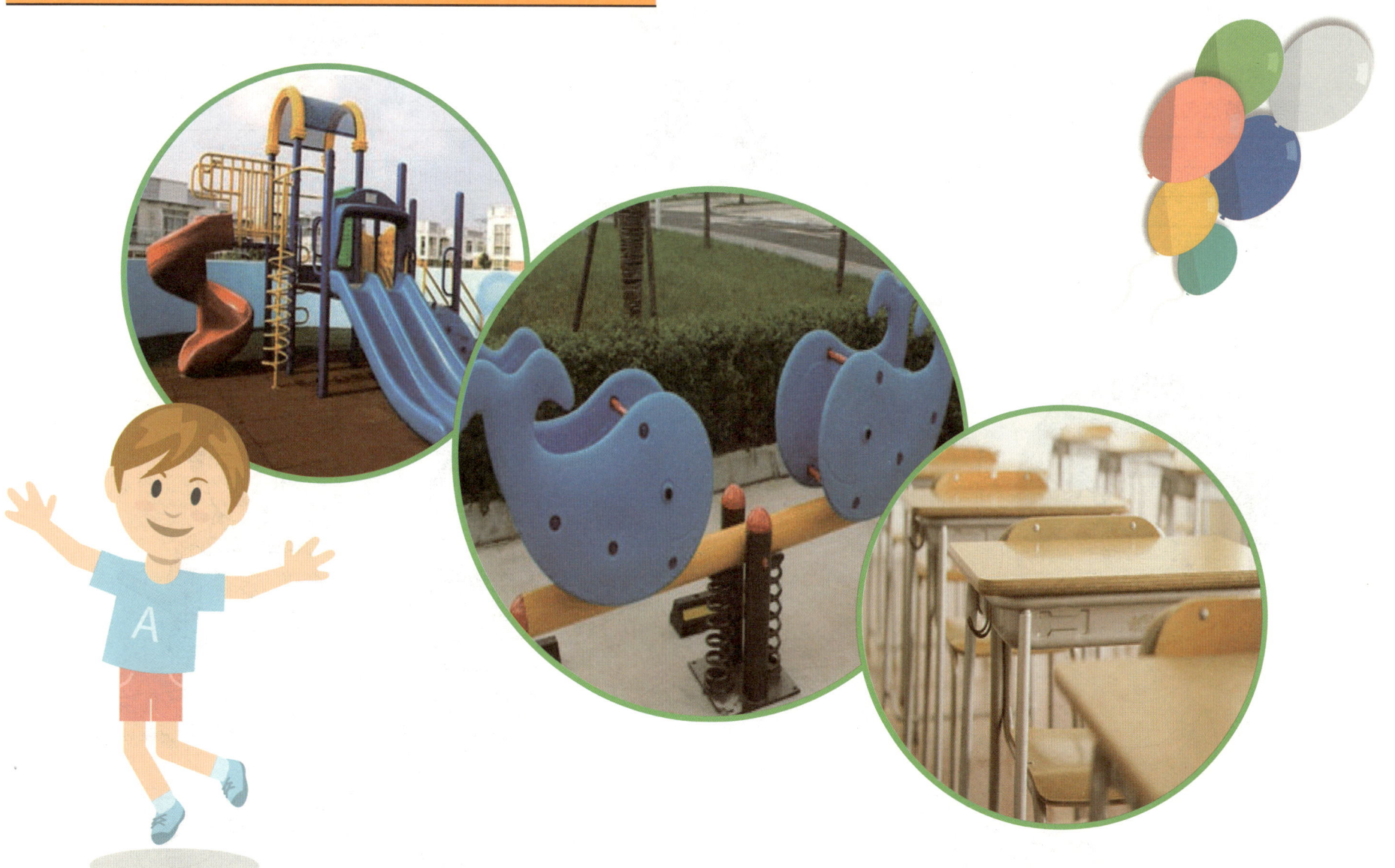

适应能力训练的辅助技术

训练方法示例

示例 1

教师问一个问题,患者举手发言,并等待被点名。

小档案	
训练时长	
辅助情况	

示例 2

每个人表演一个节目,患者等待被点名。

小档案	
训练时长	
辅助情况	

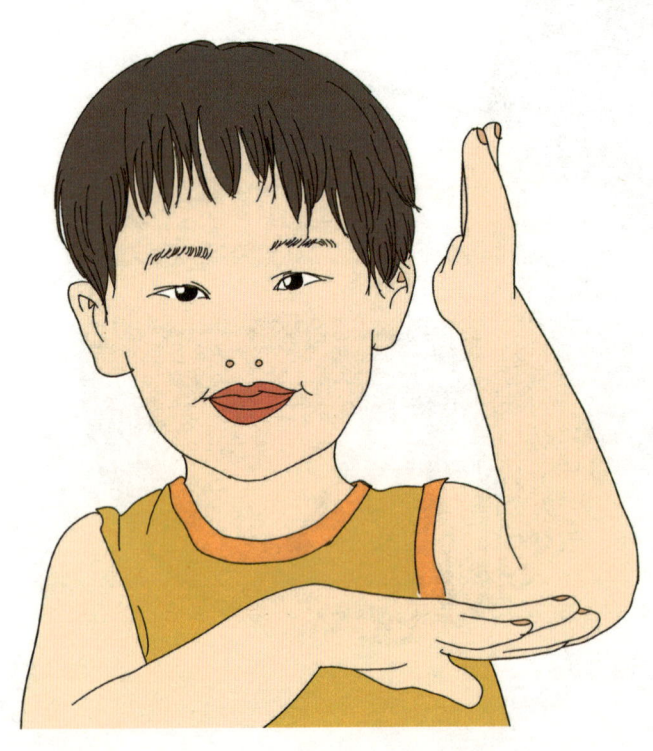

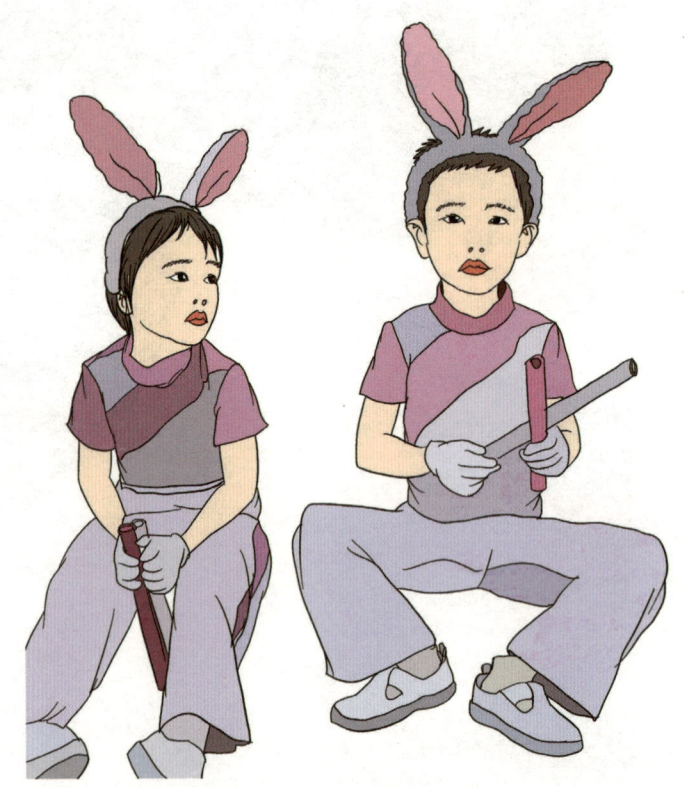

第五章
适应能力中级训练

训练方法示例

示例 3

患者排队接水喝。

小档案	
训练时长	
辅助情况	

示例 4

患者排队玩秋千。

小档案	
训练时长	
辅助情况	

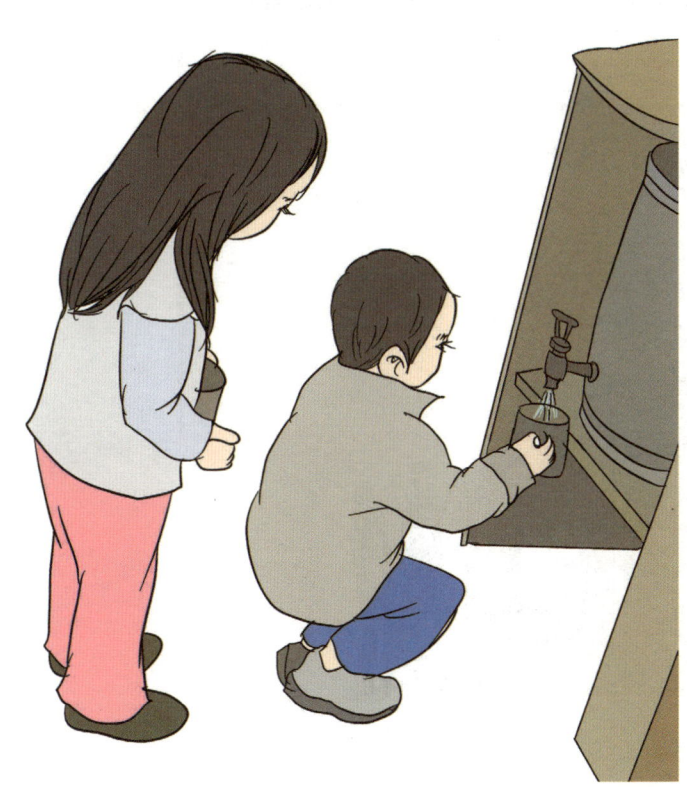

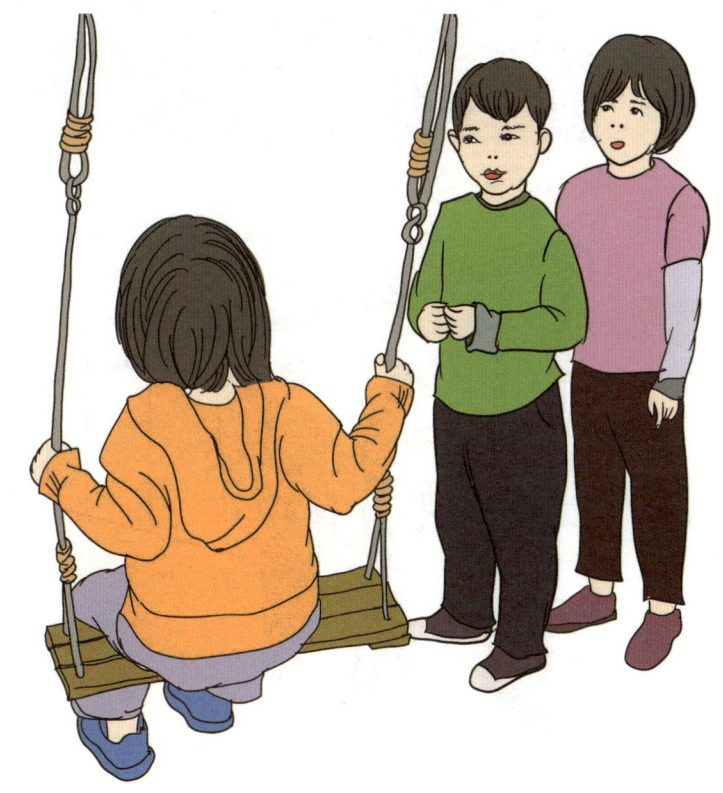

163

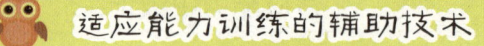
适应能力训练的辅助技术

泛化到操场

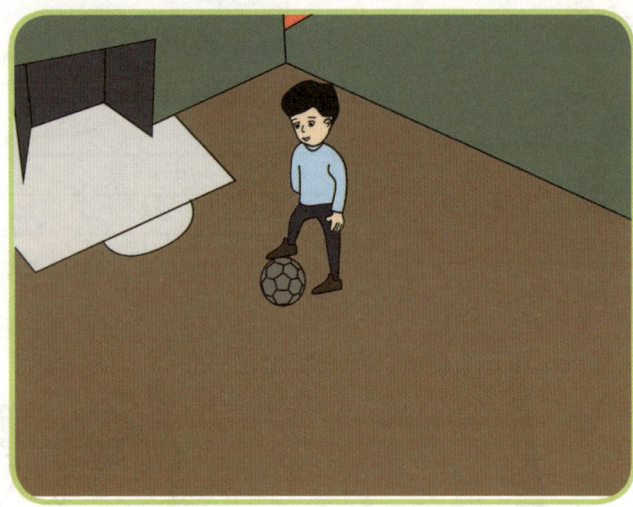

泛化到超市

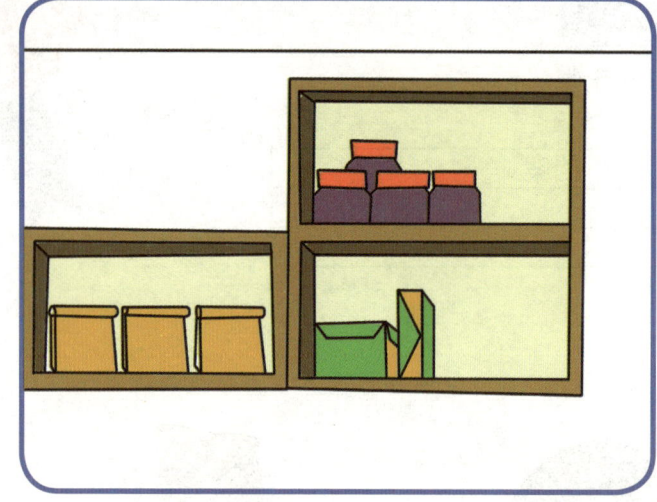

泛化到车站

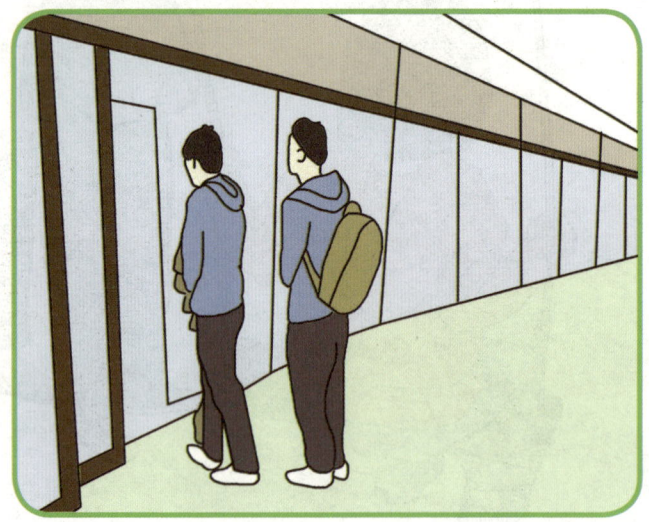

泛化到游乐场

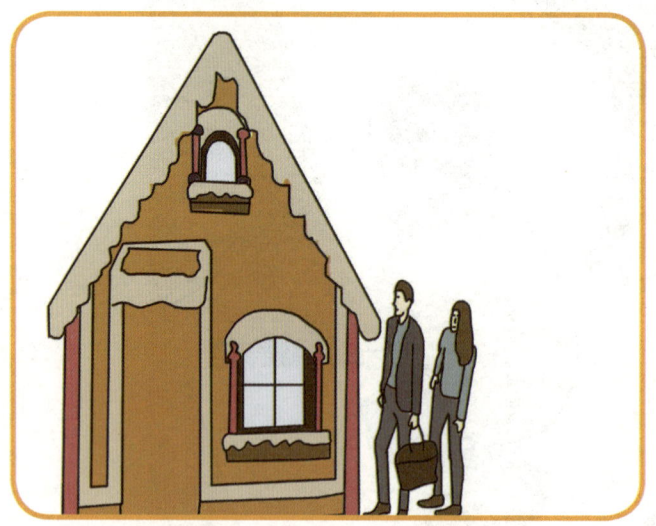

第六章

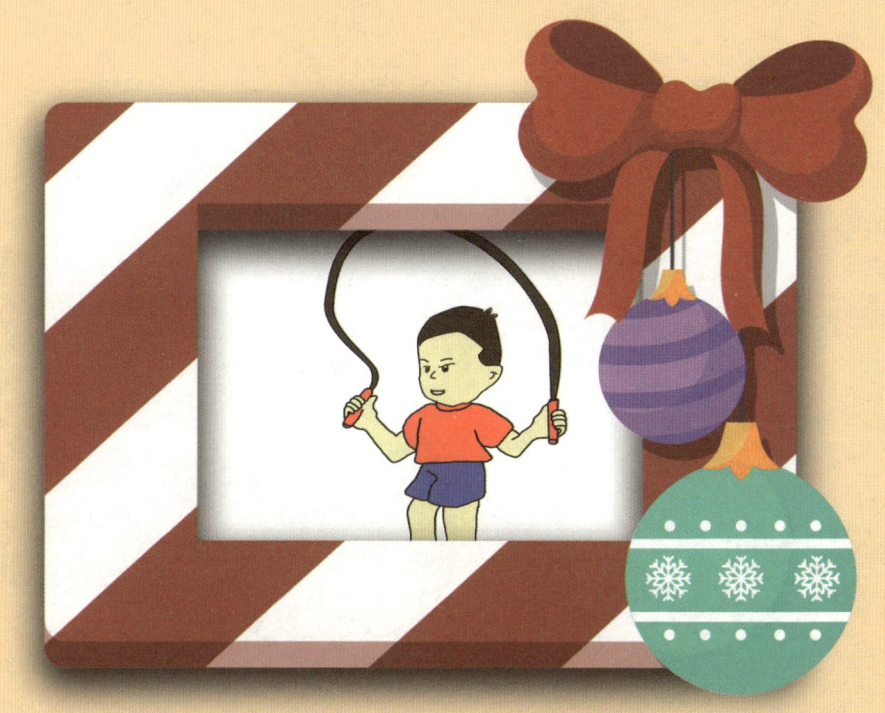

执行能力训练

适应能力训练的辅助技术

01 猜一猜

教师需要做的：向患者展示一张表，这张表上有分为4大类的40张小图片，并说"猜猜我想要的是什么，你只能问我'是'与'不是'的问题，你要尽力用最少的提问猜出我想要的是什么"。患者要做的：至少提出2个类别问题来进行排除（比如"它是一种动物吗？""它会飞吗？"），最终猜出正确答案。在进行此项技能训练时，应确保患者已经掌握先备技能，比如回答简单的是与非的问题，能够进行分类等。

第六章
执行能力训练

教学材料

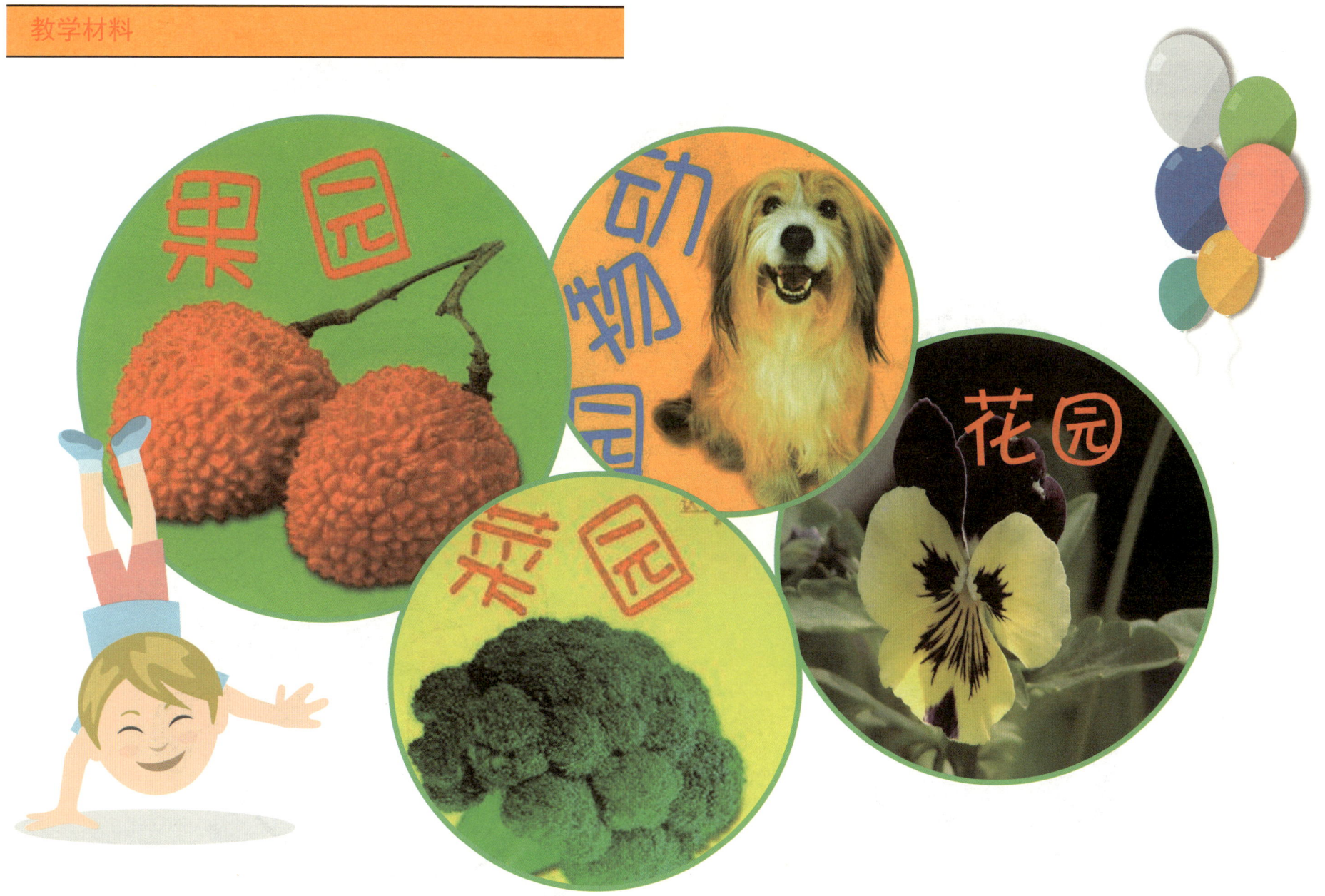

适应能力训练的辅助技术

训练方法示例

示例 1

食物（薯条）。

小档案	
训练时长	
辅助情况	

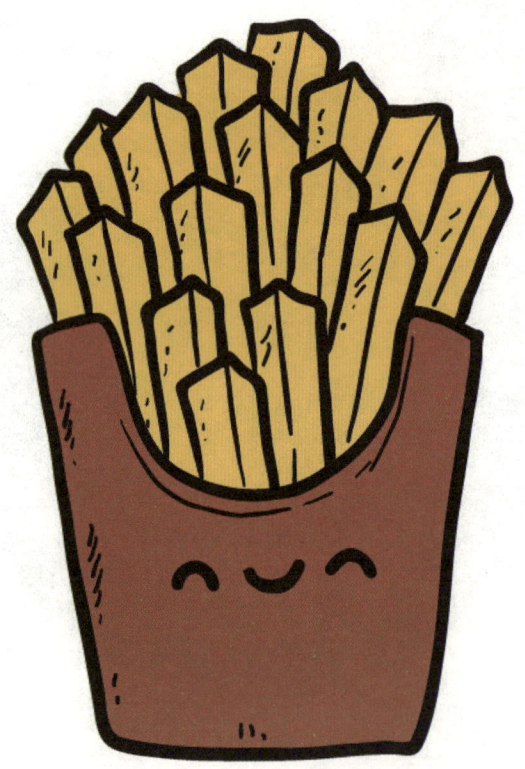

示例 2

运动（跳绳）。

小档案	
训练时长	
辅助情况	

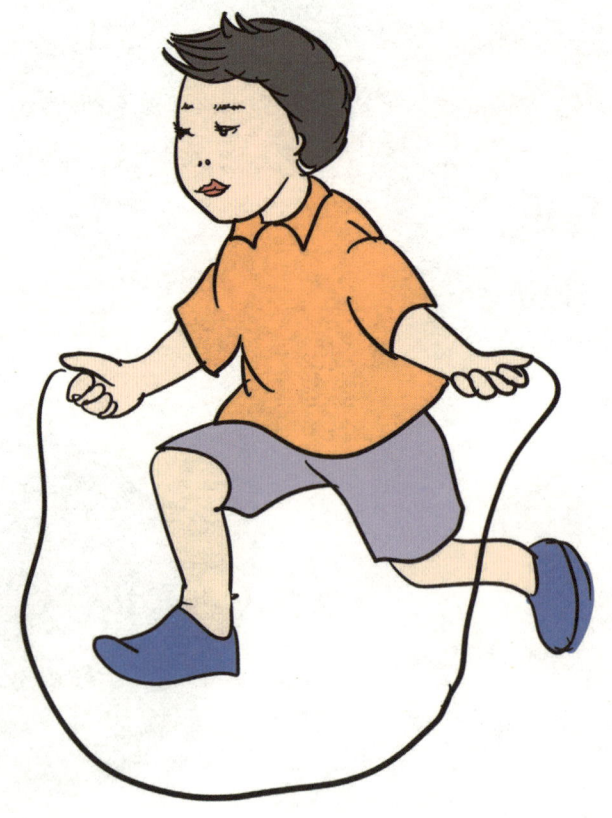

第六章
执行能力训练

训练方法
示例

示例 3

衣物（围巾）。

小档案	
训练时长	
辅助情况	

示例 4

天气（下雪）。

小档案	
训练时长	
辅助情况	

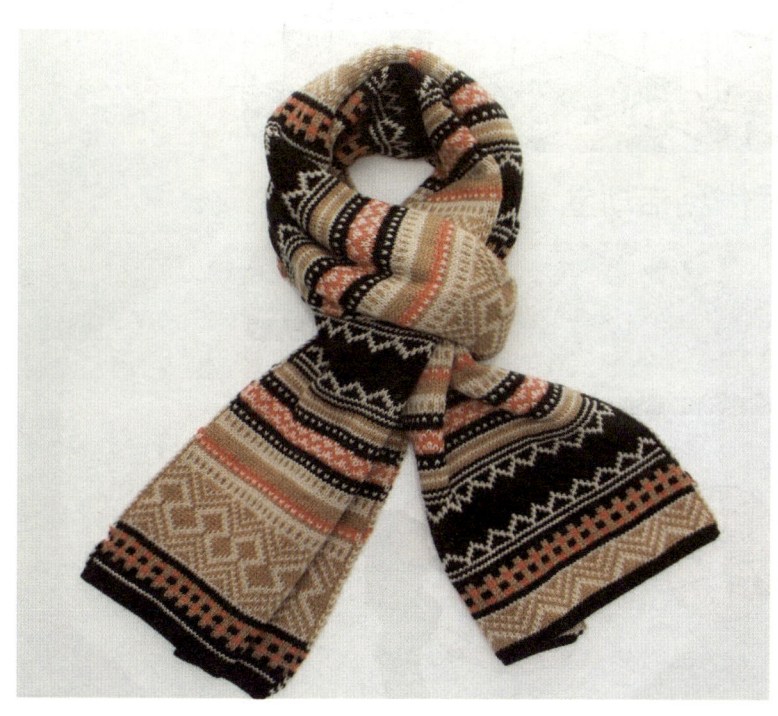

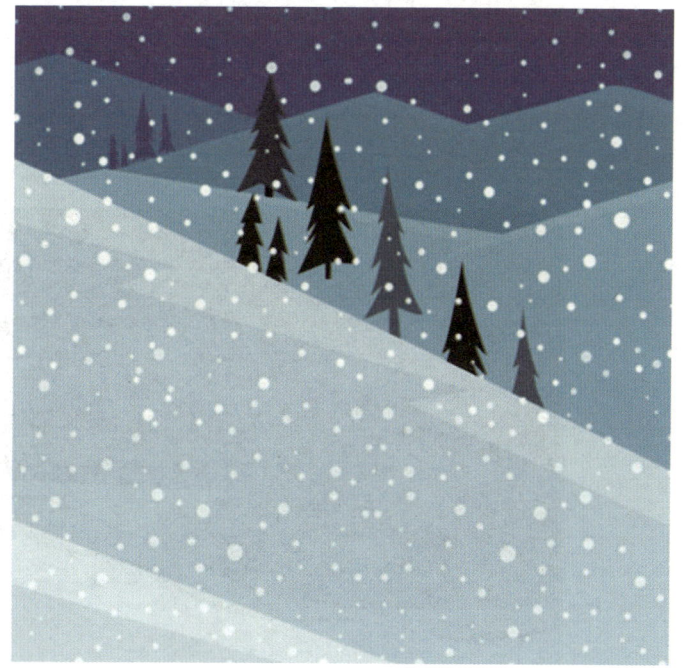

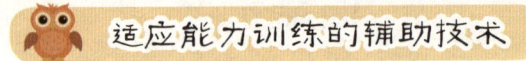
适应能力训练的辅助技术

泛化到训练室

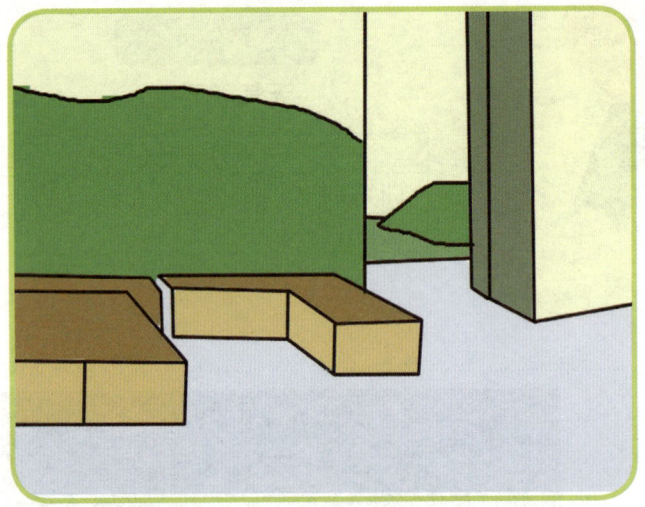

泛化到书房

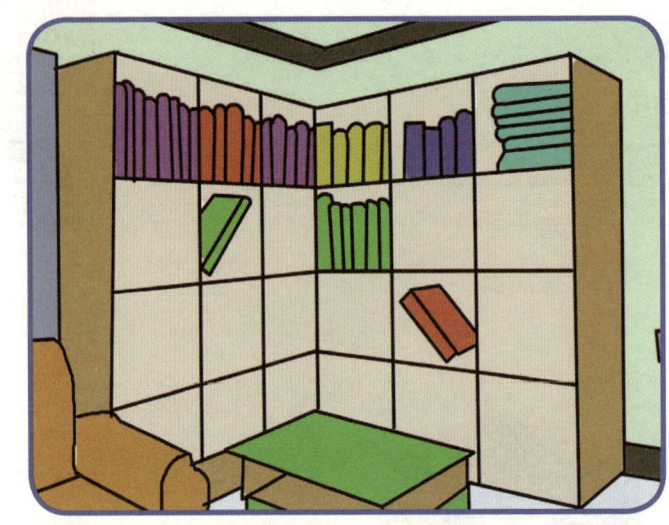

泛化到室外

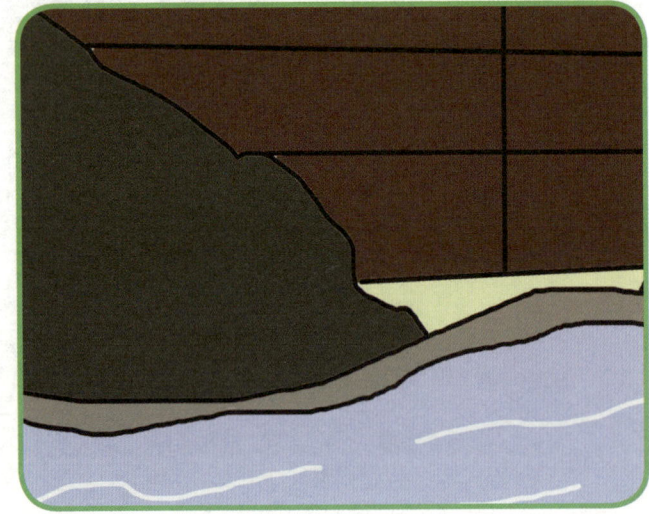

泛化到活动室

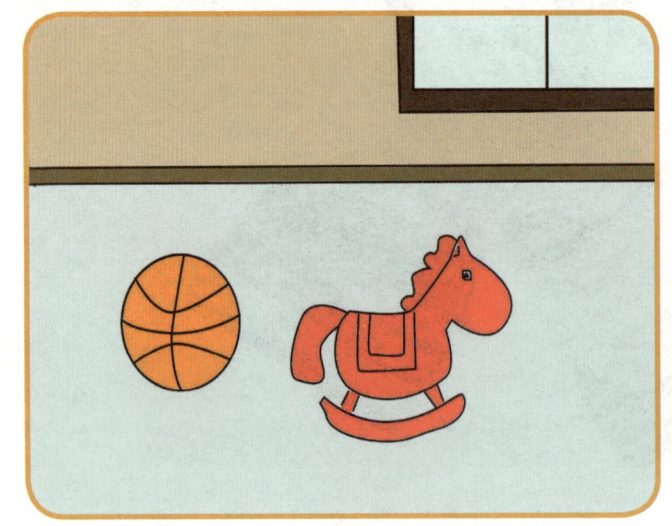

02 解决日常问题

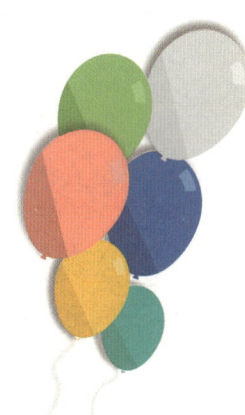

该技能的训练目的是,提高患者解决常见问题的能力。教师需要做的是:举一个日常会遇到的问题,然后问"你会怎样解决这个问题?"(例如,"当你开车去上班时,你的车子没油了,你会怎样解决这个问题?"),教师需要根据患者的回答提出进一步的问题,比如"你还有别的解决办法吗?""要解决这个问题,你需要用到哪些工具?""你认为哪个办法更好呢?"。患者要做的是:将提出至少 2 种解决问题的办法,拟定出解决问题要用到的工具,回答出哪种解决办法更好。

适应能力训练的辅助技术

训练流程

小档案	
训练时长	
辅助情况	

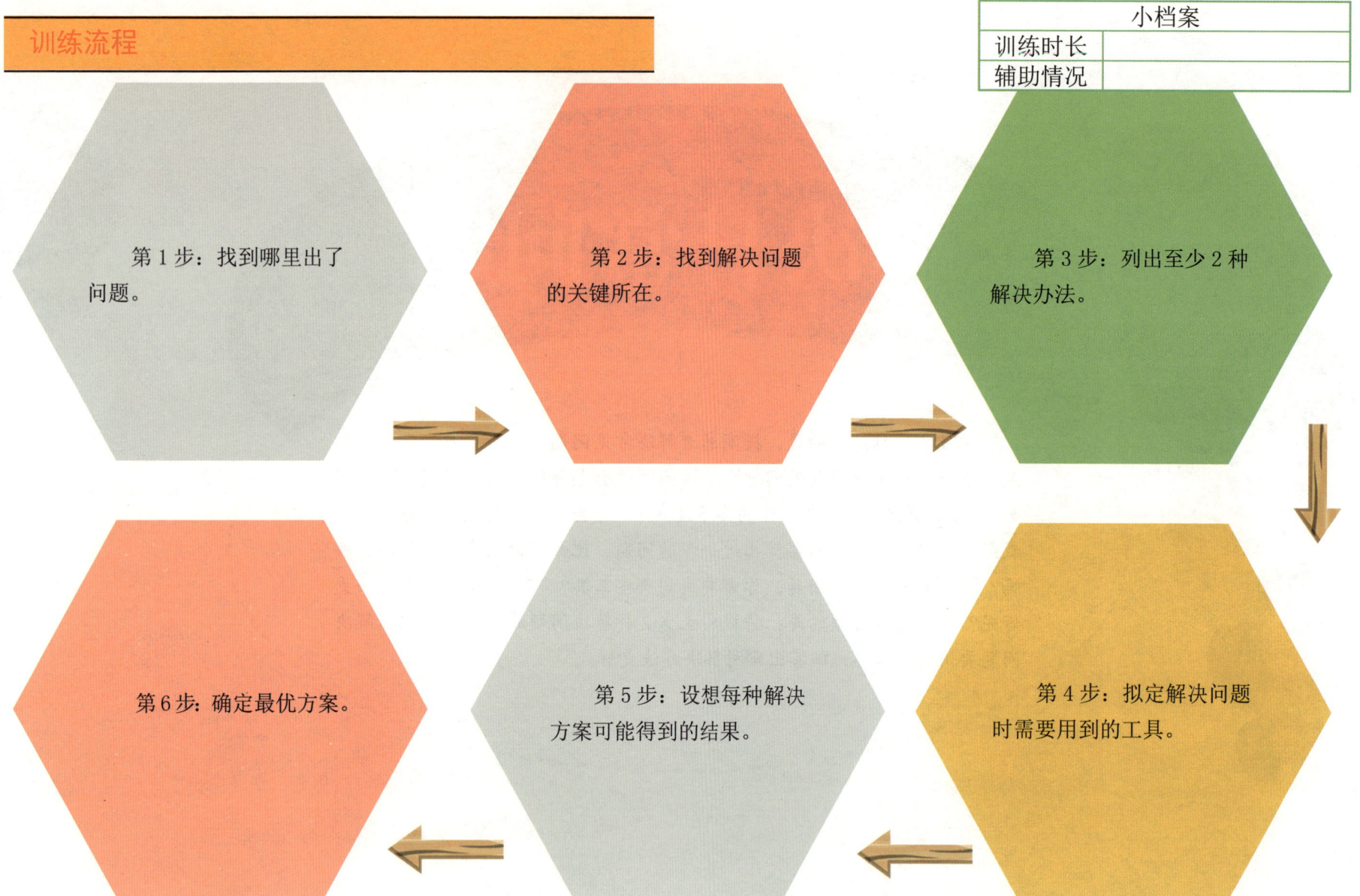

第1步：找到哪里出了问题。

第2步：找到解决问题的关键所在。

第3步：列出至少2种解决办法。

第4步：拟定解决问题时需要用到的工具。

第5步：设想每种解决方案可能得到的结果。

第6步：确定最优方案。

第六章
执行能力训练

训练方法示例

示例 1

上学的途中,自行车突然没气。

小档案	
训练时长	
辅助情况	

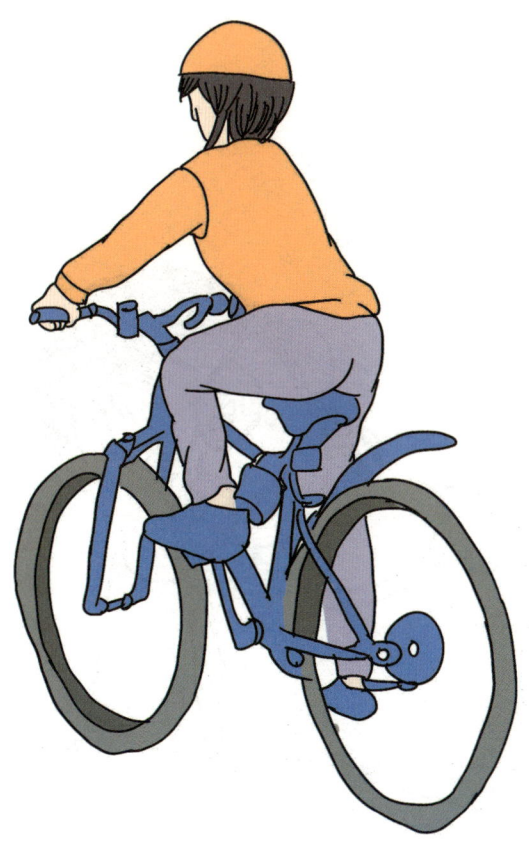

示例 2

要结账时,发现自己没带钱包。

小档案	
训练时长	
辅助情况	

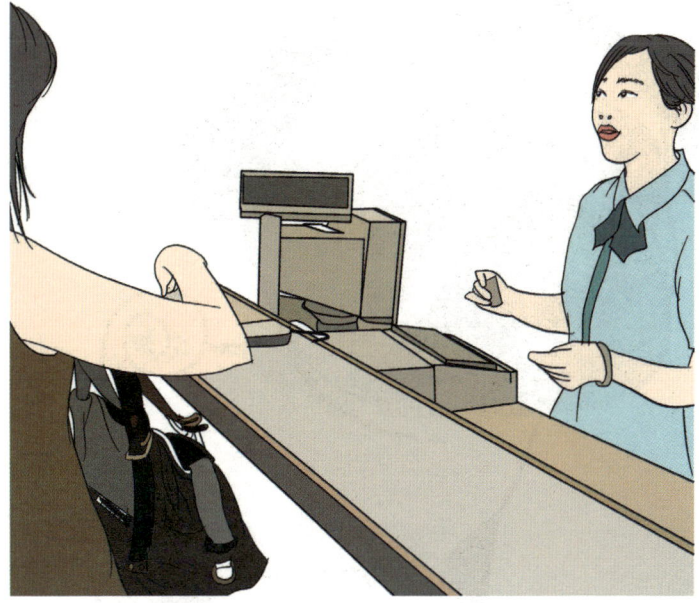

适应能力训练的辅助技术

训练方法示例

示例 3

你假期替朋友照看他的狗,结果狗跑丢了。

小档案	
训练时长	
辅助情况	

示例 4

你找不到完成作业所需要的资料。

小档案	
训练时长	
辅助情况	

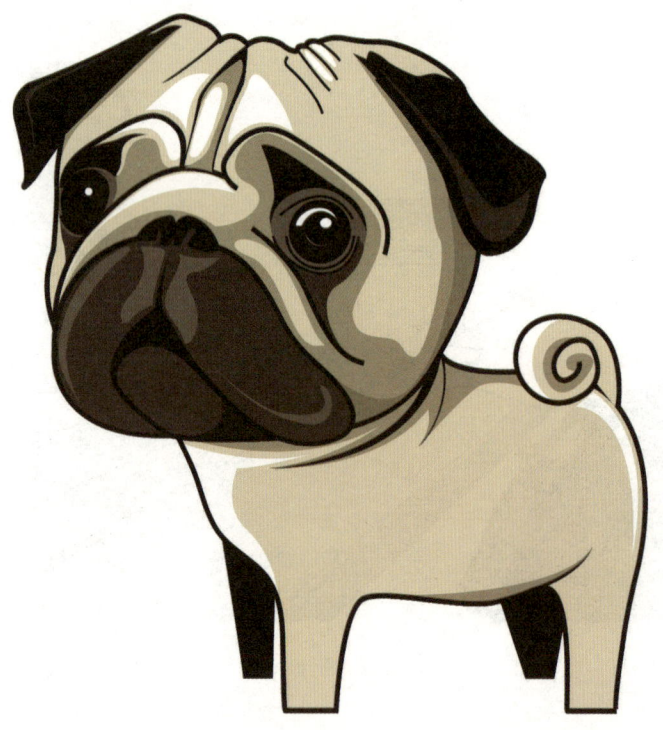
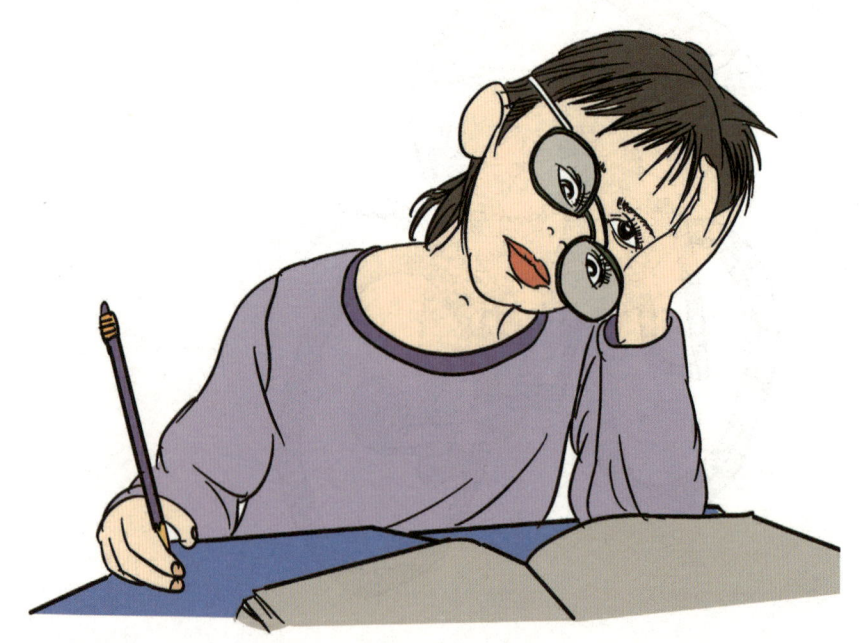

03 制定日程表

教师需要做的是：给患者一个计划或日历、几项要完成的作业、作业的截止日期，以及这段时间要参加的其他活动，要求他们创建一个日程表，标明作业完成的日期，以及他们何时开始做作业（例如，"你周一有一项数学作业，周六你的妹妹要过生日，你什么时候能完成作业？"）。患者要做的是：独立创建一个日程表，按照日程表完成所有活动。确保患者已经掌握先备技能，比如完成作业的能力、参加活动的能力等。

教学材料

School
timetable
Monday
Tuesday
Wednesday
Thursday
Friday
Saturday

FEBRUARY
2016
S M T W T F S
1 2 3 4 5 6
7 8 9 10 11 12 13
14 15 16 17 18 19 20
21 22 23 24 25 26 27
28 29

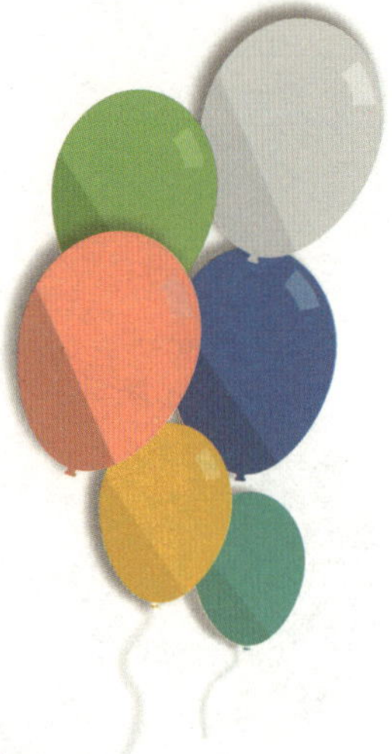

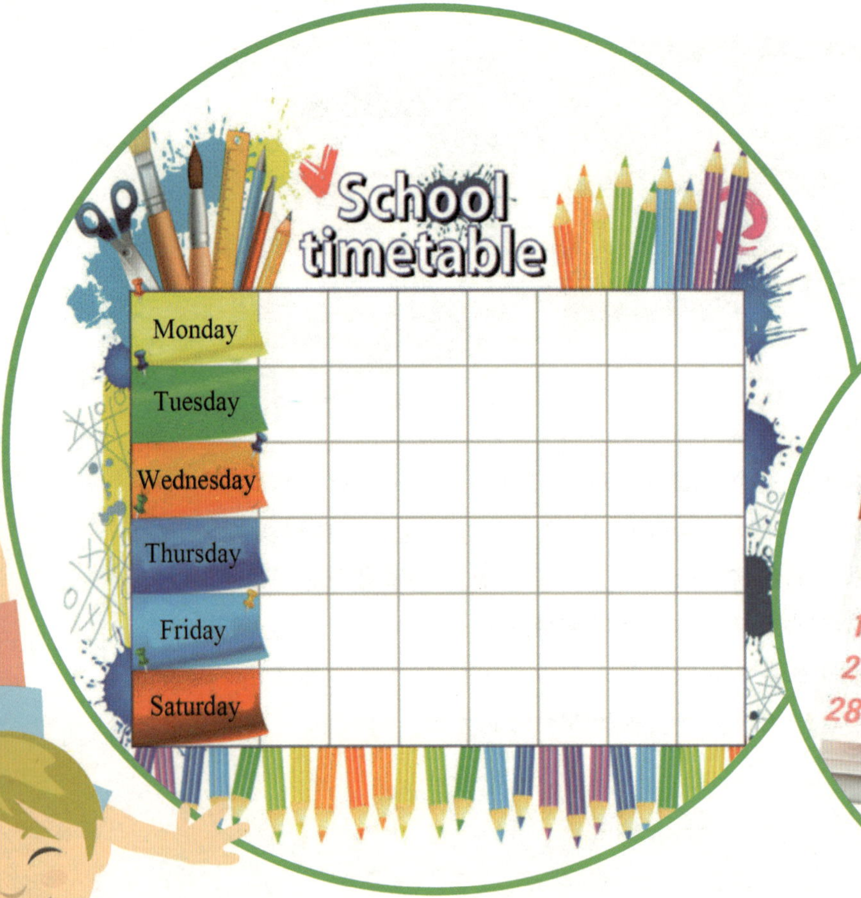

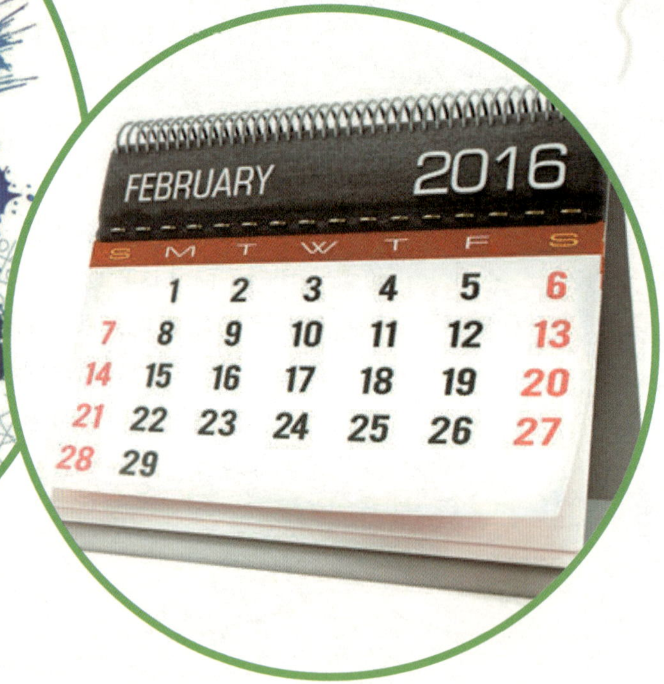

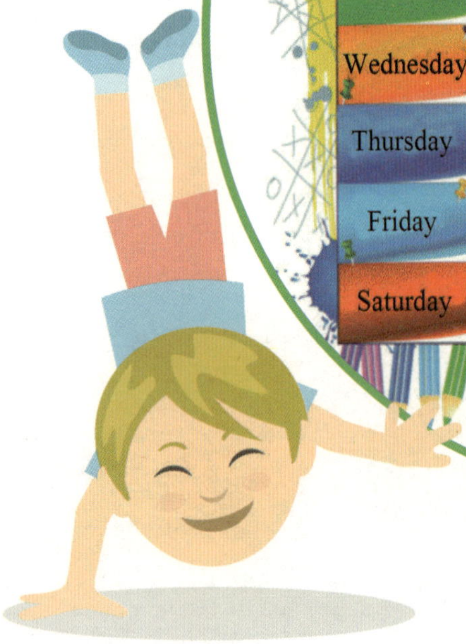

第六章
执行能力训练

训练方法示例

示例 1

你周一有一项数学作业，周六你的妹妹要过生日，你什么时候能完成作业？

小档案	
训练时长	
辅助情况	

示例 2

你周一有一项英语作业，周三你要去看望外婆，周六你要去钓鱼，你什么时候能完成作业？

小档案	
训练时长	
辅助情况	

示例 3

你周一有一项语文作业，周二有一项历史作业，周五你要去医院进行体检，你什么时候能完成作业？

小档案	
训练时长	
辅助情况	

示例 4

你周一有一项数学作业，周二有一项语文作业，周三有一项实践作业，周四你要去游泳，周六你要进行大扫除，你什么时候能完成作业？

小档案	
训练时长	
辅助情况	

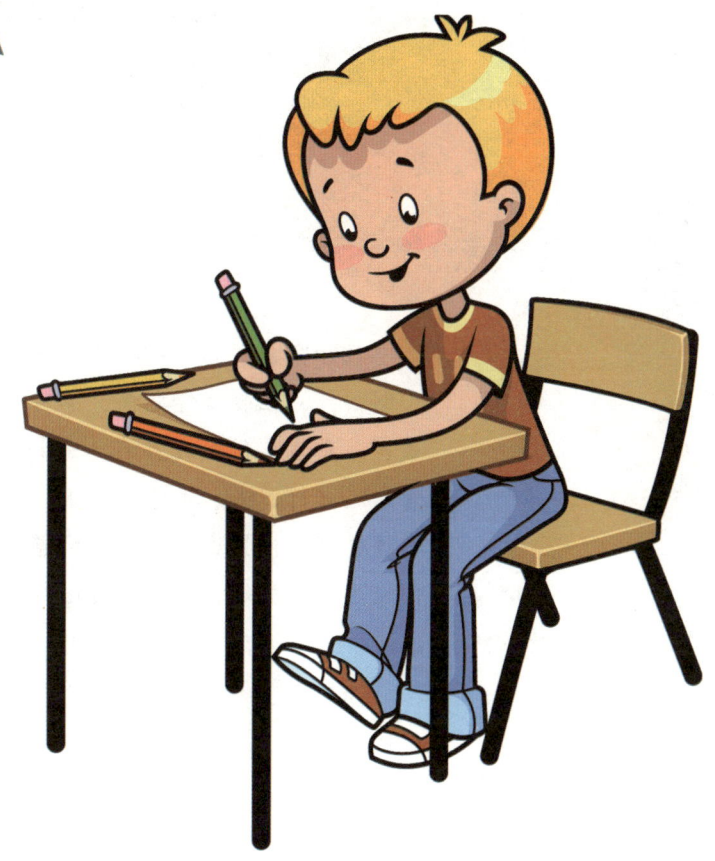

适应能力训练的辅助技术

04 反应训练

　　教师需要做的是：对患者说"在我喊停之前，尽可能多地说出××的名称"（例如，"在我喊停之前，尽可能多地说出食物的名称"），计时1分钟，然后喊停。患者要做的是：在1分钟内说出至少10个此类别的名称。教师可以和患者轮流进行，就像玩游戏一样。这要求教师要善于引导，使得患者的思路更流畅。教师也可以根据患者的水平调整类别的难度，即当患者思路比较流畅时，可挑战比较生僻的类别，或将大类进行细分。

第六章
执行能力训练

教学材料

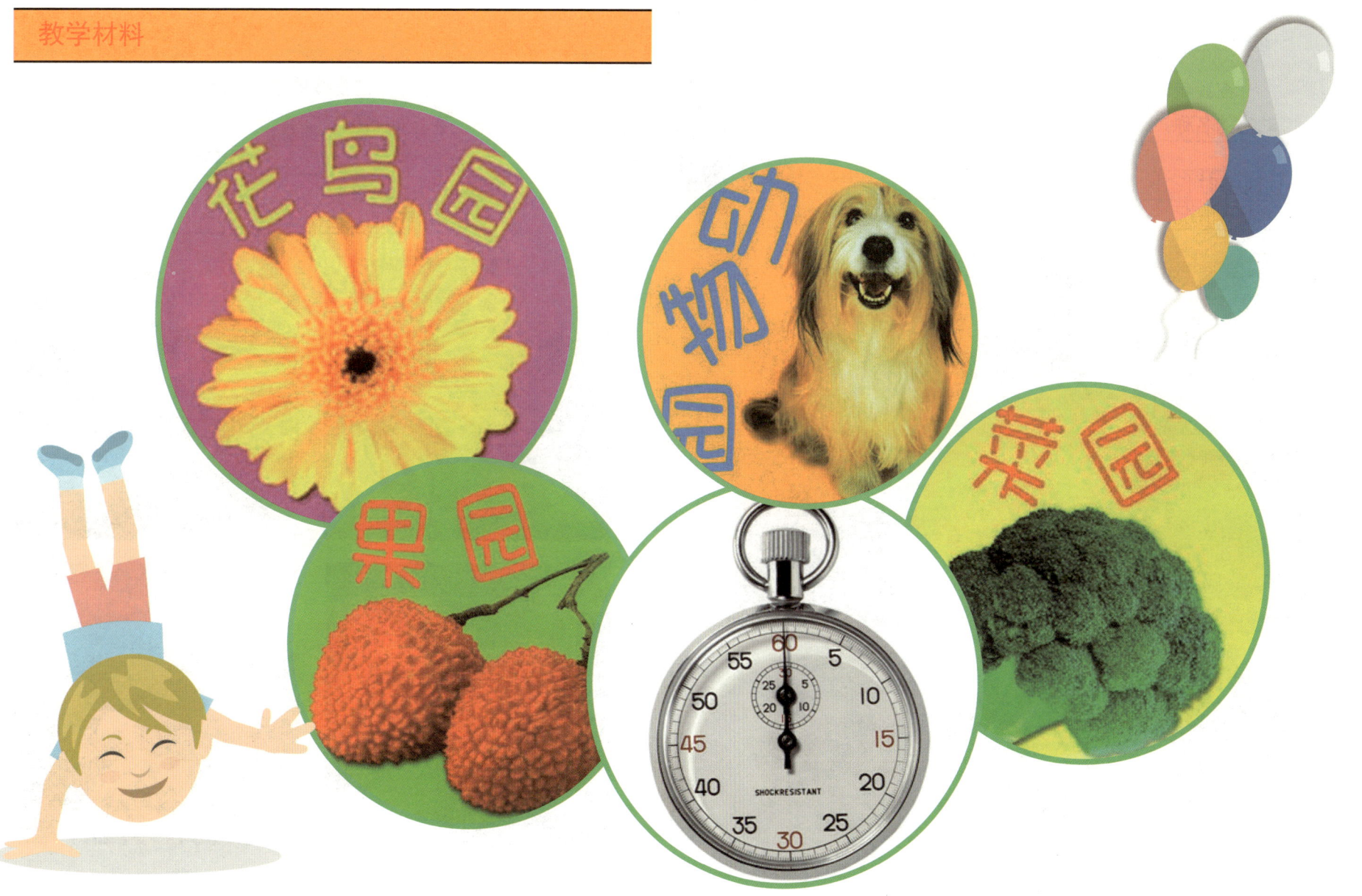

适应能力训练的辅助技术

示例 1

在我喊停之前，尽可能多地说出动物的名称。

小档案	
训练时长	
辅助情况	

训练方法示例

示例 2

在我喊停之前，尽可能多地说出食物的名称。

小档案	
训练时长	
辅助情况	

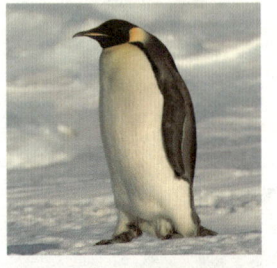
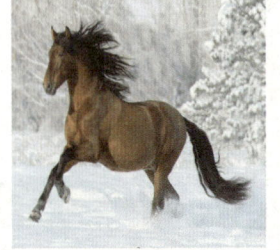
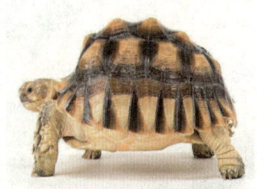
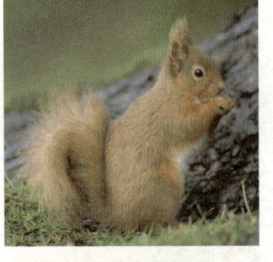
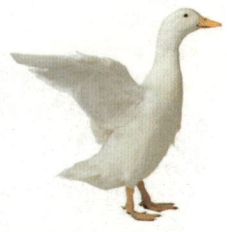
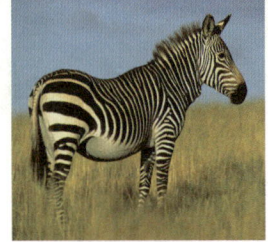
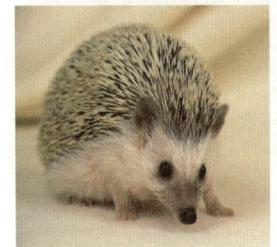
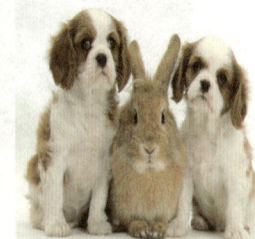
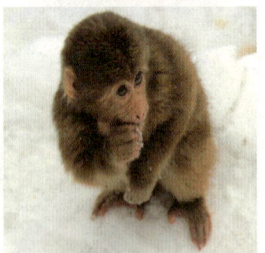
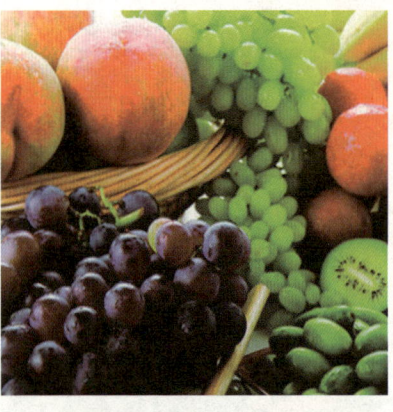
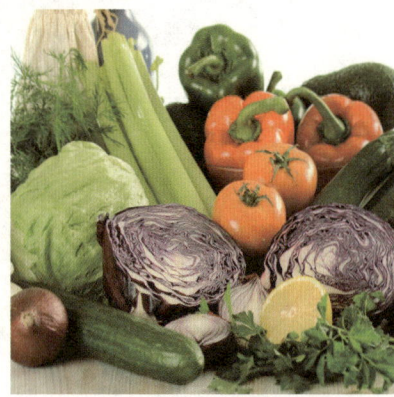
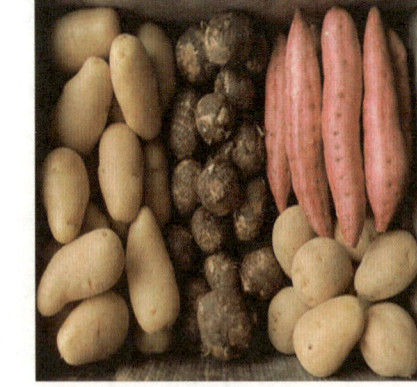
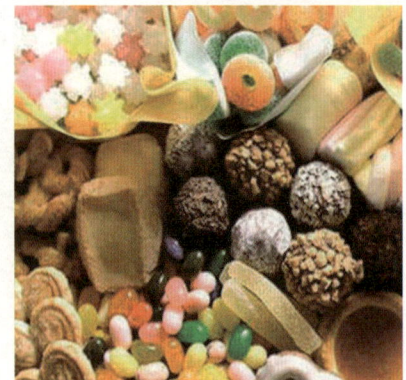

第六章
执行能力训练

训练方法示例

示例 3

在我喊停之前,尽可能多地说出活动的名称。

小档案	
训练时长	
辅助情况	

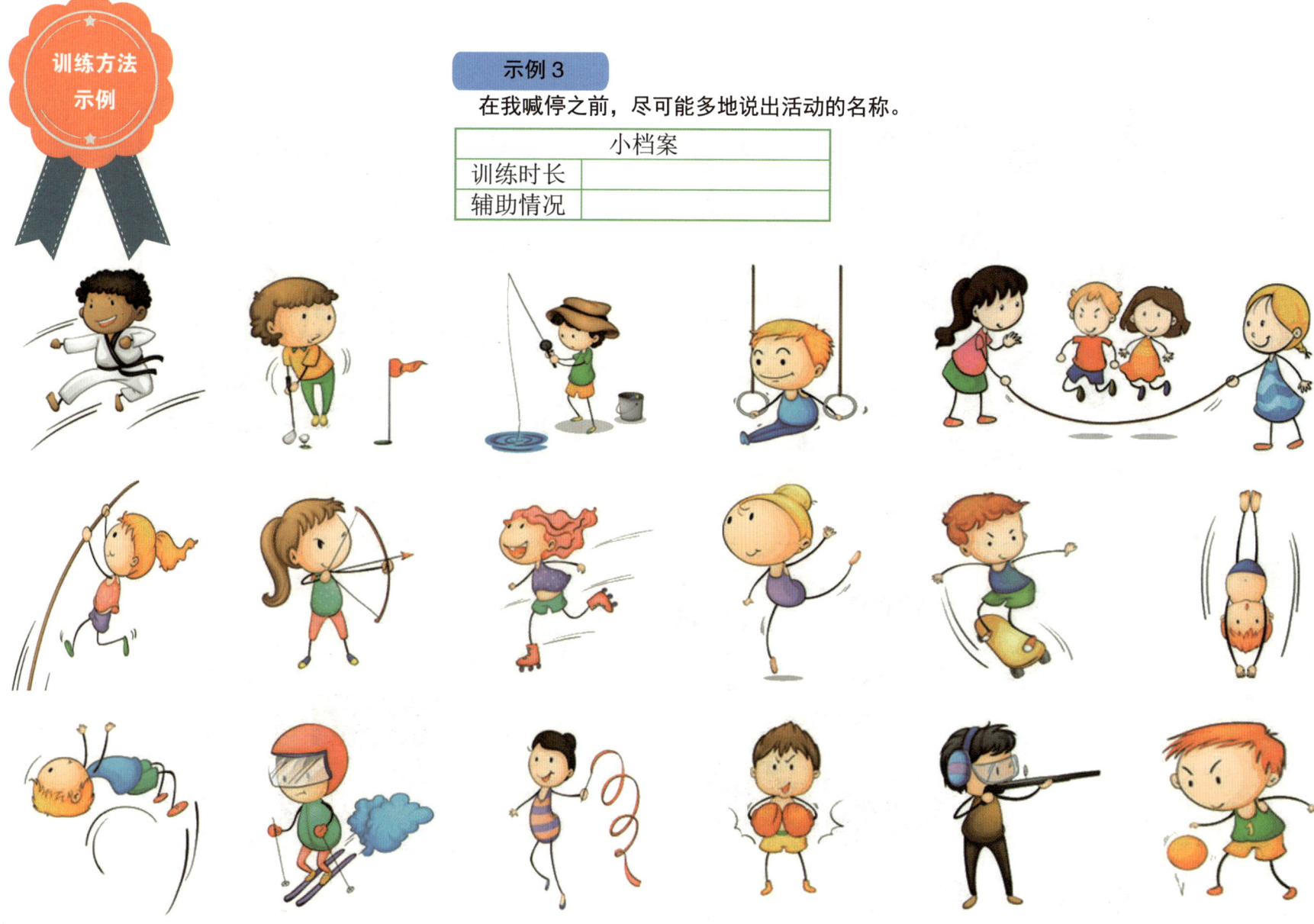

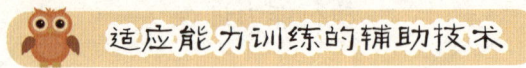
适应能力训练的辅助技术

拓展为衣物

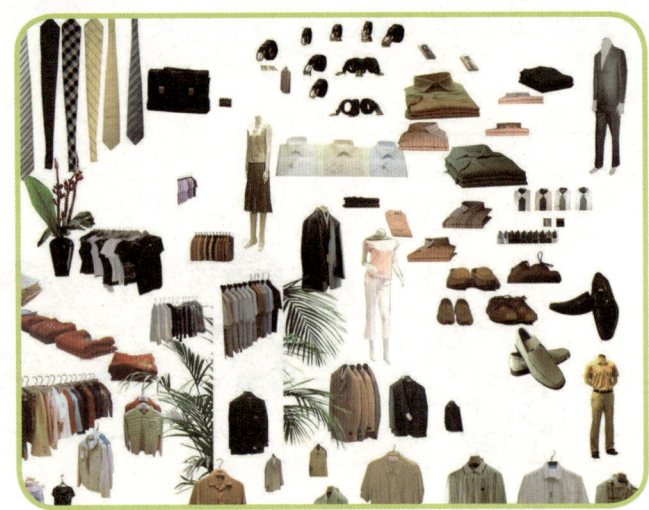

拓展为修理工具

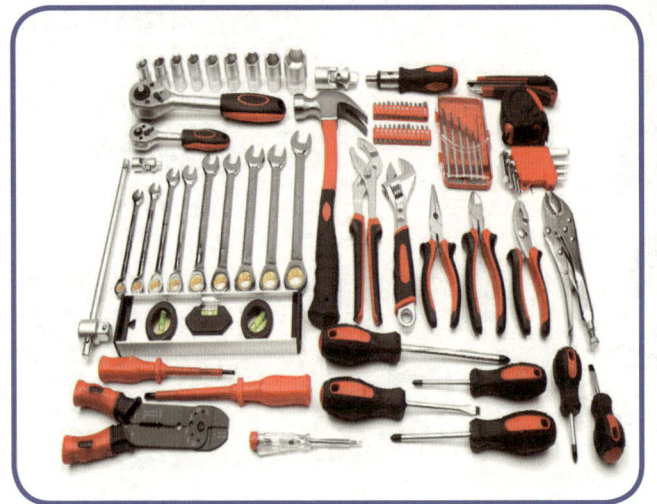

拓展为交通工具

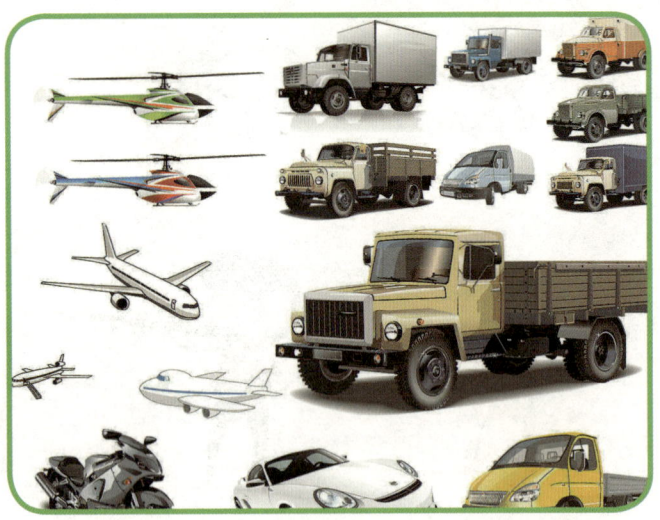

拓展为家用电器

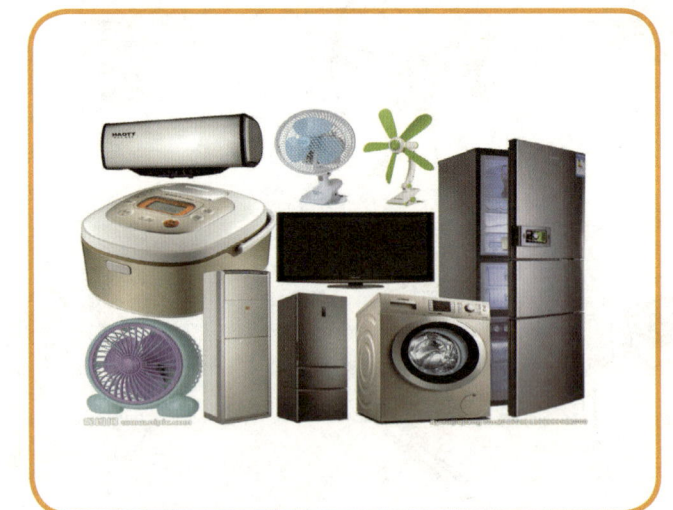

第七章

工作技能训练

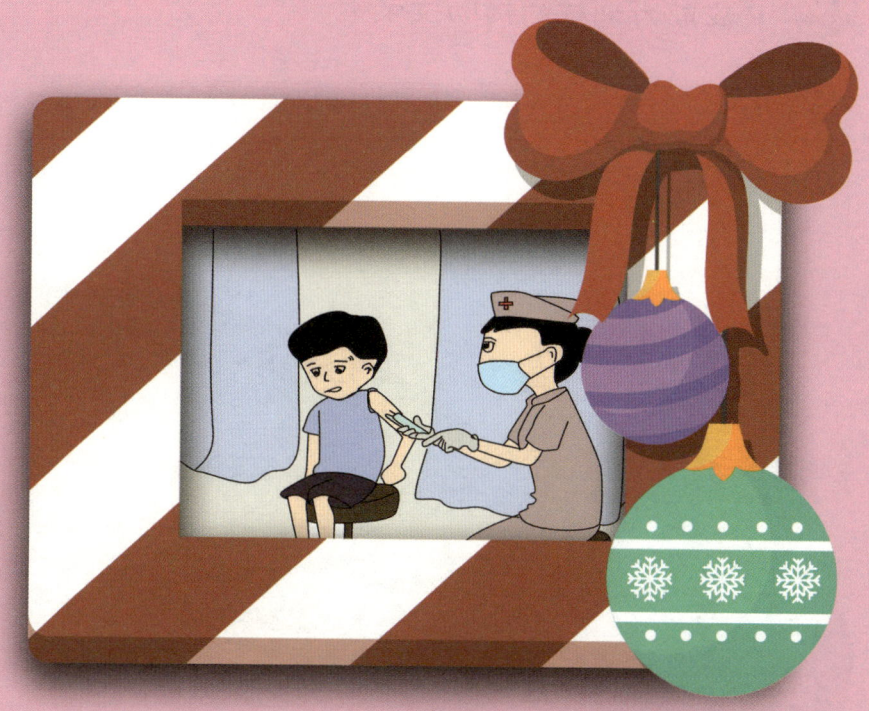

适应能力训练的辅助技术

01 准时赴约

　　教师需要做的是：患者有一个约定好的聚会或活动，提醒他说"你应该早点出门，以便按时参加聚会/活动"。患者要做的是：能够提前5~10分钟到达聚会或活动现场。该技能最好在自然环境中进行训练。

第七章 工作技能训练

教学材料

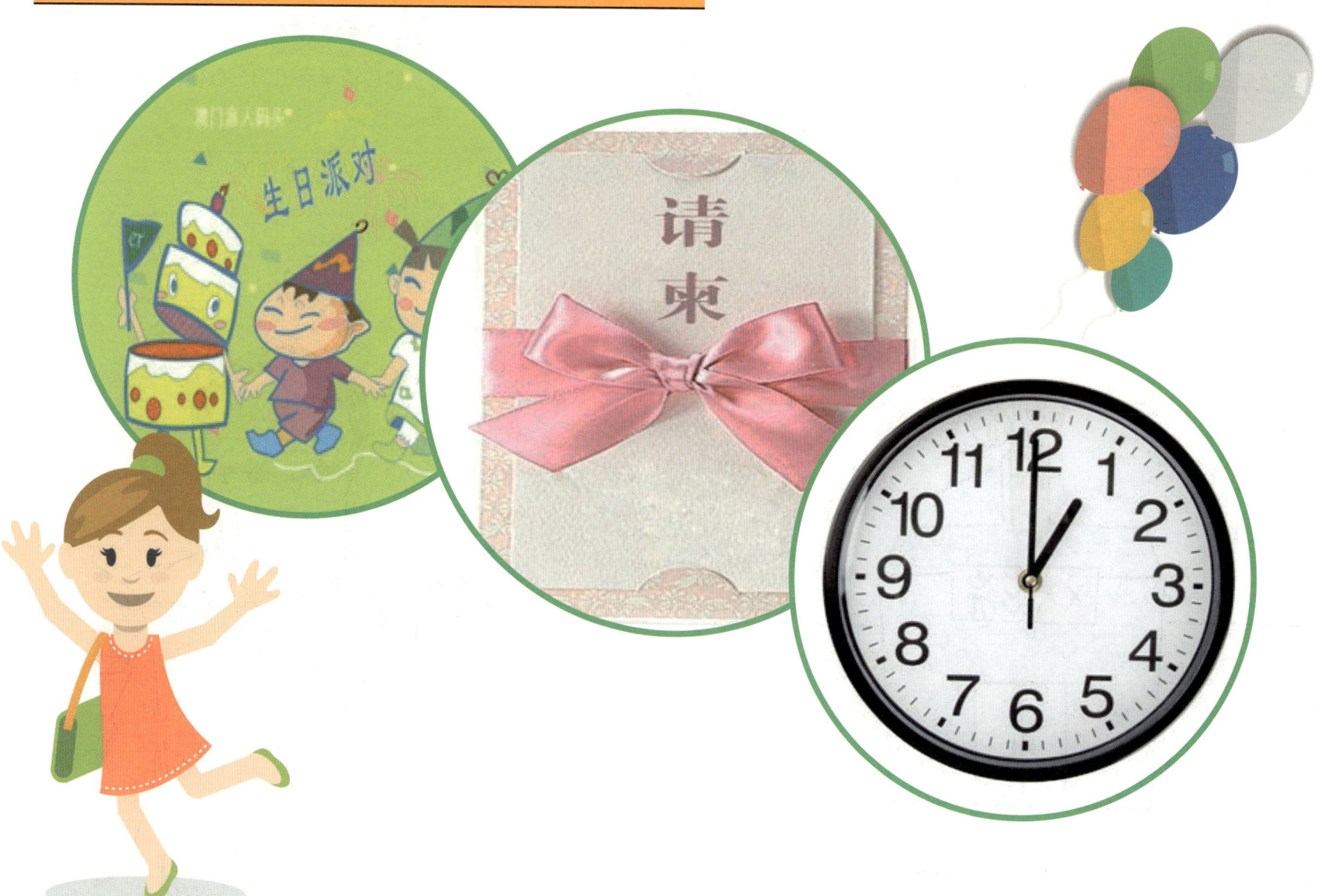

适应能力训练的辅助技术

训练方法示例

示例 1

你应该早点出门,以便按时到达电影院。

小档案	
训练时长	
辅助情况	

示例 2

你应该早点出门,以便按时见你的牙医。

小档案	
训练时长	
辅助情况	

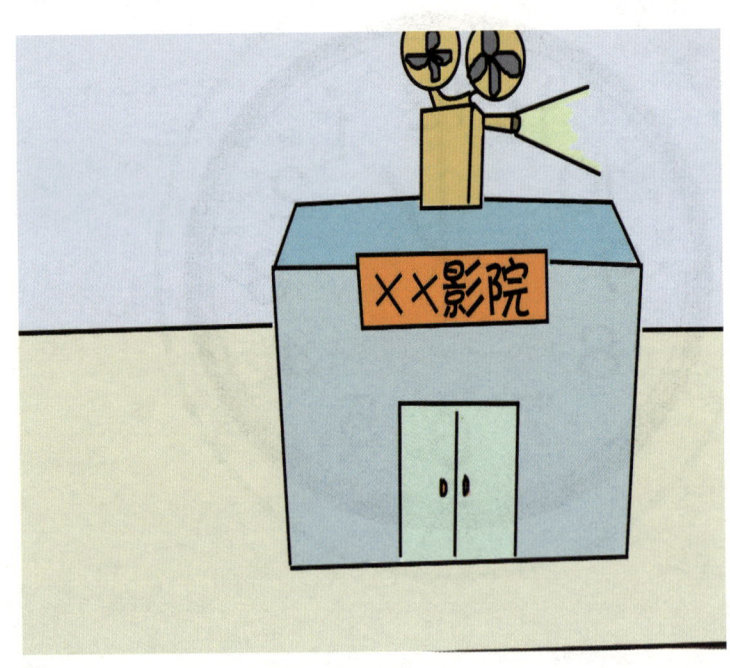

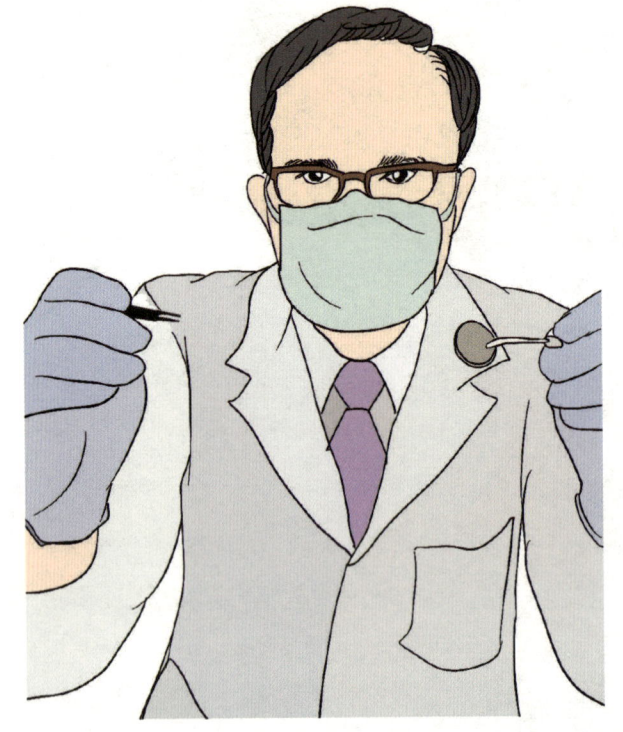

第七章
工作技能训练

训练方法示例

示例 3

你应该早点出门，以便按时参加学习小组。

小档案	
训练时长	
辅助情况	

示例 4

你应该早点出门，以便按时到达幼儿园。

小档案	
训练时长	
辅助情况	

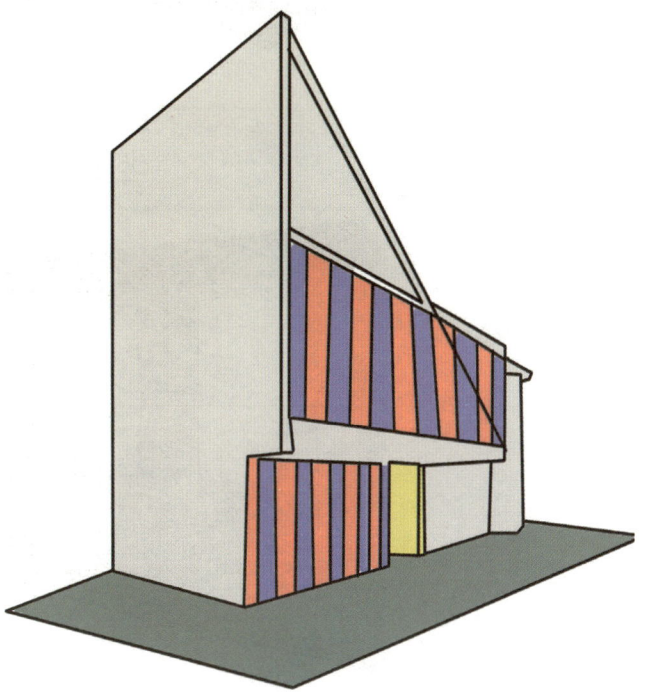

187

适应能力训练的辅助技术

泛化为上课

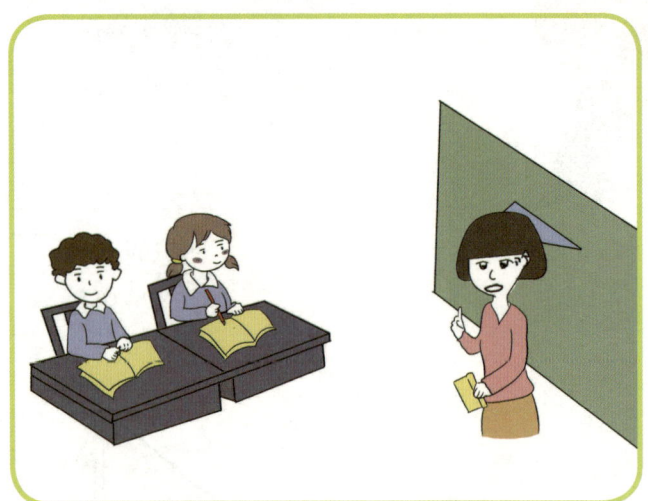

泛化为坐公交

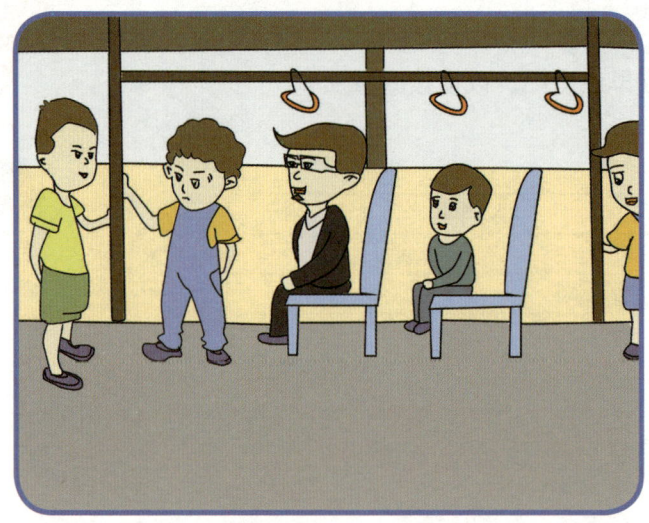

泛化为坐地铁

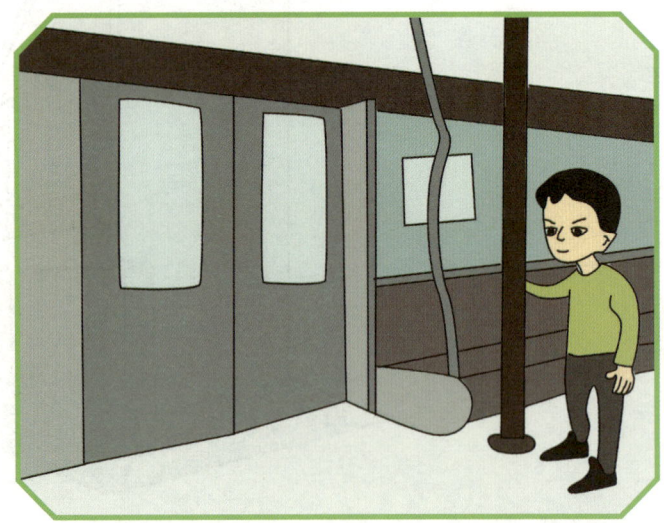

泛化为吃饭

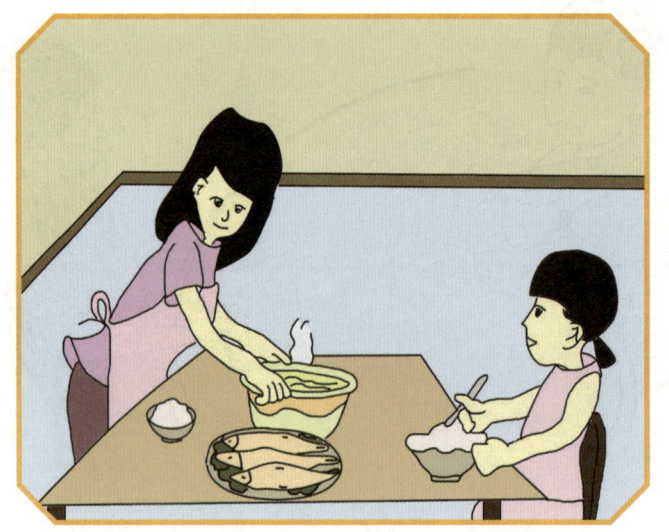

02 对账单

教师需要做的是：对患者说"我们来对一下你的账单"。患者要做的是：找到他们的消费记录和当前的银行账单，并且正确对账。

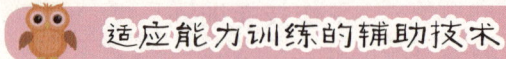

教学材料

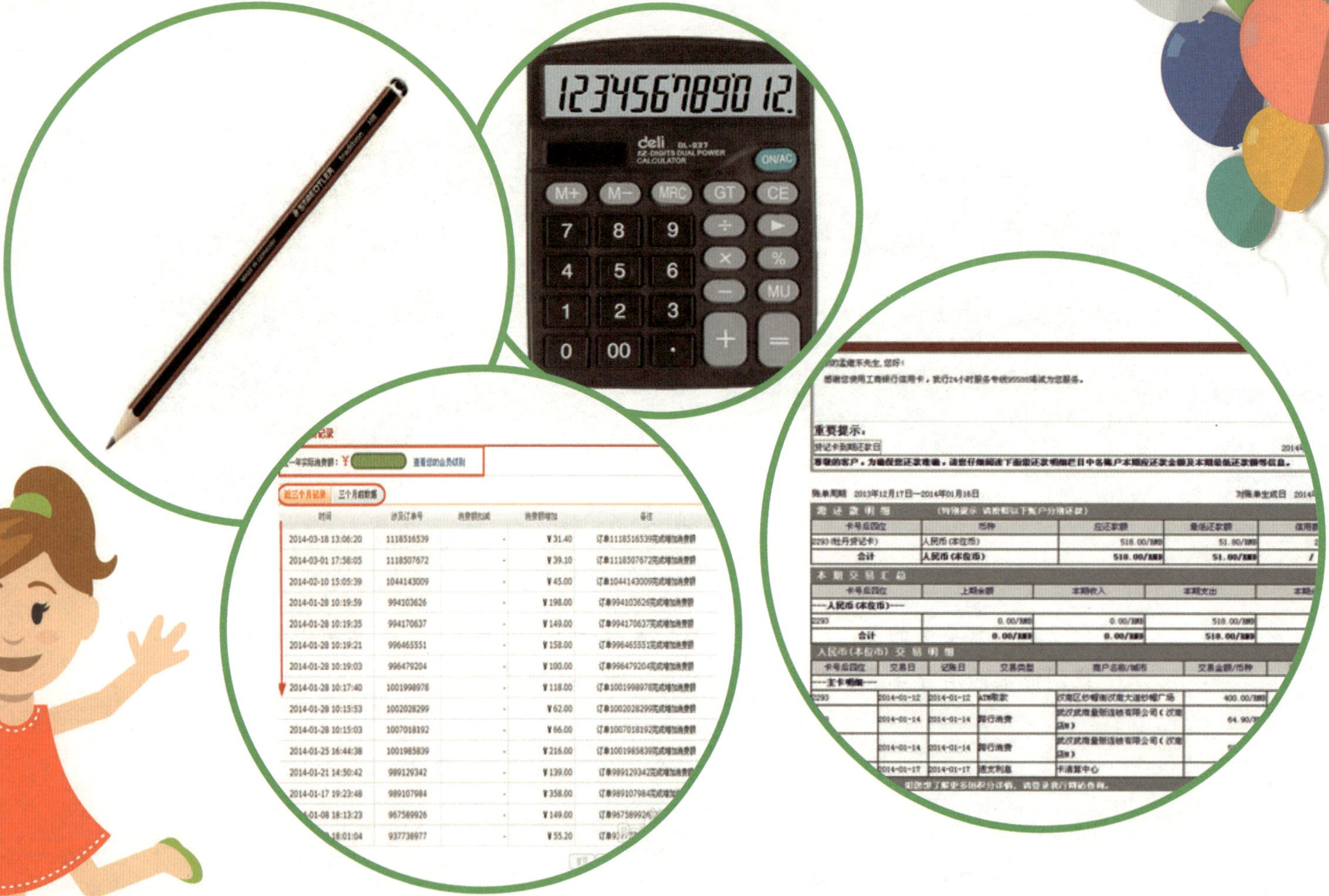

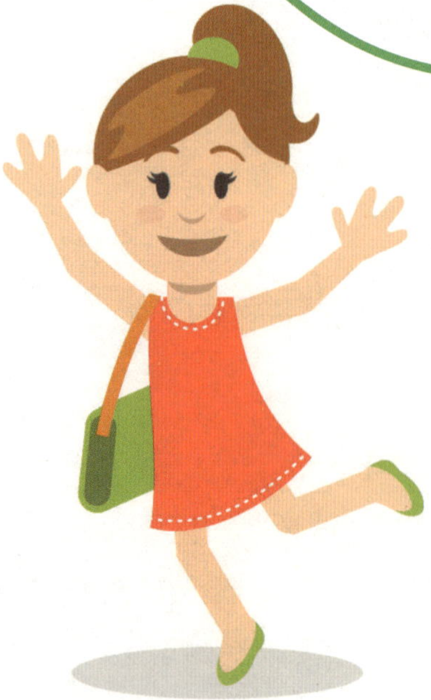

第七章
工作技能训练

训练流程

小档案	
训练时长	
辅助情况	

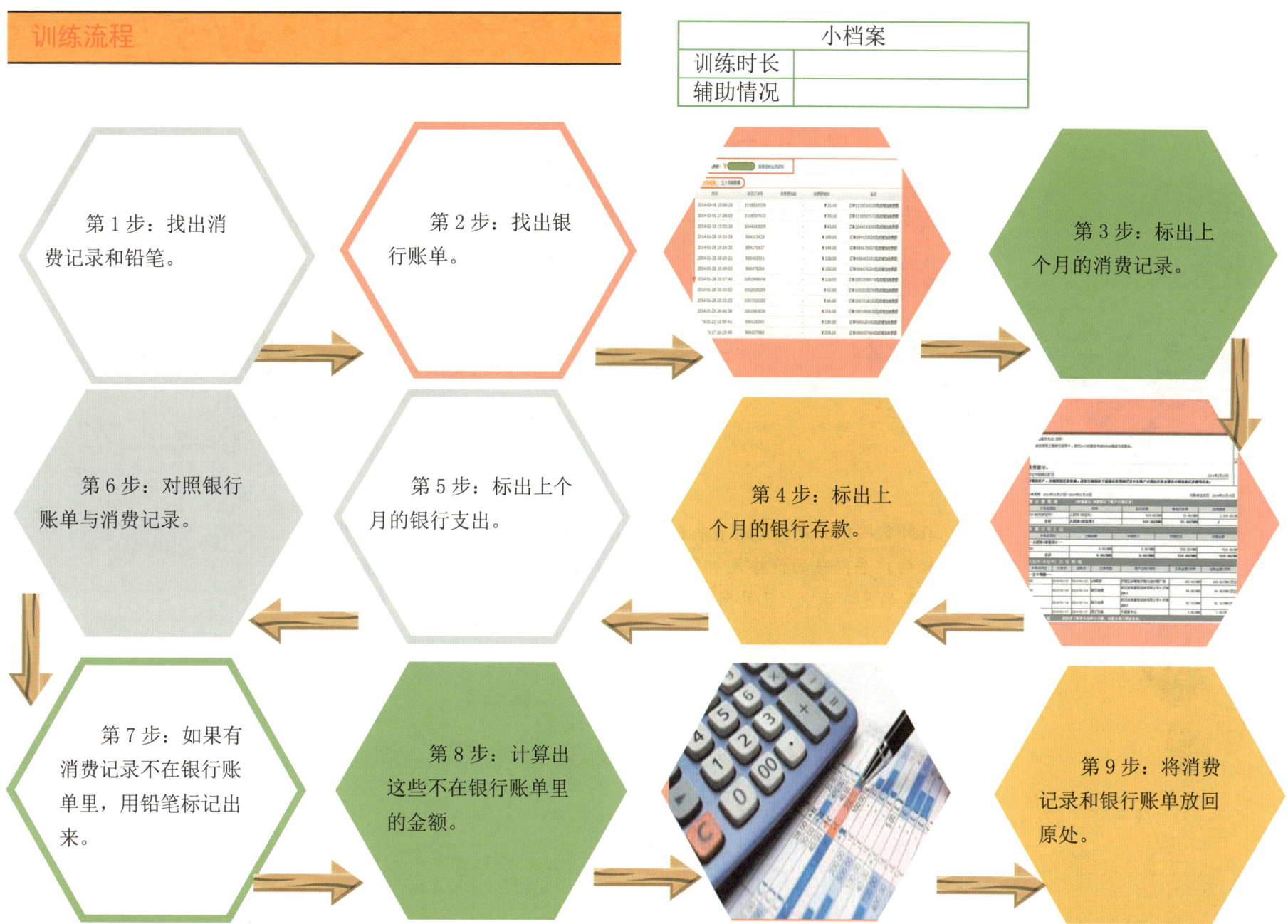

第1步：找出消费记录和铅笔。

第2步：找出银行账单。

第3步：标出上个月的消费记录。

第4步：标出上个月的银行存款。

第5步：标出上个月的银行支出。

第6步：对照银行账单与消费记录。

第7步：如果有消费记录不在银行账单里，用铅笔标记出来。

第8步：计算出这些不在银行账单里的金额。

第9步：将消费记录和银行账单放回原处。

适应能力训练的辅助技术

03 钱够不够

教师需要做的是：向患者展示一件商品和它的价格（例如，向患者展示一双鞋的广告，鞋的价格是45元），并问他"你的钱够买×××吗？"。

患者要做的是：登录自己的网上银行，查看自己的余额并确定是否购买。

扫描二维码，打印本技能训练配套表格

第七章 工作技能训练

教学材料

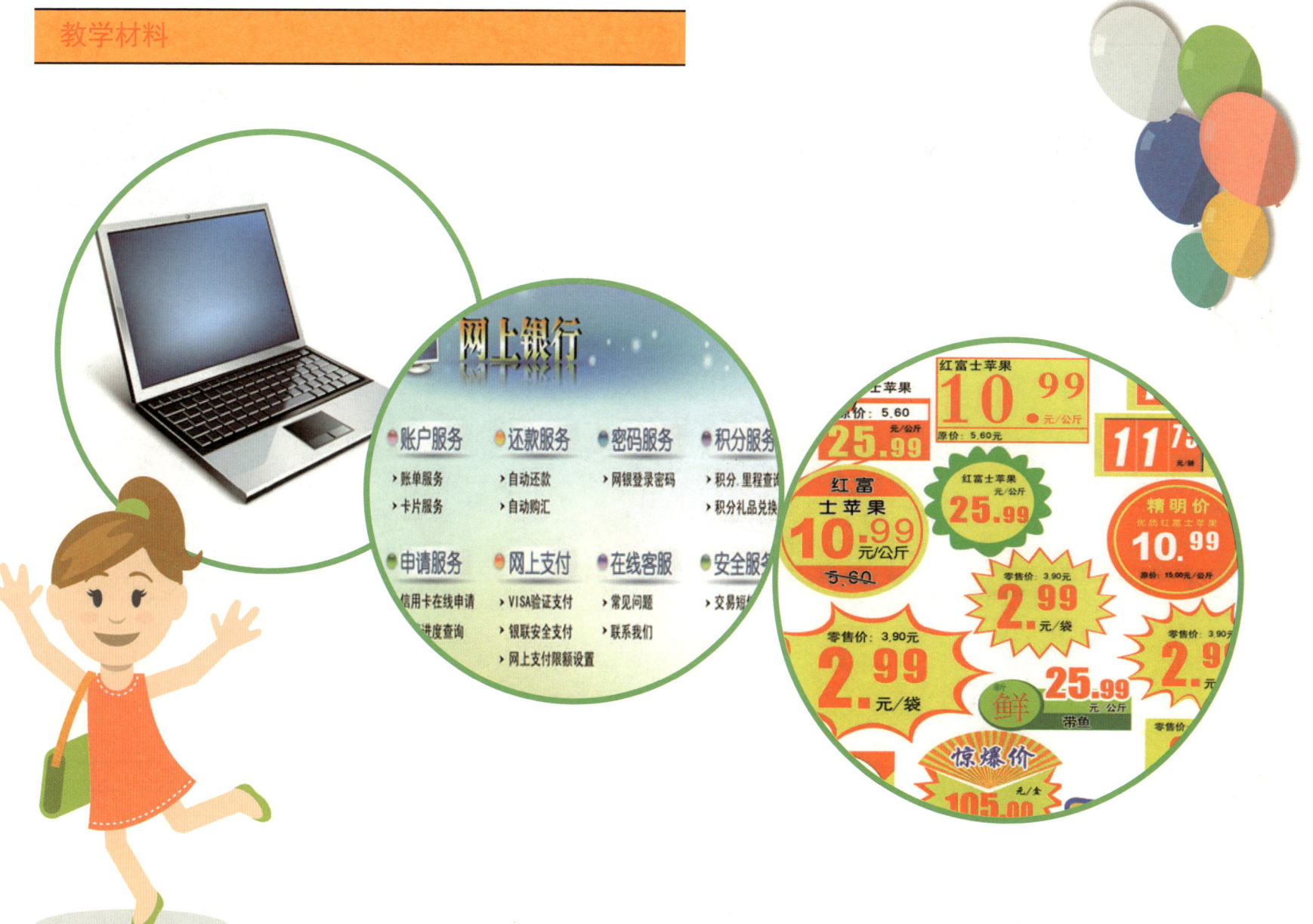

适应能力训练的辅助技术

训练流程

第1步：找到银行网站。 → 第2步：进入登录页面。 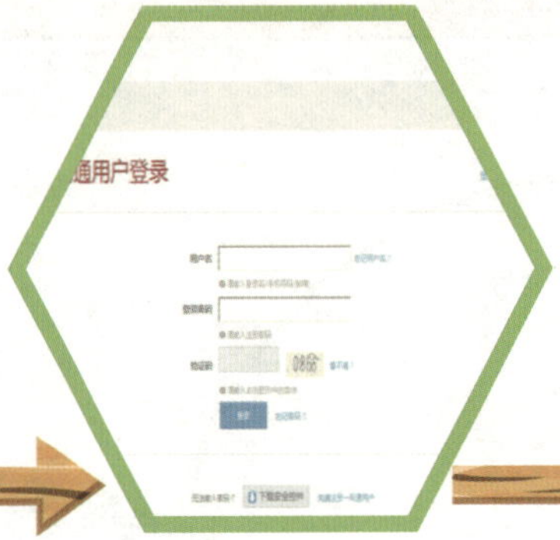 → 第3步：填写账户名。 → 第4步：填写密码。

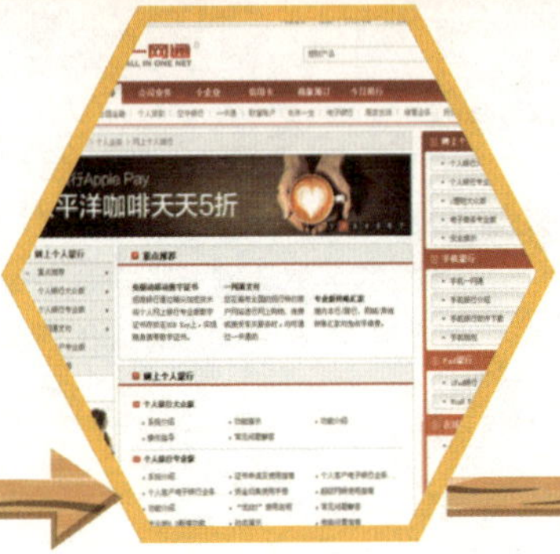

第7步：找到要购买的商品。 ← 第6步：查看账户余额。 ← 第5步：填入安全登录验证码。

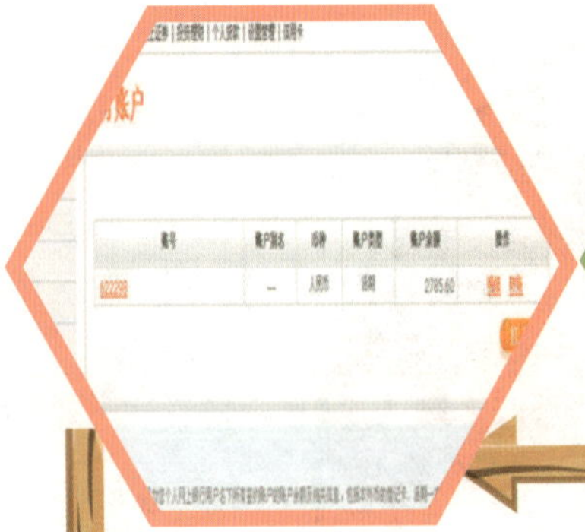

第8步：对照商品的价格与自己的账户余额。 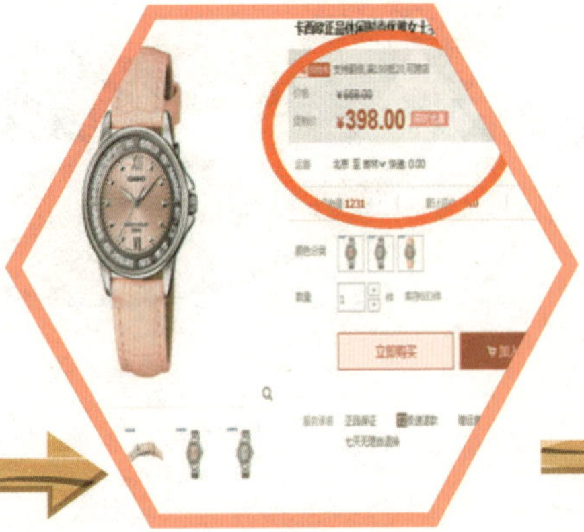 → 第9步：确定是否自己有足够的钱购买商品。

小档案	
训练时长	
辅助情况	

第七章 工作技能训练

泛化到财务室

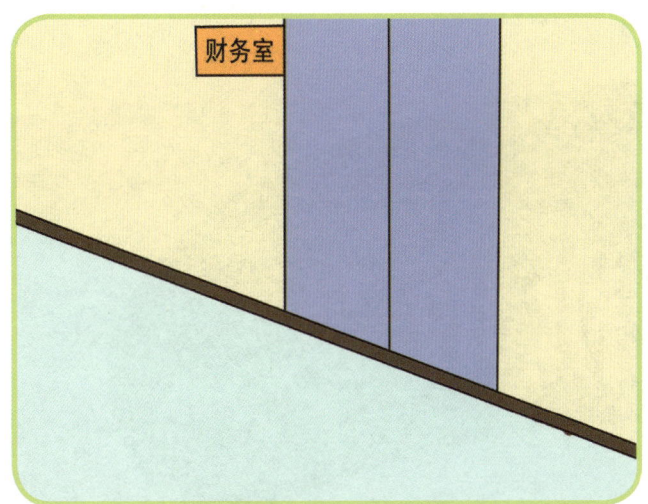

泛化到书房

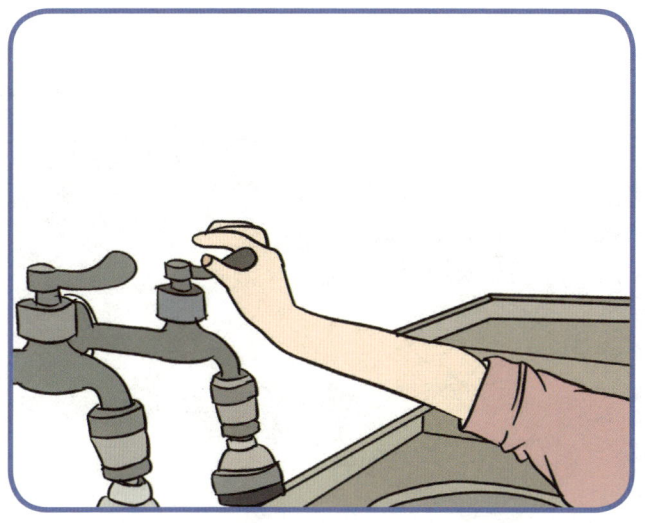

泛化到办公室

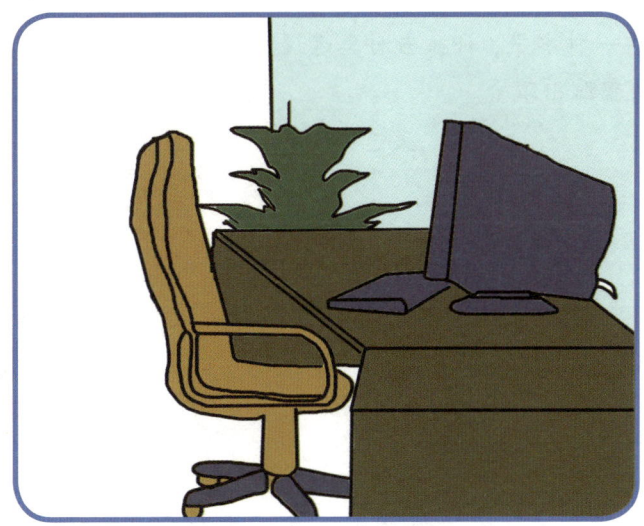

泛化到银行

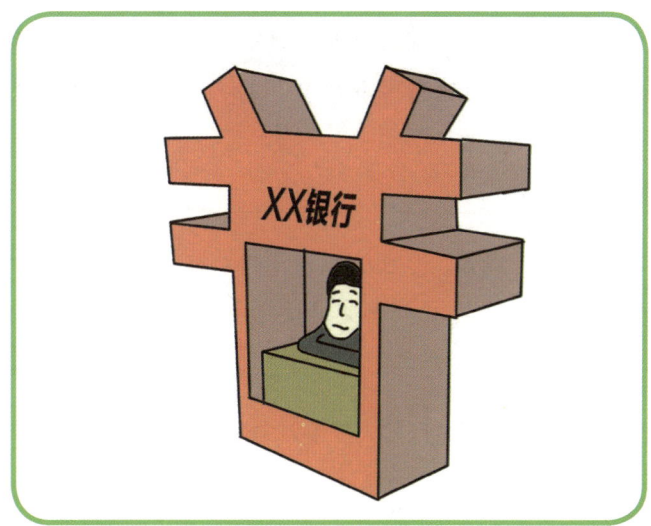

适应能力训练的辅助技术

04 在 ATM 机取款

通过该技能的训练，患者应该能达到这样一种水平，即：当对患者说"去用银行卡取现金"时，患者将独立从 ATM 机里取出现金。

扫描二维码，打印本技能训练配套表格

第七章
工作技能训练

教学材料

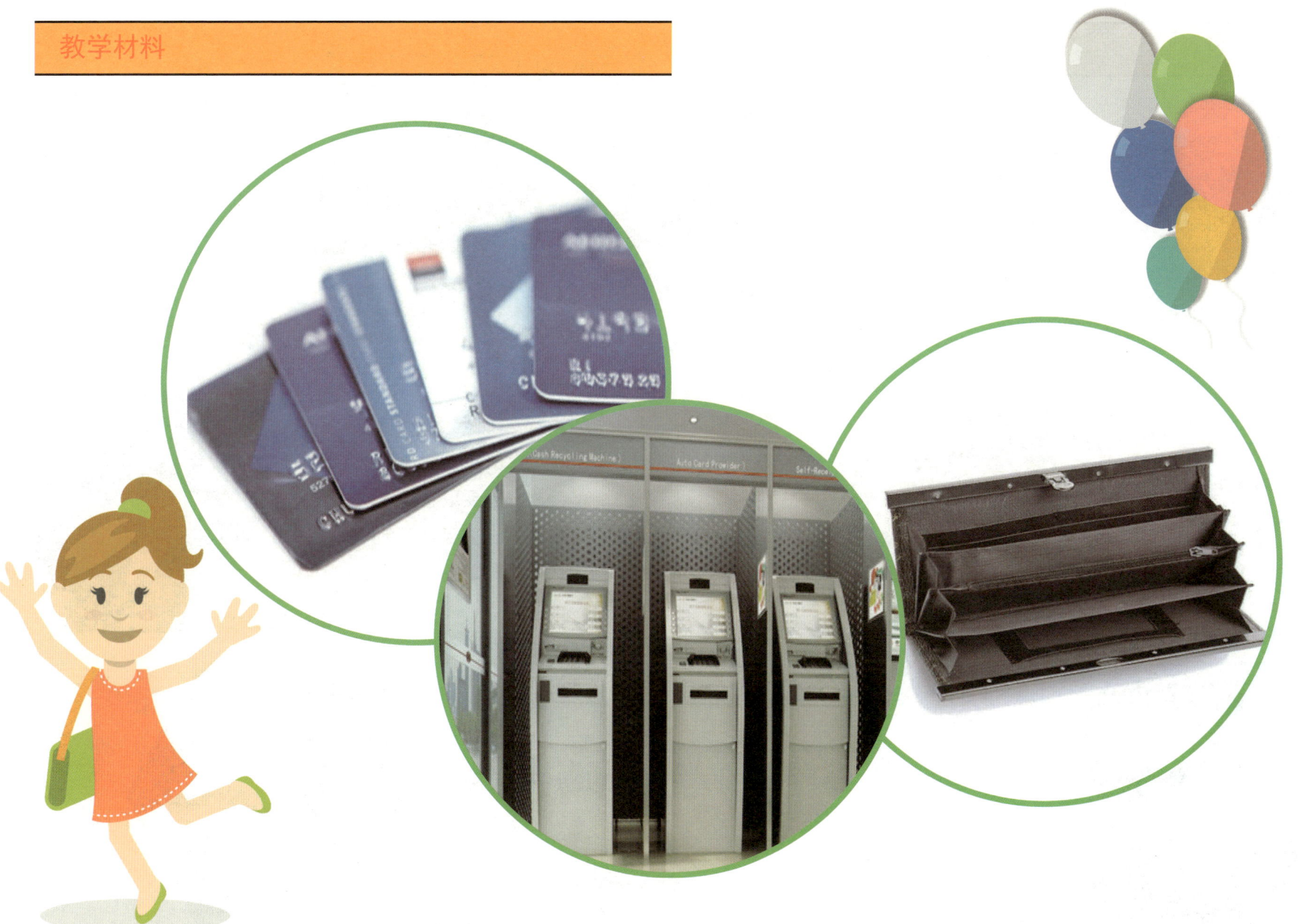

197

适应能力训练的辅助技术

训练流程

	小档案
训练时长	
辅助情况	

第1步：找到ATM机。 → 第2步：把银行卡插入ATM机的入卡口。 → 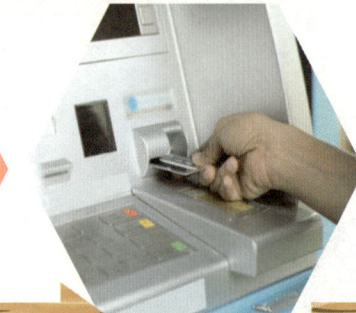 → 第3步：输入登录密码。 → 第4步：选择"取款"。

↓

第8步：快速取出机器里的现金，放入钱包。 ← 第7步：选择"打印凭条"。 ← 第6步：输入/选择取款金额。 ← 第5步：选择要取款的账户（如果有多个账户）。 ←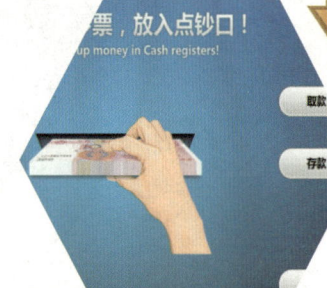

↓

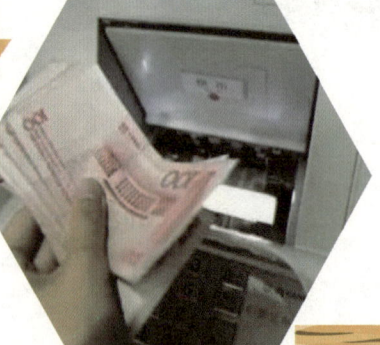 → 第9步：选择"查询余额"。 → 第10步：选择"取卡"。 →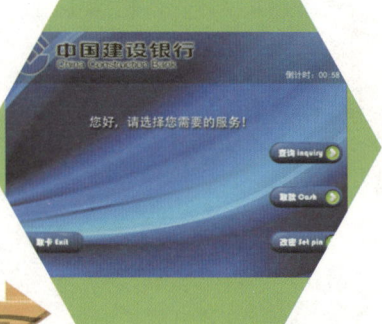

第七章 工作技能训练

05 使用 ATM 机存款

通过该技能的训练，患者应该能达到这样一种水平，即：当对患者说"去将现金存入 ATM 机"时，患者将独立通过 ATM 机把现金存入自己的账户。

扫描二维码，打印本技能训练配套表格

适应能力训练的辅助技术

教学材料

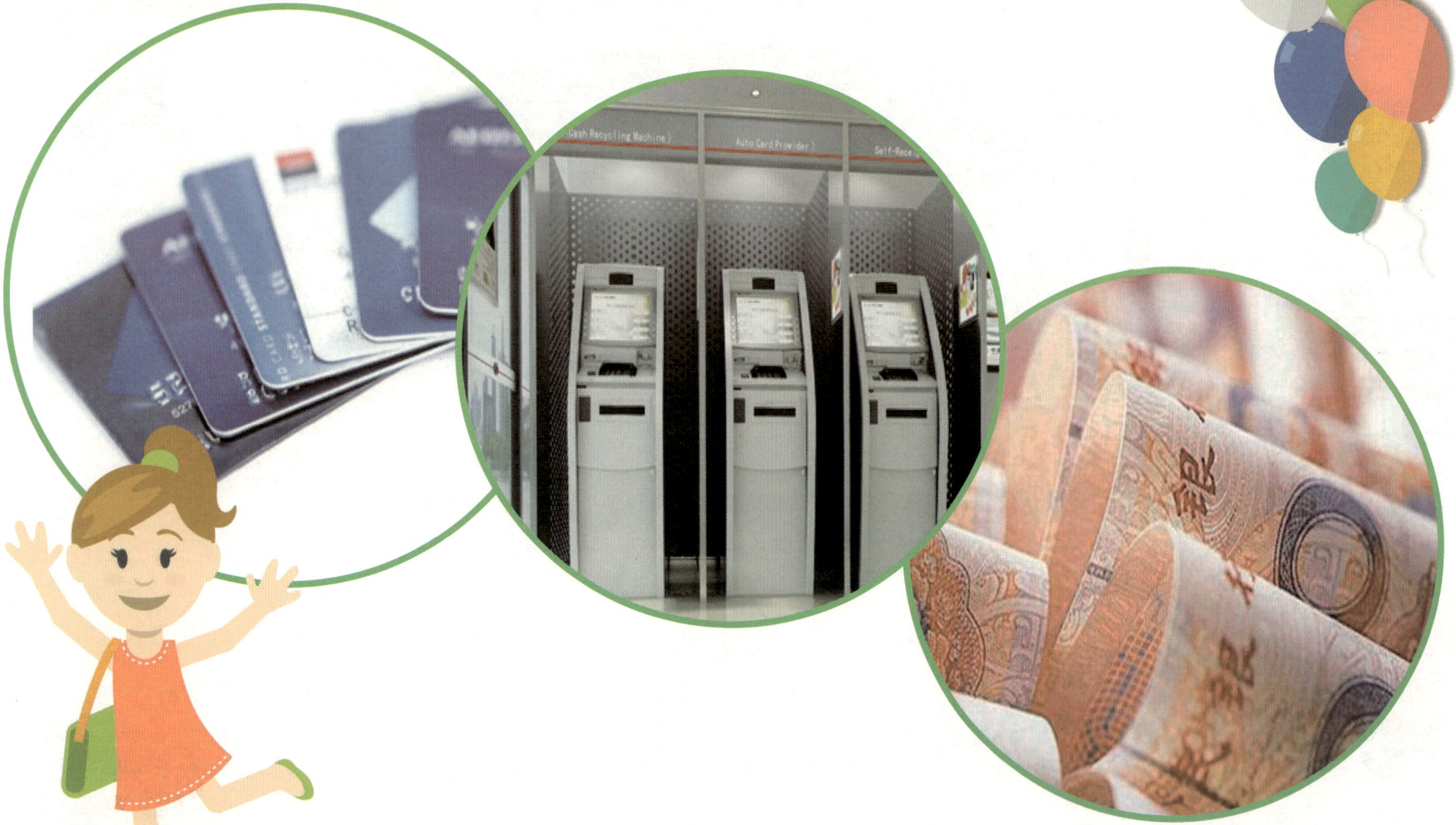

第七章 工作·技能训练

训练流程

小档案	
训练时长	
辅助情况	

第1步：找到 ATM 机。

第2步：把银行卡插入 ATM 机的入卡口。

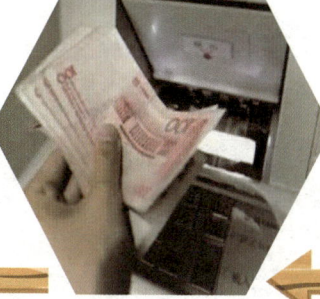

第3步：输入登录密码。

第4步：选择"存款"。

第5步：选择要存款的账户（如果有多个账户）。

第6步：将现金放入存钞口。

第7步：核对放入钞票的金额。

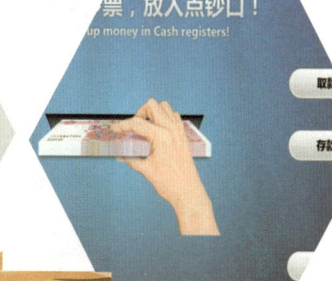

第8步：选择"打印凭条"。

第9步：选择"查询余额"。

第10步：选择"取卡"。

第11步：将银行卡和凭条放入钱包。

适应能力训练的辅助技术

泛化到银行
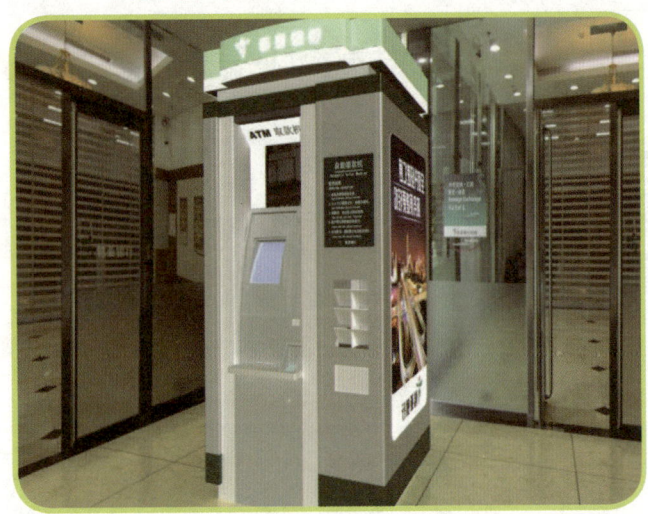

泛化到室外
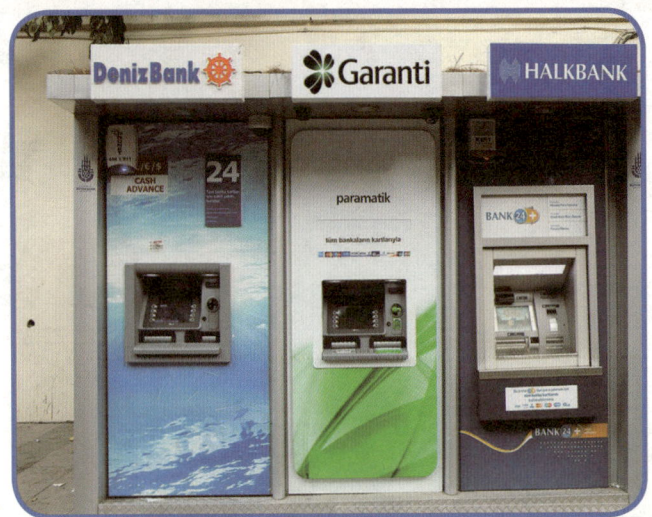

泛化到商场
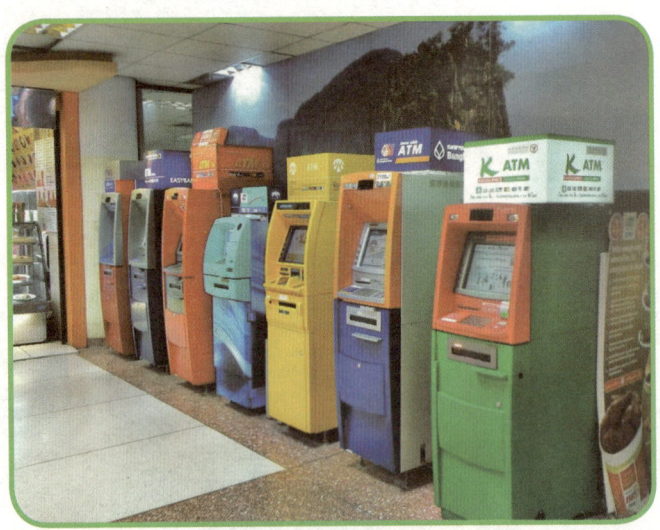

泛化到车站
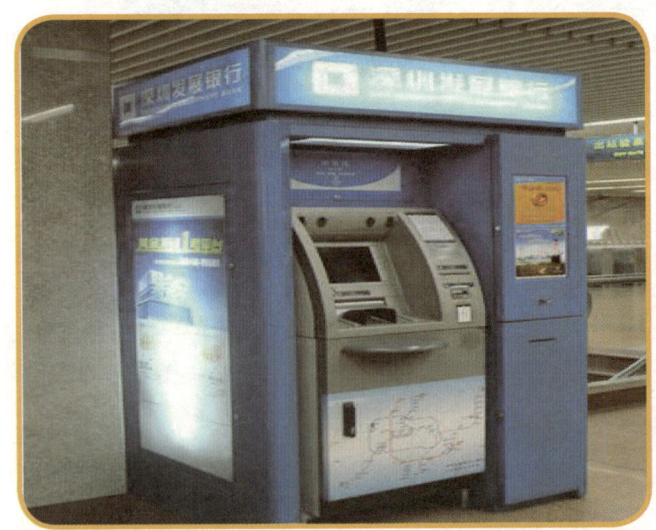

第七章 工作技能训练

06 到银行开户

该技能的训练目的是,患者可以独立去银行开一个个人账户。此技能可通过3步进行训练:第1步向患者讲解开户的正确步骤;第2步询问患者开户有哪些步骤;第3步进行角色扮演加深患者的理解。通过以上3个环节的训练,指派患者独立去附近的银行开一个账户。

扫描二维码,打印本技能训练配套表格

203

适应能力训练的辅助技术

教学材料

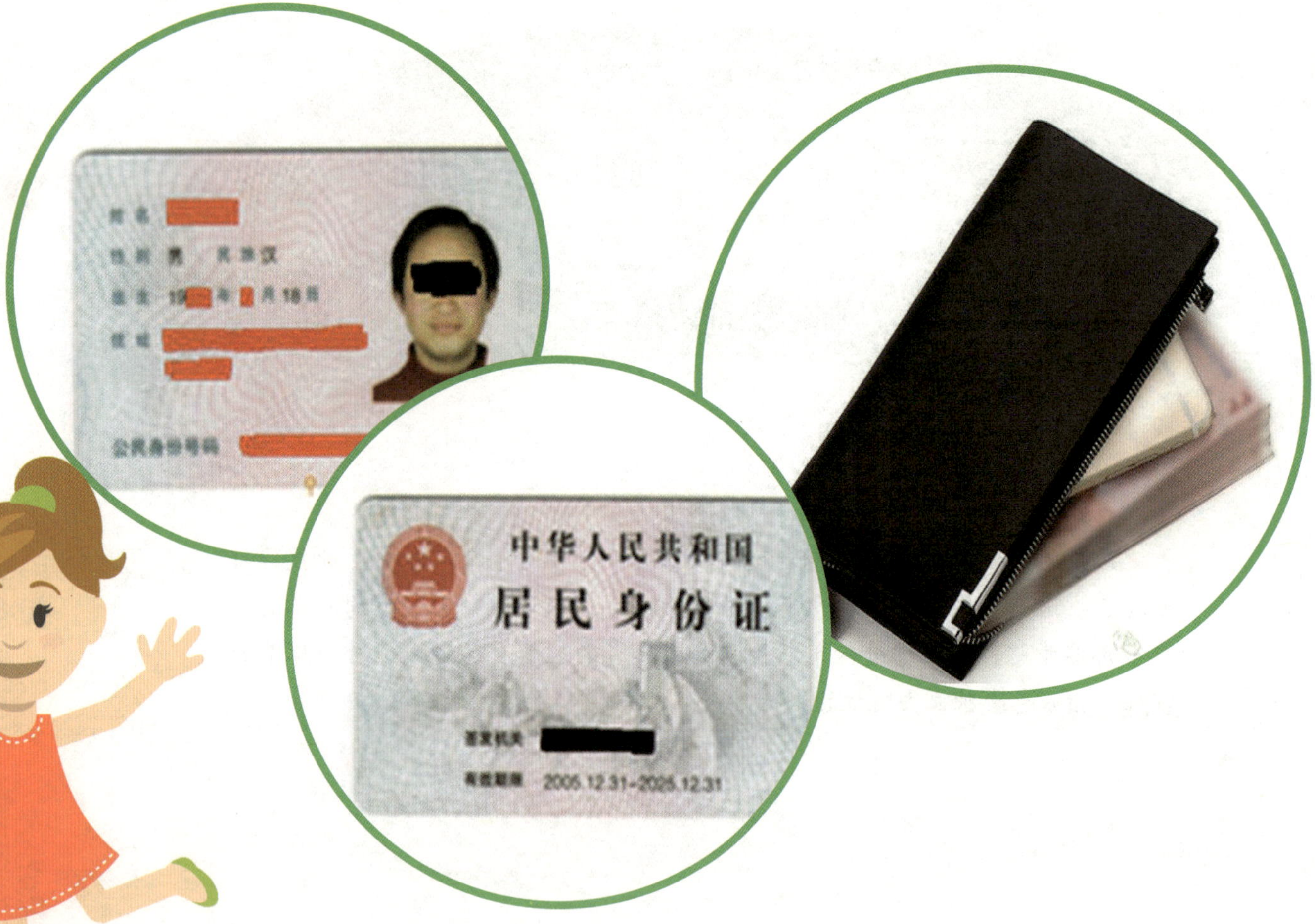

第七章 工作技能训练

训练方法示例

示例 1

银行开户流程。

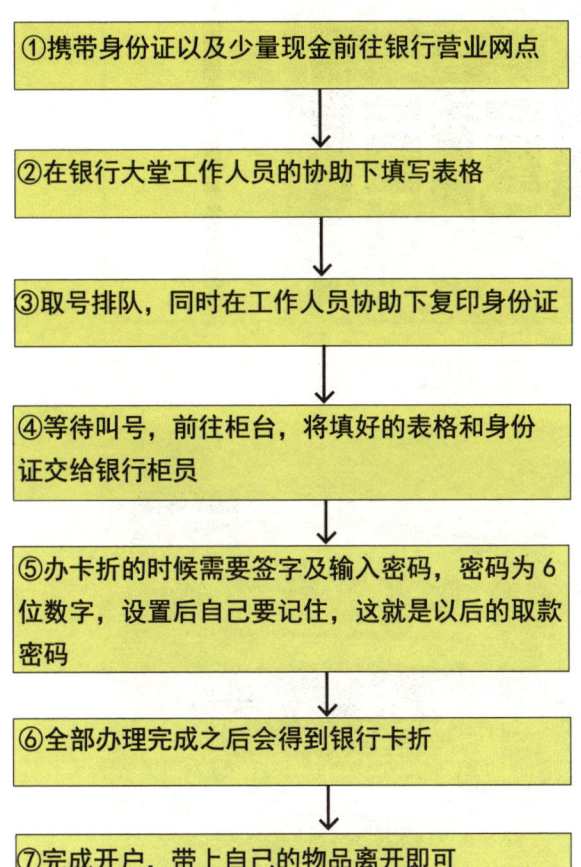

①携带身份证以及少量现金前往银行营业网点

②在银行大堂工作人员的协助下填写表格

③取号排队，同时在工作人员协助下复印身份证

④等待叫号，前往柜台，将填好的表格和身份证交给银行柜员

⑤办卡折的时候需要签字及输入密码，密码为6位数字，设置后自己要记住，这就是以后的取款密码

⑥全部办理完成之后会得到银行卡折

⑦完成开户，带上自己的物品离开即可

示例 2

去附近银行开一个个人账户。

小档案	
训练时长	
辅助情况	

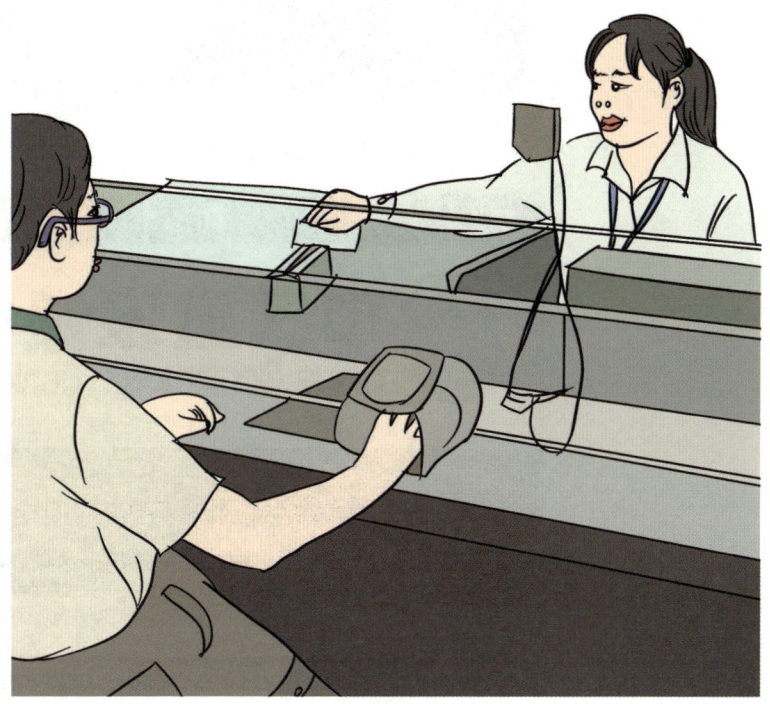

205

泛化到交通银行

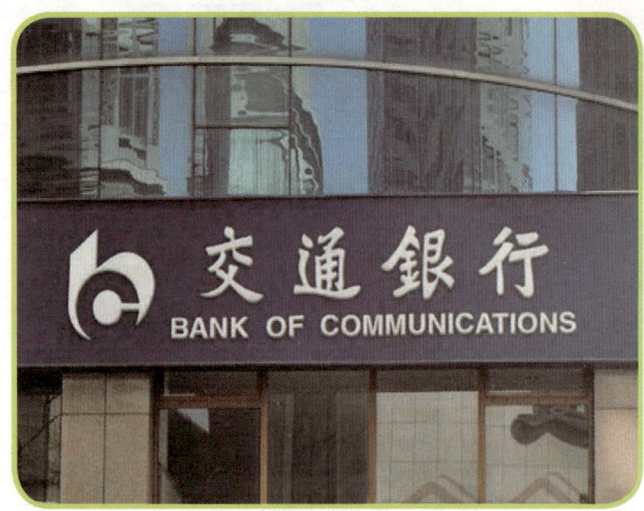

泛化到农业银行

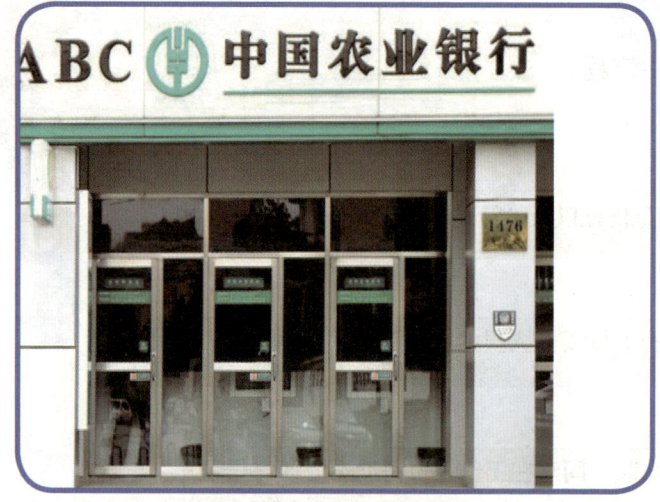

泛化到建设银行

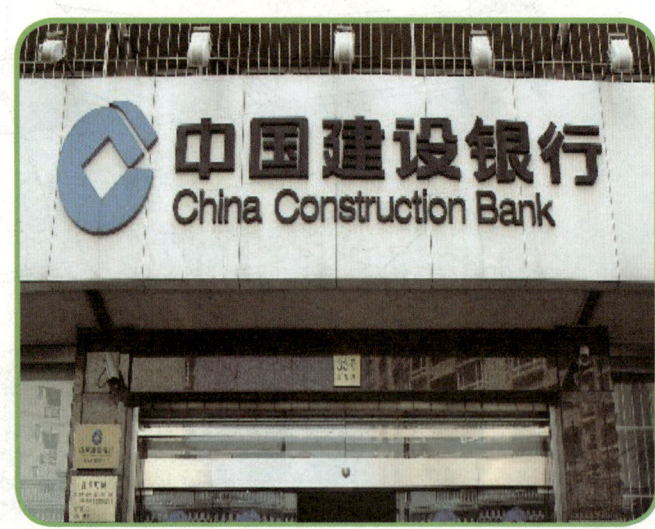

泛化到工商银行

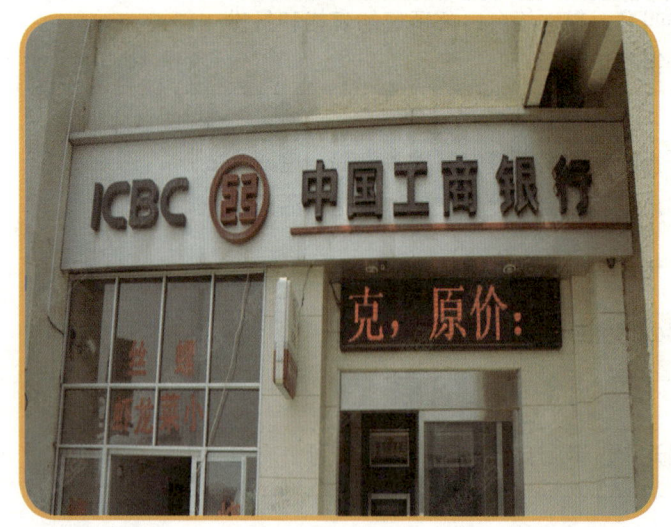

第七章 工作技能训练

07 微信或支付宝支付

通过该技能的训练,患者应该能达到这样一种水平,即:当对患者说"给××(某某)微信/支付宝转账100元"时,患者能够正确转出。

扫描二维码,打印本技能训练配套表格

教学材料

15:28
转账
转账金额
¥
添加转账说明
转账
15:29
转到支付宝账户
转账记录
转账金额
¥
添加备注(50字以内)
确认转账

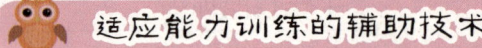

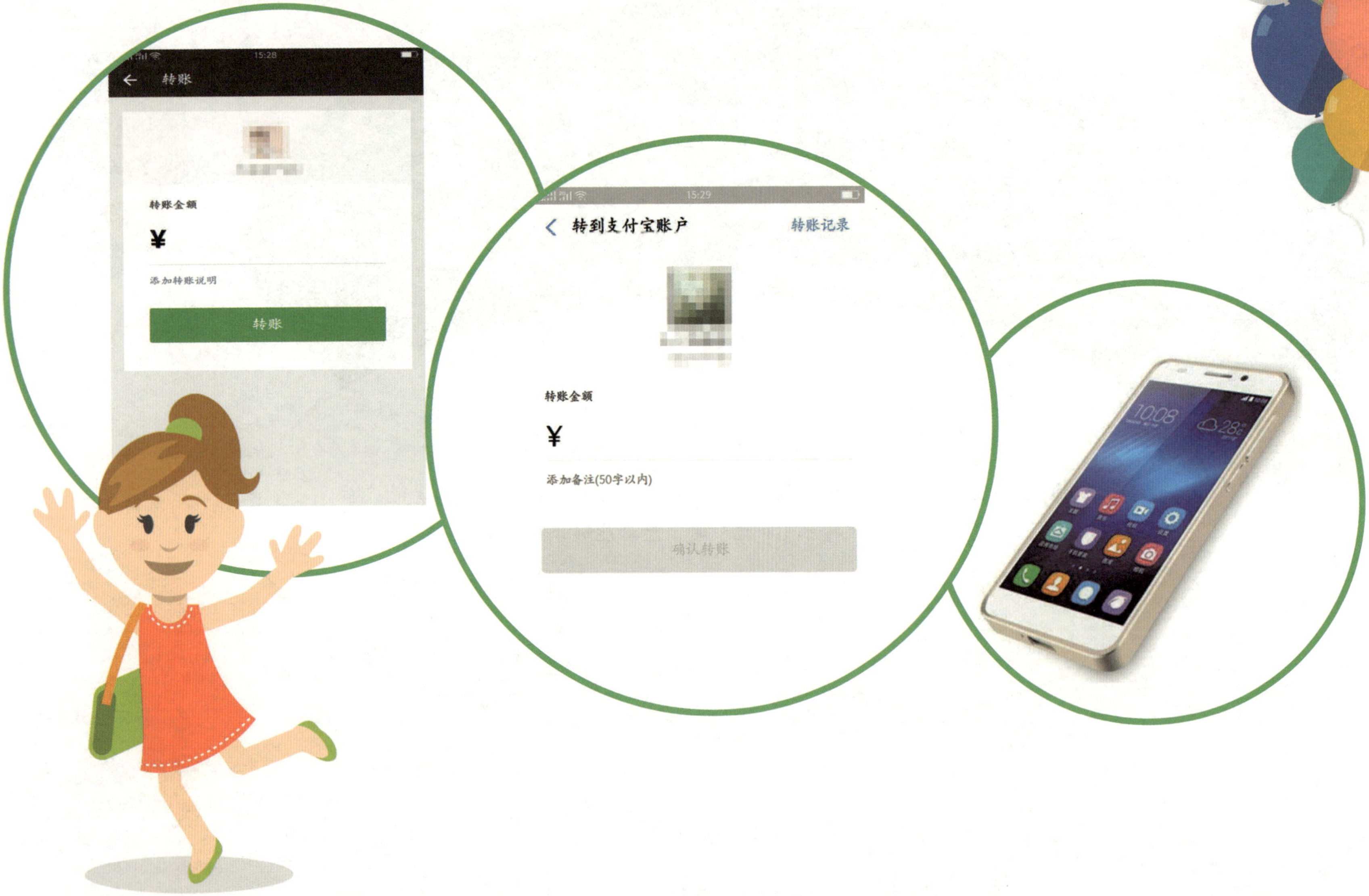

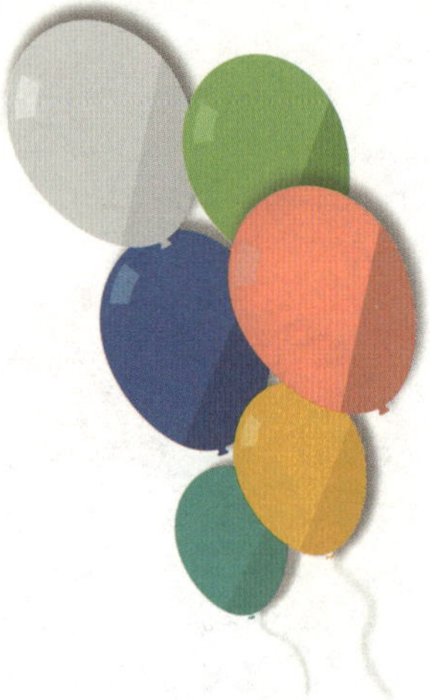

第七章 工作技能训练

训练流程

小档案	
训练时长	
辅助情况	

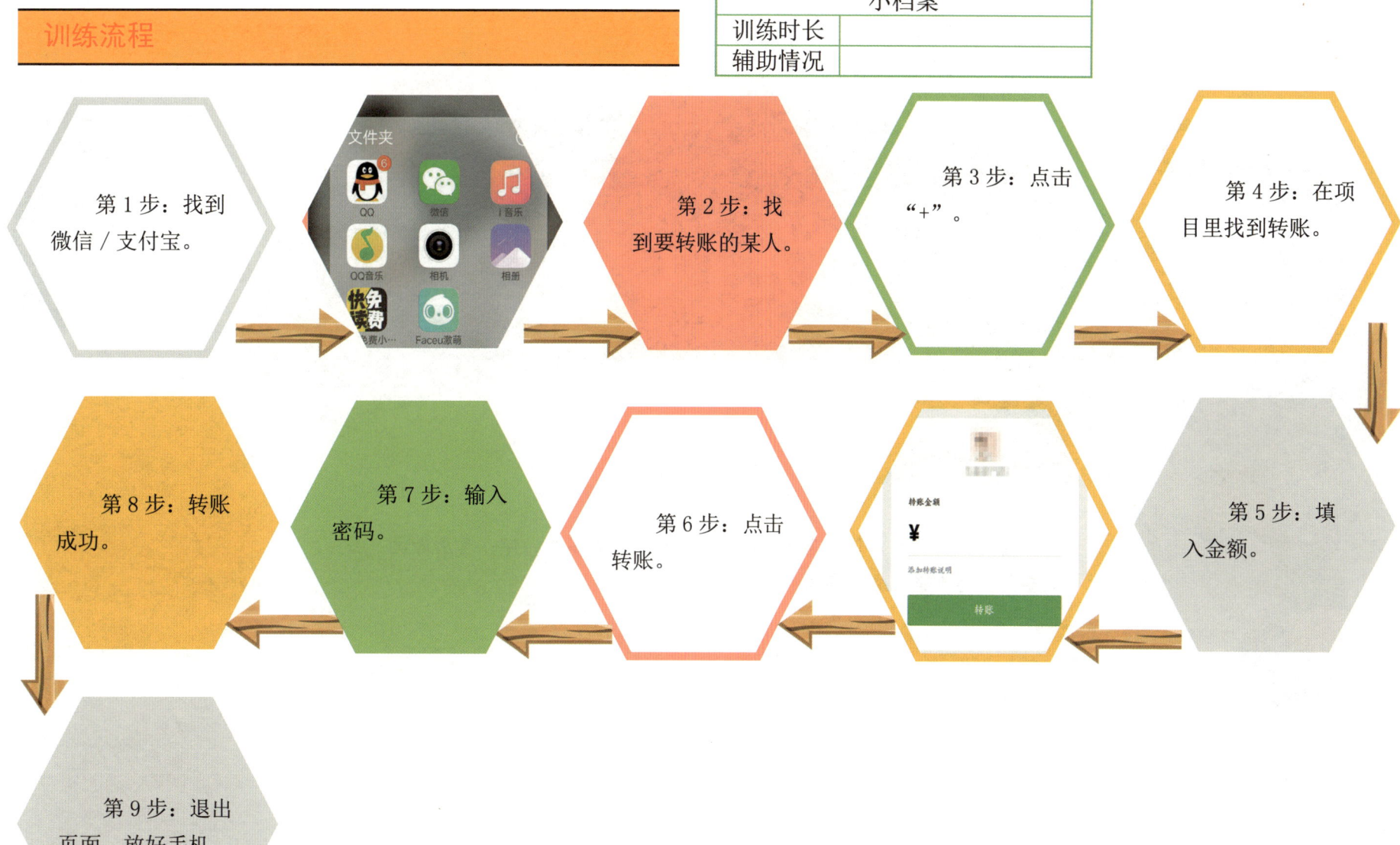

第1步：找到微信／支付宝。

第2步：找到要转账的某人。

第3步：点击"+"。

第4步：在项目里找到转账。

第5步：填入金额。

第6步：点击转账。

第7步：输入密码。

第8步：转账成功。

第9步：退出页面，放好手机。

适应能力训练的辅助技术

08 洗汽车

通过该技能的训练,患者应该能达到这样一种水平,即:对患者说"去洗车",患者将完成洗车任务。

扫描二维码,打印本技能训练配套表格

第七章
工作技能训练

教学材料

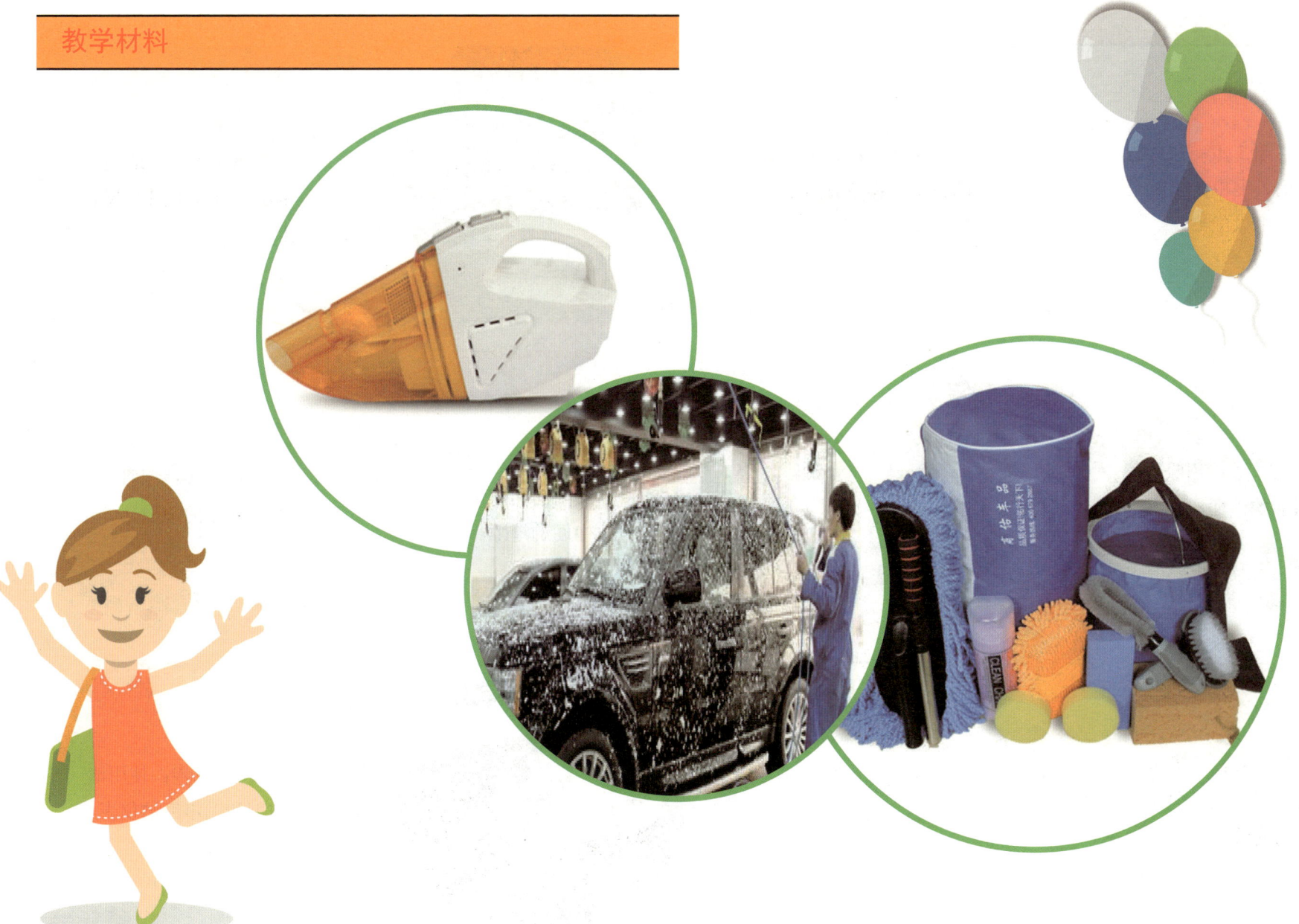

适应能力训练的辅助技术

训练流程

第1步：找到清洗剂、毛巾、垃圾袋和真空吸尘器。 → 第2步：将车里的设备和物品放回原处。 → 第3步：将垃圾放入垃圾袋。 → 第4步：将地垫拿出，抖掉上面的灰尘。

第7步：用吸尘器吸后面的地面。 ← 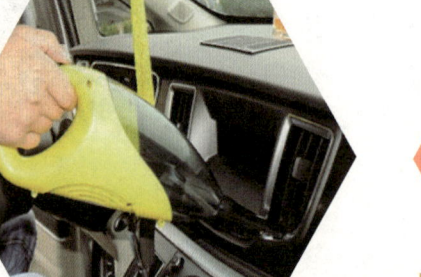 ← 第6步：用吸尘器吸前面的座位和座位中间的缝隙。 ← 第5步：用吸尘器吸前面的地面。

第8步：用吸尘器吸后面的座位和座位中间的缝隙。 → 第9步：用吸尘器吸犄角旮旯。 → 第10步：使用清洁剂和毛巾清洁仪表和后视镜。

第七章
工作技能训练

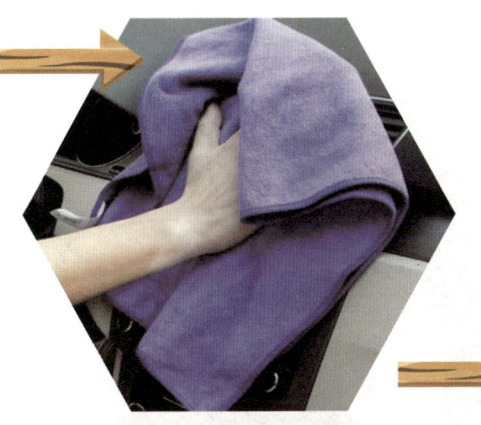

→ 第11步：使用清洁剂和毛巾清洁前面的窗户。→

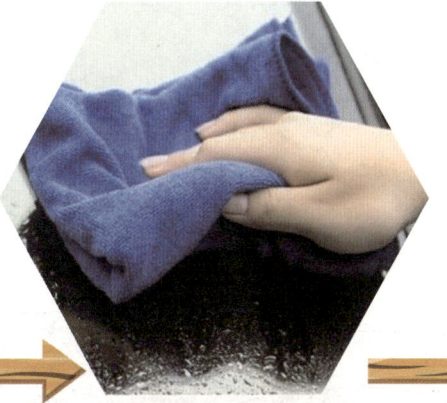

→ 第12步：使用清洁剂和毛巾清洁左右窗户。

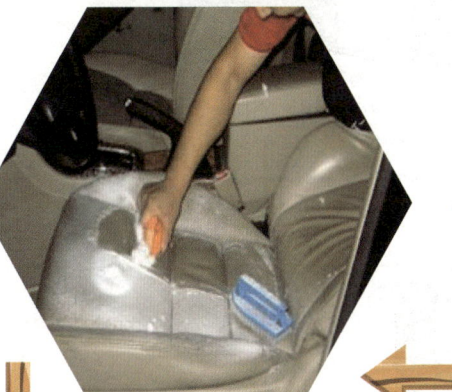

← 第15步：根据座椅的材料，使用清洁剂和毛巾清洁汽车的座位。 ← 第14步：使用清洁剂和毛巾清洁汽车的表面。 ← 第13步：使用清洁剂和毛巾清洁后面的窗户。

第16步：更换干净的脚垫。 →

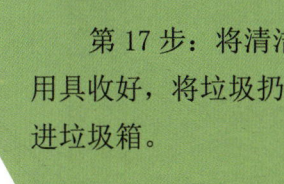

→ 第17步：将清洁用具收好，将垃圾扔进垃圾箱。

小档案	
训练时长	
辅助情况	

213

适应能力训练的辅助技术

泛化到停车场

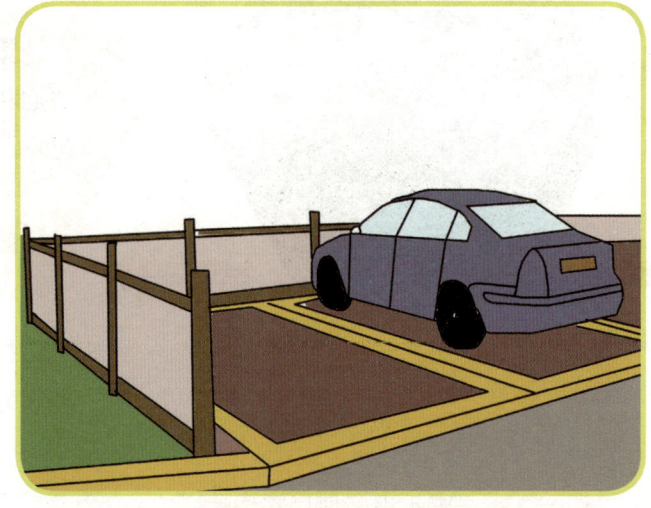

泛化到车库

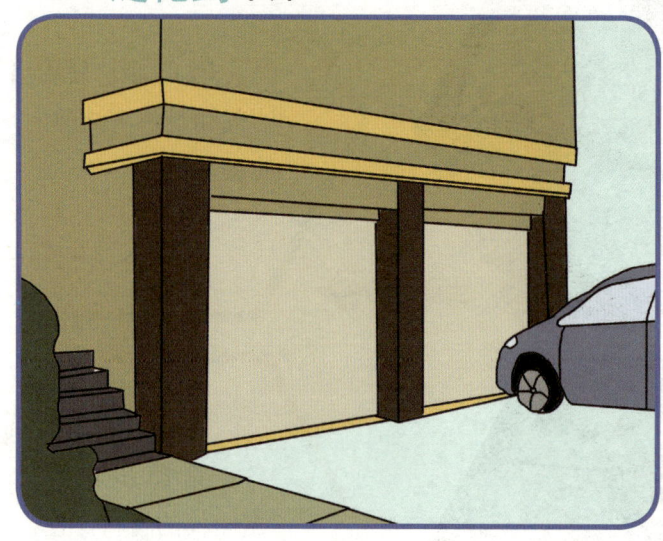

泛化到洗车房

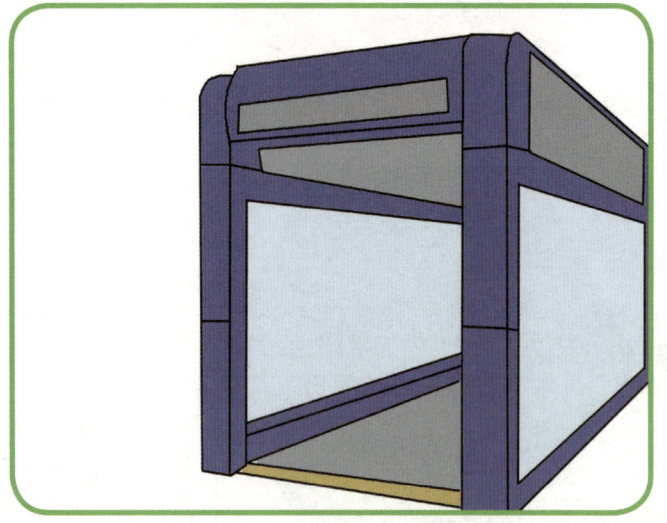

泛化到洗车店

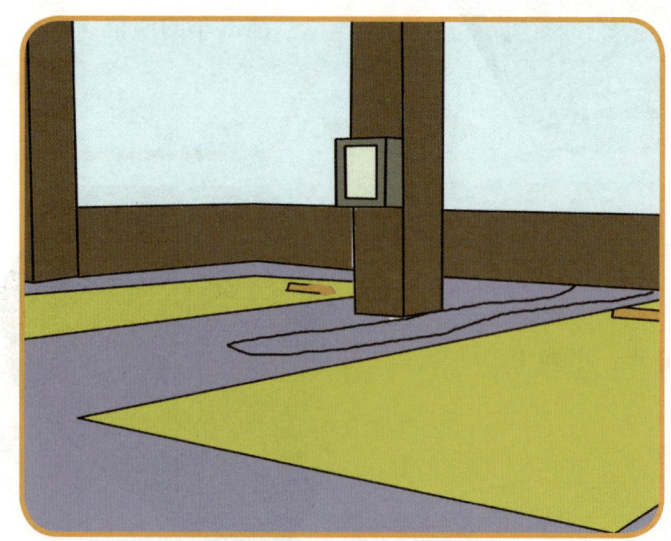

第七章 工作技能训练

09 检查汽车机油以及加机油

通过该技能的训练，患者应该能达到这样一种水平，即：对患者说"去检查汽车的机油"，患者将去检查汽车机油，需要的话给汽车加机油。

扫描二维码，打印本技能训练配套表格

适应能力训练的辅助技术

教学材料

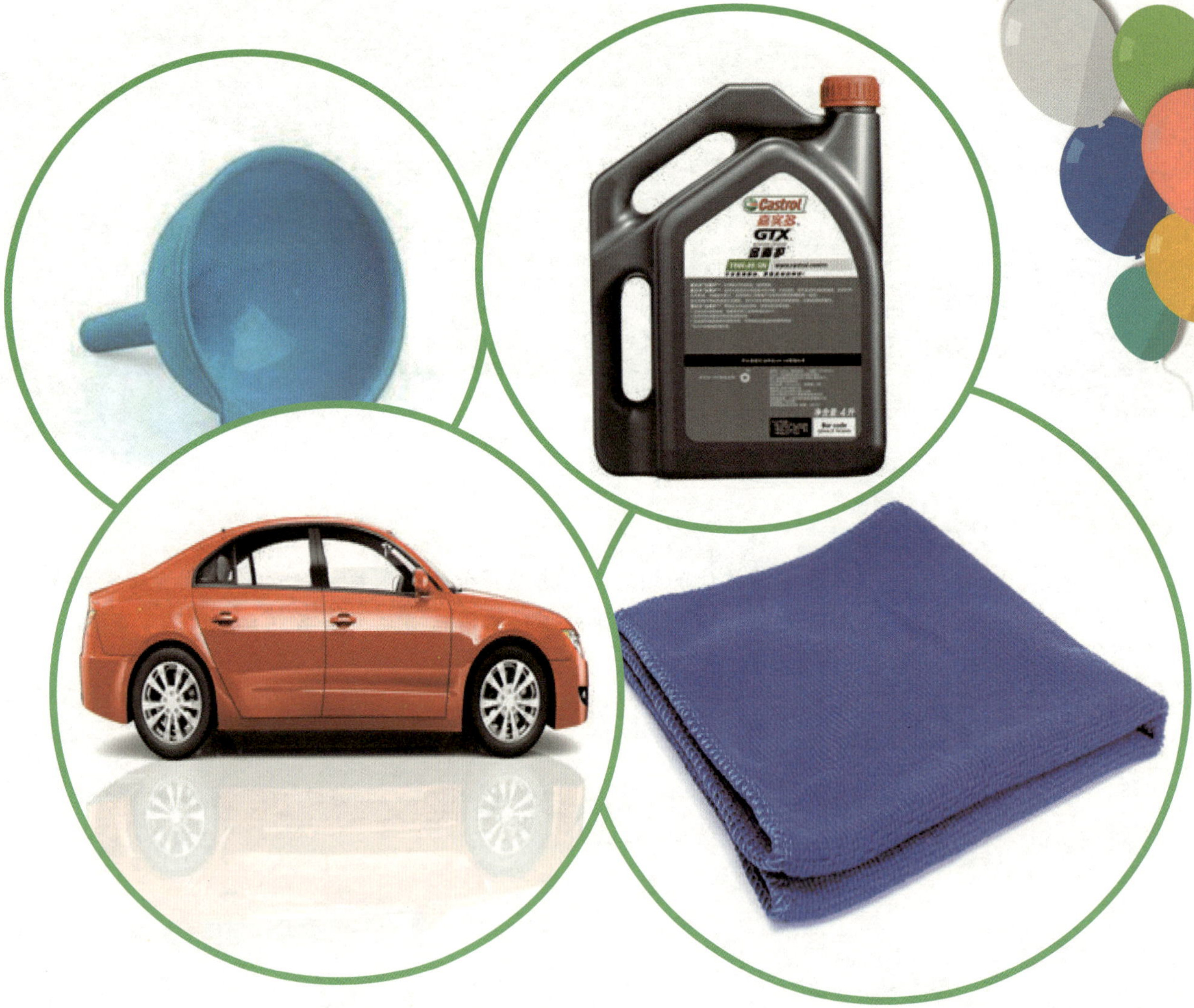

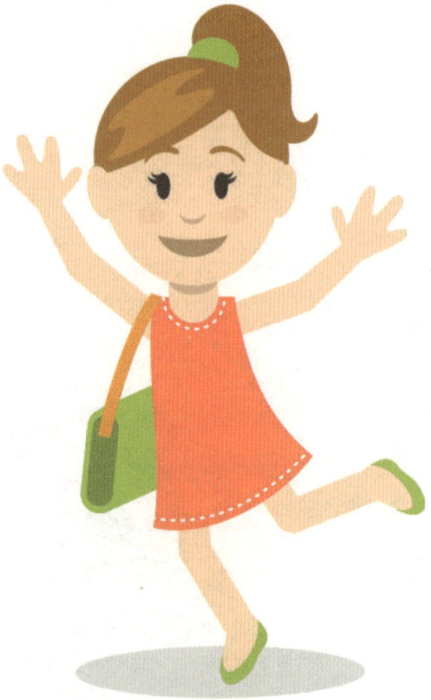

第七章
工作技能训练

训练流程

小档案	
训练时长	
辅助情况	

第1步：找到机油、漏斗、擦手巾和车钥匙。

→ 第2步：打开车门，将钥匙放入口袋，进入车内。

→ 第3步：打开车的引擎盖。

→ 第4步：站到引擎盖下，放开引擎盖。

→ 第5步：抬起引擎盖。

↓

第9步：用纸巾将机油尺擦干净。

← 第8步：拔出机油尺。

←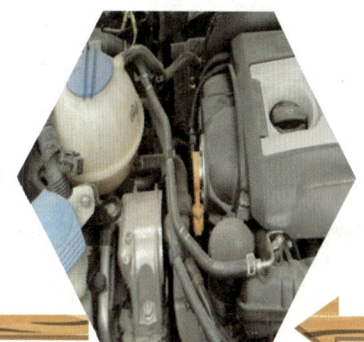

← 第7步：找到机油尺。

← 第6步：使引擎盖保持站立。

↓

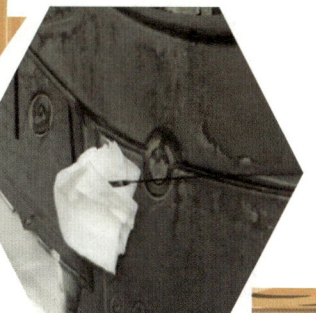

→ 第10步：再将机油尺插回去。

→ 第11步：再拔出来机油尺。

→ 第12步：看机油的位置。

→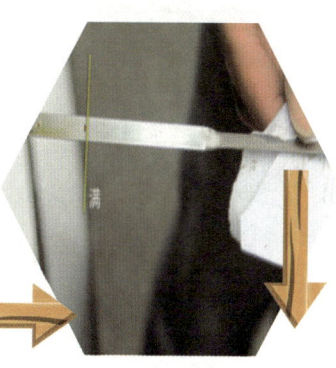

217

适应能力训练的辅助技术

第13步：测量2次以确保结果的可靠性。

第14步：查看用户手册看是否需要加注机油。

第15步：如果油量不达标，则加入机油。

第16步：找到机油加注口。

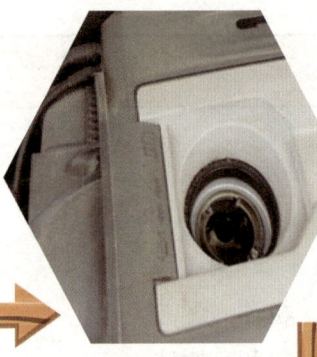

第17步：打开加油盖，将盖子放到一边。

第18步：拿来机油和漏斗。

第19步：按需要倒入机油。

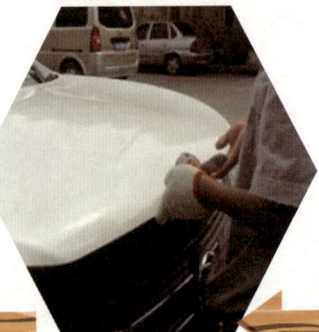

第20步：放下油罐，盖上油罐盖。

第21步：取下漏斗，盖上机油盖。

第22步：清除发动机上的异物。

第23步：盖上引擎盖。

第24步：锁车，将用具放回原处。

第七章 工作技能训练

10 检查汽车玻璃水以及加玻璃水

通过该技能的训练，患者应该能达到这样一种水平，即：对患者说"去检查汽车的玻璃水"，患者将去检查汽车玻璃水，需要的话给汽车加玻璃水。

扫描二维码，打印本技能训练配套表格

适应能力训练的辅助技术

教学材料

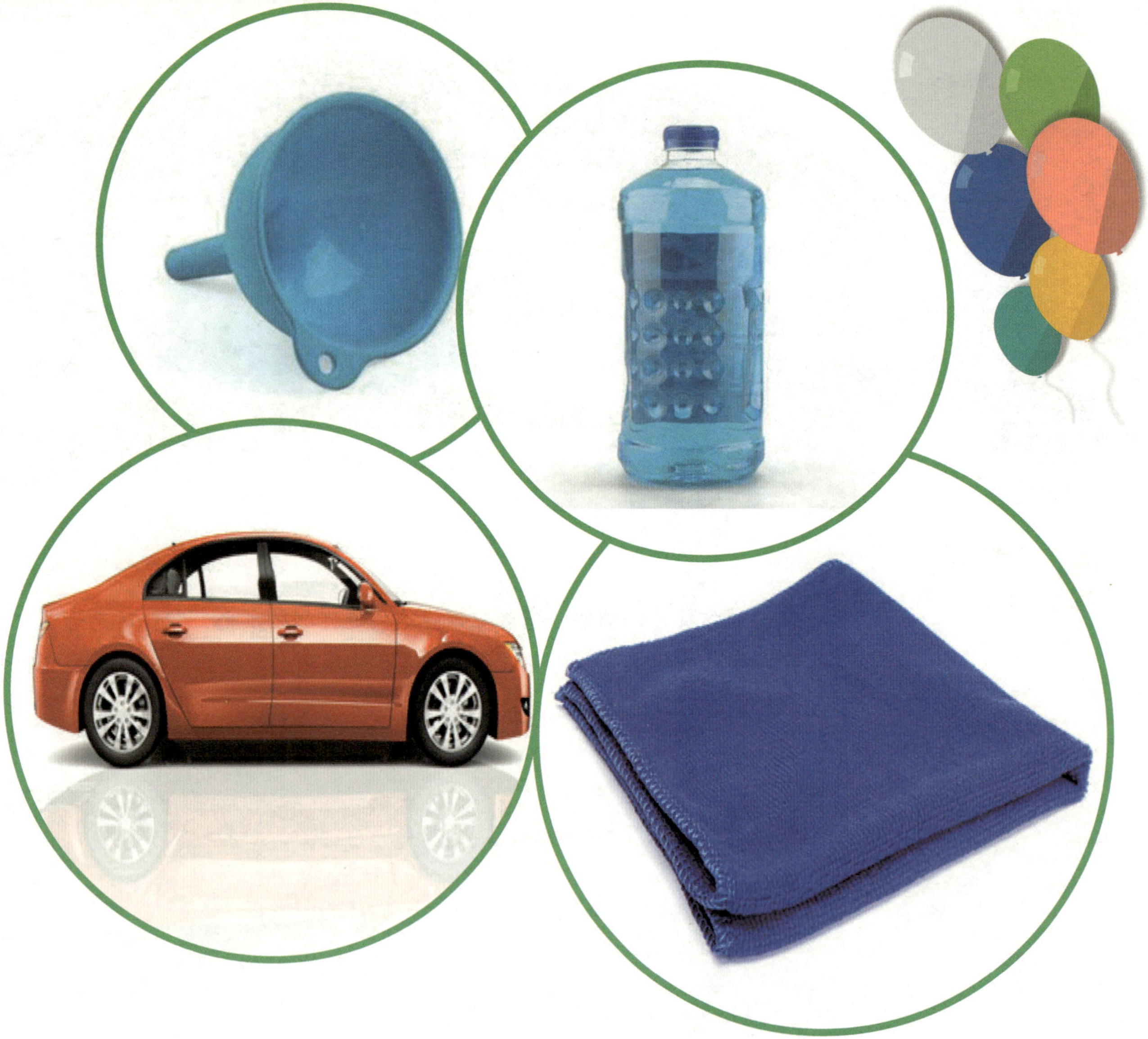

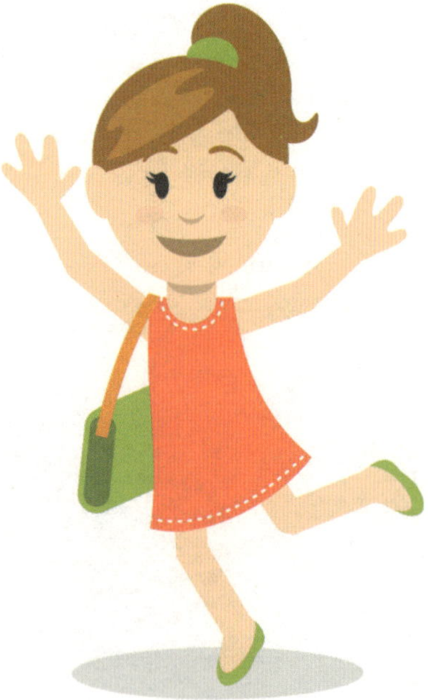

第七章
工作技能训练

训练流程

小档案	
训练时长	
辅助情况	

第1步：找到玻璃水、漏斗和车钥匙。 → 第2步：打开车门，将钥匙放入口袋，进入车内。 → 第3步：找到机盖的开关。 →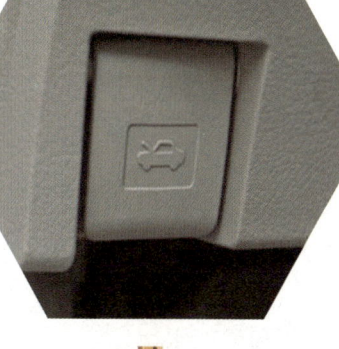

↓

第6步：使引擎盖保持站立。 ← 第5步：抬起引擎盖。 ← 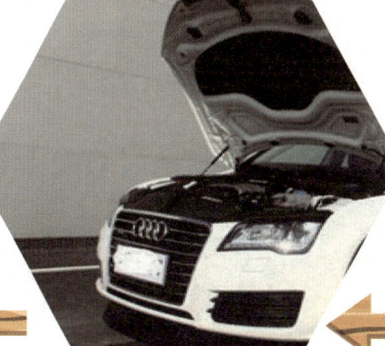 ← 第4步：轻轻拉动开关。

适应能力训练的辅助技术

第7步：找到汽车雨刷液容器。

第8步：检查是否需要加玻璃水。

第9步：找到喷水壶。

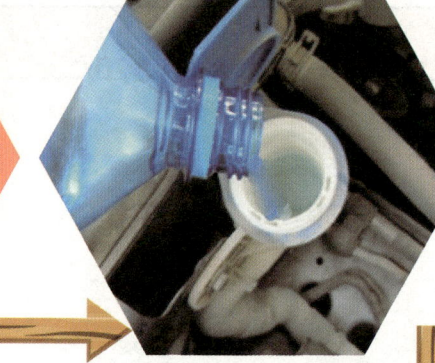

第12步：拿走漏斗和玻璃水。

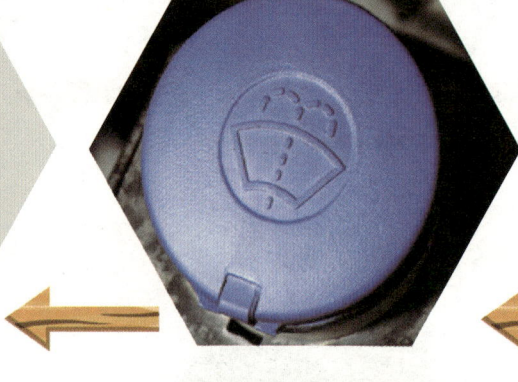

第11步：将玻璃水倒入壶内。

第10步：打开喷水壶盖。

第13步：盖上喷水壶盖。

第14步：清除周围的异物。

第15步：盖上引擎盖。

第16步：锁车，将用具放回原处。

11 完成一份个人简历

第七章
工作技能训练

通过该技能的训练,患者应该能达到这样一种水平,即:给患者一份个人简历,说"完成这份个人简历",患者将按表格要求填写所有细节。

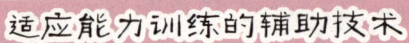

教学材料

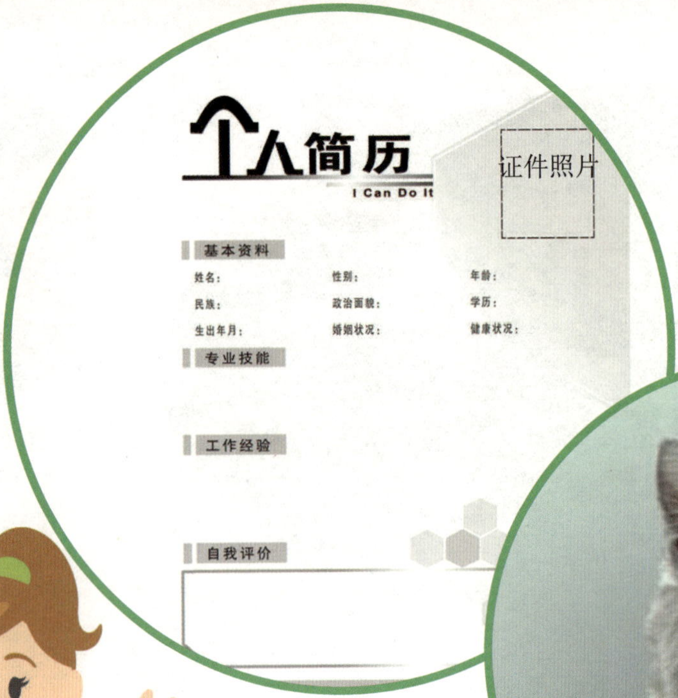

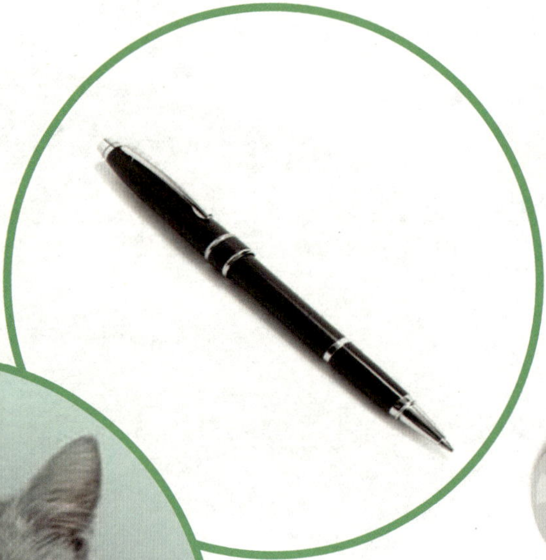

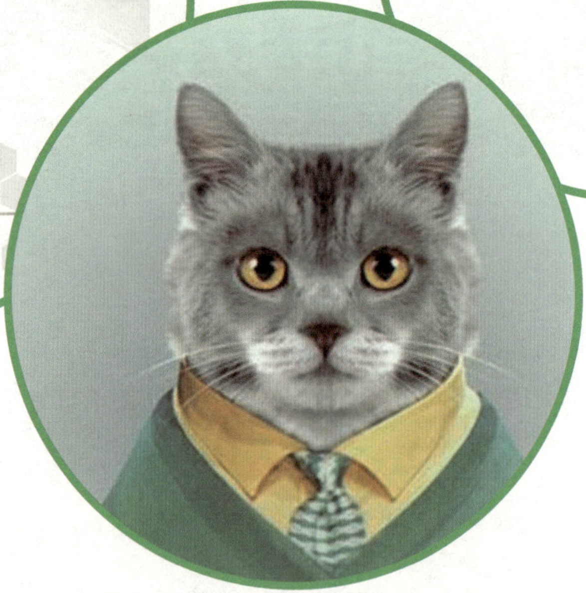

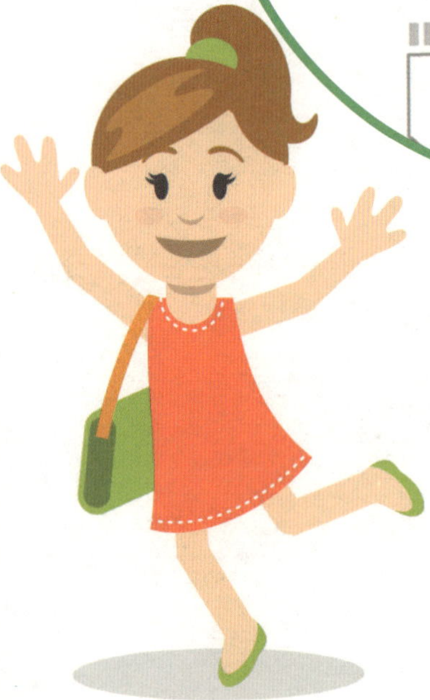

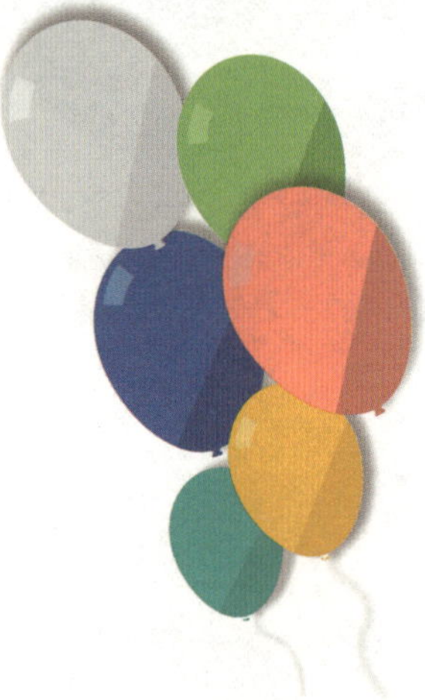

第七章 工作技能训练

训练流程

小档案	
训练时长	
辅助情况	

第1步：在指定处填写姓名和性别。 → 第2步：在指定处填写手机号和地址。 → 第3步：在指定处填写身份证号。 → 第4步：填写年龄和民族。

↓

第8步：填写专业技能。 ← 第7步：填写健康状况。 ← 第6步：填写出生年月。 ← 第5步：填写教育程度和教育历史。

↓

第9步：填写工作经验。 → 第10步：填写自我评价或申请工作的理由。 → 第11步：贴上照片。 → 第12步：检查整个表格，保证所有内容都填写完毕。

适应能力训练的辅助技术

12 烤饼干

通过该技能的训练,患者应该能达到这样一种水平,即:对患者说"去烤巧克力饼干",患者将独立完成烤巧克力饼干的任务。

扫描二维码,打印本技能训练配套表格

第七章 工作技能训练

烘焙食材：面粉、糖、巧克力、鸡蛋、香草、棕糖、黄油、盐、小苏打等。

烘焙工具：天平秤、烤盘、小碗、搅拌勺、搅拌器、量杯、微波炉手套、三脚架、烤箱、食谱等。

教学材料

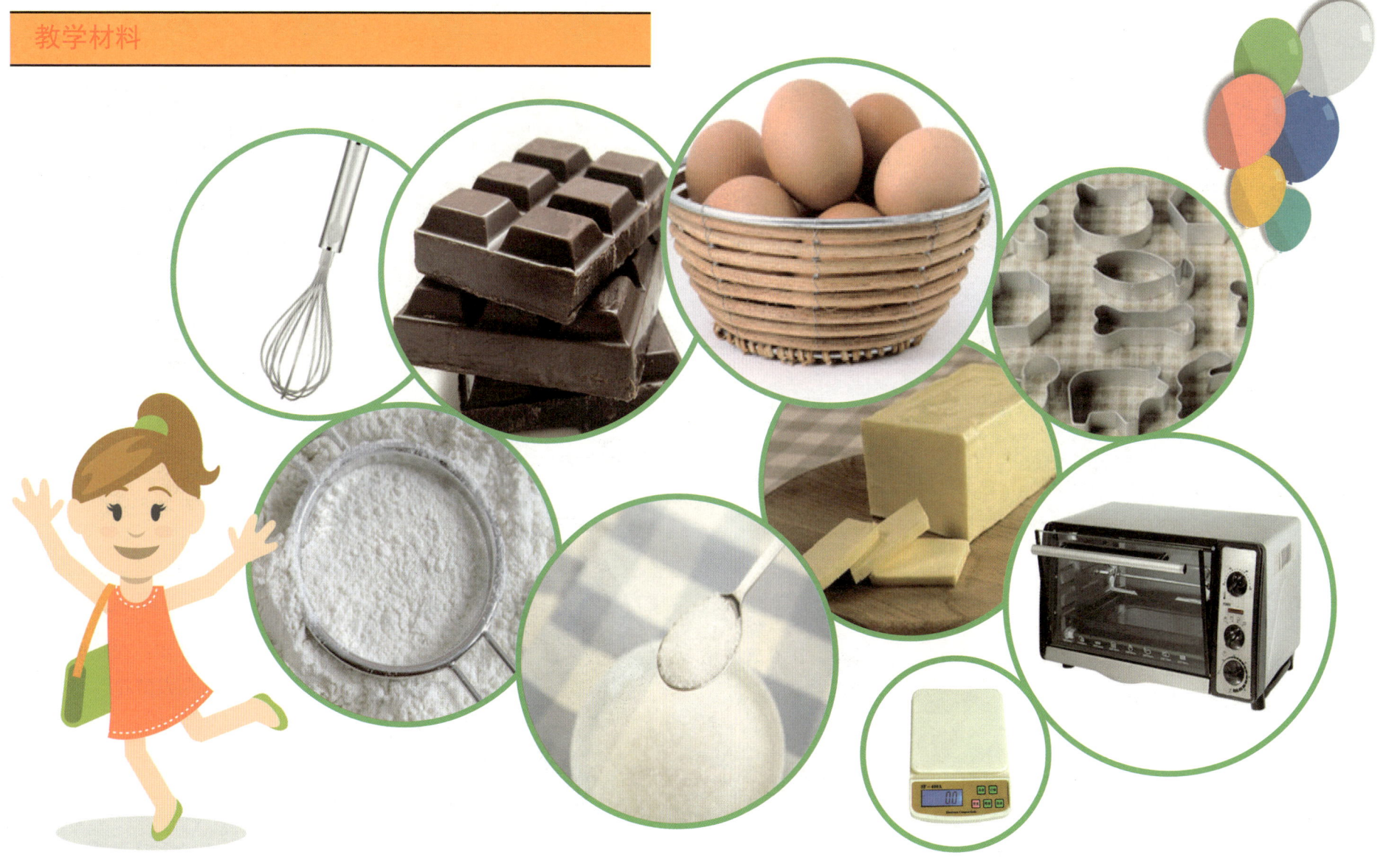

适应能力训练的辅助技术

训练流程

小档案	
训练时长	
辅助情况	

第1步：将烤箱预热到175℃。 → 第2步：准备烘焙工具。 → 第3步：准备烘焙食材。 → 第4步：将2杯面粉倒入小碗中。

↓

第7步：放入2块黄油，开始搅拌。 ← 第6步：接着放入1勺盐。 ← 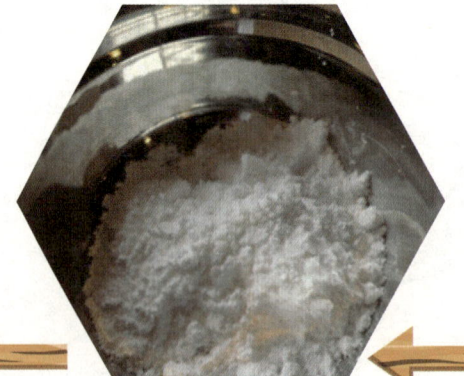 ← 第5步：在碗里放入1勺发酵粉。

第七章
工作技能训练

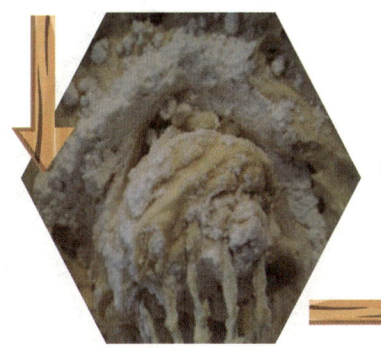 → 第8步：搅拌过程中放入3/4杯砂糖。 → 第9步：放入3/4杯红糖，继续搅拌。 → 第10步：放入1勺香精。 → 第11步：倒入奶油和香草。

第15步：放入1袋巧克力。 ← 第14步：将它们搅拌均匀。 ← 第13步：放入第2个鸡蛋，继续搅拌。 ← 第12步：放入第1个鸡蛋，继续搅拌。

第16步：将巧克力搅拌在食材里。 → 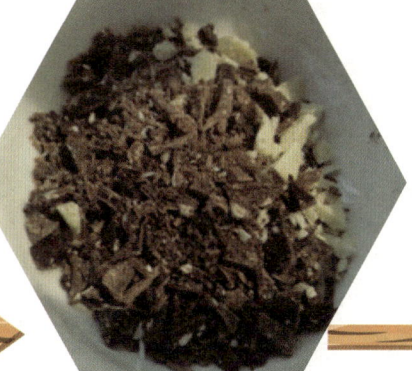 → 第17步：找到烤盘。 → 第18步：将食材捏成小团。

适应能力训练的辅助技术

第19步：将面团放入模具，刻出可爱的形状。

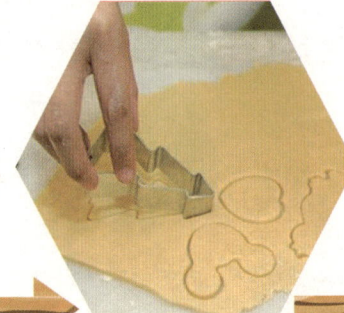

第20步：将生饼干片放入烤盘中。

第21步：将烤盘放入烤箱。

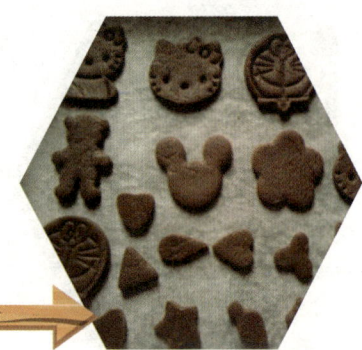

第24步：时间到了，戴上手套，取出烤盘。

第23步：烤制期间，将工具和食材整理干净。

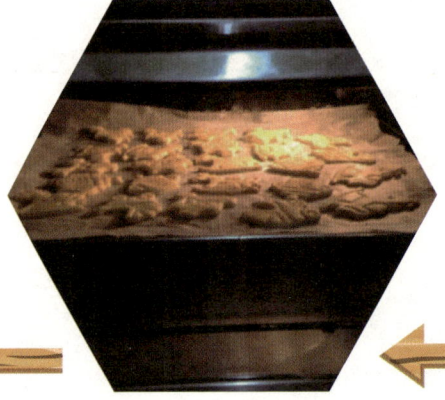

第22步：烤制11分钟。

第25步：让烤盘里的饼干冷却5分钟。

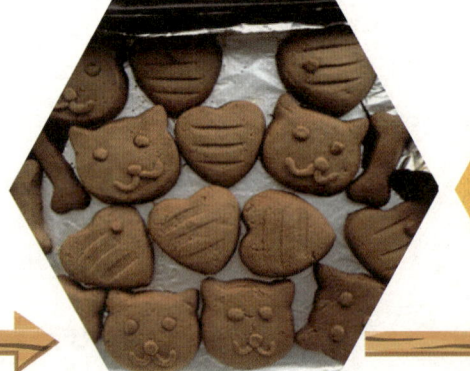

第26步：从烤盘里取出饼干。

第27步：试吃饼干。

13 上网找菜谱

通过该技能的训练,患者应该能达到这样一种水平,即:让患者坐在电脑前,说"上网找菜谱",患者将从网上找到菜谱,并打印出来。

扫描二维码,打印本技能训练配套表格

适应能力训练的辅助技术

教学材料

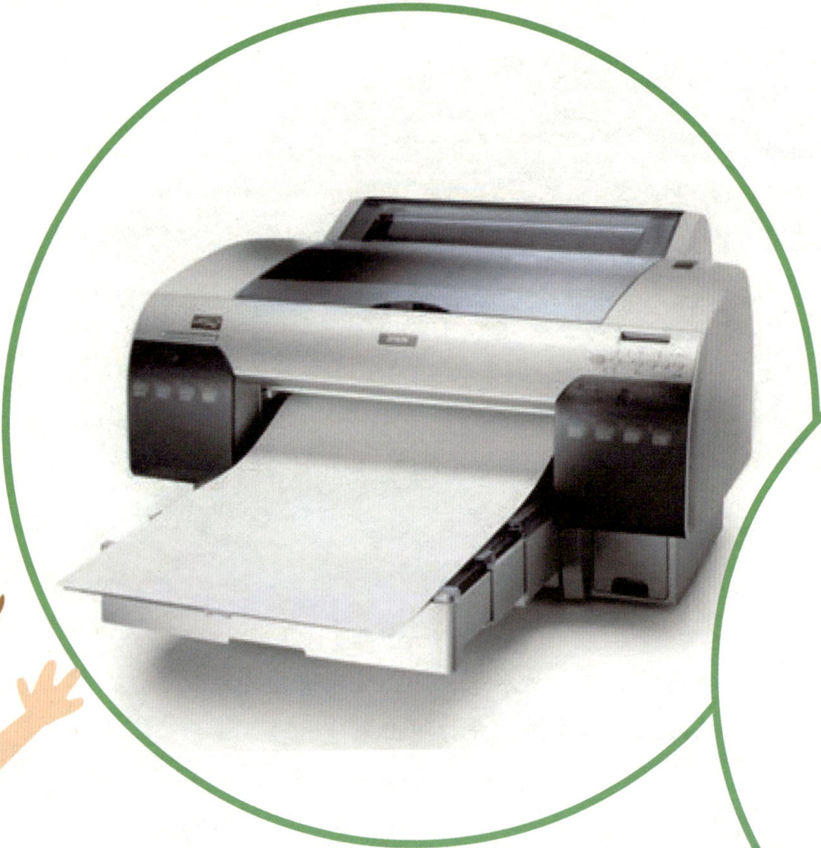

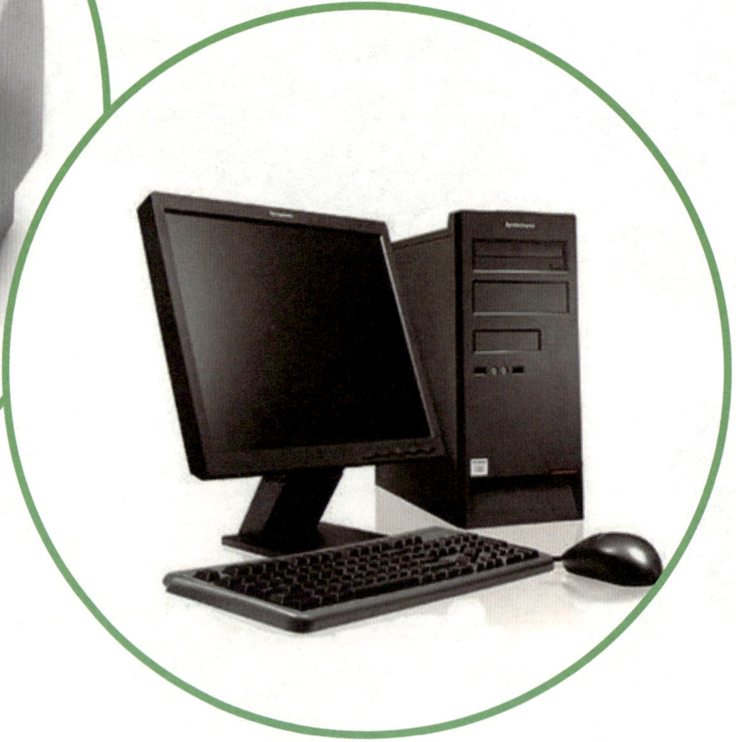

第七章
工作技能训练

训练流程

小档案	
训练时长	
辅助情况	

第1步：确定想要的菜谱。

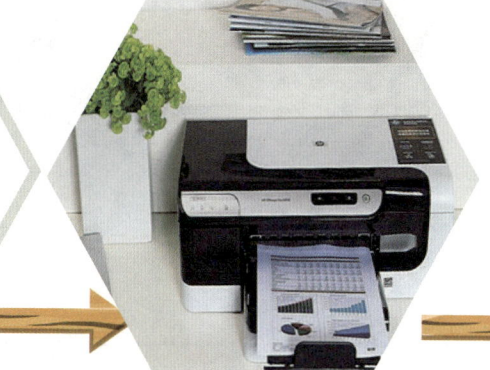

第2步：在搜索引擎内键入菜谱名。

第3步：考虑是否拥有这个菜谱里的所有食材。

第4步：考虑是否拥有所需工具。

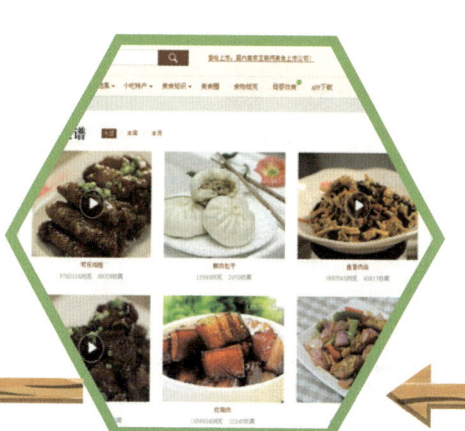

第5步：打印菜谱。

适应能力训练的辅助技术

拓展到粥谱

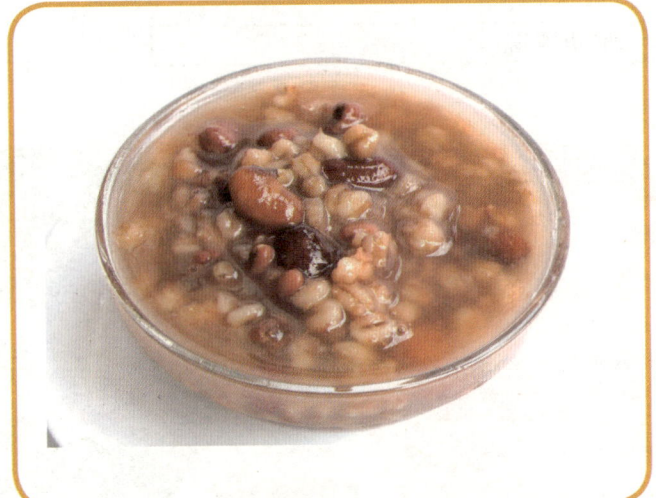

拓展到蛋糕谱

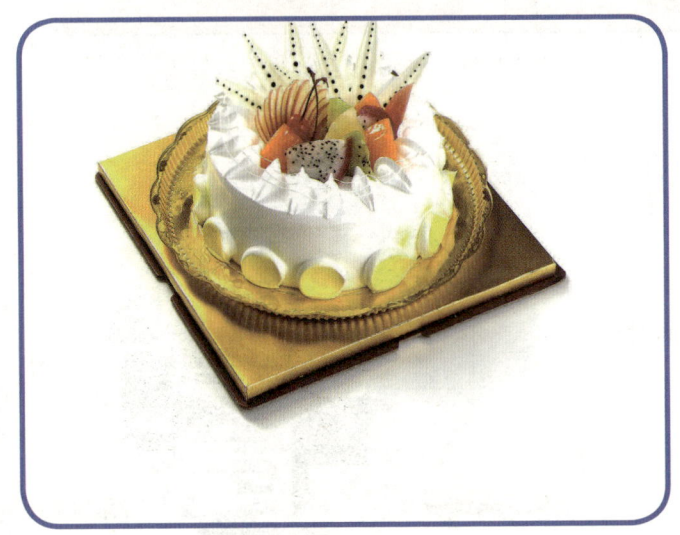

拓展到饼干谱

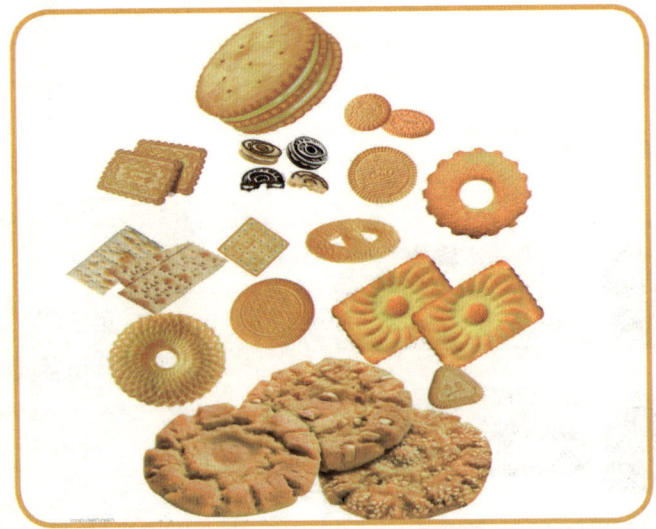

拓展到披萨谱

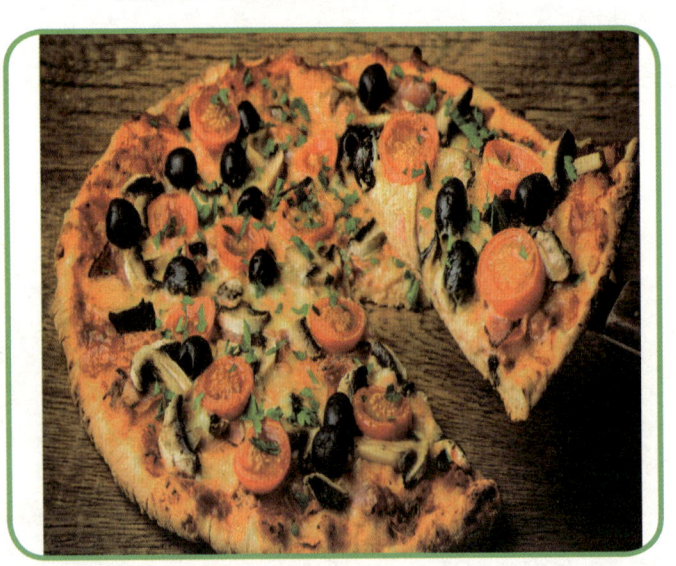

第七章
工作技能训练

14 制作三明治

通过该技能的训练，患者应该能达到这样一种水平，即：对患者说"去做三明治"，患者将独立完成做三明治的任务。

扫描二维码，打印本技能训练配套表格

适应能力训练的辅助技术

· 教学材料

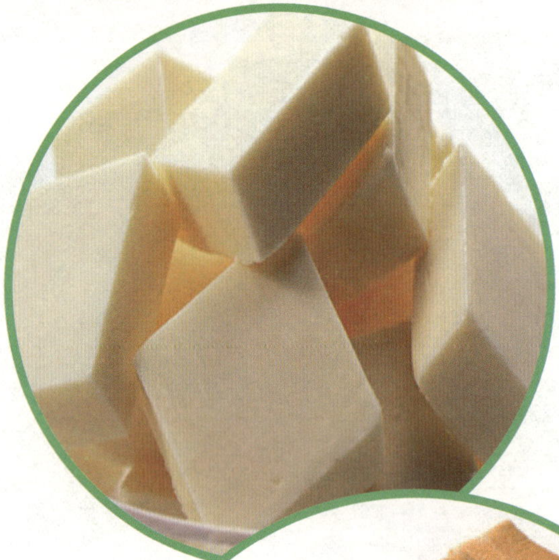

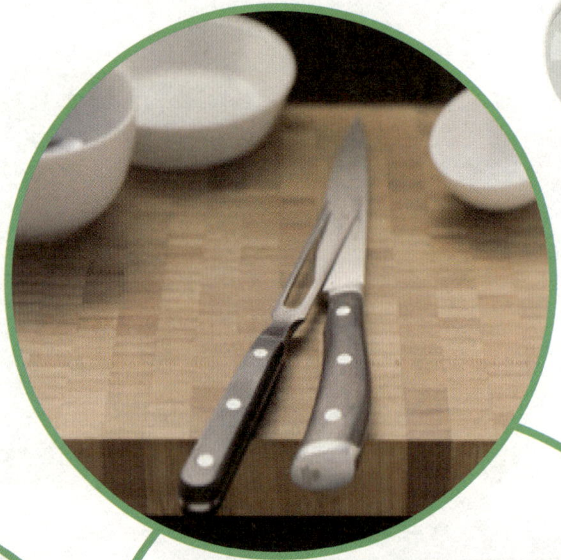

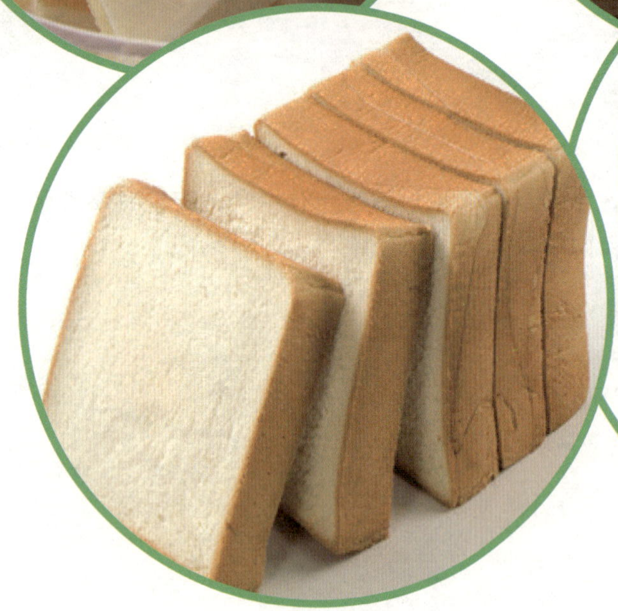

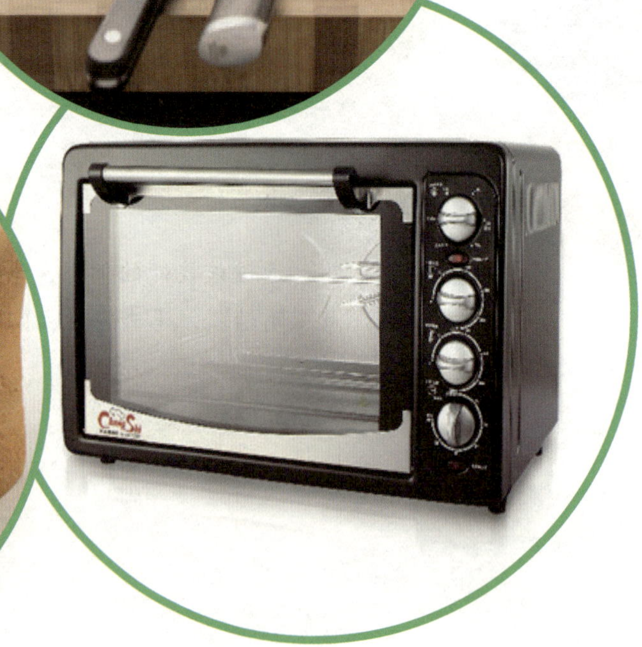

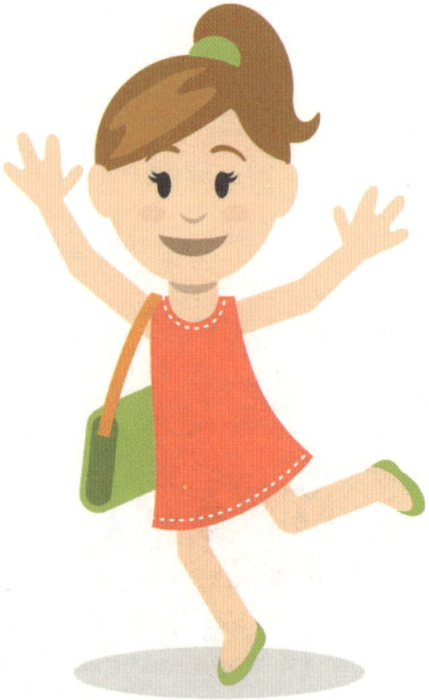

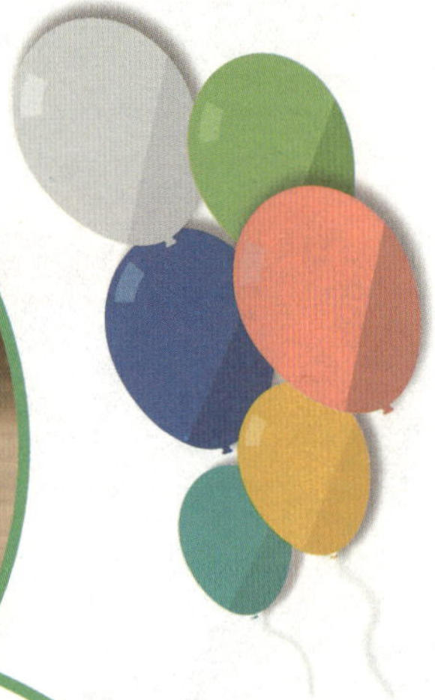

第七章
工作技能训练

训练流程	小档案	
	训练时长	
	辅助情况	

第1步：打开烤箱，选择"面包"。

→ **第2步**：找到案板、面包、黄油、刀和奶酪。

→ **第3步**：打开面包袋，取出两片面包。

→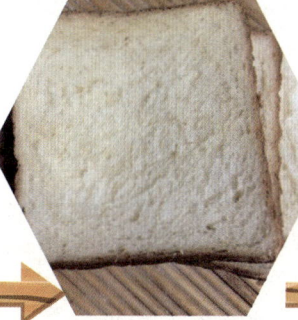

→ **第4步**：将黄油均匀地涂在两片面包上。

↓

第5步：在两片面包中放一片奶酪。

← **第6步**：将三明治放入烤箱。

↓

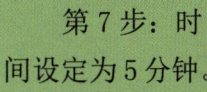

第7步：时间设定为5分钟。

→ **第8步**：这段时间，将食材与工具整理干净。

→ **第9步**：时间到了，检查三明治是否做好，如果没有，翻面继续烤。

→ **第10步**：将烤好的三明治放入盘中。

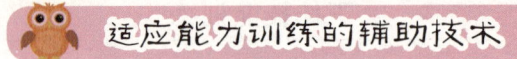 适应能力训练的辅助技术

泛化到厨房

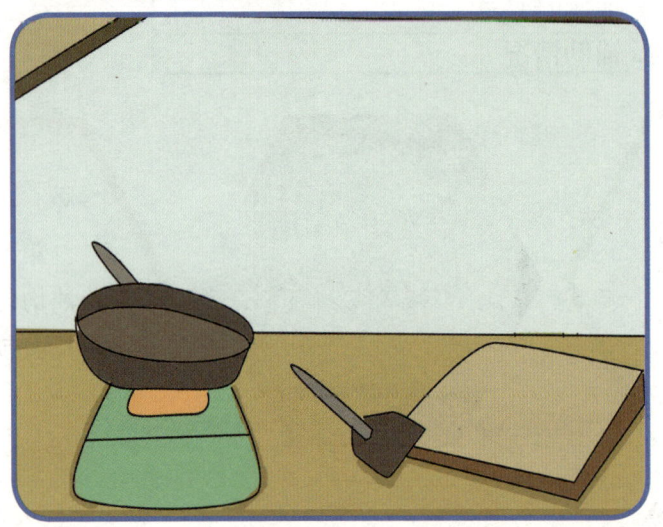

泛化到餐厅

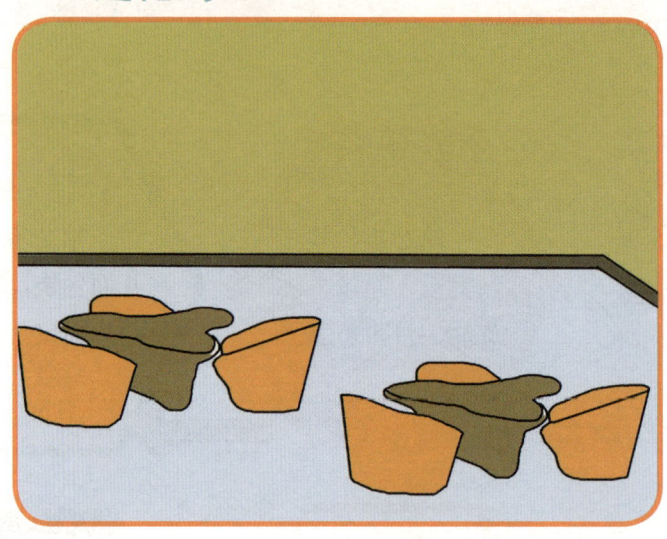

泛化到甜品站

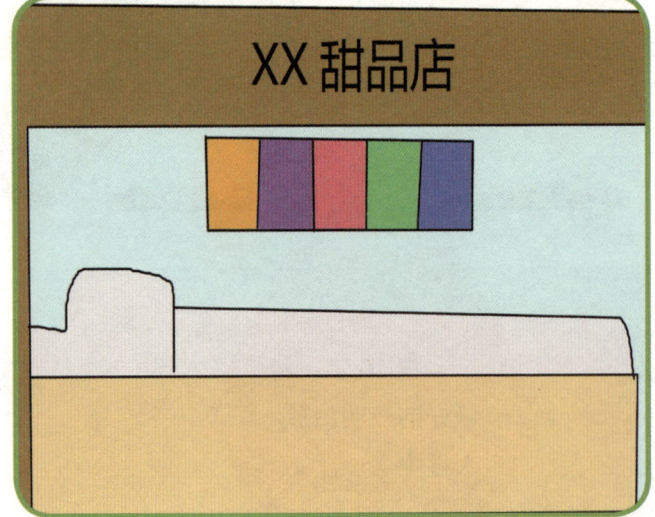

泛化到后厨

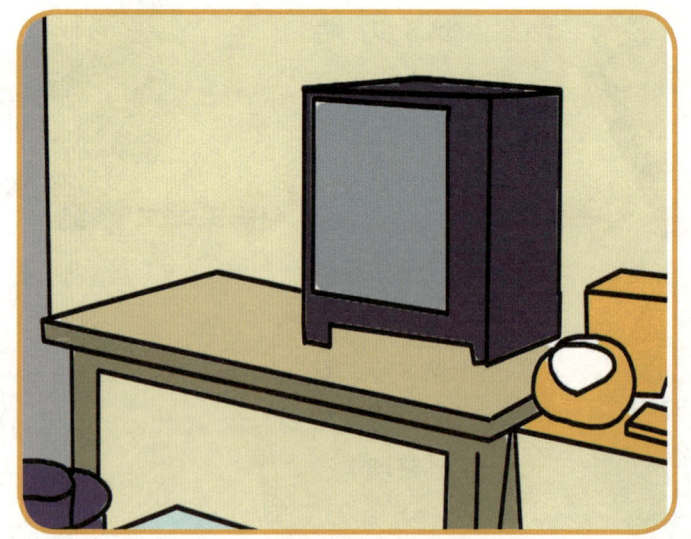

第七章 工作技能训练

15 调制一人份的饮料

通过该技能的训练,患者应该能达到这样一种水平,即:对患者说"去做一人份的饮料",患者将独立完成做一人份饮料的任务。

扫描二维码,打印本技能训练配套表格

 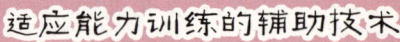

教学材料

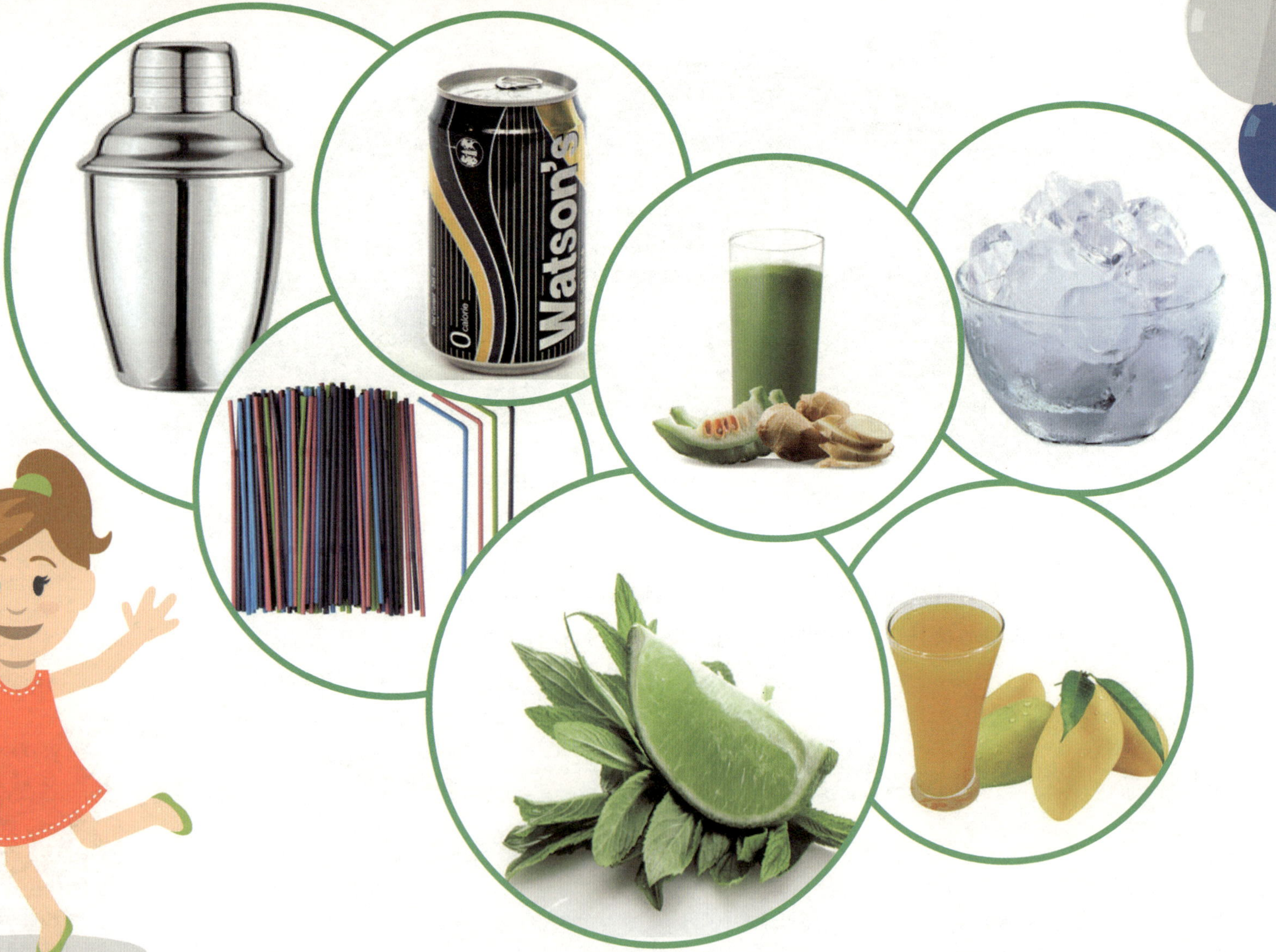

第七章 工作技能训练

训练流程

第1步：准备好果汁和苏打水，打开调酒器的瓶盖。

第2步：将1/2的鲜榨果汁倒入调酒器中。

第3步：打开苏打水将1/2的苏打水倒入调酒器中。

第4步：盖上调酒器的盖子。

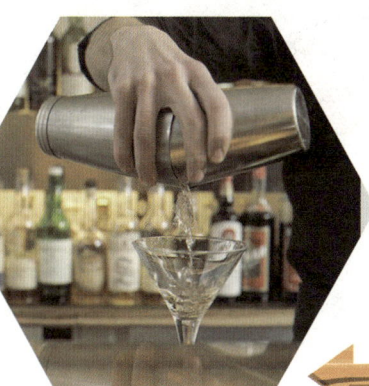

第6步：将调制好的饮料倒入玻璃杯。

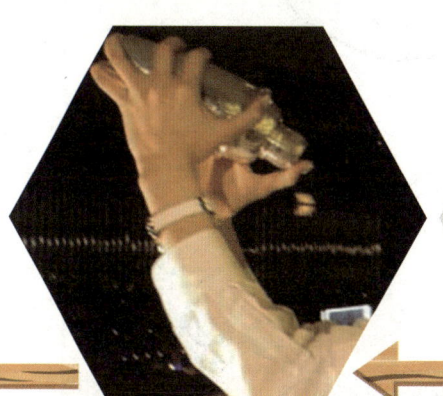

第5步：摇晃调酒器10秒。

第7步：放入冰块。

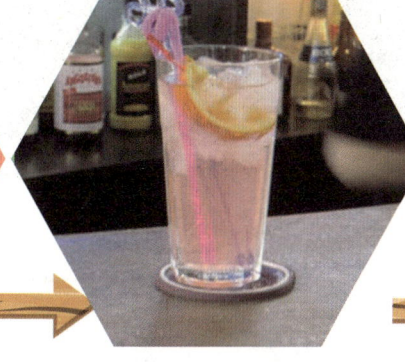

第8步：加上装饰物。

小档案	
训练时长	
辅助情况	

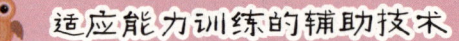
适应能力训练的辅助技术

拓展到煮粥

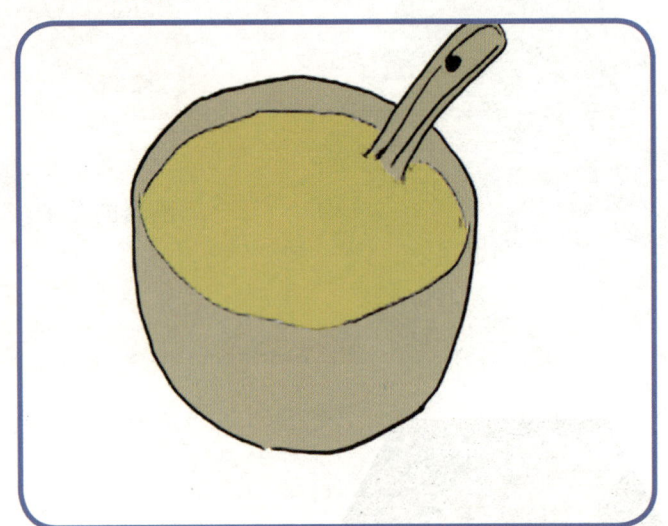

拓展到洗水果

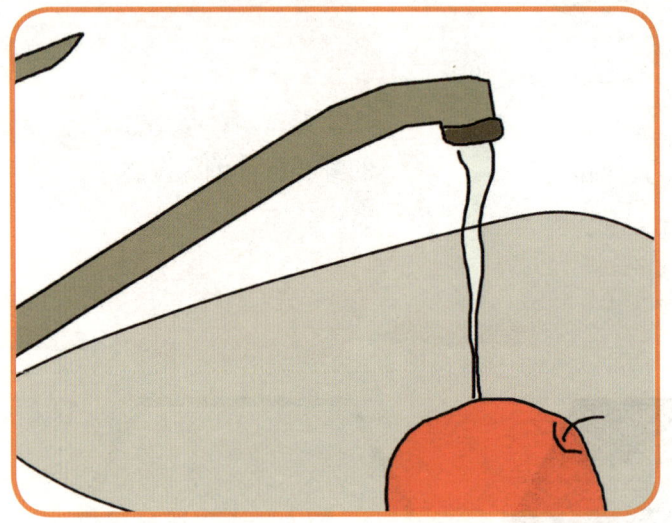

拓展到摘菜

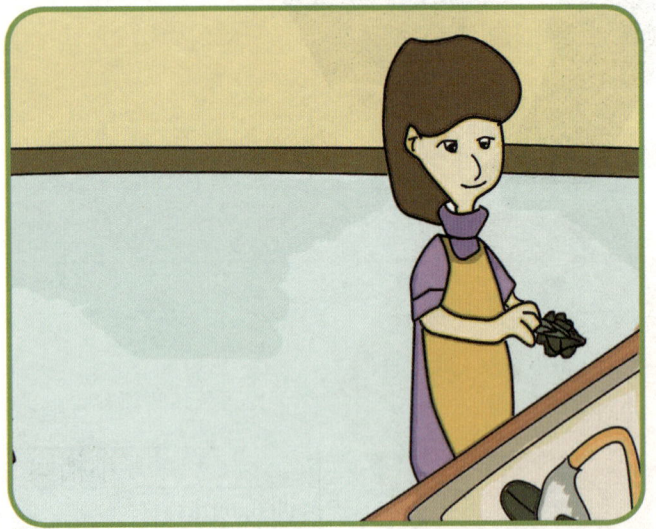

拓展到拌菜

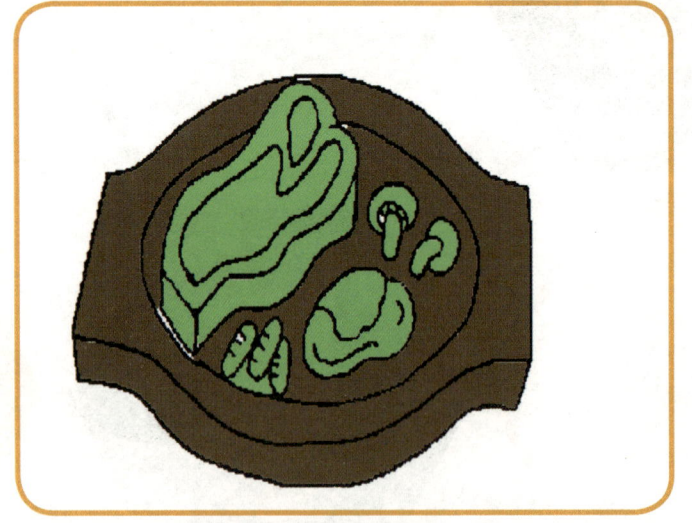

第七章 工作技能训练

16 做西红柿炒蛋

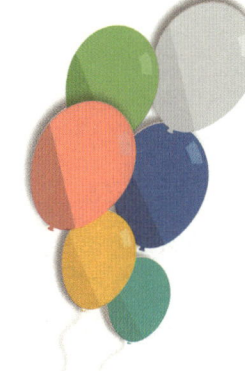

通过该技能的训练,患者应该能达到这样一种水平,即:对患者说"去做西红柿炒鸡蛋",患者将独立完成做西红柿炒鸡蛋的任务。

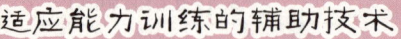

教学材料

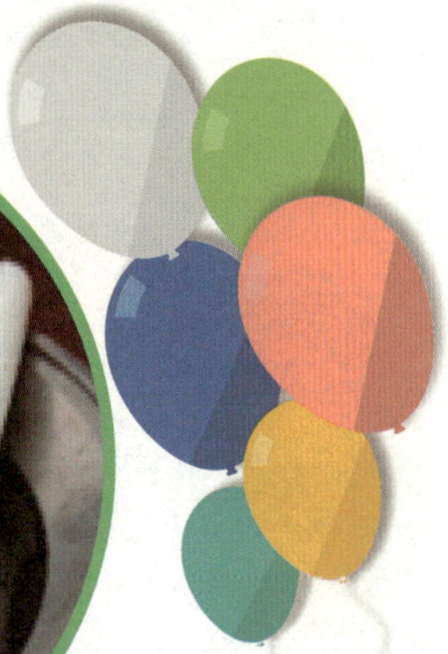

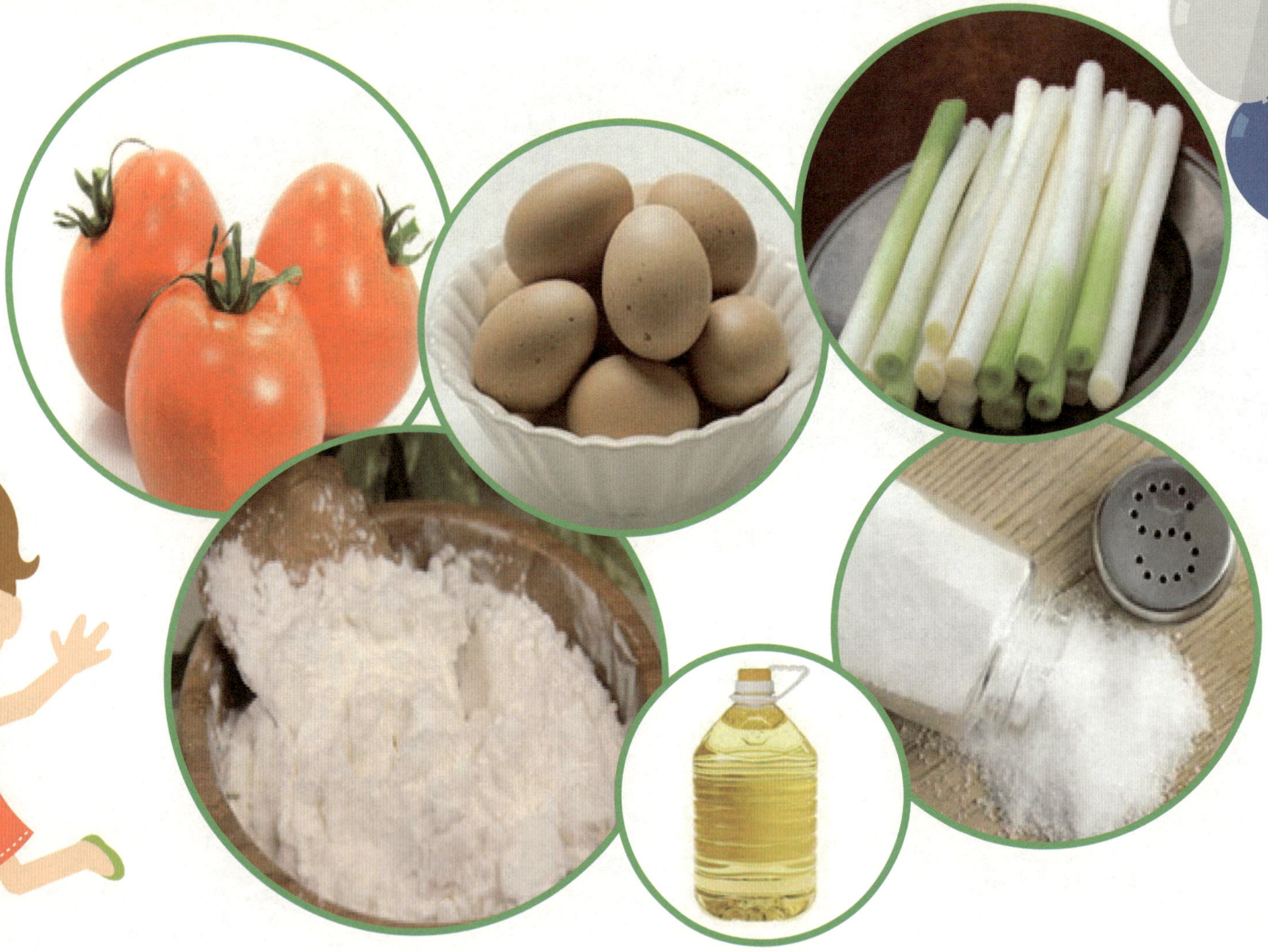

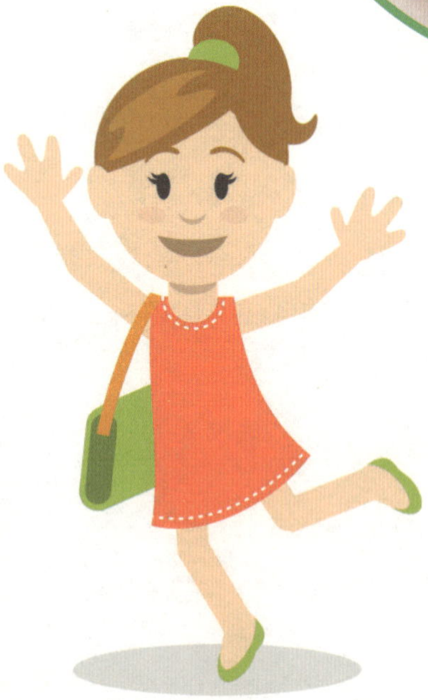

第七章
工作技能训练

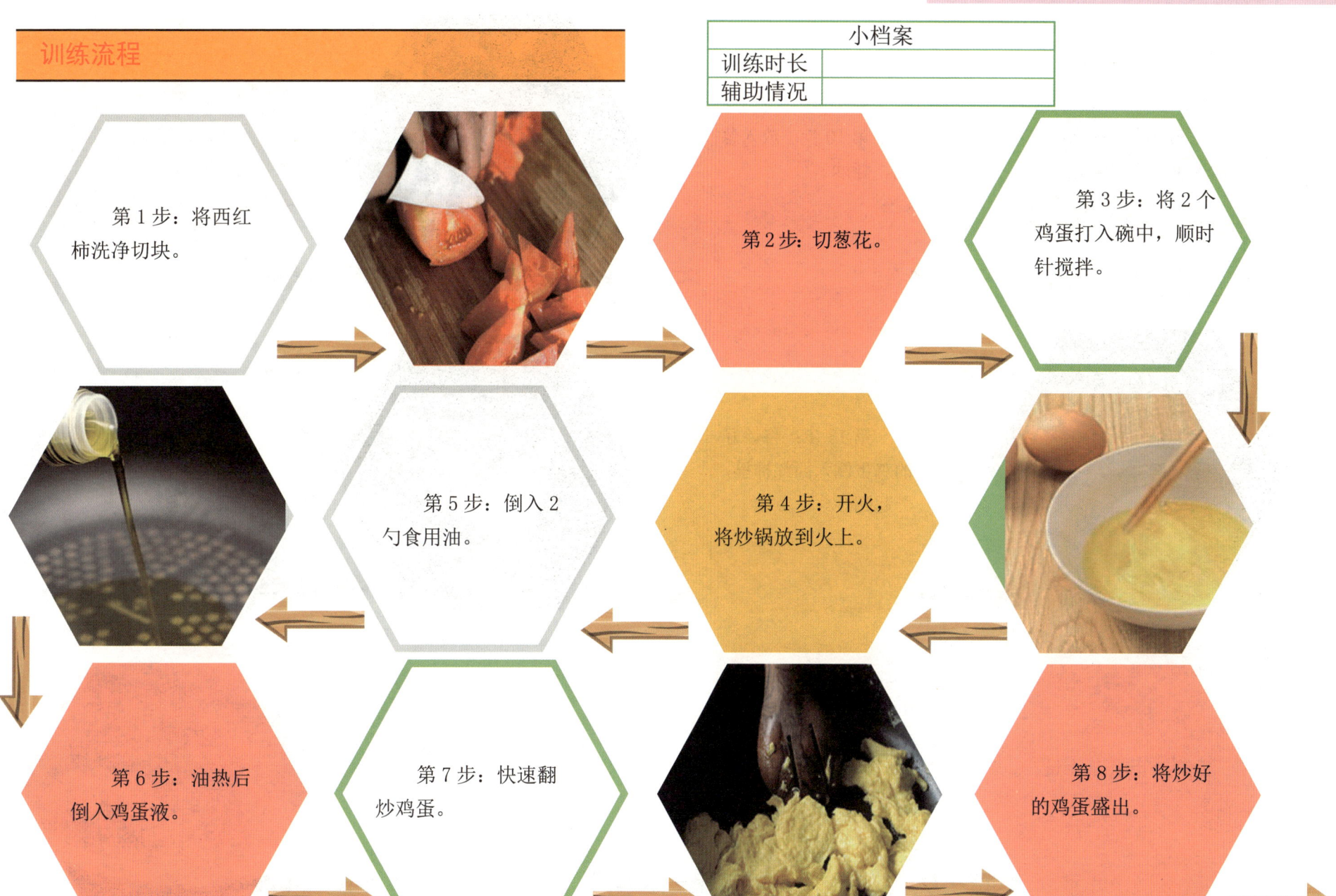

训练流程

小档案	
训练时长	
辅助情况	

第1步：将西红柿洗净切块。

第2步：切葱花。

第3步：将2个鸡蛋打入碗中，顺时针搅拌。

第4步：开火，将炒锅放到火上。

第5步：倒入2勺食用油。

第6步：油热后倒入鸡蛋液。

第7步：快速翻炒鸡蛋。

第8步：将炒好的鸡蛋盛出。

适应能力训练的辅助技术

第 9 步：在锅中倒入 1 勺食用油。

第 10 步：放入葱花，翻炒。

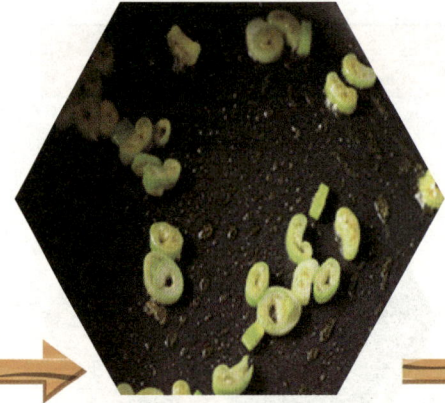

第 11 步：放入西红柿块，翻炒。

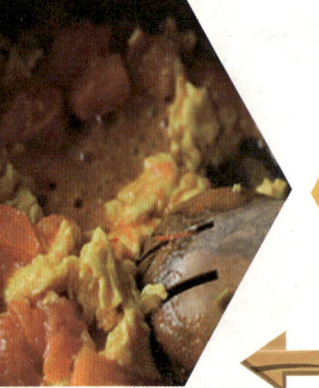

第 13 步：将炒好的鸡蛋倒入西红柿里，一起翻炒。

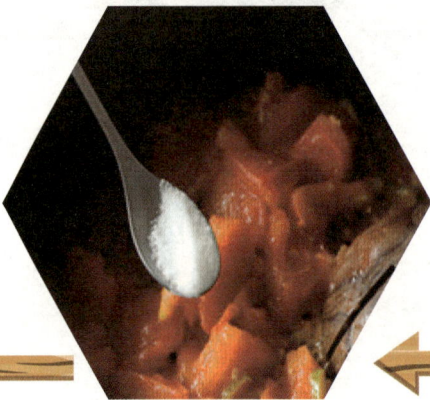

第 12 步：加入 1 勺盐和 1 勺糖。

第 14 步：加少量开水。

第 15 步：淋入水淀粉。

第 16 步：关火，将西红柿炒蛋盛到盘里。

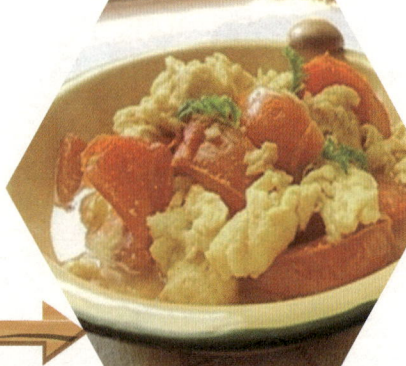

第七章 工作技能训练

泛化为蛋炒饭

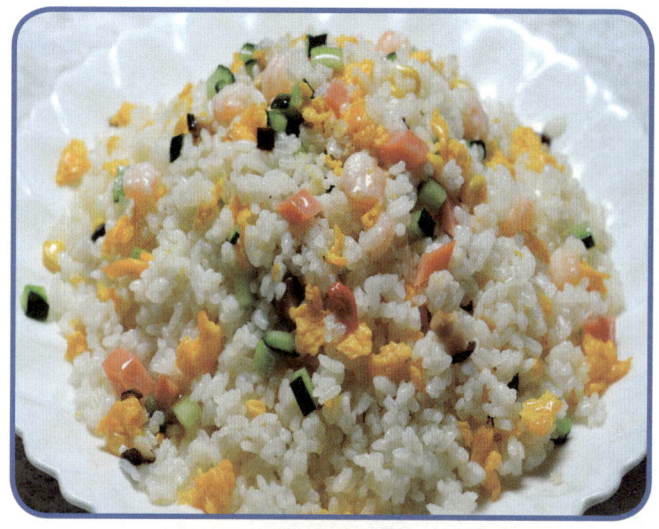

泛化为西红柿炒土豆

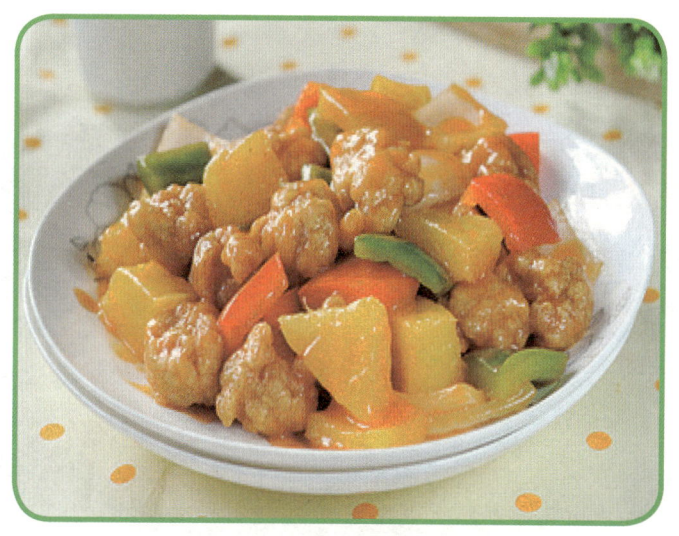

泛化为菠菜炒鸡蛋

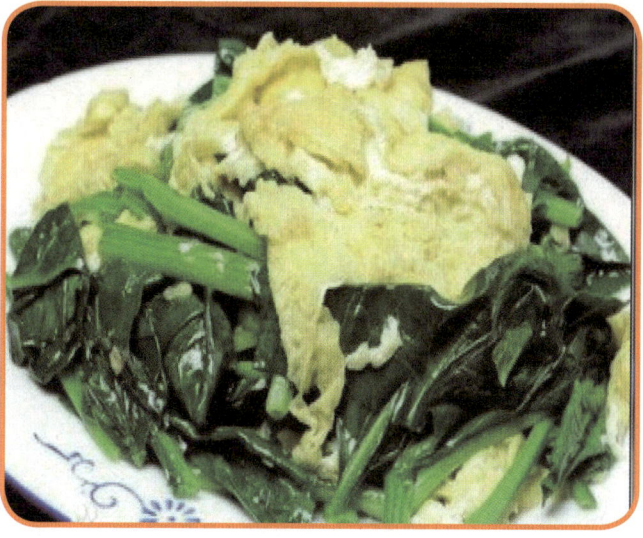

泛化为西红柿炒菜花

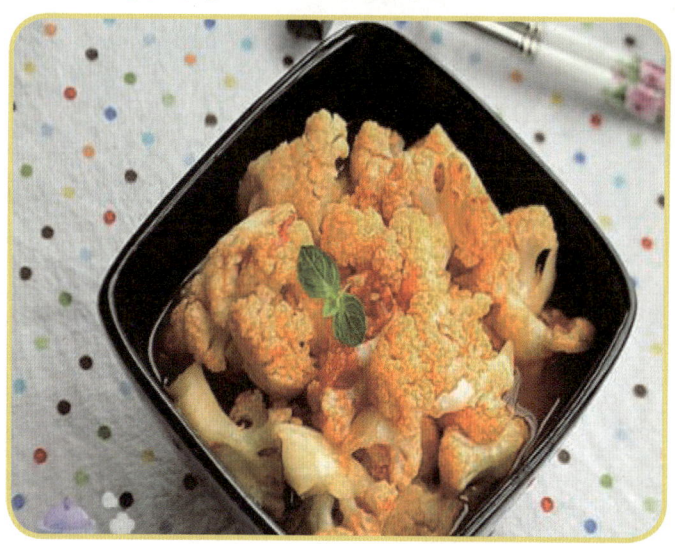

适应能力训练的辅助技术

17 煮方便面

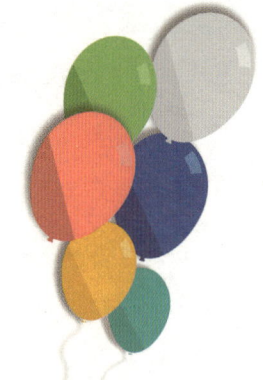

通过该技能的训练,患者应该能达到这样一种水平,即:对患者说"去煮方便面",患者将独立完成煮方便面的任务。

第七章 工作技能训练

教学材料

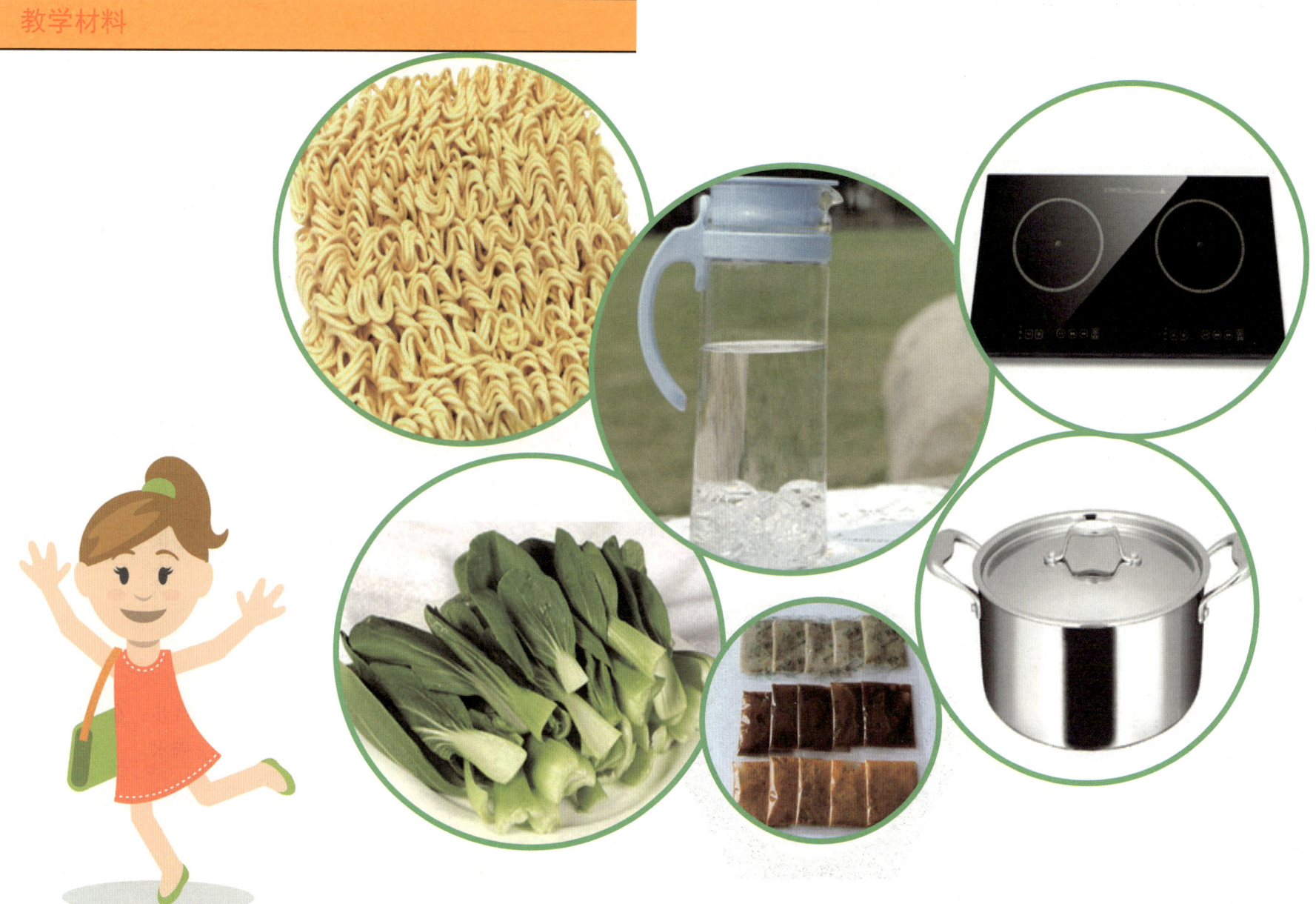

适应能力训练的辅助技术

教学材料

小档案	
训练时长	
辅助情况	

第1步：将青菜洗净放到一边。

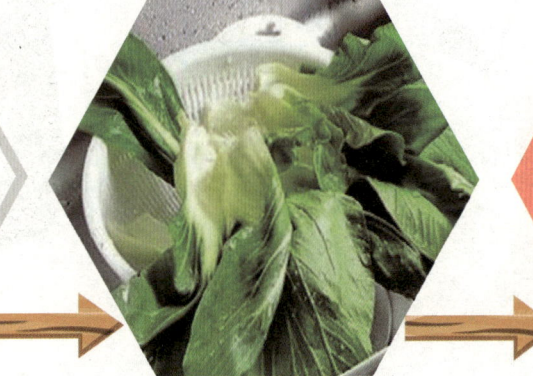

第2步：开火。

第3步：把汤锅放到火上。

第4步：在锅里倒入2碗水。

第5步：将锅里的水烧开。

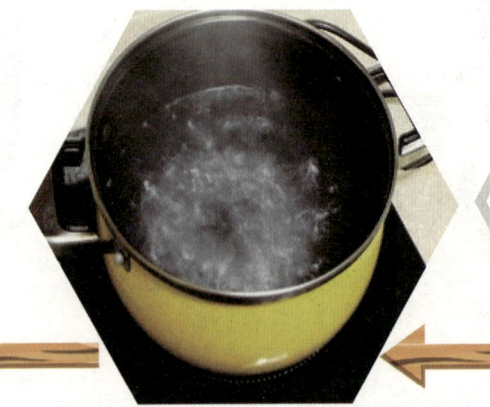

第6步：打开方便面包装袋，取出面块。

250

第七章
工作技能训练

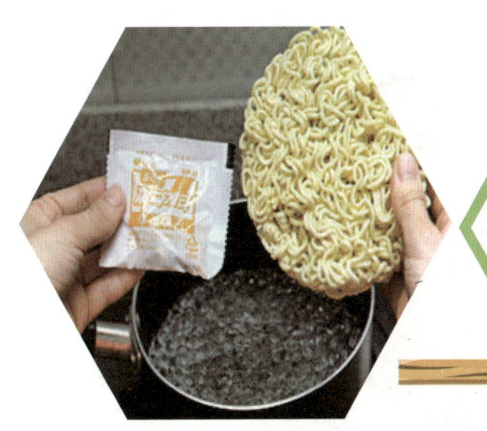 ➡ 第7步：将面块放入开水中。 ➡ 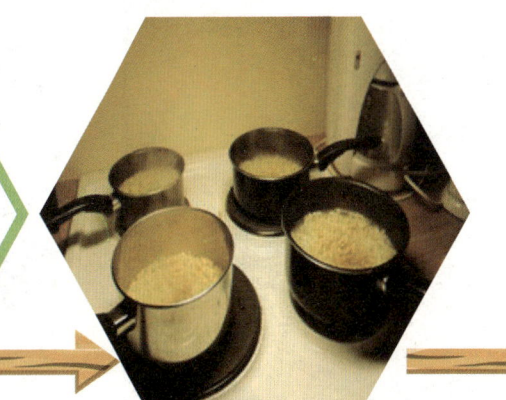 ➡ 第8步：加入洗好的青菜。

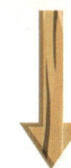

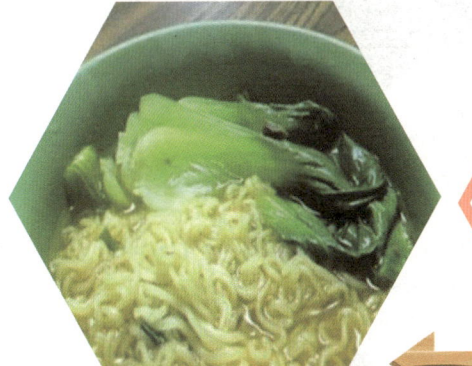 ⬅ 第11步：将煮好的方便面盛到碗里。 ⬅ 第10步：煮3分钟，关火。 ⬅ 第9步：打开调味包，将调料倒入锅中。

适应能力训练的辅助技术

泛化为手擀面

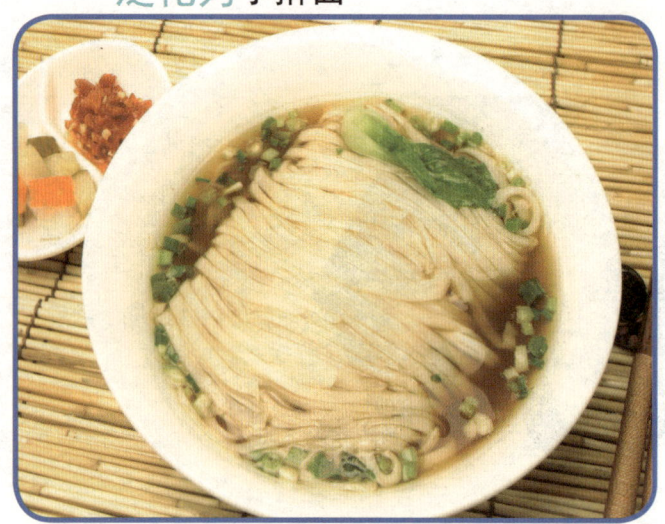

泛化为米粉

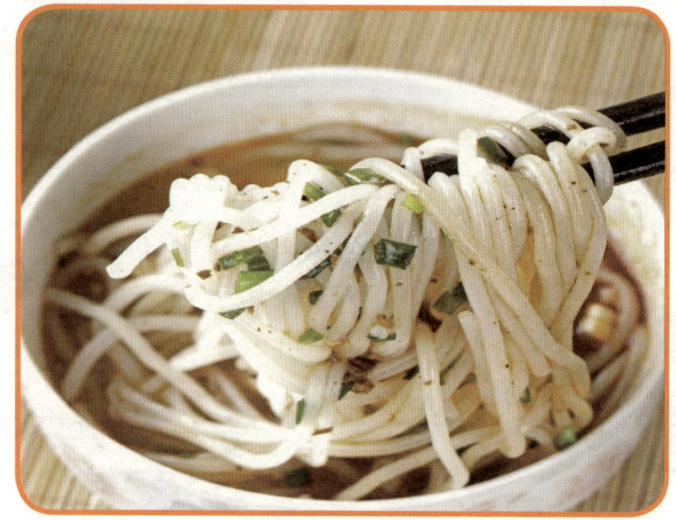

泛化为拉面

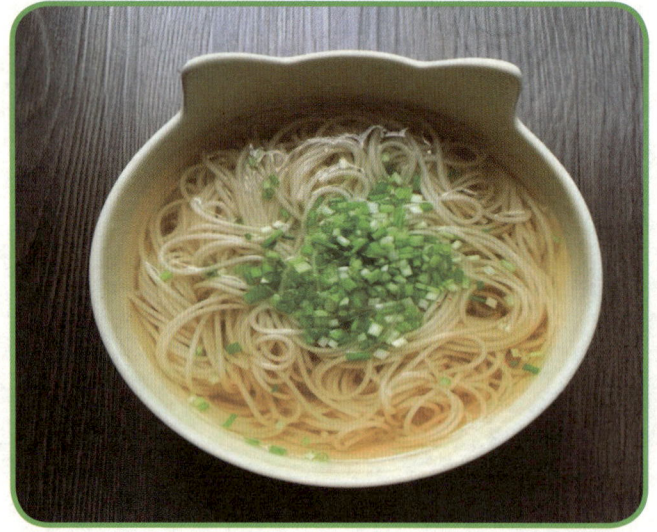

泛化为米线

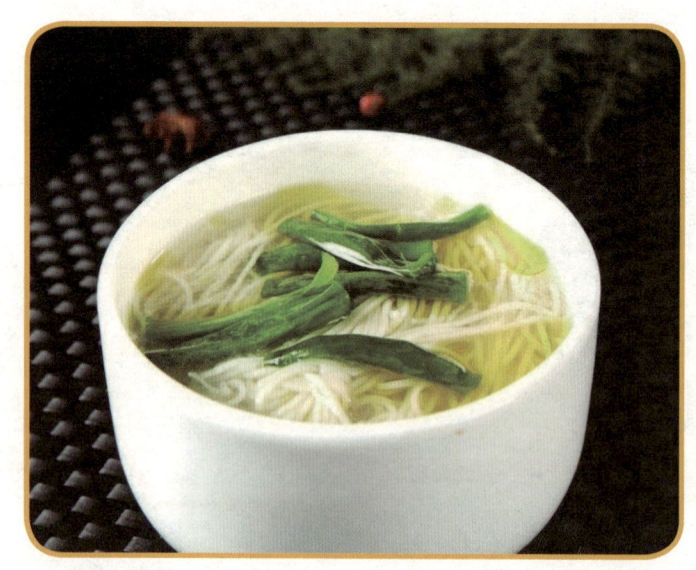

第七章 工作技能训练

18 做意大利面

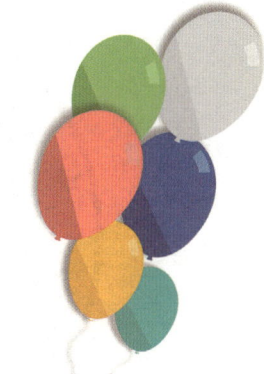

通过该技能的训练，患者应该能达到这样一种水平，即：对患者说"去做意大利面"，患者将独立完成做意大利面的任务。

扫描二维码，打印本技能训练配套表格

适应能力训练的辅助技术

教学材料

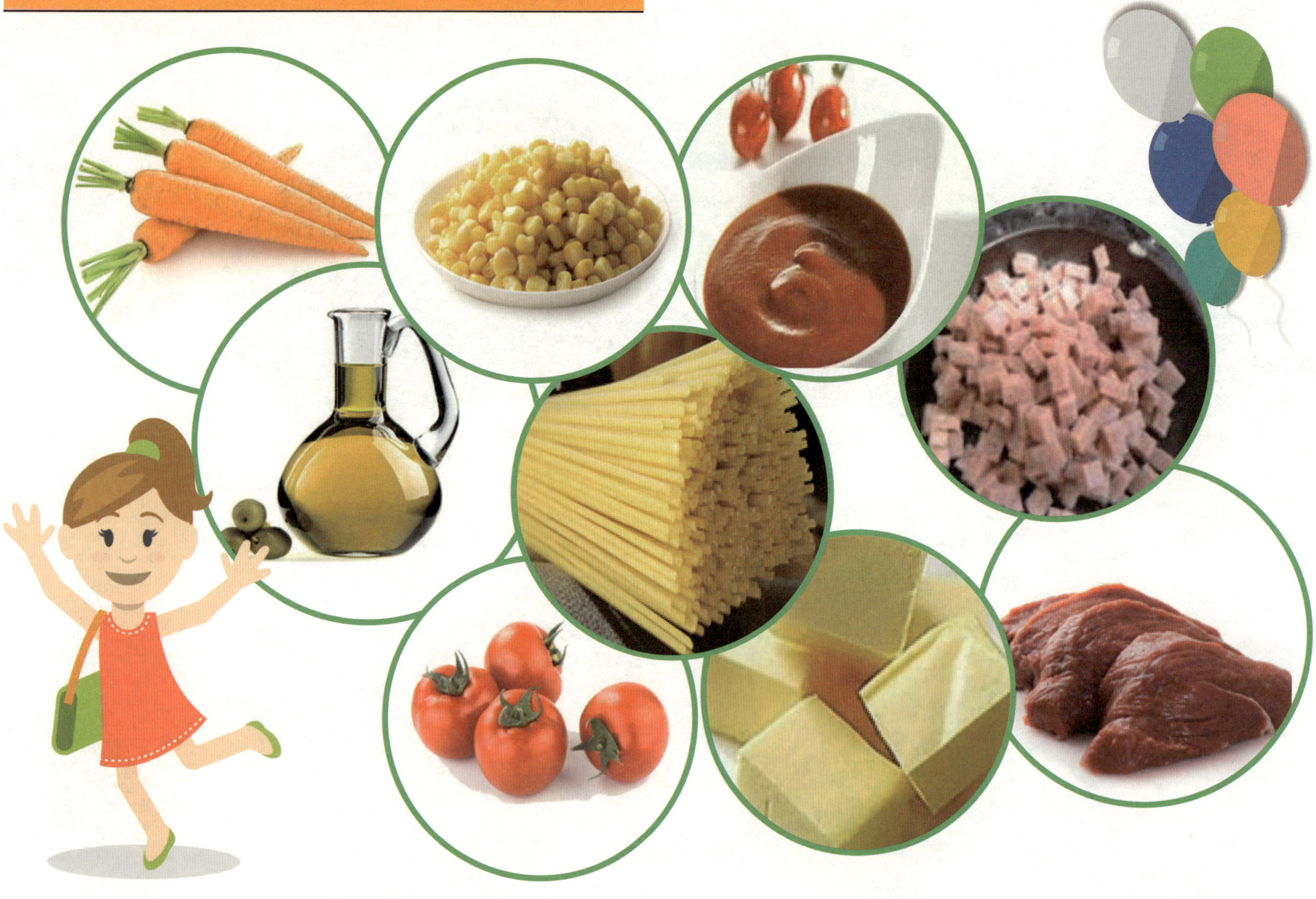

第七章 工作技能训练

训练流程

第1步：准备食材。

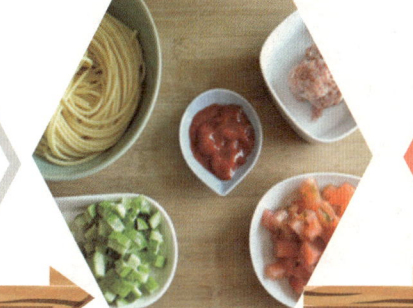

第2步：开火。

第3步：把汤锅放到火上。

第4步：在锅里倒入4碗水。

第5步：将锅里的水烧开。

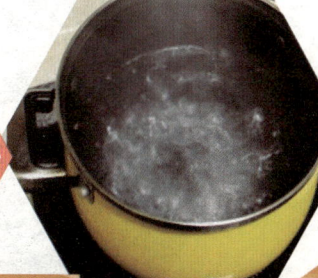

第6步：先放入1勺盐和1勺橄榄油，再放1把意大利面。

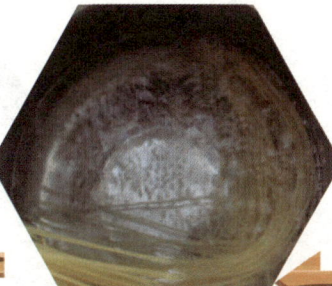

第7步：用筷子翻动意大利面，煮8分钟。

第8步：关火，将面条捞出，放入凉水中。

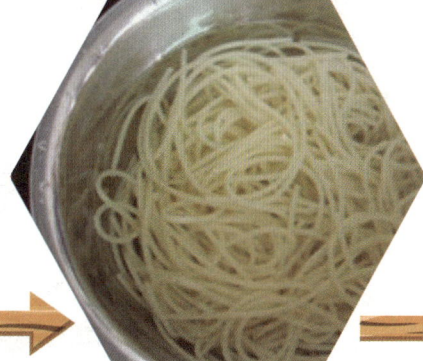

第9步：捞出面条，淋入适量橄榄油，用筷子拌匀，盛到盘里。

小档案	
训练时长	
辅助情况	

适应能力训练的辅助技术

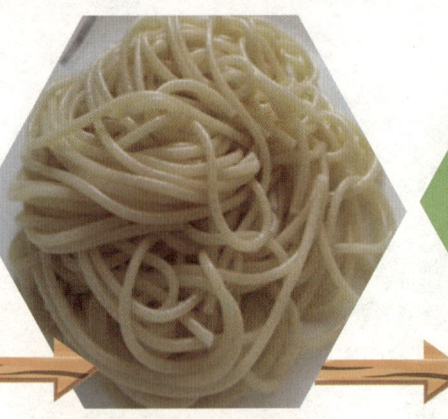

第10步：牛肉切末，番茄切碎，蘑菇切片。

第11步：开火，放上炒锅。

第12步：在锅中放入黄油，黄油融化后，加入洋葱和大蒜。

第14步：放入蘑菇片、玉米粒、胡萝卜粒，翻炒。

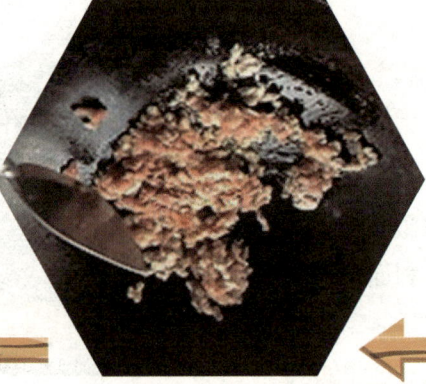

第13步：放入牛肉末，翻炒。

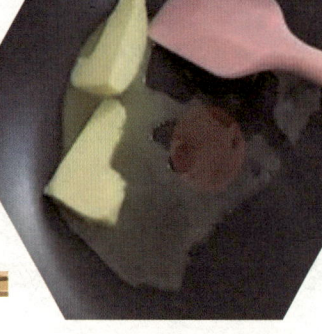

第15步：加入番茄末。

第16步：加入少量水、1勺盐、1/4勺黑胡椒粉。

第17步：关火，将炒好的酱汁淋到意大利面上。

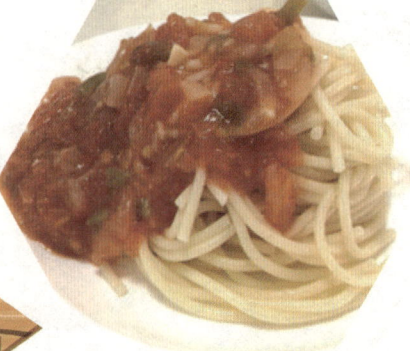

第七章 工作技能训练

拓展为**煎牛排**

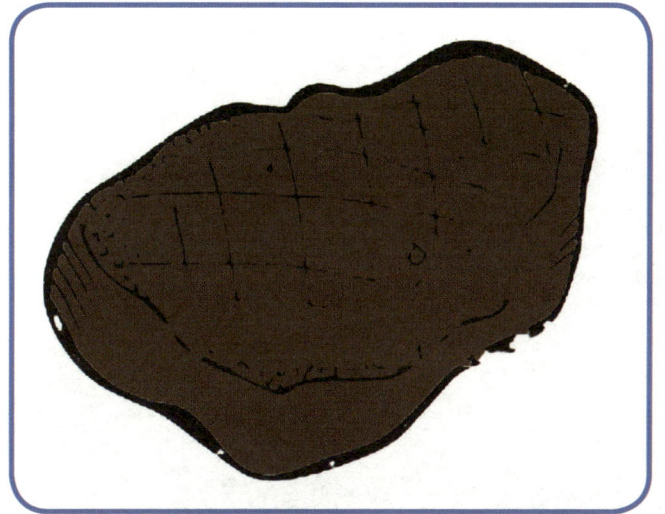

拓展为**做罐头**

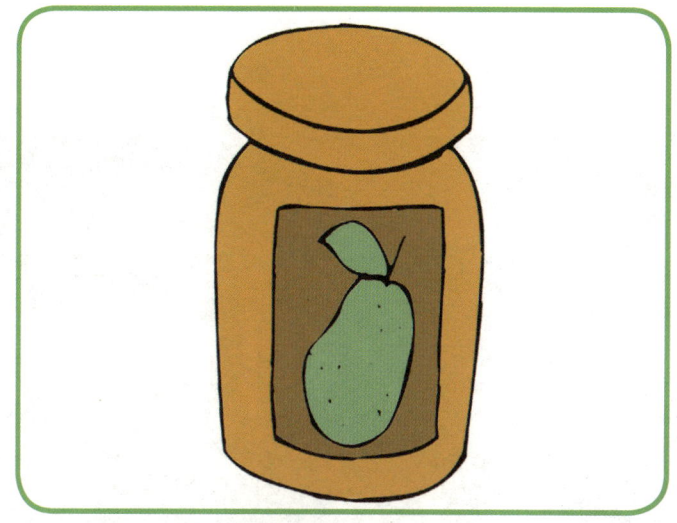

拓展为**烤蛋糕**

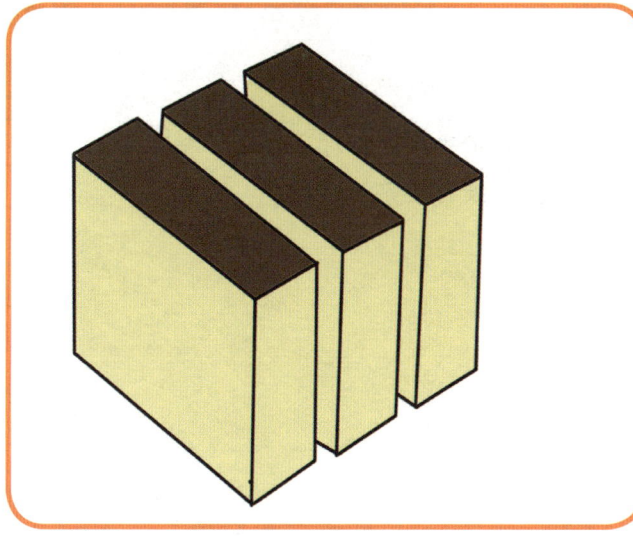

拓展为**做西点**

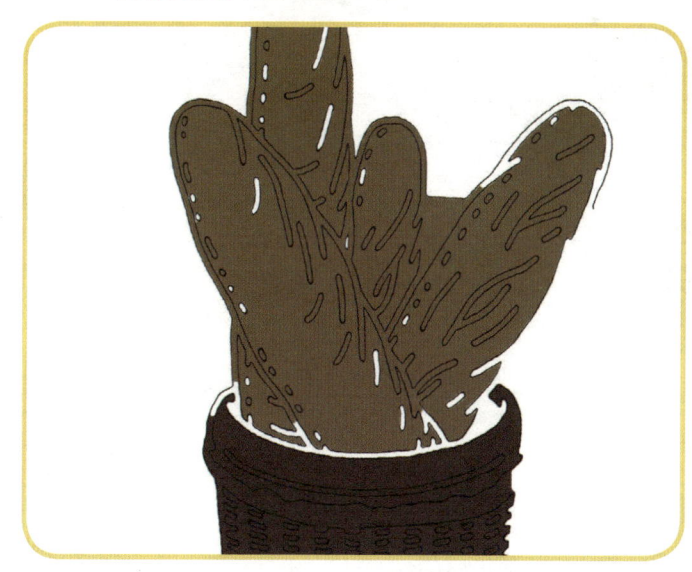

适应能力训练的辅助技术

19 用电饭锅蒸米饭

通过该技能的训练，患者应该能达到这样一种水平，即：对患者说"去用电饭锅蒸米饭"，患者将独立完成用电饭锅蒸米饭的任务。

第七章 工作技能训练

教学材料

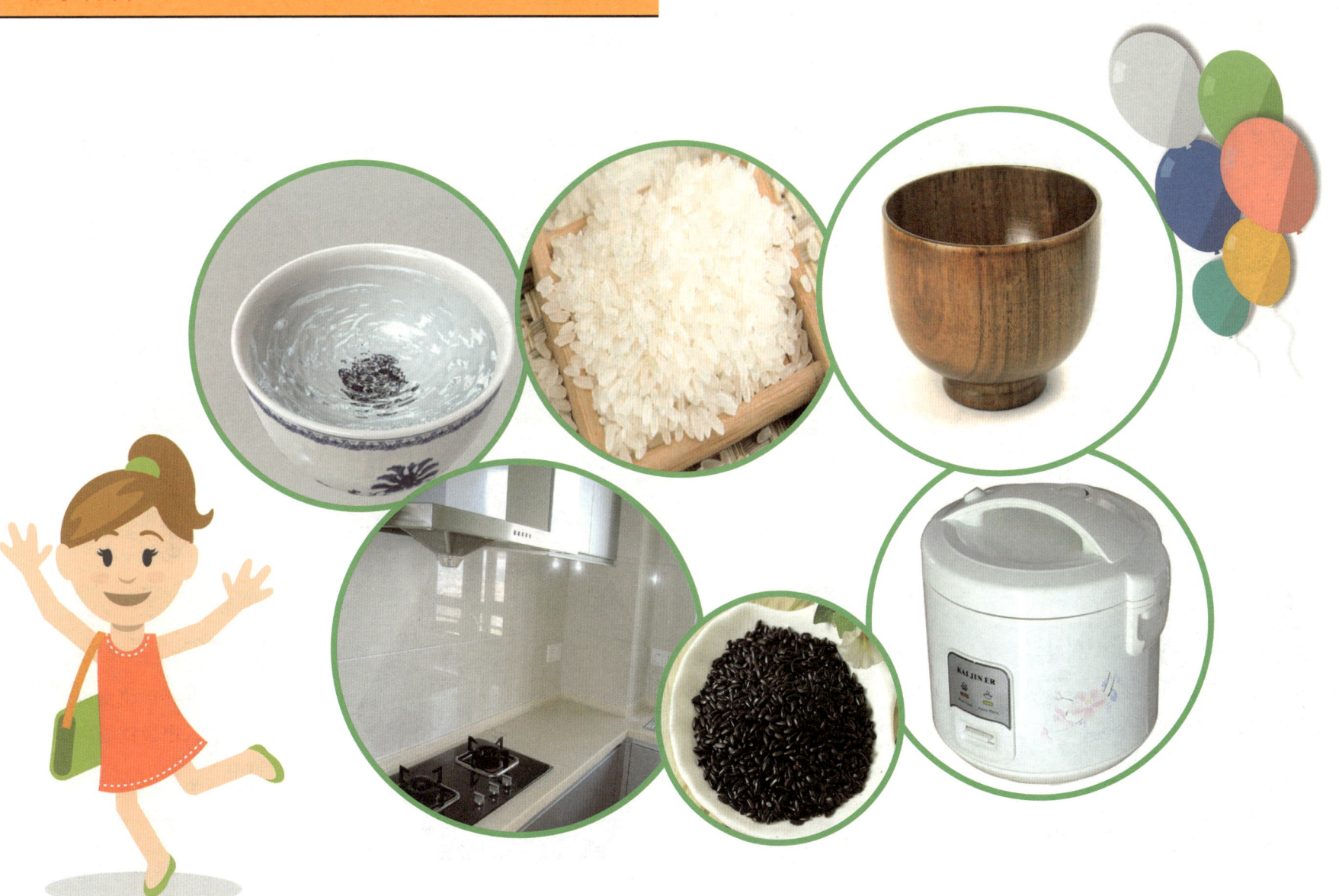

适应能力训练的辅助技术

训练流程	小档案	
	训练时长	
	辅助情况	

第1步：准备1碗大米。

第2步：把大米放入盆里，加入3倍清水，淘米。

第3步：将水倒出，反复2次。

第4步：将淘好的米放入电饭锅的内胆中。

第5步：加入1碗半的清水。

第6步：将电饭锅的内胆擦干净，放入外壳中。

260

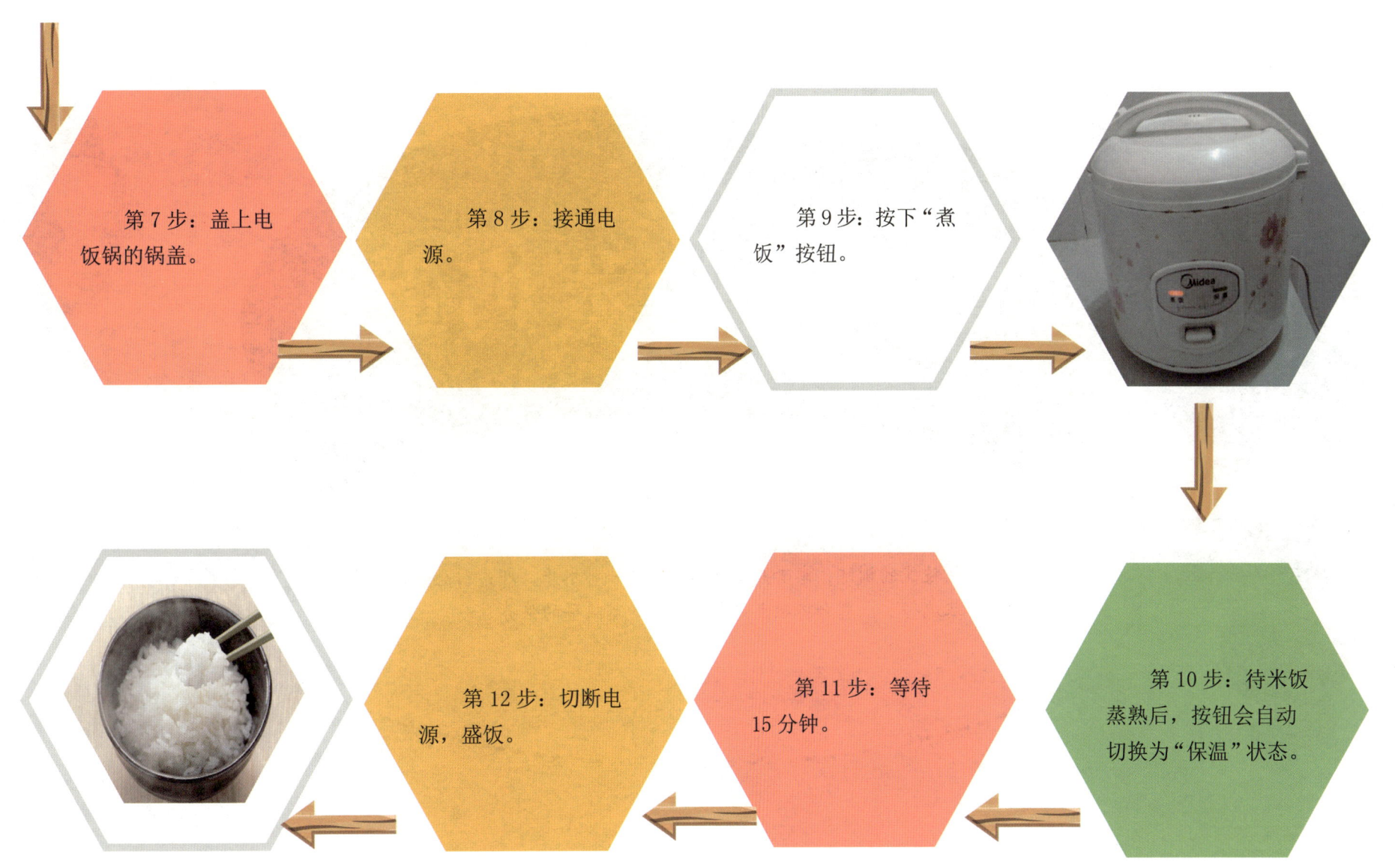

适应能力训练的辅助技术

20 用微波炉蒸鸡蛋

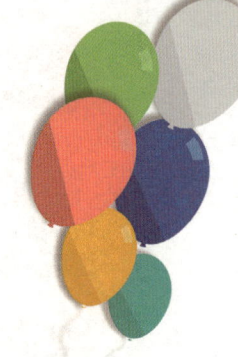

通过该技能的训练，患者应该能达到这样一种水平，即：对患者说"去用微波炉蒸鸡蛋"，患者将独立完成用微波炉蒸鸡蛋的任务。

第七章
工作技能训练

教学材料

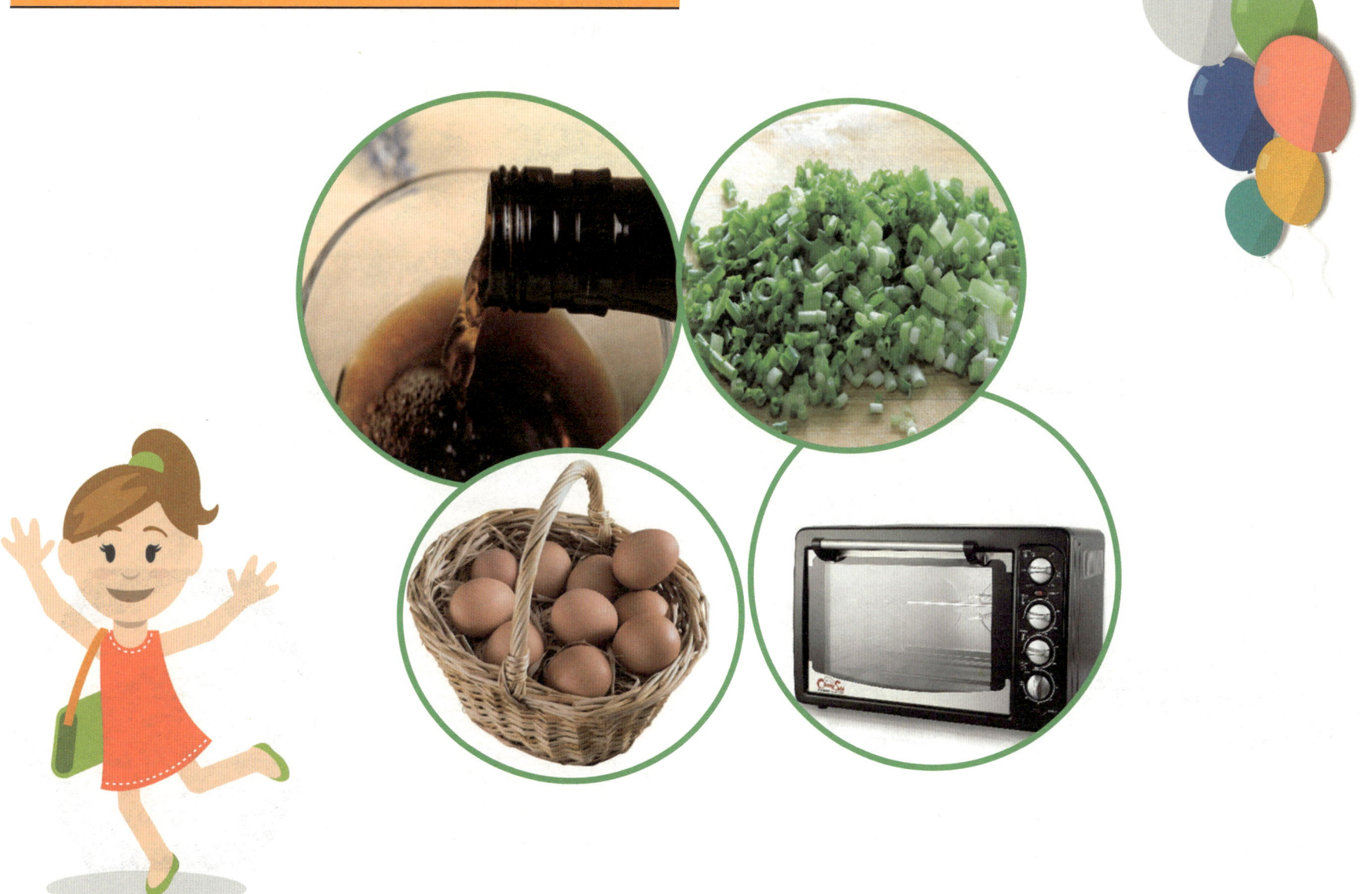

适应能力训练的辅助技术

训练流程

小档案	
训练时长	
辅助情况	

第1步：在碗里打入2个鸡蛋。 → 第2步：葱洗净，切末，放入鸡蛋中。 → 第3步：放入1勺料酒，搅拌均匀。

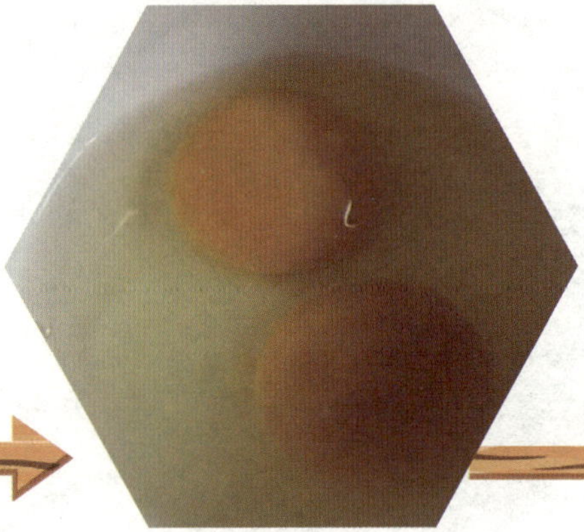

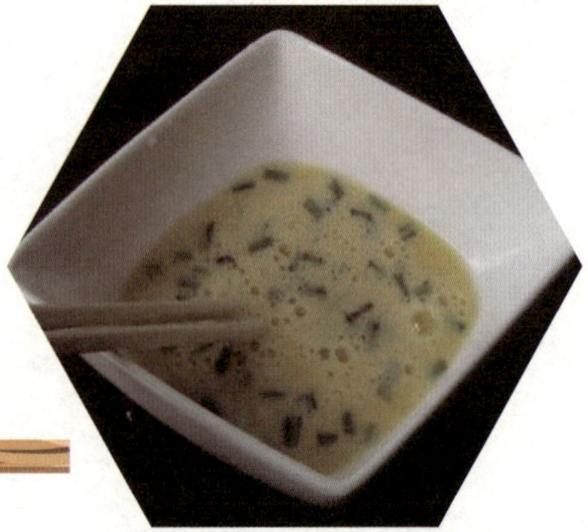

第6步：放入半勺盐，搅拌均匀。 ← 第5步：加入几滴食用油。 ← 第4步：倒入半碗温水。

第七章
工作技能训练

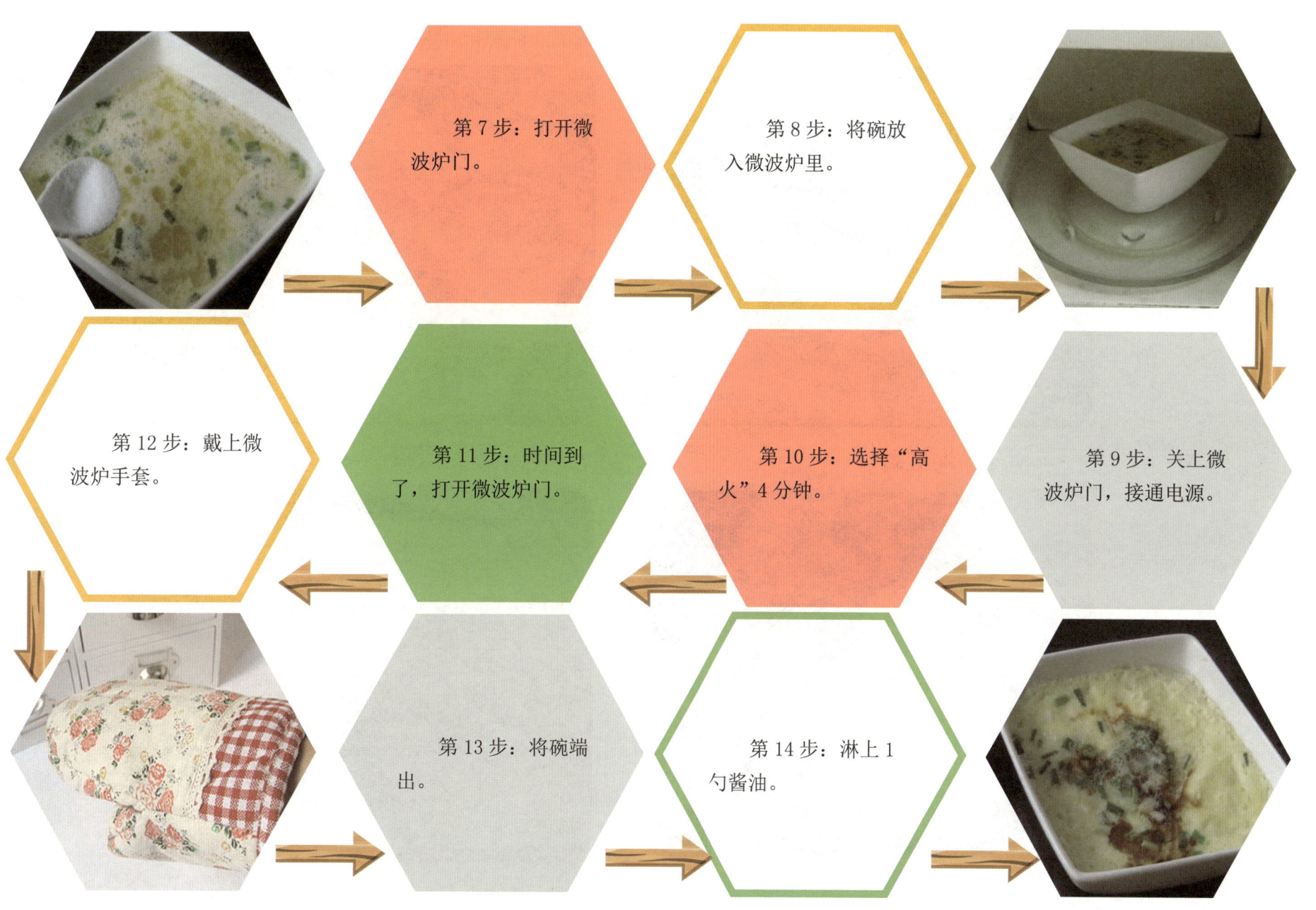

适应能力训练的辅助技术

拓展为**蛋挞**

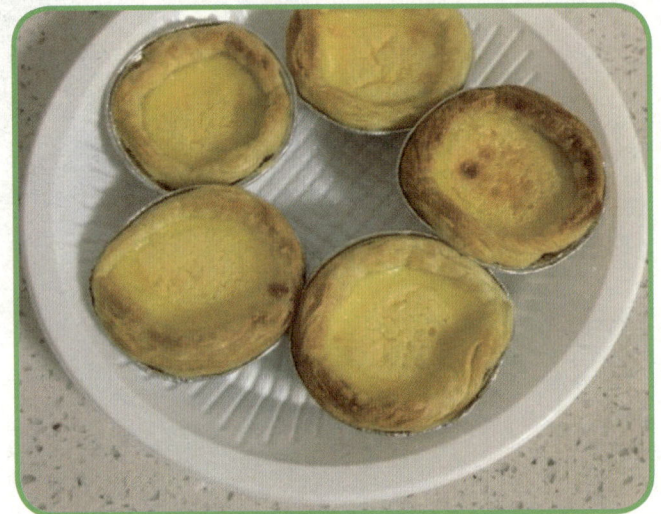

拓展为**玉米**

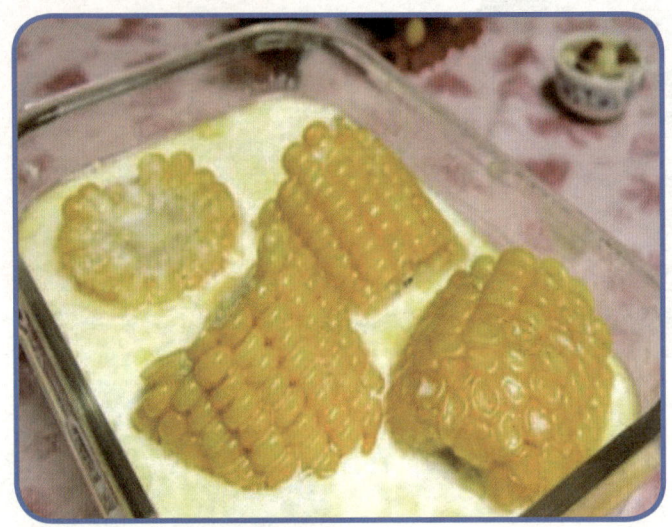

拓展为**红薯**

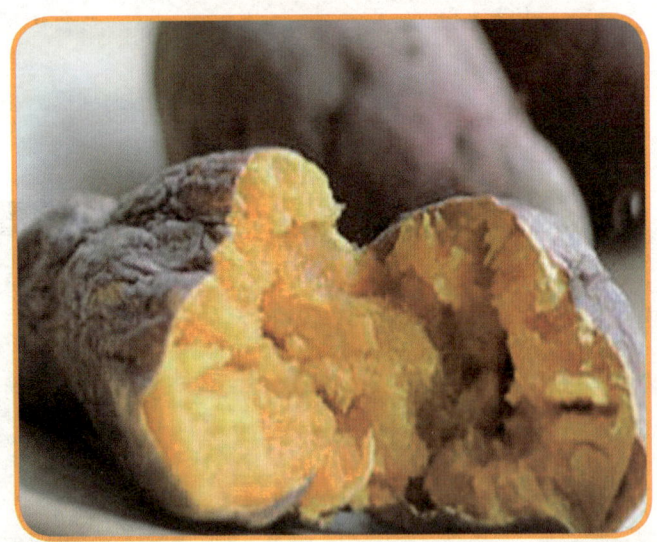

拓展为**蛋糕**

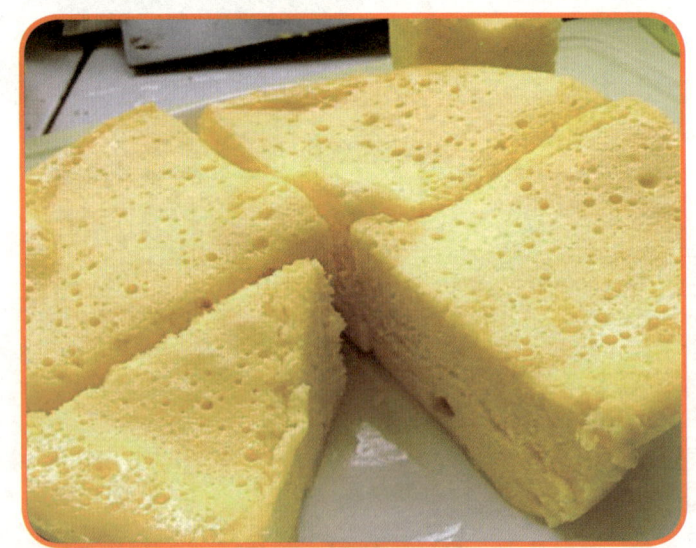

21 制作披萨

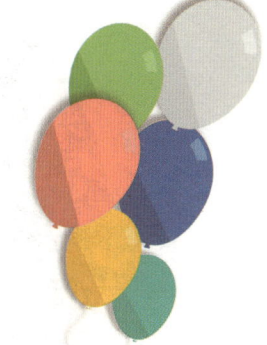

通过该技能的训练，患者应该能达到这样一种水平，即：对患者说"去制作披萨"，患者将独立完成制作披萨的任务。

扫描二维码，打印本技能训练配套表格

适应能力训练的辅助技术

教学材料

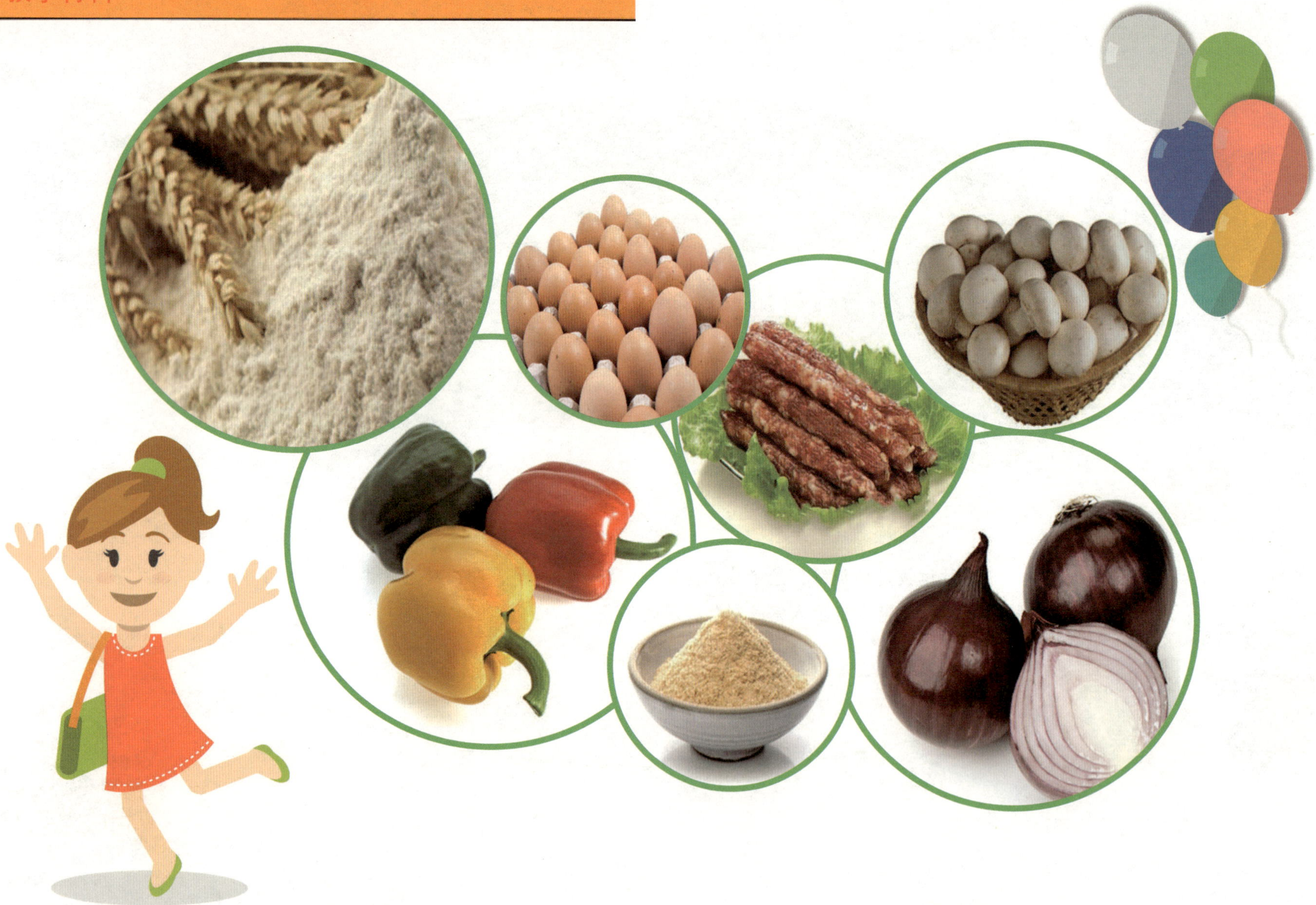

第七章 工作技能训练

训练流程	小档案	
	训练时长	
	辅助情况	

第1步：准备食材。

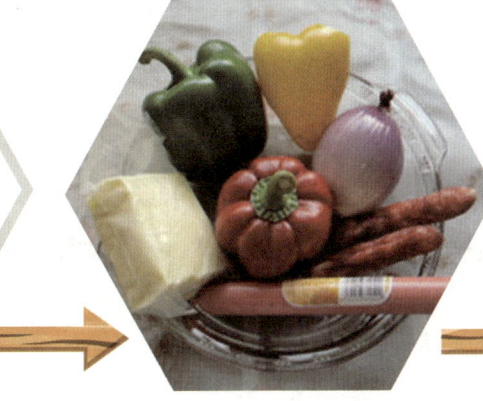

第2步：将青椒、红甜椒、黄甜椒、洋葱都切成细丝。

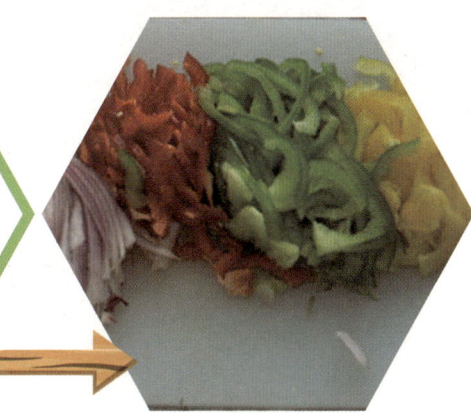

第3步：火腿肠和腊肠切成片。

第4步：奶酪切成细丝。

第5步：酵母加温水溶解，加入白糖搅拌均匀。

第6步：在300克的面粉中加入半勺盐。

适应能力训练的辅助技术

第7步：把融化好的酵母水倒入面粉中。

第8步：将面粉揉成光滑的面团。

第9步：让面团发酵至2倍大。

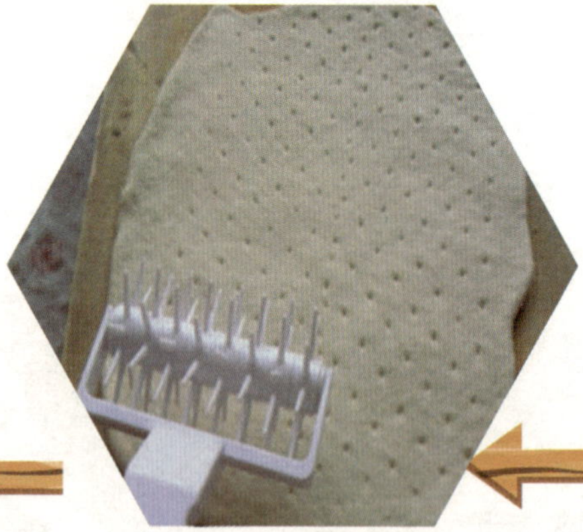

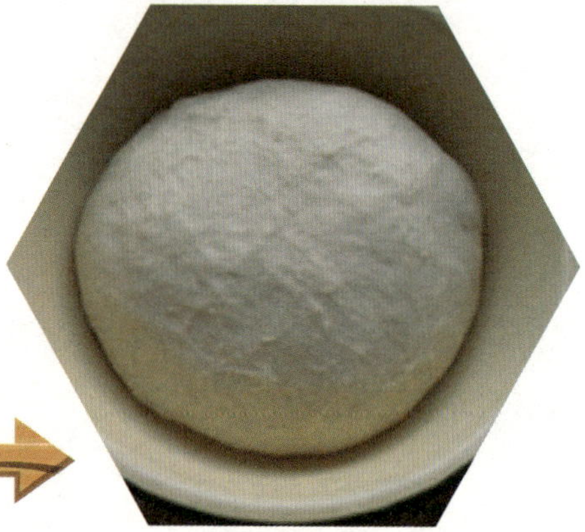

第12步：在饼皮表面刷一层蛋液。

第11步：在饼皮上扎一些小孔。

第10步：把面团放到案板上，用擀面杖擀成长方形的饼皮。

第七章 工作技能训练

第13步：将饼皮放入烤箱中，设定160℃，烤10分钟。

第14步：戴上手套，将饼皮端出。

第15步：在饼皮上刷披萨酱。

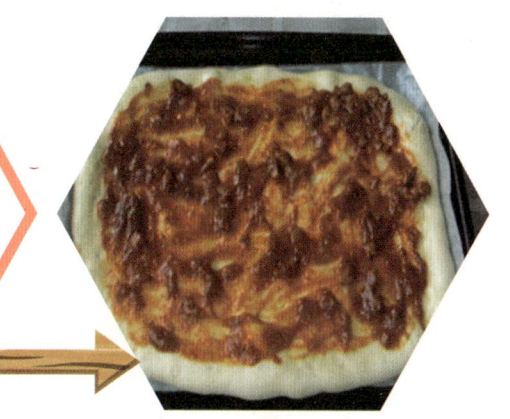

第18步：将饼皮放入烤箱中层，设定160℃，加热25分钟。

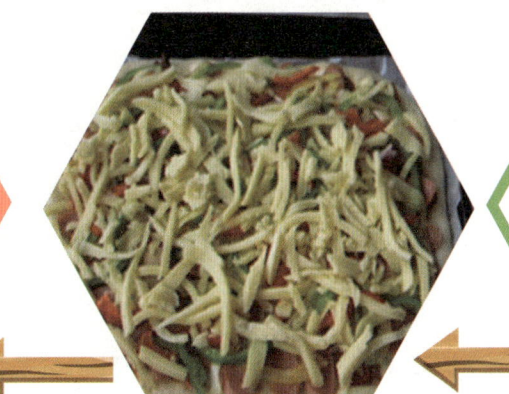

第17步：将洋葱丝、各种甜椒丝、腊肠片、火腿肠片铺在奶酪丝上。

第16步：在披萨酱上面撒一层奶酪丝。

适应能力训练的辅助技术

第 19 步：戴上手套，将饼皮端出。

第 20 步：在饼皮上撒一层奶酪丝。

第 21 步：再次放入烤箱中，设定 160℃，烤 5 分钟。

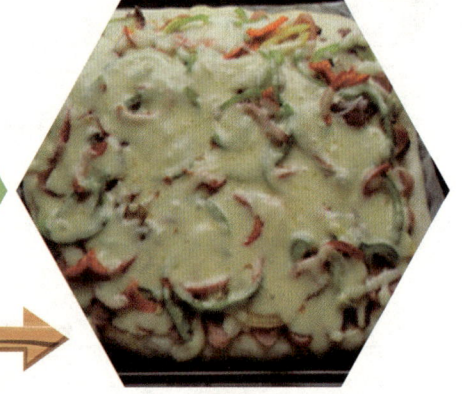

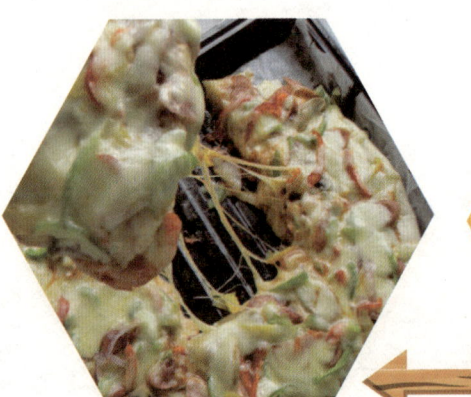

第 24 步：将披萨切小块，吃披萨。

第 23 步：冷却 5 分钟。

第 22 步：时间到了，戴上手套，将披萨端出。

第七章 工作技能训练

22 打扫卫生间

通过该技能的训练，患者应该能达到这样一种水平，即：对患者说"去打扫卫生间"，患者将独立完成打扫卫生间的任务。

扫描二维码，打印本技能训练配套表格

适应能力训练的辅助技术

教学材料

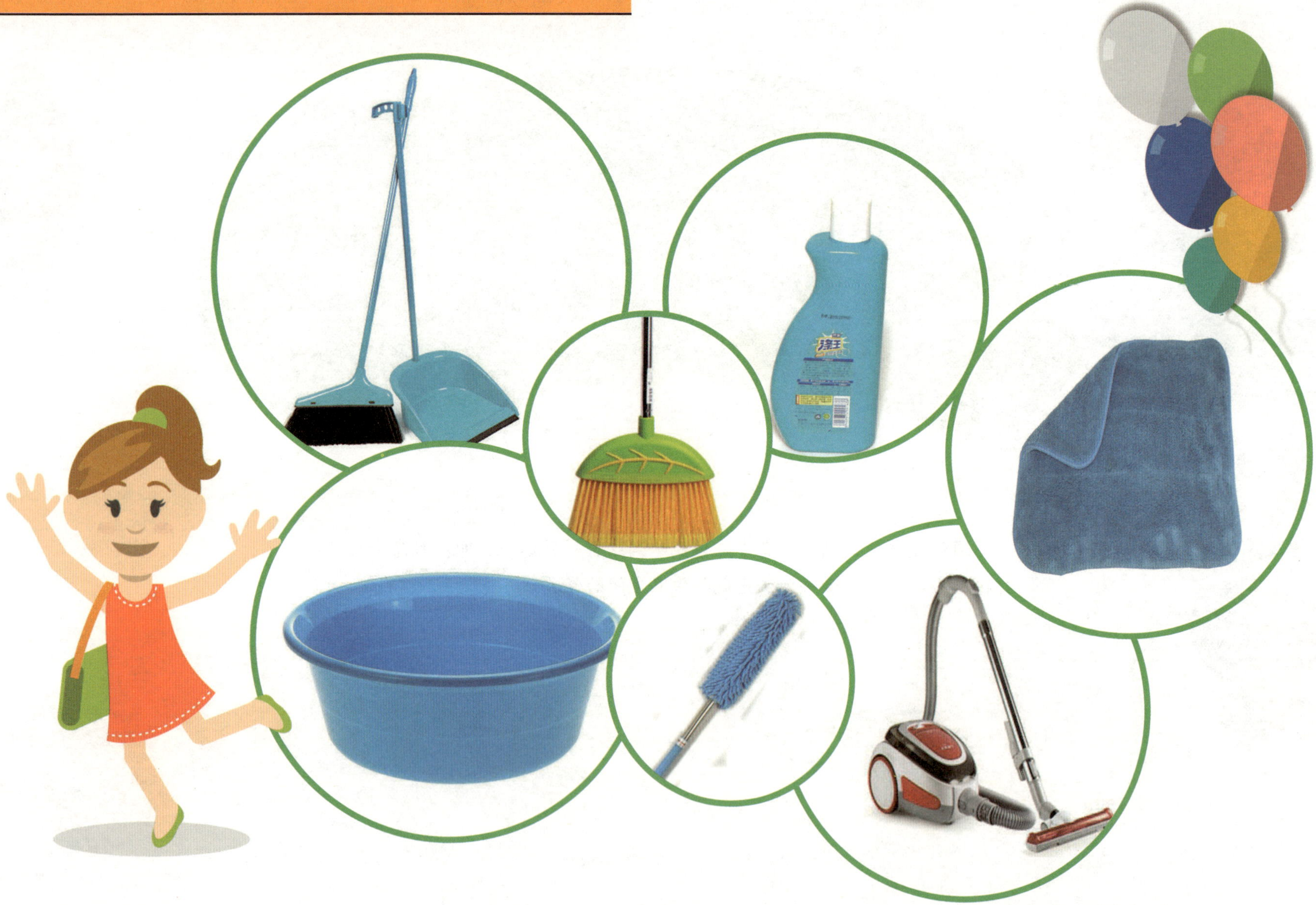

第七章
工作技能训练

训练流程

小档案	
训练时长	
辅助情况	

第1步：找到清洁剂。

第2步：捡起零星的物品，放到合适的位置。

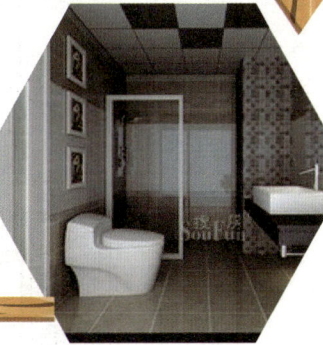

第3步：捡起垃圾，扔到垃圾桶里。

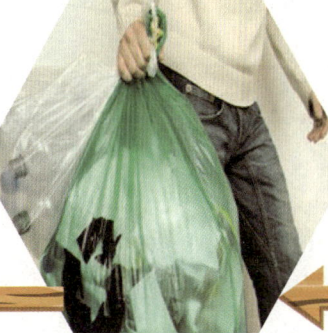

第4步：清洗洗手盆上的污渍。

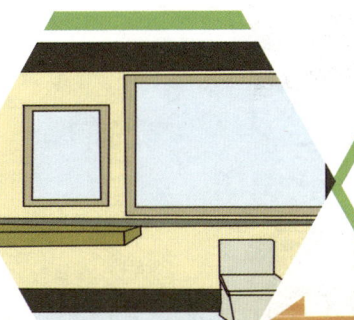

第5步：用刷子洗刷坐便。

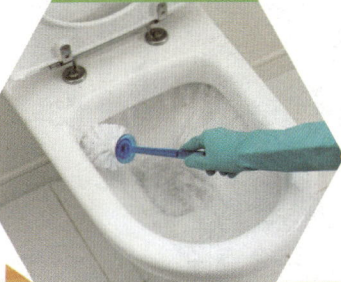

第6步：将打扫工具放回原处。

第7步：将垃圾扔掉，洗干净拖把并挂上。

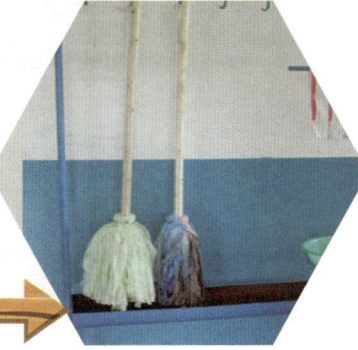

275

 适应能力训练的辅助技术

泛化到杂货间
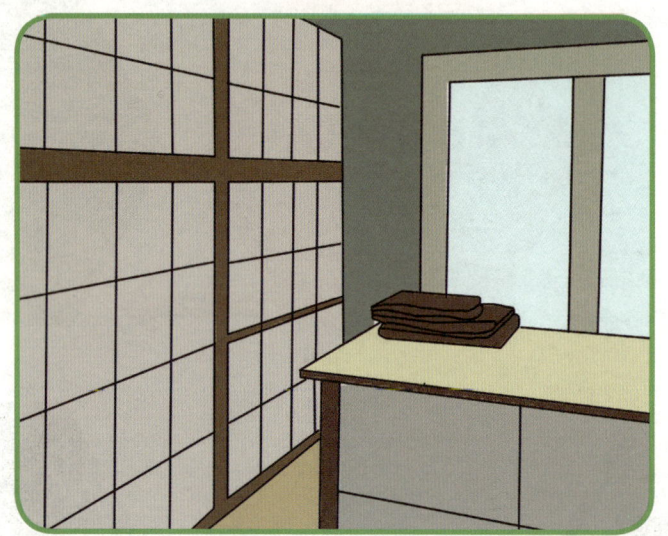

泛化到仓库
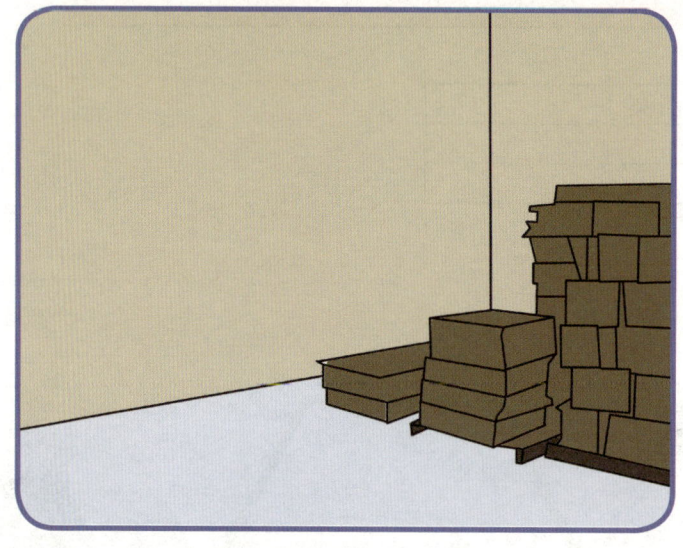

泛化到阁楼
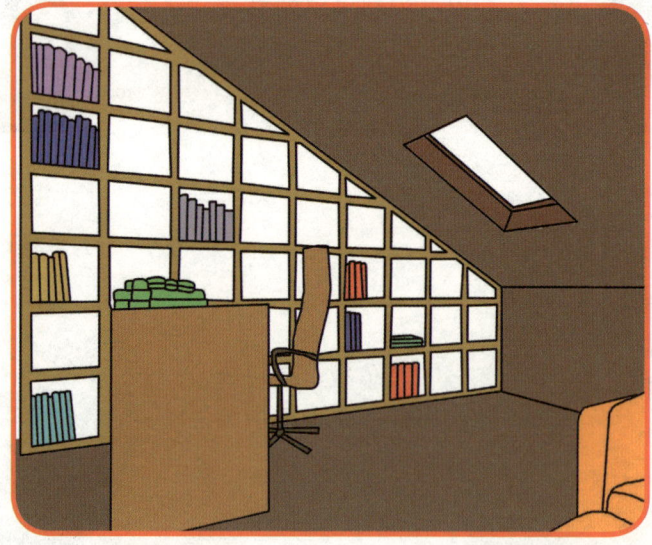

泛化到旧屋子
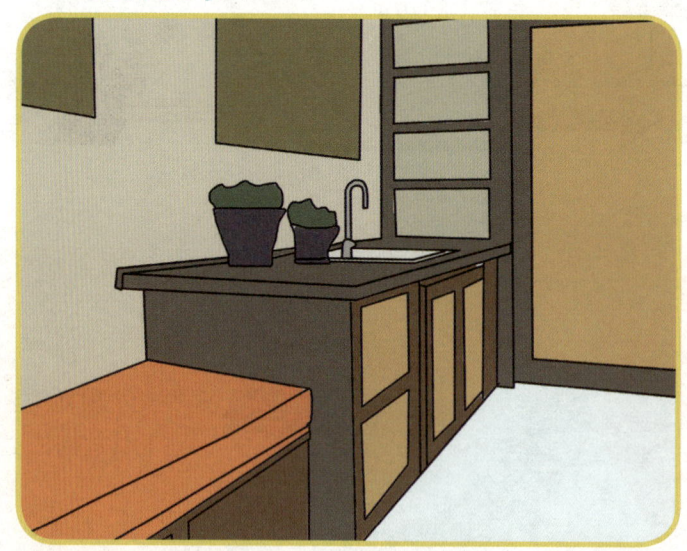

第七章 工作技能训练

23 打扫卧室

通过该技能的训练，患者应该能达到这样一种水平，即：对患者说"去打扫卧室"，患者将独立完成打扫卧室的任务。

扫描二维码，打印本技能训练配套表格

适应能力训练的辅助技术

教学材料

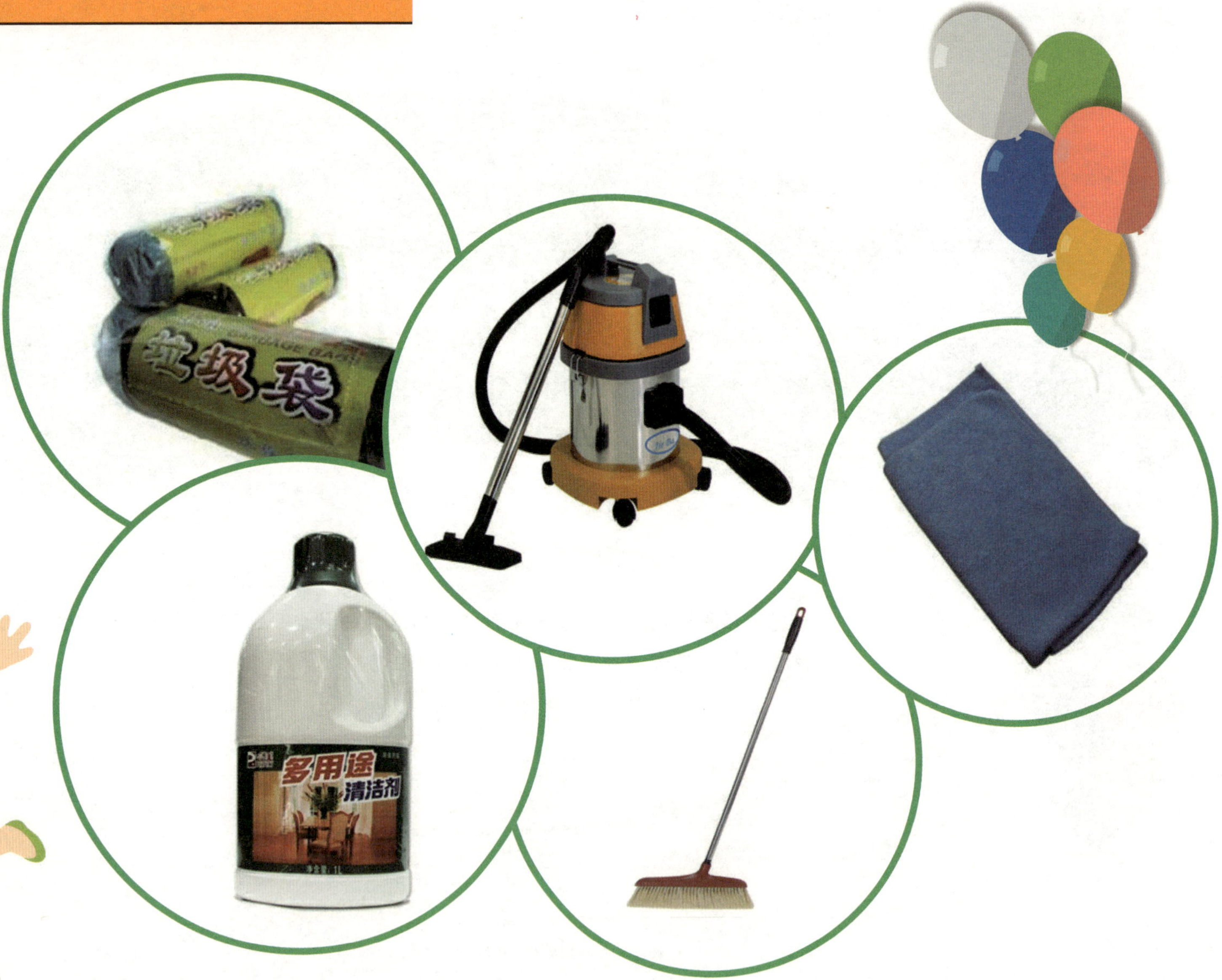

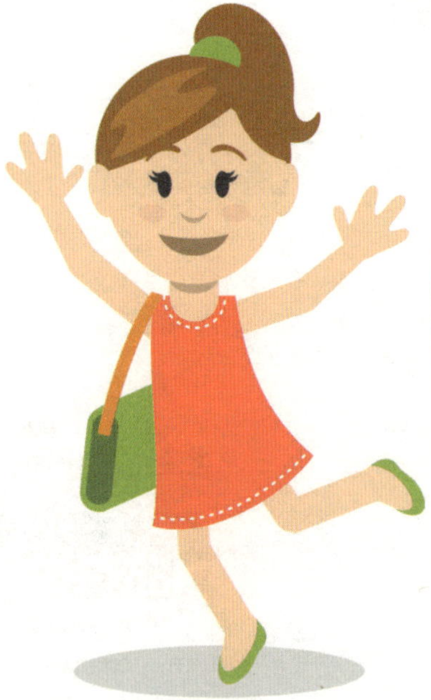

第七章 工作技能训练

训练流程

小档案	
训练时长	
辅助情况	

第1步：找到清洁工具。 → 第2步：将脏衣服放进收纳篮。 → 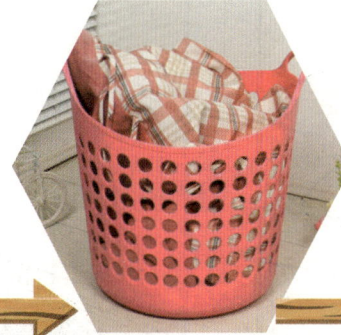 第3步：捡起零星的物品摆放到合适的位置。 → 第4步：将垃圾扔到垃圾桶里。

↓

第8步：打扫书架和其他表面区域。 ← 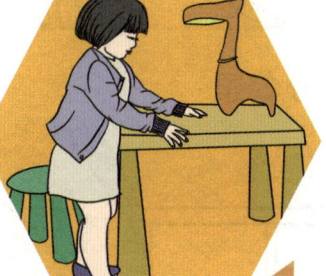 第7步：清理桌子。 ← 第6步：清理床头柜和其他表面区域。 ← 第5步：将零食放到盒子里。

↓

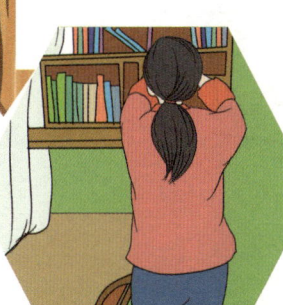 → 第9步：用吸尘器打扫地板。 → 第10步：整理床铺。 → 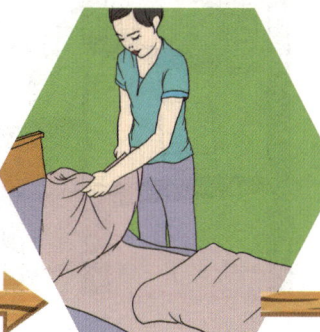 → 第11步：将清洁工具放回原处。

279

 适应能力训练的辅助技术

泛化到宿舍
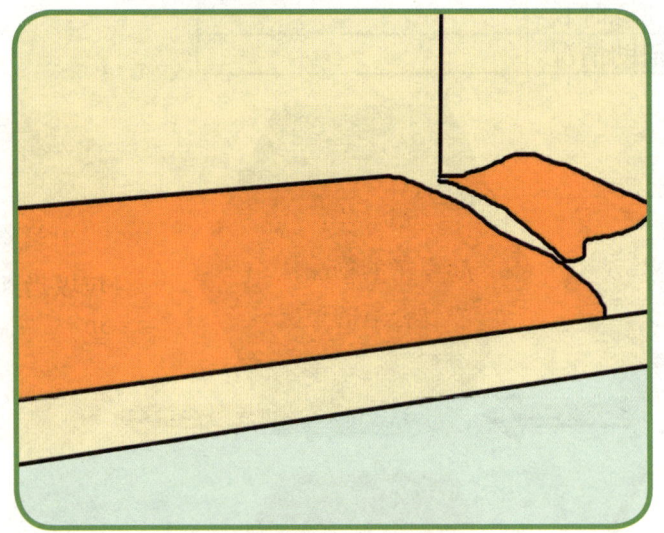

泛化到厨房
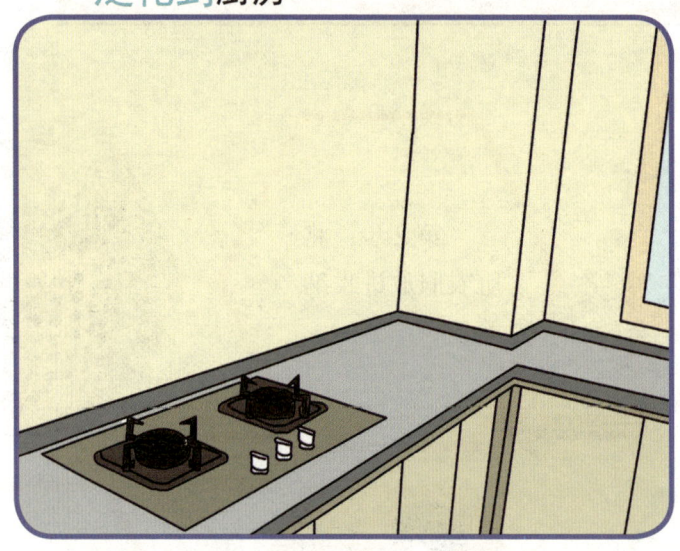

泛化到书房
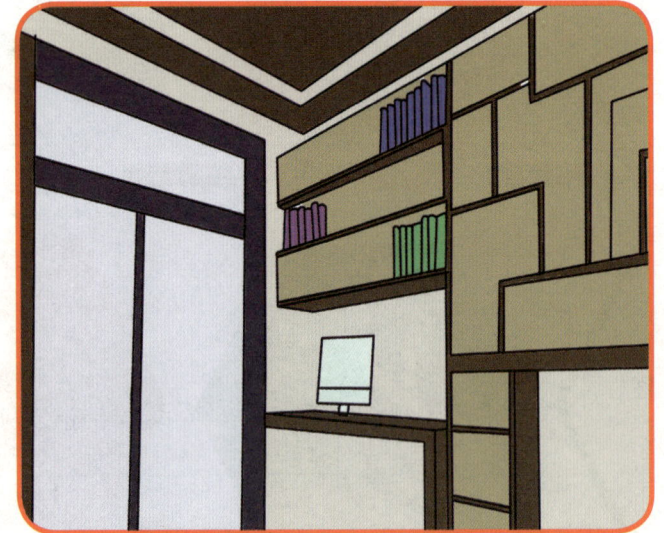

泛化到办公室
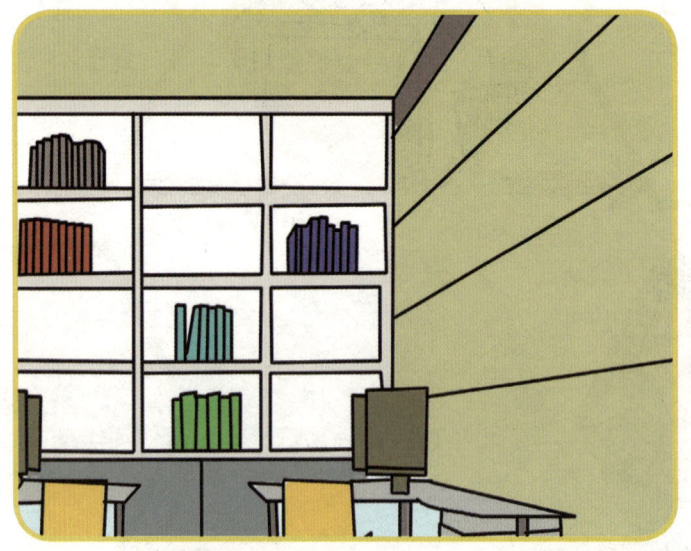

第七章 工作技能训练

24 用洗碗机洗碗

通过该技能的训练，患者应该能达到这样一种水平，即：对患者说"该洗碗了"，患者将收拾碗筷，把它们放进洗碗机里，并使其运转。

扫描二维码，打印本技能训练配套表格

适应能力训练的辅助技术

教学材料

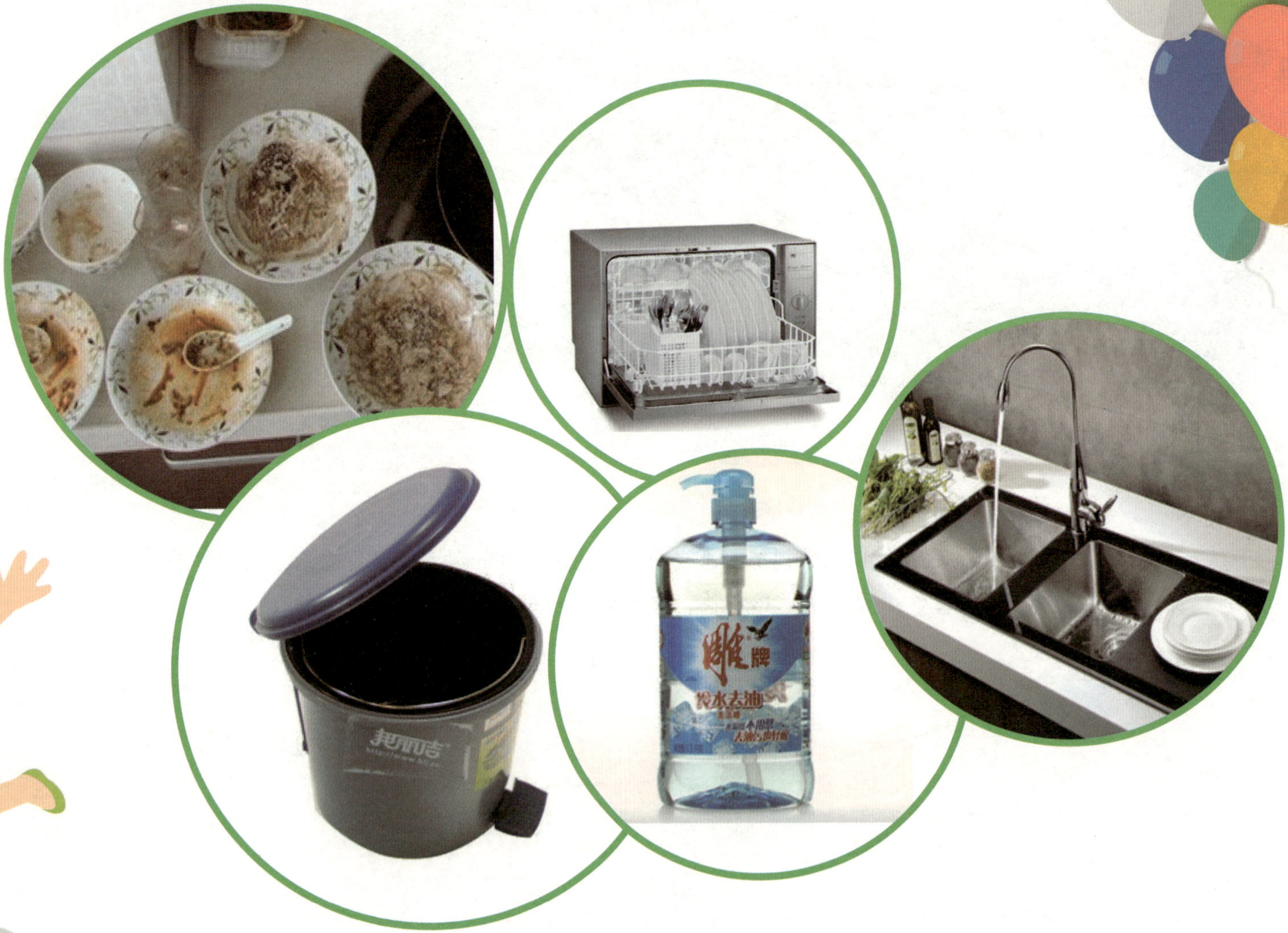

第七章
工作技能训练

训练流程

小档案	
训练时长	
辅助情况	

第1步：把脏碗盘子放到水池旁。

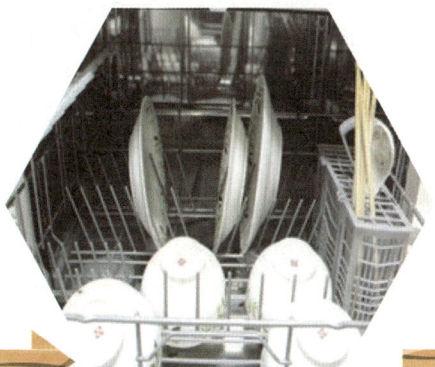

第2步：将碗盘里剩余的食物，倒入垃圾桶里。

第3步：打开水龙头，冲洗碗盘。

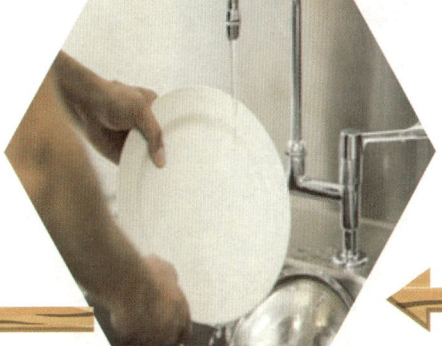

第4步：关闭水龙头。

第5步：打开洗碗机。

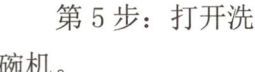

第6步：将碗正确地摆放在洗碗机里。

适应能力训练的辅助技术

第7步：将筷子和玻璃杯正确地摆放在洗碗机里。

第8步：将盘子正确地摆放在洗碗机里。

第9步：将金属餐具正确地摆放在洗碗机里。

第10步：将汤盆正确地摆放在洗碗机里。

第11步：将塑料餐具正确地摆放在洗碗机里。

第12步：在洗碗机里放洗洁精。

第13步：关上洗碗机的门。

第14步：选择合适的模式，并按"开始"。

第七章 工作技能训练

25 饭后收拾餐桌

通过该技能的训练,患者应该能达到这样一种水平,即:对患者说"该收拾餐桌了",患者将餐桌收拾干净。

扫描二维码,打印本技能训练配套表格

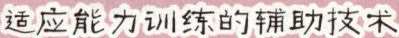

教学材料

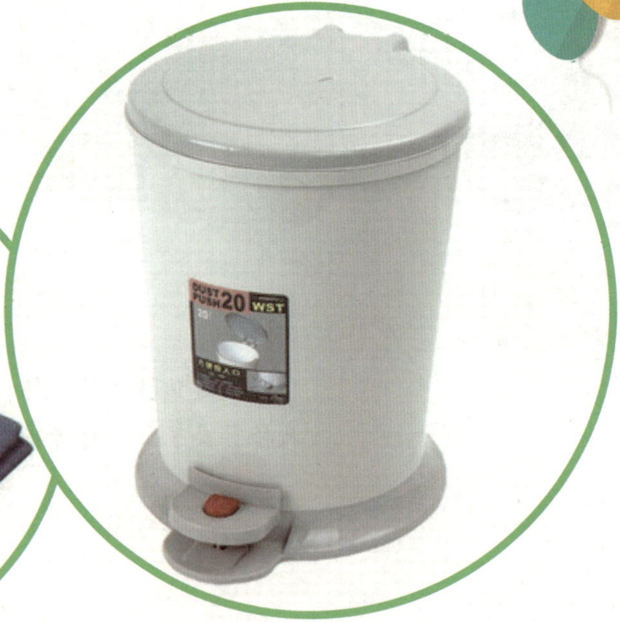

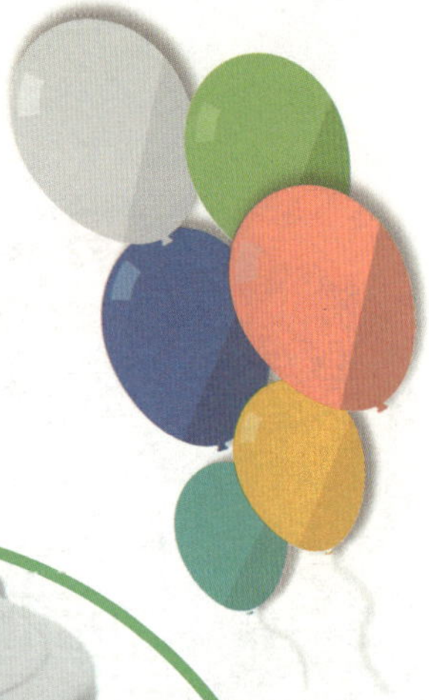

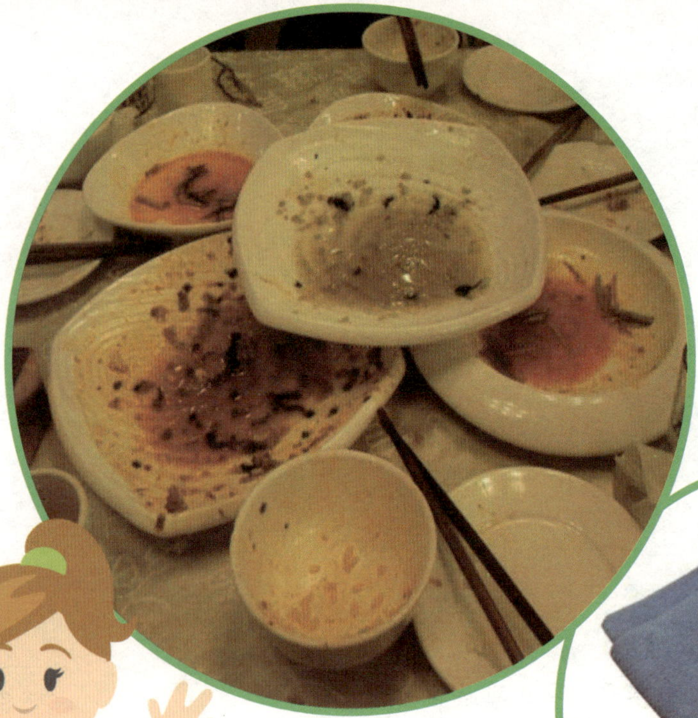

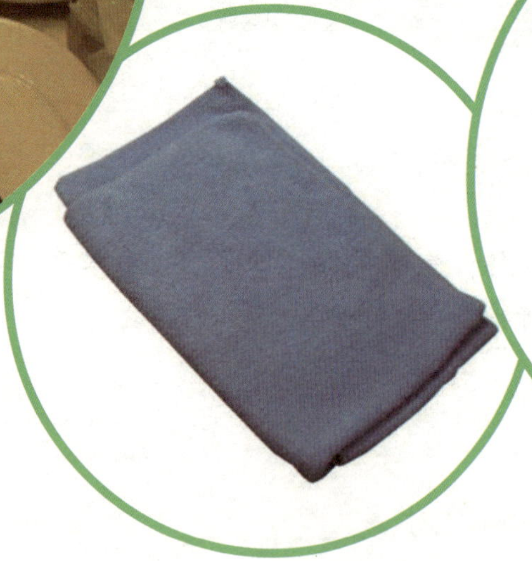

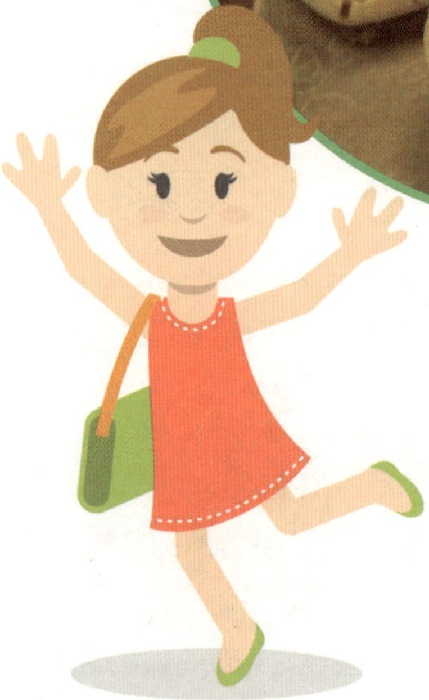

第七章 工作技能训练

训练流程

小档案	
训练时长	
辅助情况	

第1步：把餐具放到盘子里。

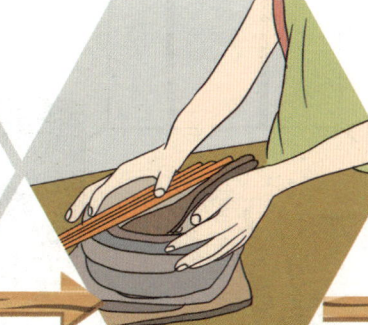

第2步：把餐巾放到盘子里。

第3步：将盘子放到水池旁。

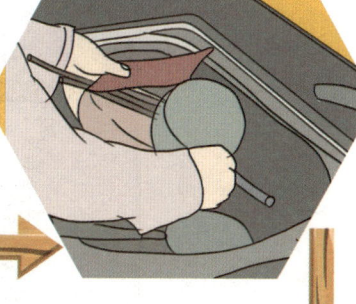

第4步：将盘子里的餐巾扔进垃圾桶。

第5步：回到餐桌，将玻璃杯拿到水池旁。

第6步：回到餐桌，将剩下的餐具放到水池旁，其他用具（比如牙签）放到合适的位置。

第7步：找到抹布。

第8步：将桌上的垃圾扔进垃圾桶。

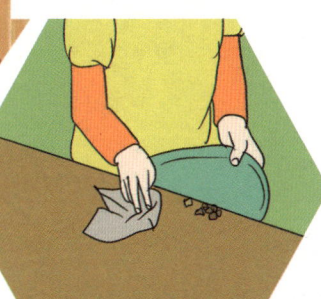

第9步：用抹布擦桌子。

第10步：把椅子摆放整齐。

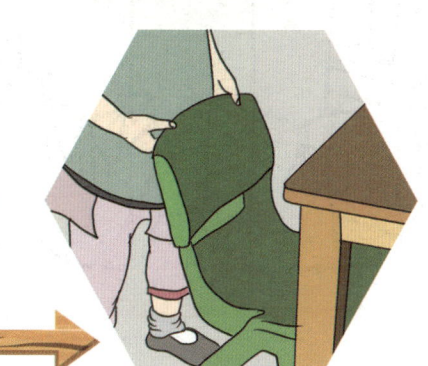

适应能力训练的辅助技术

泛化到幼儿园

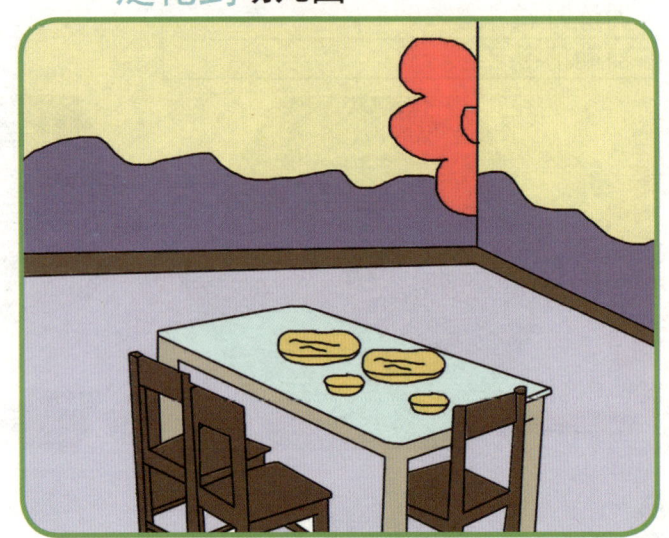

泛化到餐厅

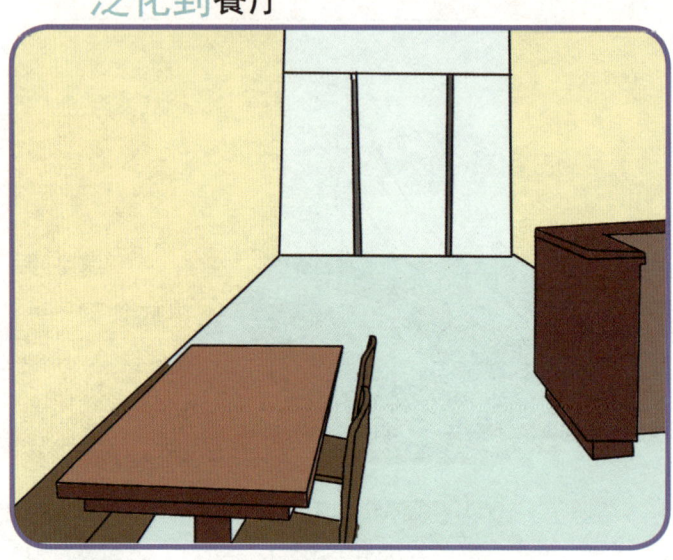

泛化到饭店

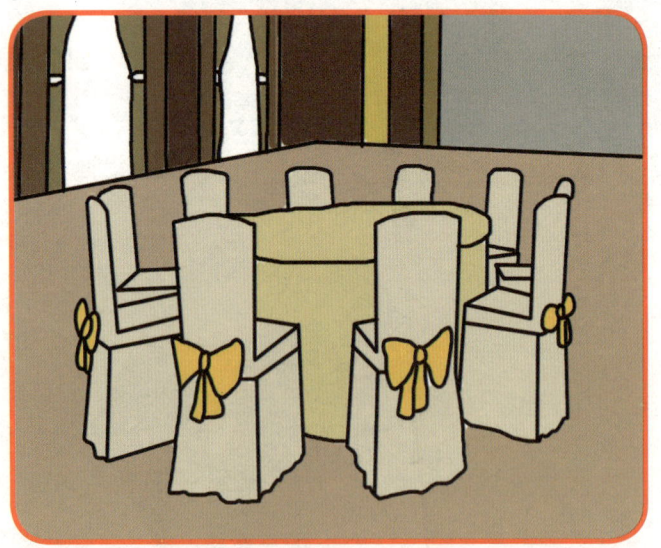

泛化到后厨

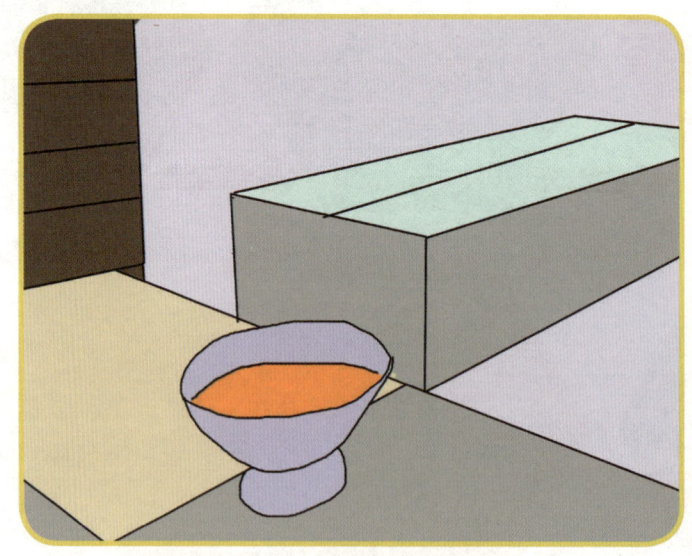

第七章 工作技能训练

26 手工洗碗

通过该技能的训练，患者应该能达到这样一种水平，即：对患者说"该洗碗了"，患者将手工洗碗。

扫描二维码，打印本技能训练配套表格

适应能力训练的辅助技术

教学材料

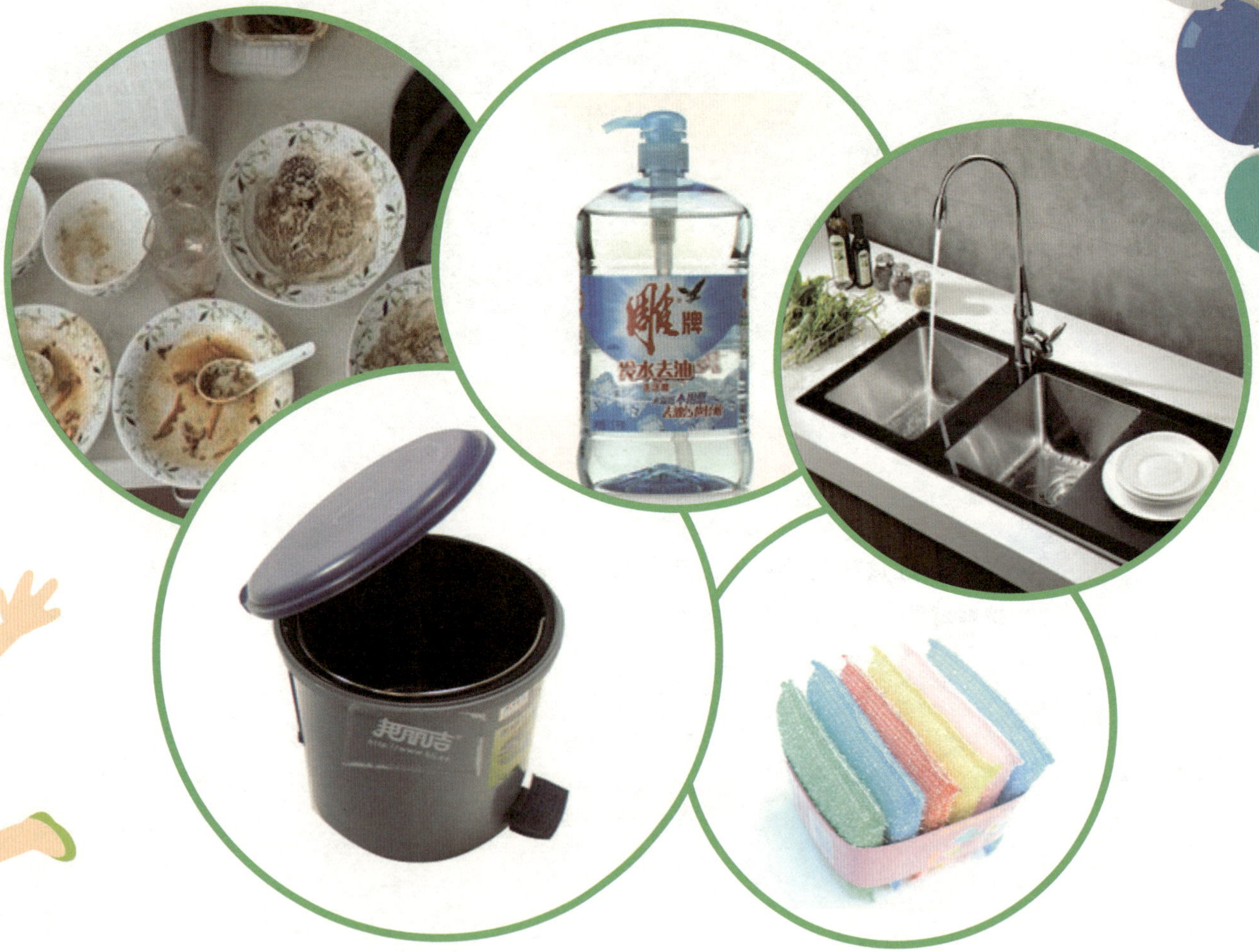

第七章
工作技能训练

训练流程

小档案	
训练时长	
辅助情况	

第1步：将脏碗筷放到水池旁。

第2步：将碗盘里的食物残渣倒入垃圾桶。

第3步：打开水龙头，冲洗碗盘。

第4步：将冲过的碗盘放到旁边的洗碗池里。

第5步：在洗碗池里放入温水。

第6步：在温水里放入洗洁精。

第7步：把杯子放入温水里。

第8步：用洗碗巾洗杯子，冲干净，然后把杯子放入消毒柜。

第9步：将所有的杯子洗净，放入消毒柜。

第10步：将盘子和碗放入温水里。

第11步：用洗碗巾洗盘子和碗，冲干净，放入消毒柜。

291

适应能力训练的辅助技术

第12步：将刀叉、筷子、勺子放入温水里。

→ 第13步：用洗碗巾清洗干净，放入消毒柜。

→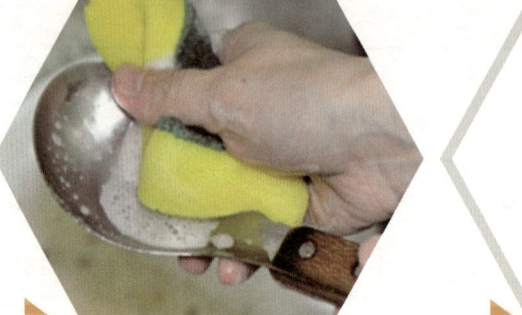

→ 第14步：将剩下的餐具放到温水里。

↓

第18步：清洗洗碗巾，然后把它晾起来。

← 第17步：冲洗洗碗池。

← 第16步：关上消毒柜的门，并让其运行。

← 第15步：用洗碗巾洗干净餐具，放入消毒柜。

↓

第19步：用肥皂洗手。

→ 第20步：用毛巾把手擦干。

→ 第21步：将消毒柜的餐具取出，依次放回餐柜。

→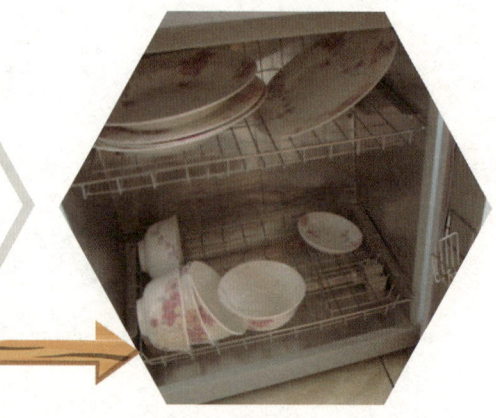

第七章 工作技能训练

27 收拾金属餐具

通过该技能的训练，患者应该能达到这样一种水平，即：对患者说"收拾金属餐具"，患者将把金属餐具分类，将它们放到合适的位置。

适应能力训练的辅助技术

教学材料

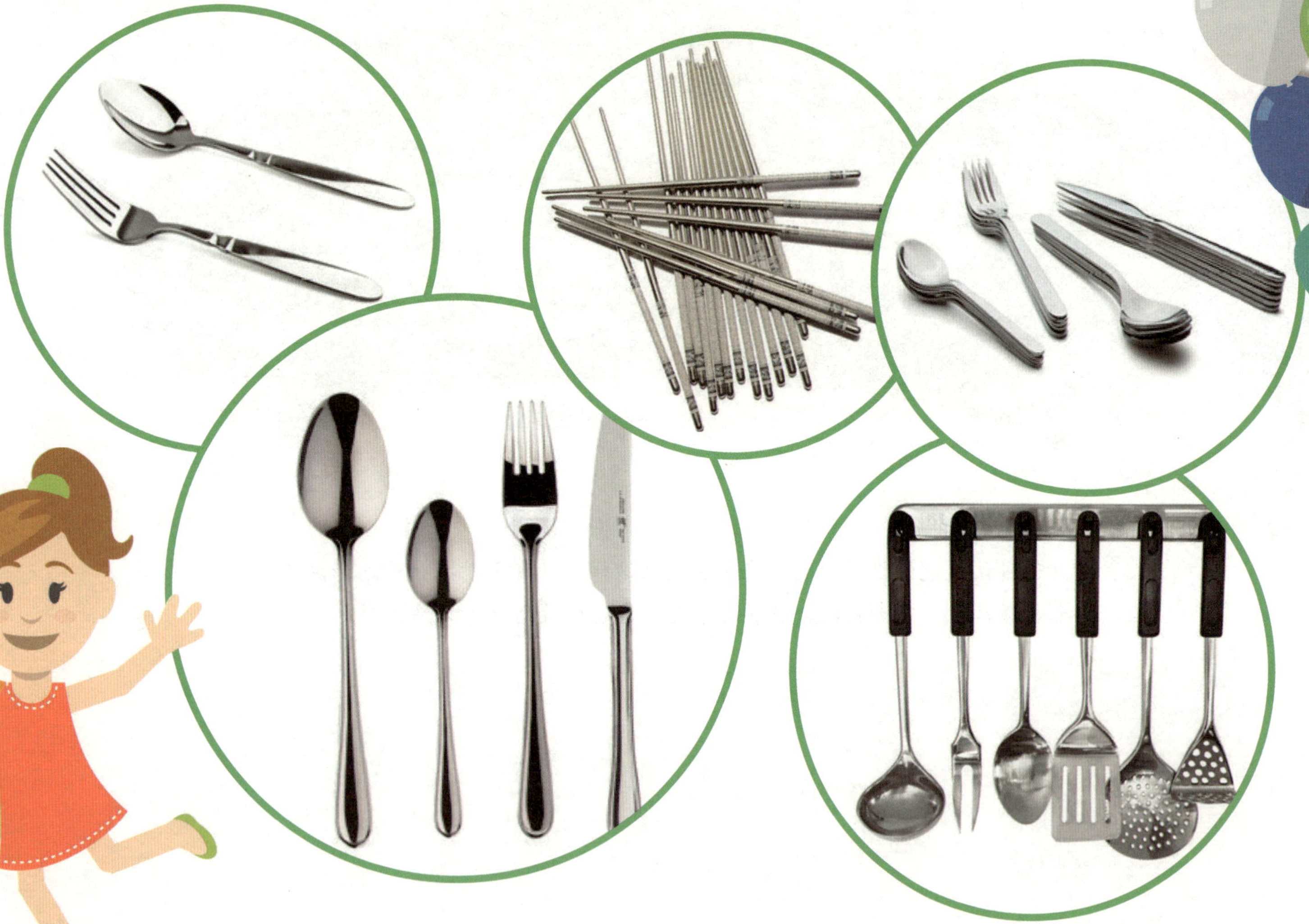

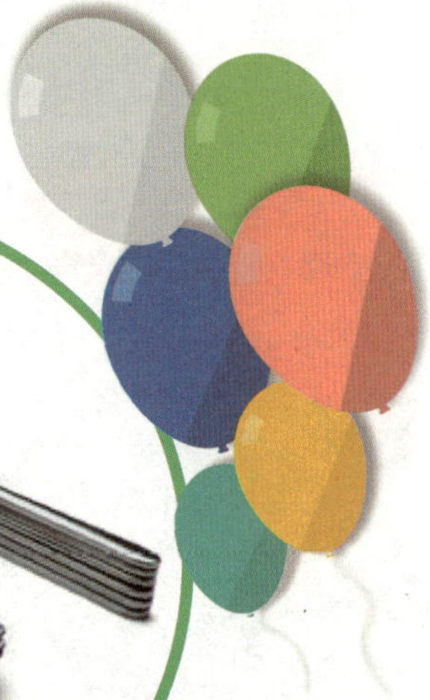

第七章 工作技能训练

训练流程

逆向链接训练

小档案	
训练时长	
辅助情况	

- 行为链第 10 步：关上餐具抽屉。
- 行为链第 9 步：将剩下的餐具放到抽屉的正确位置。
- 行为链第 8 步：将所有的小叉子放到抽屉的正确位置。
- 行为链第 7 步：将所有的大叉子放到抽屉的正确位置。
- 行为链第 6 步：将所有的小勺子放到抽屉的正确位置。
- 行为链第 5 步：将所有的大勺子放到抽屉的正确位置。
- 行为链第 4 步：将所有的餐刀放到抽屉的正确位置。
- 行为链第 3 步：打开抽屉。
- 行为链第 2 步：将金属餐具放到托盘里，将托盘放到抽屉旁。
- 行为链第 1 步：找到所有金属餐具。

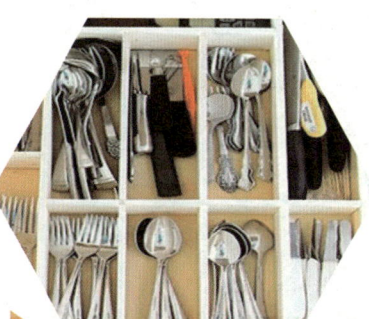

 适应能力训练的辅助技术

拓展到收拾盘子

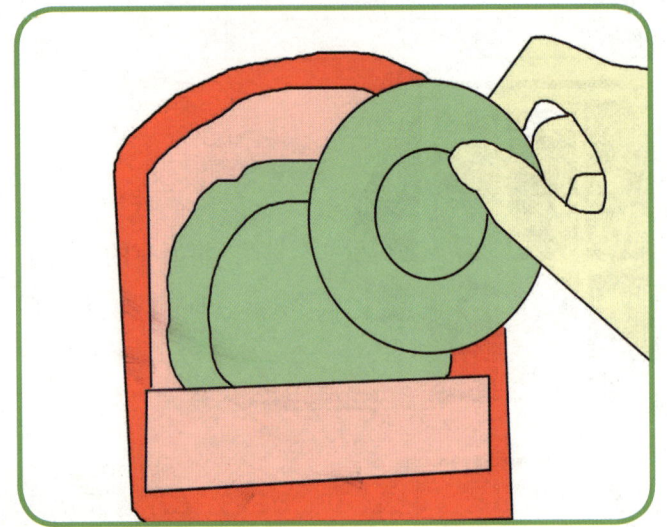

拓展到收拾衣柜

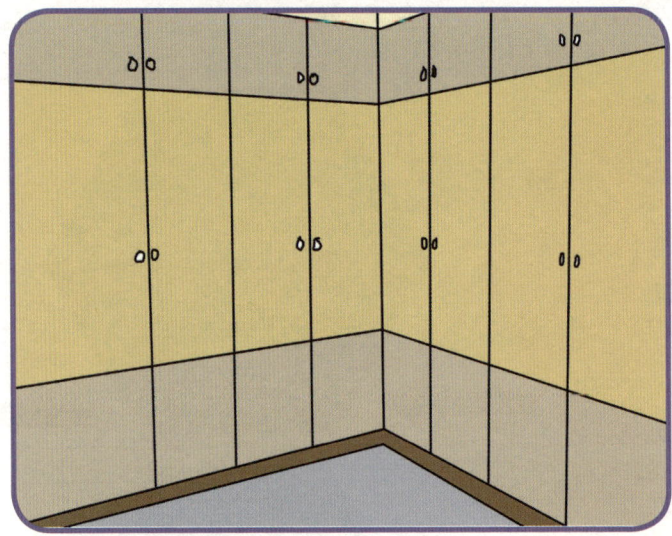

拓展到收拾玩具

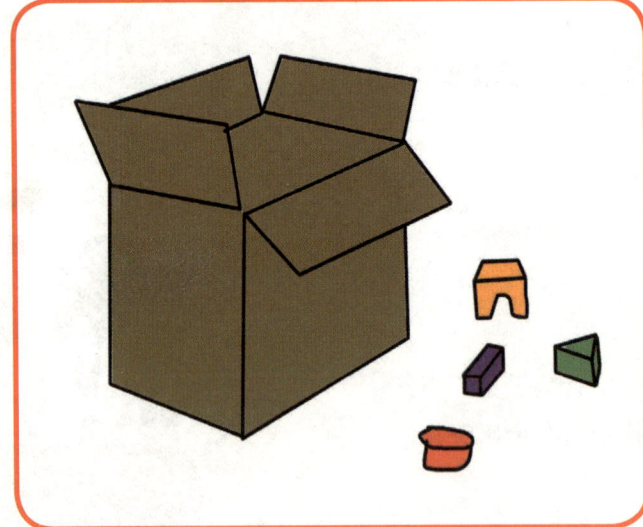

拓展到收拾家居卫生

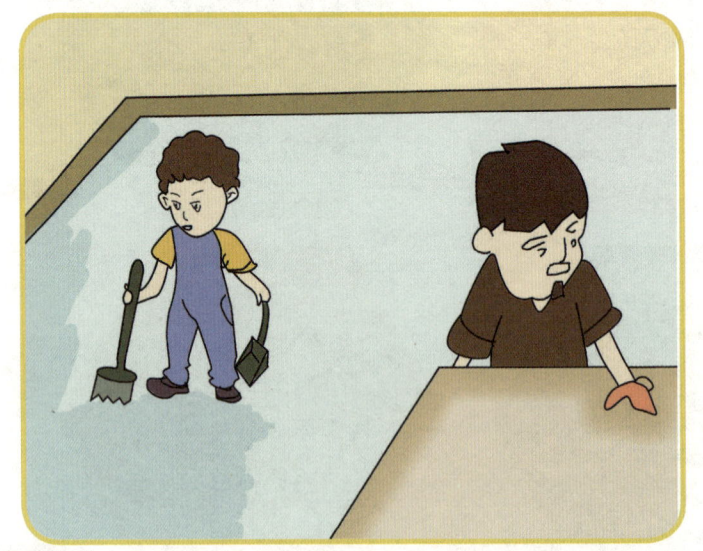

第七章 工作技能训练

28 用洗衣机洗衣服

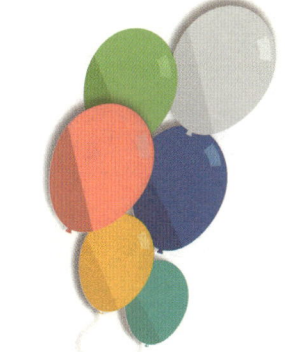

通过该技能的训练，患者应该能达到这样一种水平，即：对患者说"该洗衣服了"，患者将去用洗衣机洗衣服。

扫描二维码，打印本技能训练配套表格

适应能力训练的辅助技术

教学材料

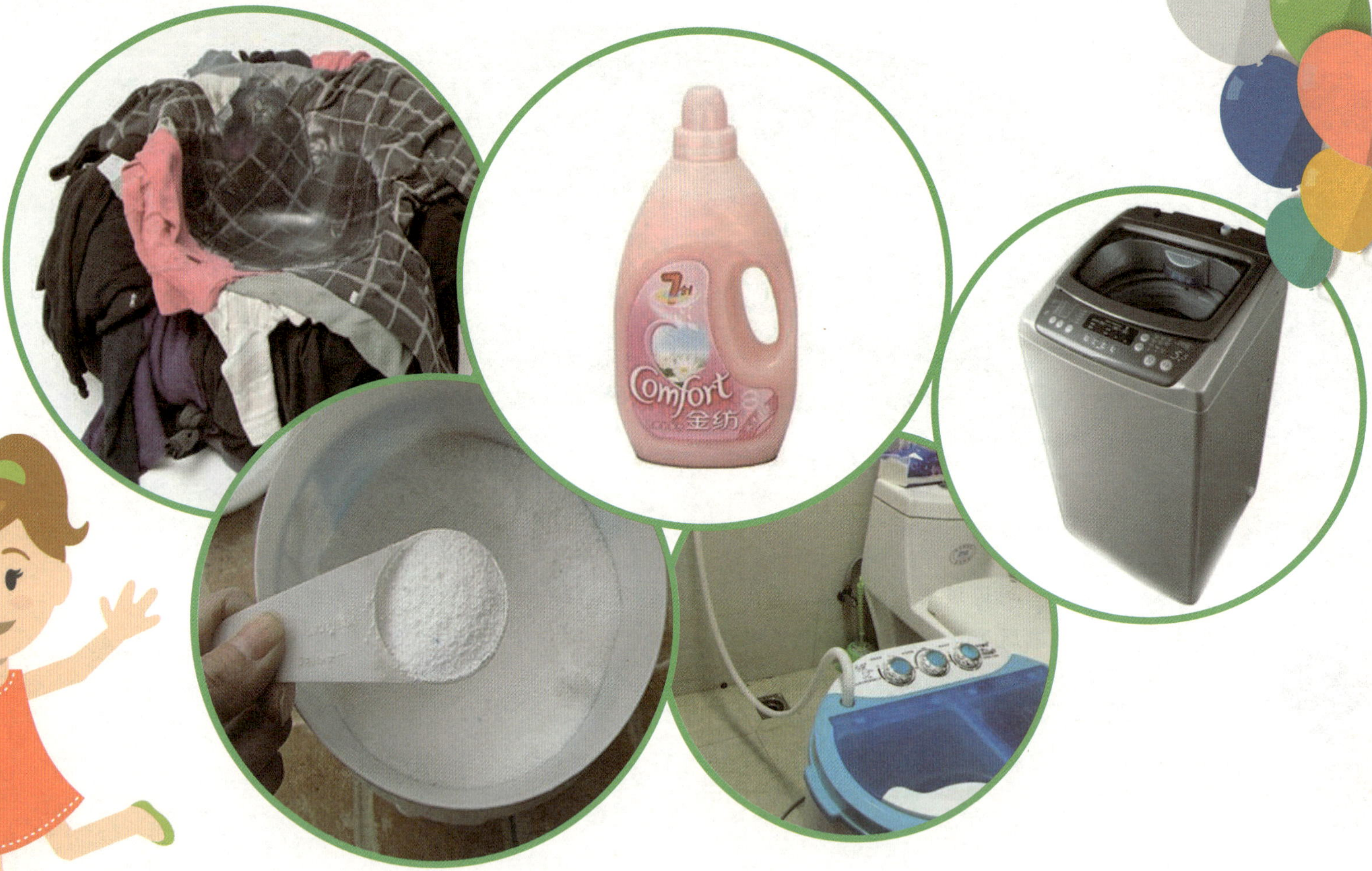

第七章
工作技能训练

训练流程

小档案	
训练时长	
辅助情况	

第1步：找到洗衣篮，将所有脏衣服放进洗衣篮里。

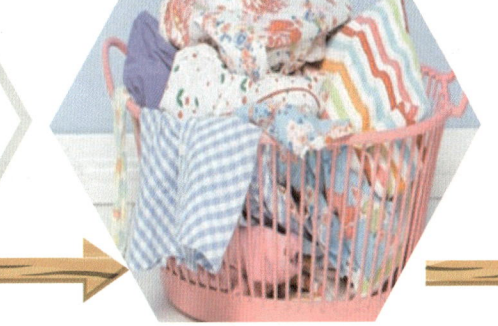

第2步：将洗衣篮搬到洗衣房。

第3步：将衣物按浅色、深色和彩色进行分类。

第4步：打开洗衣机。

第5步：根据衣物量，放入洗衣粉。

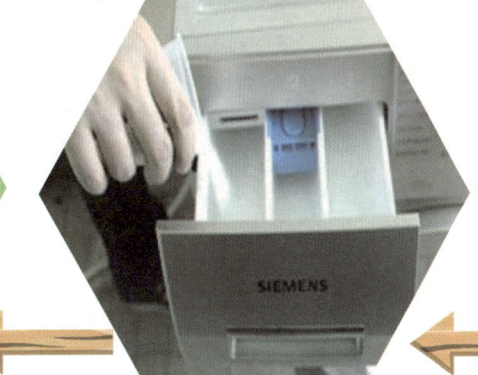

第6步：放入织物柔顺剂。

适应能力训练的辅助技术

第7步：把浅色衣物放入洗衣机。

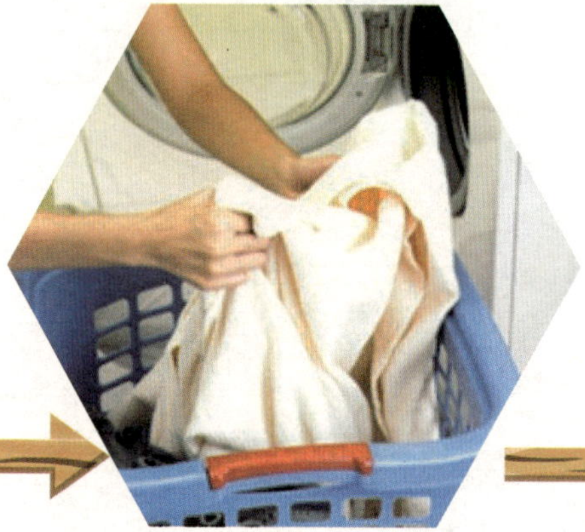

第8步：盖上洗衣机盖。

第9步：选择洗衣模式。

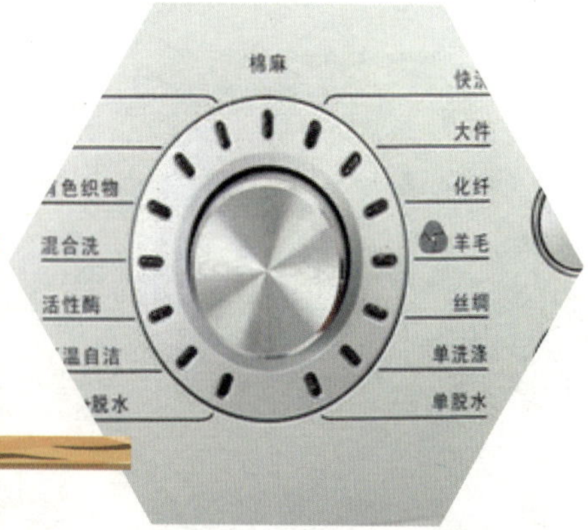

第10步：选择洗衣时间。

第11步：选择洗衣强度等。

第12步：按"开始"键。

泛化为**洗床单**

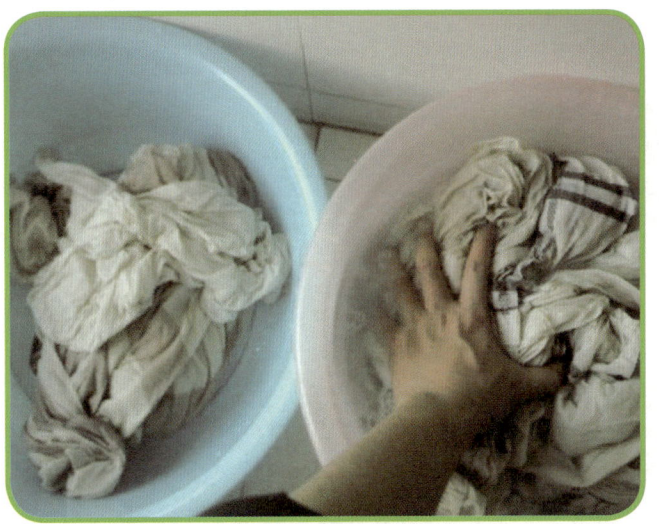

泛化为**洗窗帘**

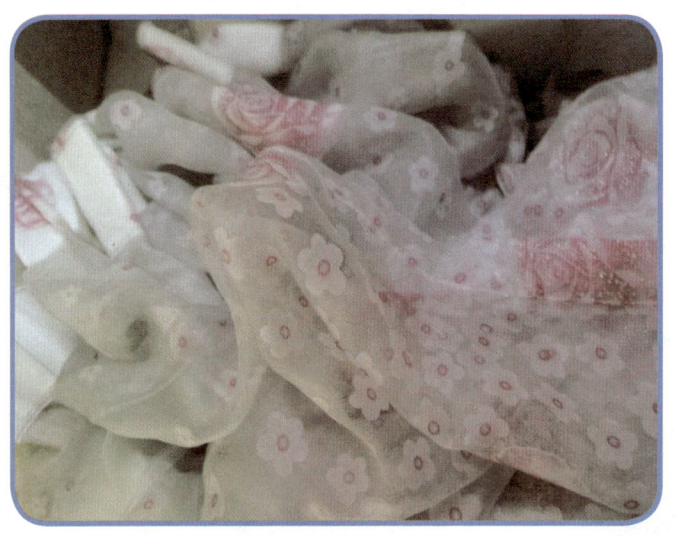

泛化为**洗毛毯**

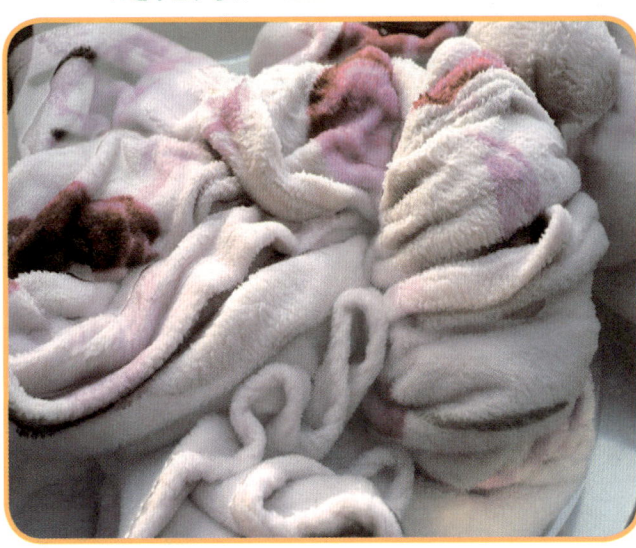

泛化为**洗玩偶**

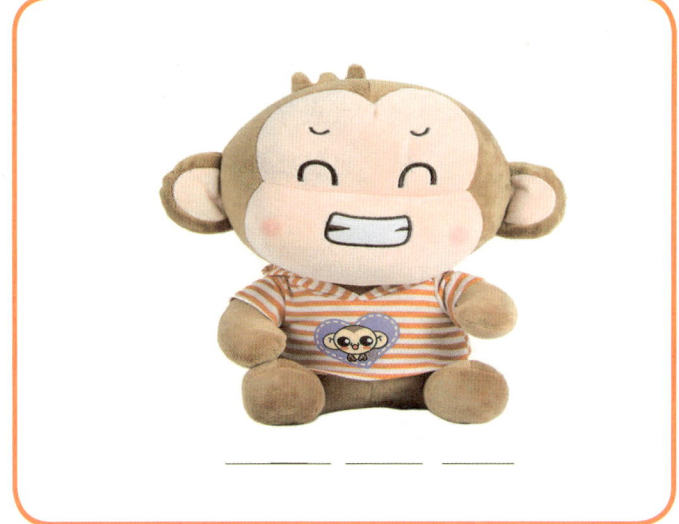

适应能力训练的辅助技术

29 烘干并整理衣服

通过该技能的训练，患者应该能达到这样一种水平，即：对患者说"该烘干衣服了"，患者将从洗衣机里取出衣服，放到烘干机里，烘干以后将衣服取出整理好。

扫描二维码，打印本技能训练配套表格

第七章
工作技能训练

教学材料

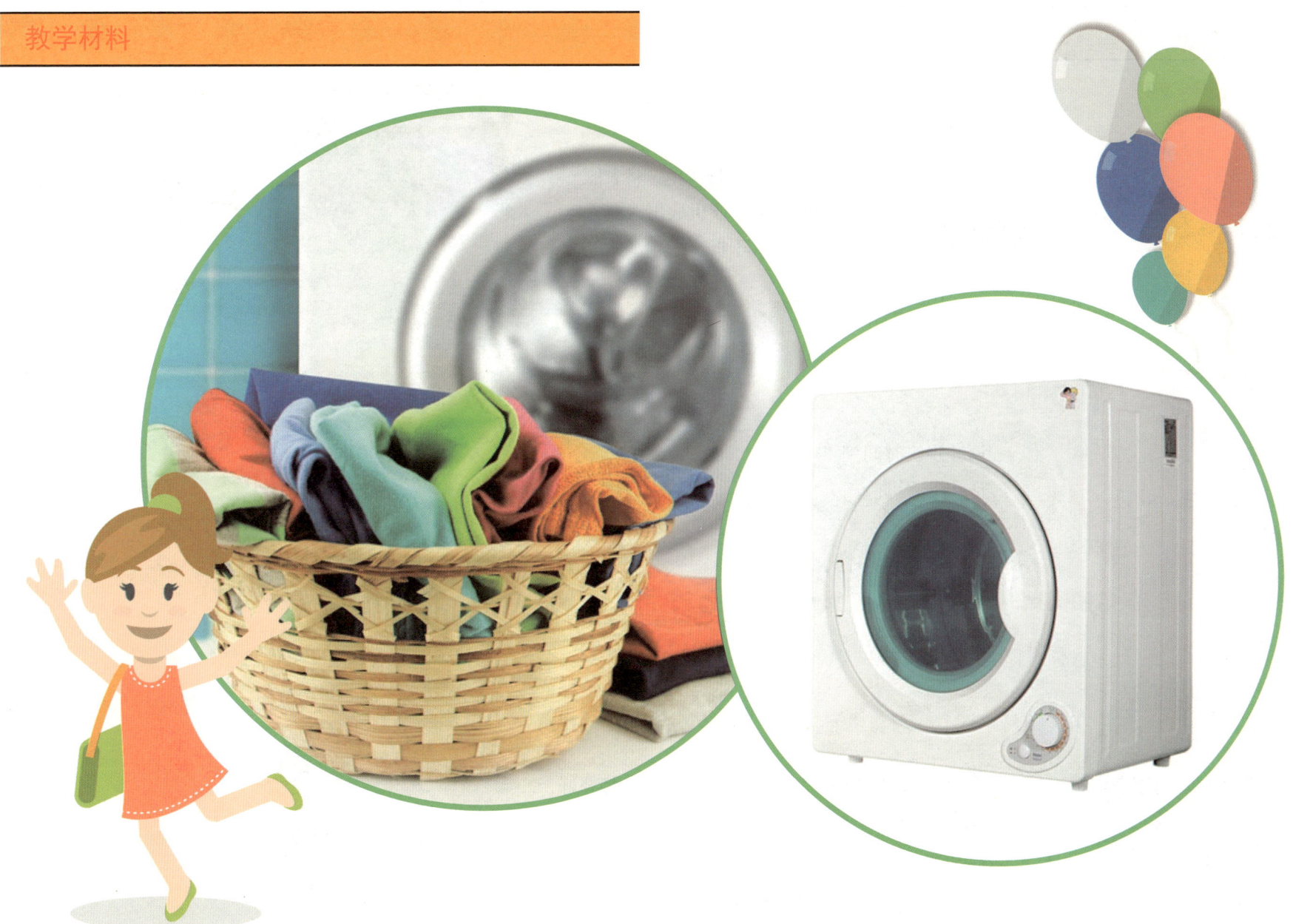

适应能力训练的辅助技术

训练流程

小档案	
训练时长	
辅助情况	

第1步：打开烘干机。 → 第2步：打开洗衣机门。 → 第3步：将衣服从洗衣机取出，放入烘干机。 → 第4步：关上烘干机门。

↓

第5步：选择烘干模式。 ← 第6步：选择烘干时间。 ← 第7步：按"开始"键。 ← 第8步：时间到了，打开烘干机门，看衣服是否干了，如果没有，继续烘干。 ← 第9步：取出一件烘干的衣服，叠起来或挂起来。

↓

第10步：找到洗衣篮，将叠好的衣服放进洗衣篮。 → 第11步：将洗衣篮搬到柜子旁。 → 第12步：将叠好的衣服放入柜子里。

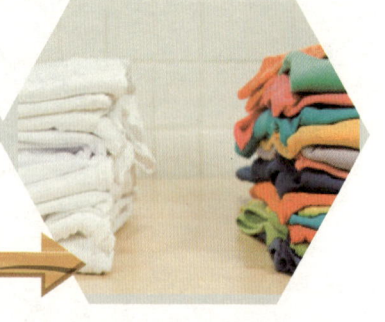

30 铺床

通过该技能的训练，患者应该能达到这样一种水平，即：对患者说"该铺床了"，患者将独立把床铺好。

扫描二维码，打印本技能训练配套表格

适应能力训练的辅助技术

教学材料

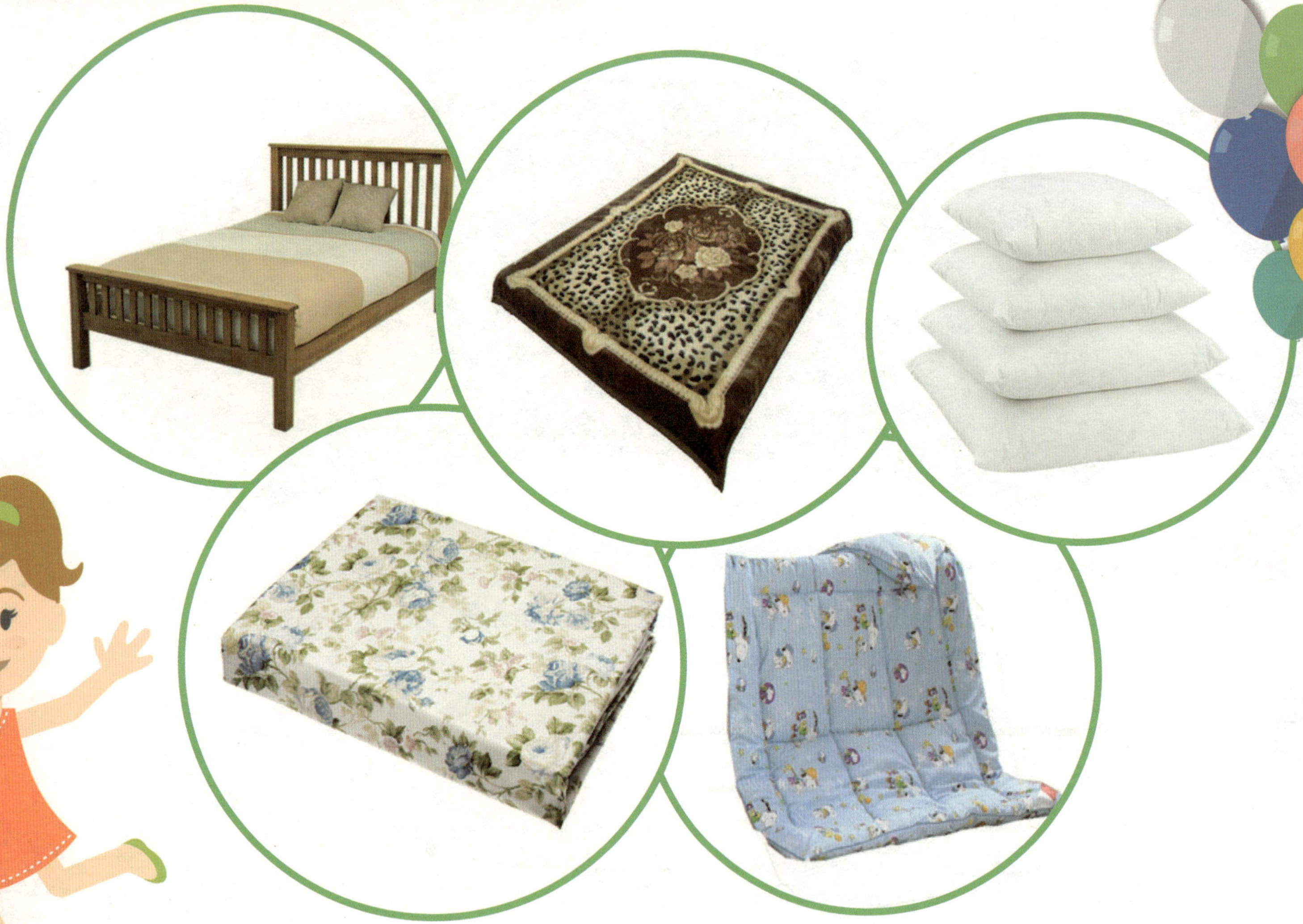

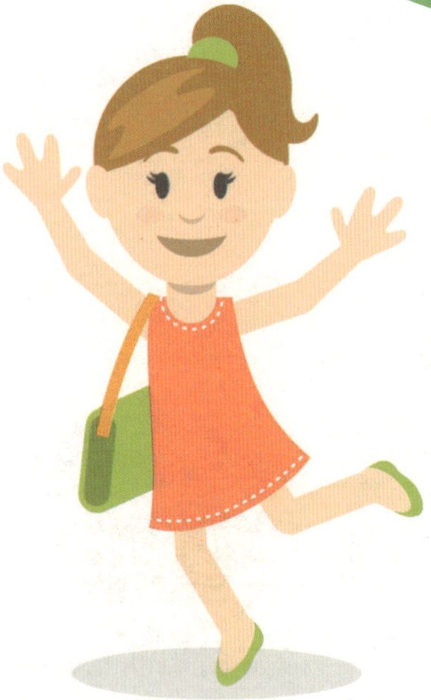

第七章 工作技能训练

训练流程

小档案	
训练时长	
辅助情况	

第1步：拿起床上的枕头。 → 第2步：拍打枕头，使其平展，先放到一边。 → 第3步：将床单铺平展。 →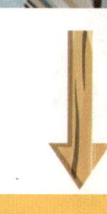

↓

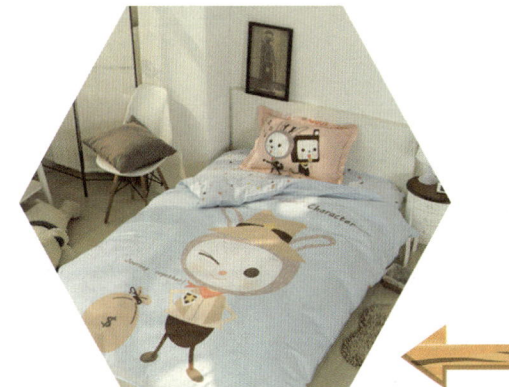 ← 第6步：将被子铺平展。 ← 第5步：将毯子（如果有的话）铺平展。 ← 第4步：将枕头放回床头。

307

适应能力训练的辅助技术

31 换床单

通过该技能的训练,患者应该能达到这样一种水平,即:对患者说"该换床单了",患者将独立把床单换好。

扫描二维码,打印本技能训练配套表格

第七章
工作技能训练

教学材料

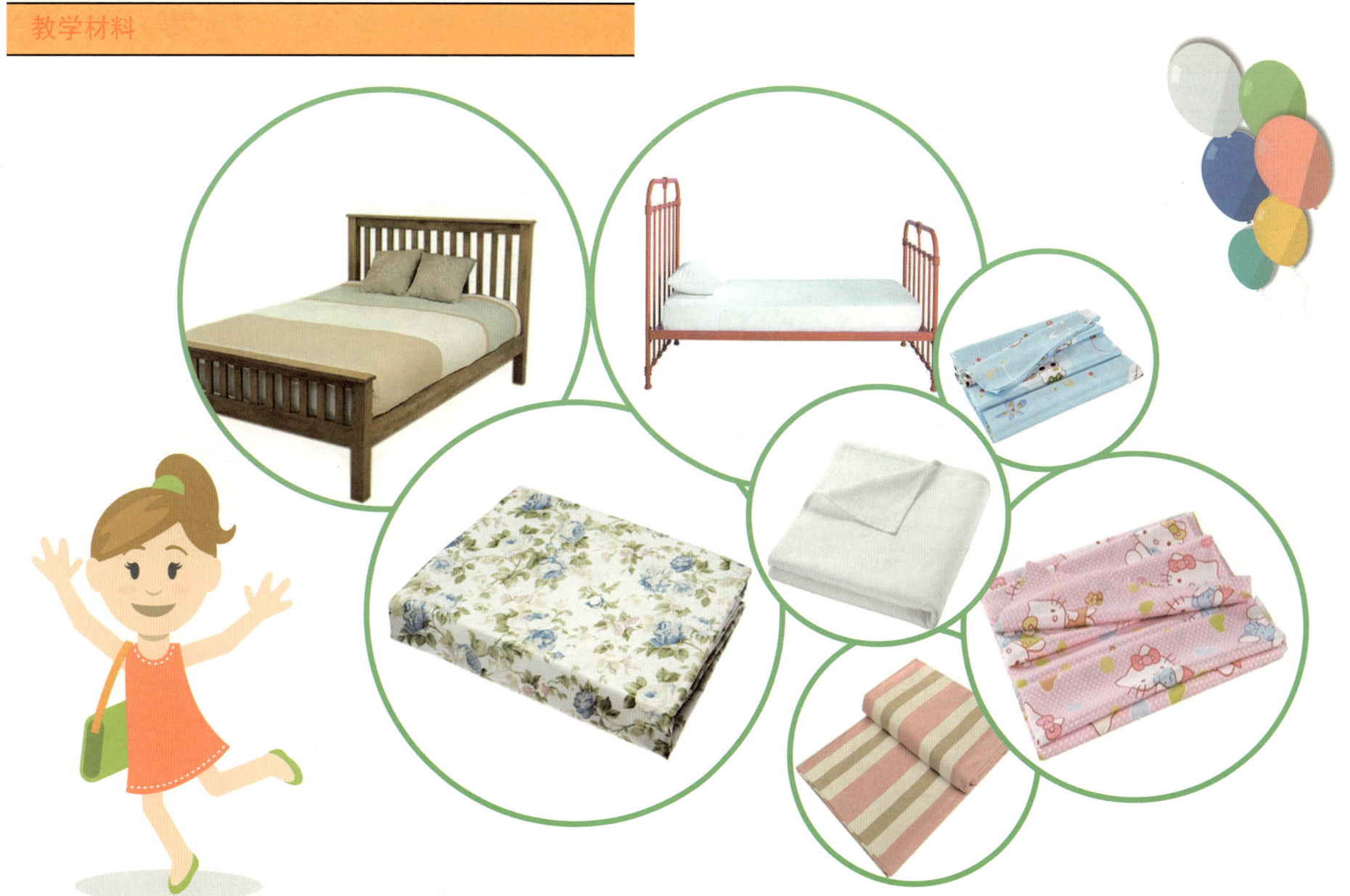

适应能力训练的辅助技术

训练流程

小档案	
训练时长	
辅助情况	

第1步：将床上所有物品放到一边。 → 第2步：将脏的床单取下来。 →

第3步：把脏床单放入洗衣篮里。

← 第4步：找到干净的床单。 ←

第5步：打开床单。

↓

第6步：将床单的长与宽与床垫进行匹配。 → 第7步：将干净床单铺平展。 →

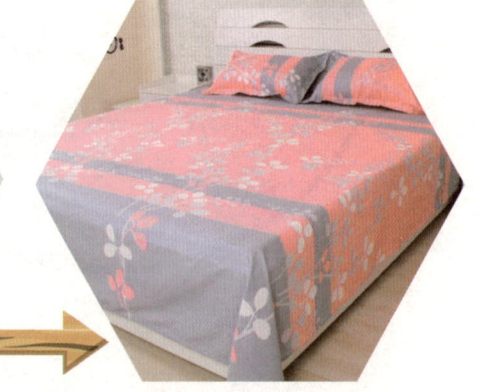

第七章 工作技能训练

32 布置餐桌

通过该技能的训练，患者应该能达到这样一种水平，即：对患者说"该布置餐桌了"，患者将独立把餐桌布置好。

扫描二维码，打印本技能训练配套表格

适应能力训练的辅助技术

教学材料

第七章
工作技能训练

训练流程	小档案	
	训练时长	
	辅助情况	

第1步：在每个座位对应的桌子上摆放餐垫。

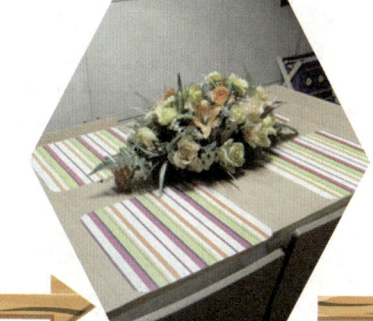

第2步：在每个餐垫的中心摆放一个餐盘。

第3步：在每个餐垫的左上方摆放一个面包盘。

第4步：在每个餐垫的右上方摆放一个玻璃杯。

第7步：在每个餐盘的左边摆放一个叉子。

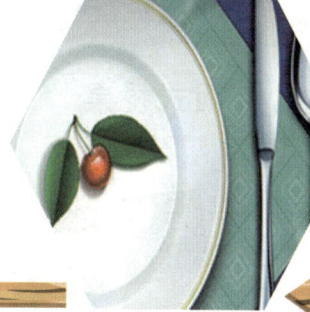

第6步：在每把餐刀的右边摆放一个勺子。

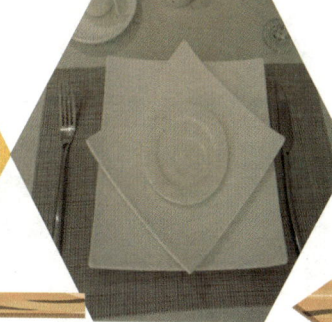

第5步：在每个餐盘的右边摆放一把餐刀。

第8步：在每个餐盘上摆放一个餐巾。

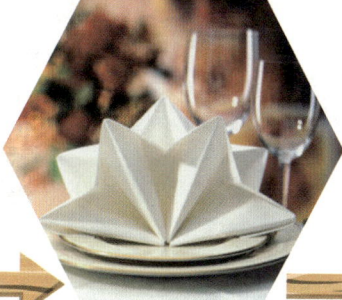

第9步：把所有调味品和香料都放在餐桌中心。

第10步：在桌上摆放饮料。

第11步：将食物摆放在桌上。

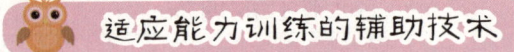
适应能力训练的辅助技术

泛化到中式餐桌
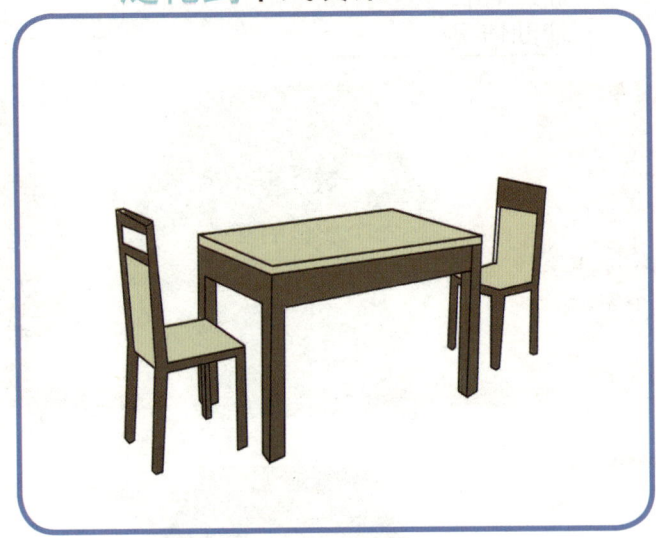

泛化到餐厅餐桌
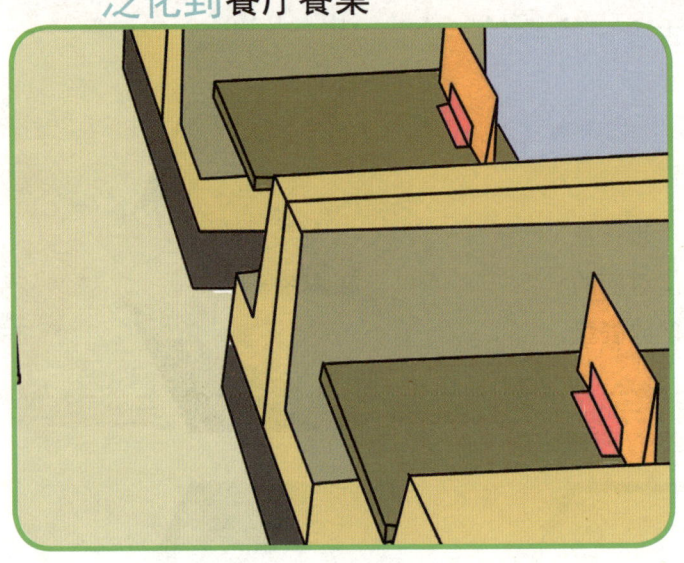

泛化到家庭餐桌
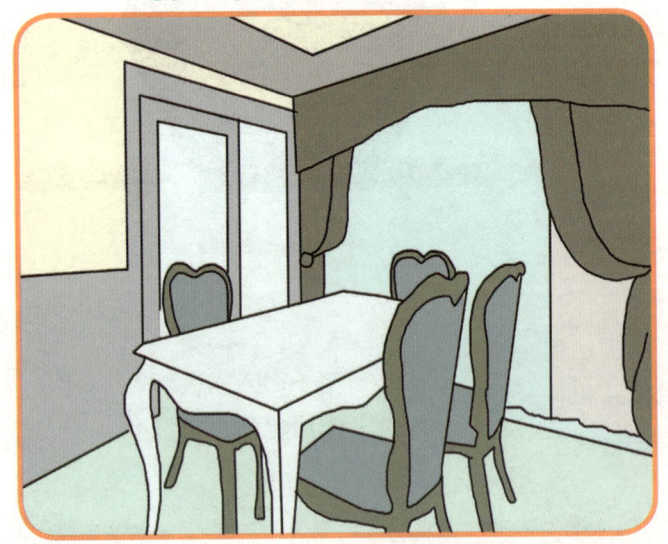

泛化到西式餐桌
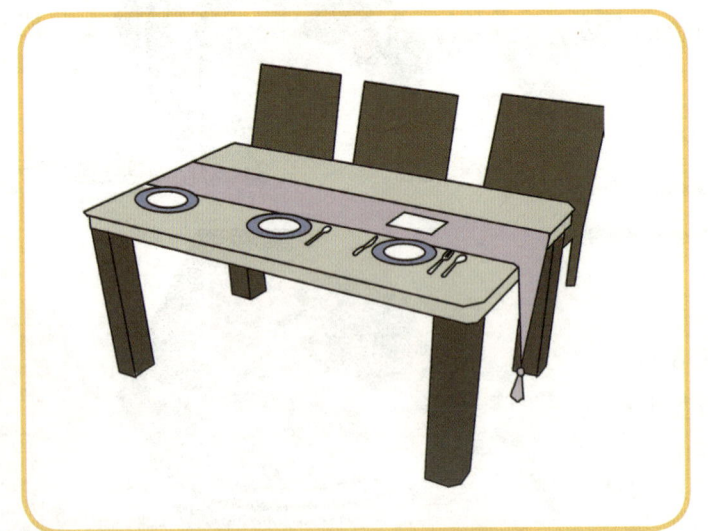

第七章 工作技能训练

33 扫地

通过该技能的训练，患者应该能达到这样一种水平，即：对患者说"该扫地了"，患者将独立把地面扫干净。

扫描二维码，打印本技能训练配套表格

适应能力训练的辅助技术

教学材料

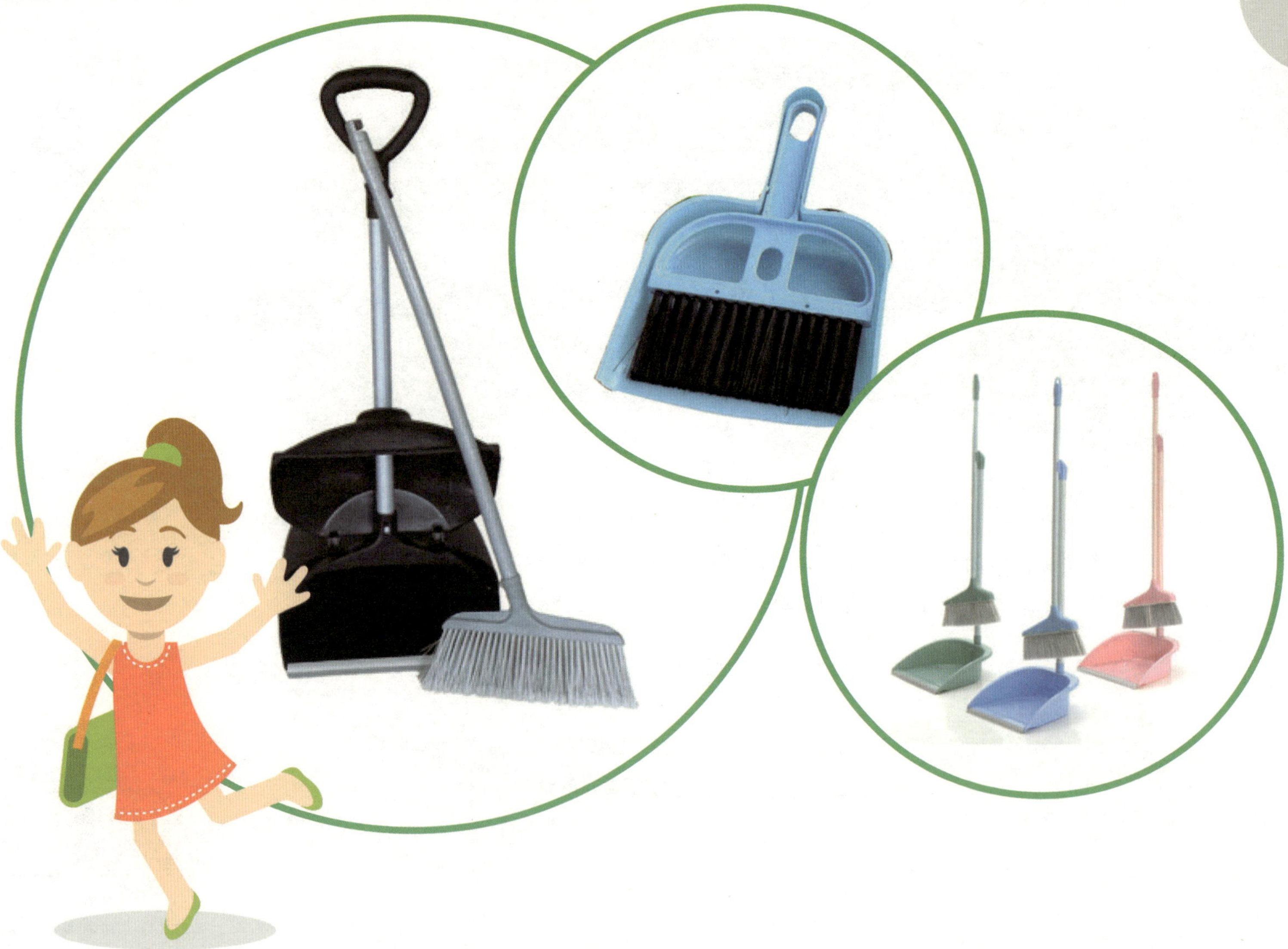

第七章
工作技能训练

训练流程

小档案	
训练时长	
辅助情况	

第 1 步：找到扫帚和簸箕，进入需要清扫的房间。

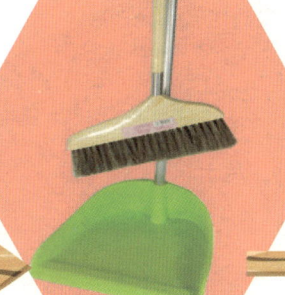

第 2 步：将簸箕放到一边。

第 3 步：拿着扫帚，沿房间的一端开始扫。

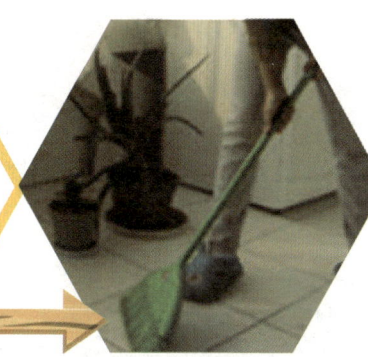

第 4 步：将扫起的灰尘和垃圾堆成一堆。

第 5 步：确保整个屋子的所有地面都被扫过。

第 6 步：拿起簸箕。

第 7 步：将簸箕放到灰尘堆旁边。

第 8 步：用扫帚将灰尘和垃圾扫进簸箕里。

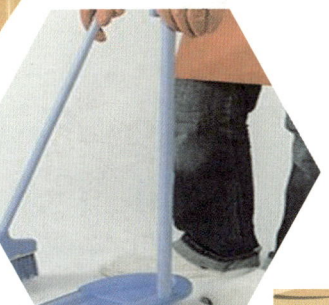

第 9 步：将簸箕里的灰尘和垃圾倒入垃圾箱。

第 10 步：将扫帚和簸箕放回原处。

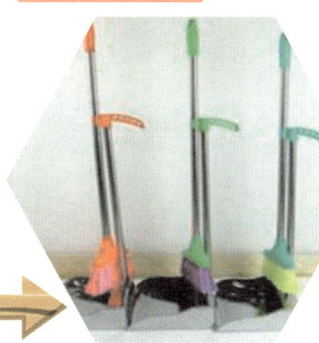

适应能力训练的辅助技术

34 清理垃圾

通过该技能的训练，患者应该能达到这样一种水平，即：对患者说"该清理垃圾了"，患者将独立把垃圾清理干净。

扫描二维码，打印本技能训练配套表格

第七章
工作技能训练

教学材料

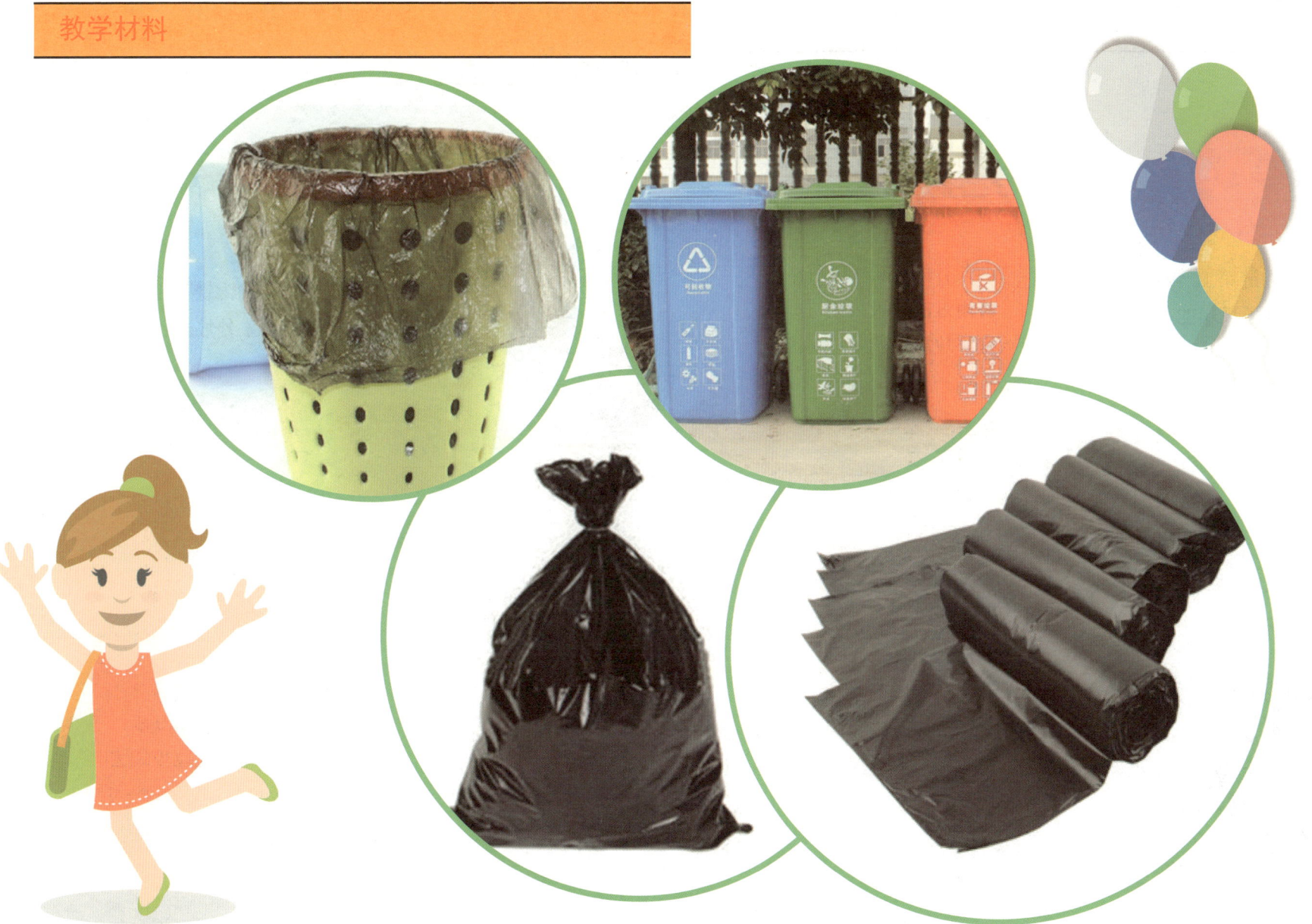

适应能力训练的辅助技术

训练流程

小档案	
训练时长	
辅助情况	

逆向链接训练

行为链第 12 步：盖上室外垃圾箱的盖子。 → 行为链第 11 步：将用过的垃圾袋扔进室外垃圾箱。 → 行为链第 10 步：打开室外垃圾箱的盖子。

↓

行为链第 9 步：提起地上的垃圾袋去室外。

↑

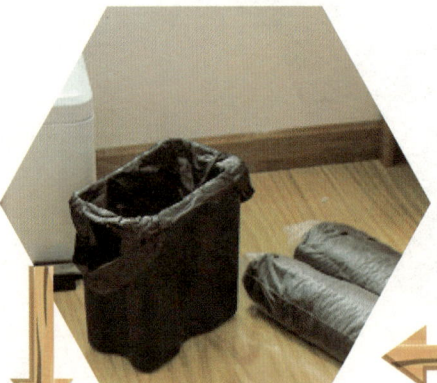 ← 行为链第 7 步：将替换垃圾袋套在垃圾桶里。 ← 行为链第 8 步：确保垃圾袋套满整个垃圾桶。

第七章
工作技能训练

行为链第 6 步：打开替换垃圾袋。

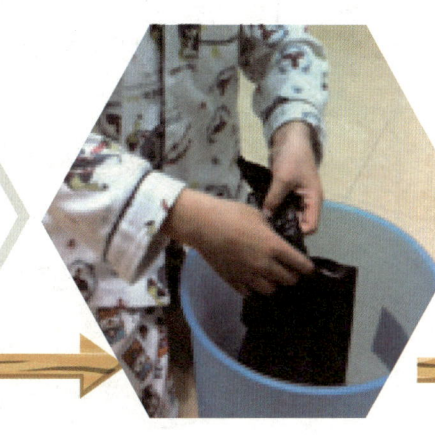

行为链第 5 步：拿出替换垃圾袋。

行为链第 4 步：把垃圾袋放到地板上。

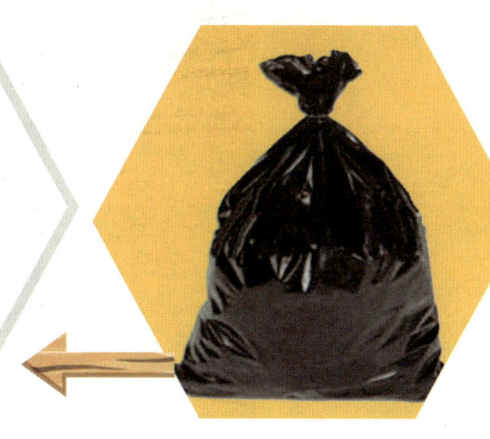

行为链第 3 步：将垃圾袋口收紧。

行为链第 2 步：将垃圾桶里装垃圾的袋子提出来。

行为链第 1 步：找到替换垃圾袋，拿到垃圾桶旁。

泛化到书房　　　　　泛化到宿舍

泛化到车库　　　　　泛化到室外

第七章 工作技能训练

35 擦窗

通过该技能的训练，患者应该能达到这样一种水平，即：对患者说"该擦窗户了"，患者将独立把窗户擦干净。

扫描二维码，打印本技能训练配套表格

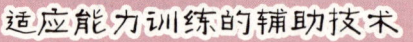

教学材料

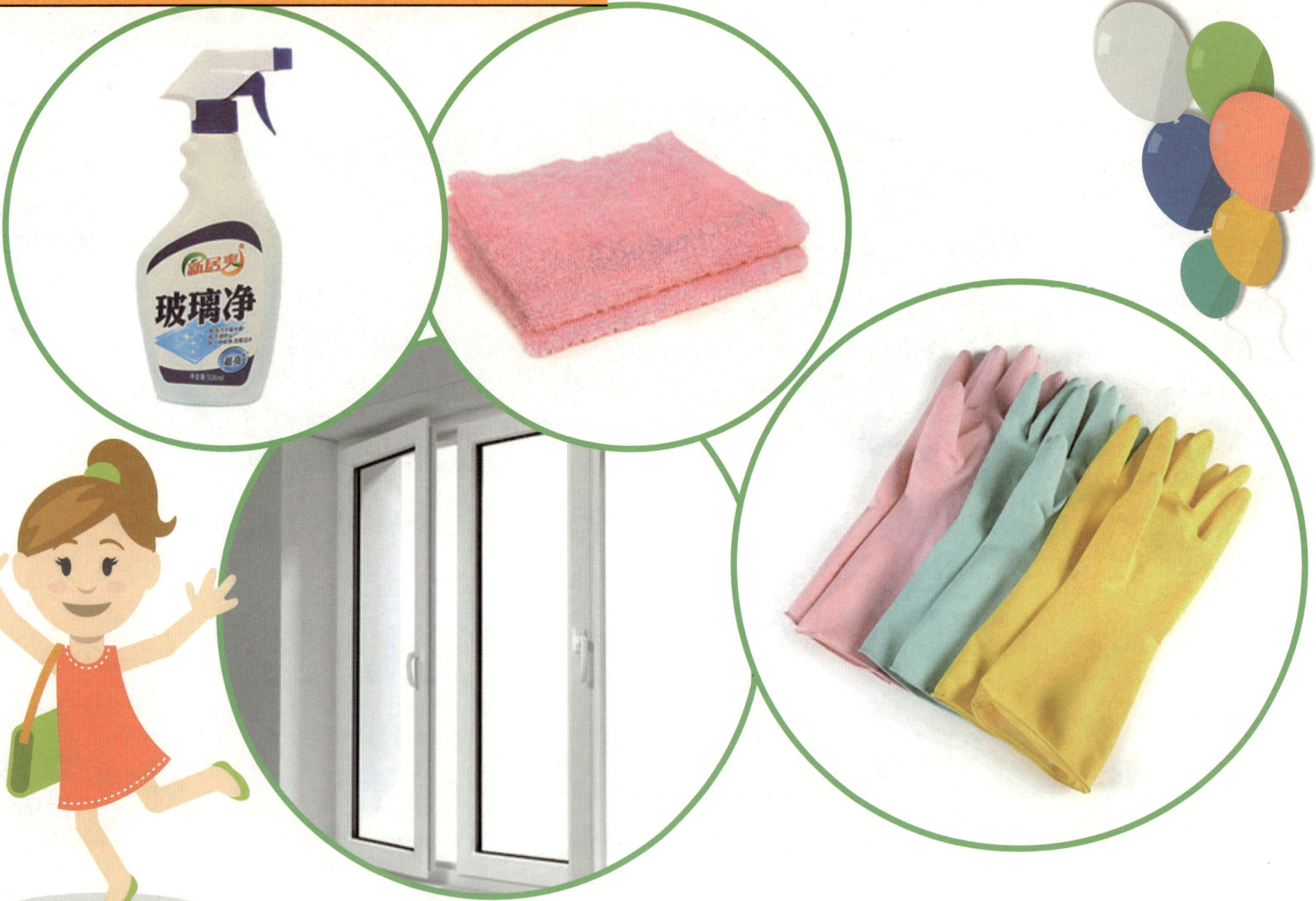

第七章 工作技能训练

训练流程

小档案	
训练时长	
辅助情况	

逆向链接训练

行为链第 8 步：将清洁用具放回原处。

行为链第 7 步：用纸巾将窗户擦干。

行为链第 5 步：用抹布擦窗户，直到清洁剂被擦干净。

行为链第 6 步：直到整个窗户都被擦干净。

行为链第 4 步：将清洁剂放到一边。

行为链第 3 步：在窗户上喷清洁剂。

行为链第 2 步：将清洁剂喷雾口对准窗户。

行为链第 1 步：确定哪扇窗户需要被擦。

325

适应能力训练的辅助技术

泛化为落地窗

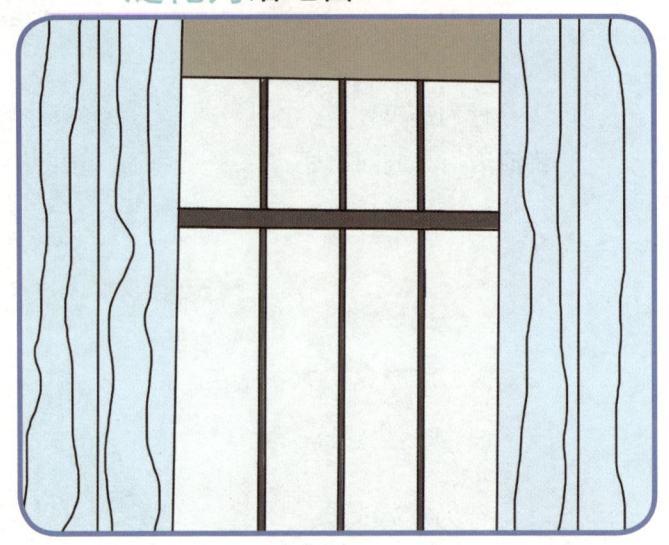

泛化为室外玻璃门

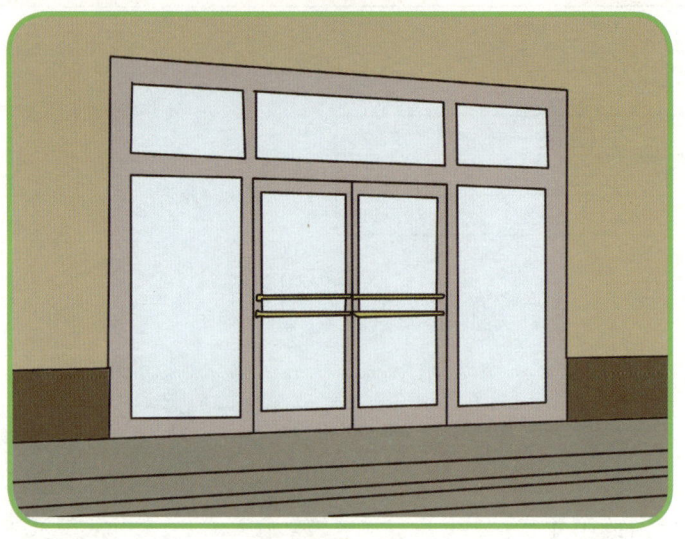

泛化为室内窗户

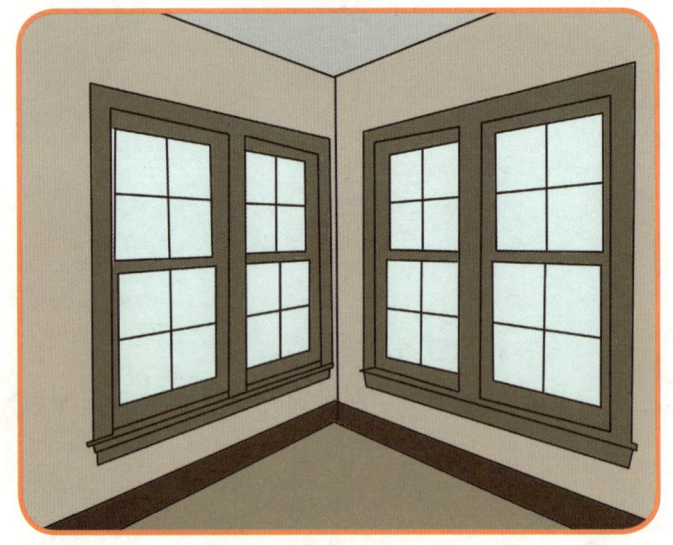

泛化为柜门

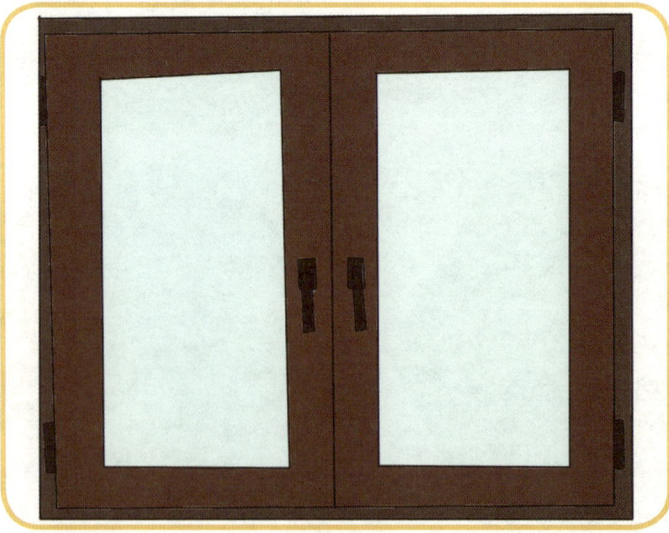

第七章 工作技能训练

36 填写信封

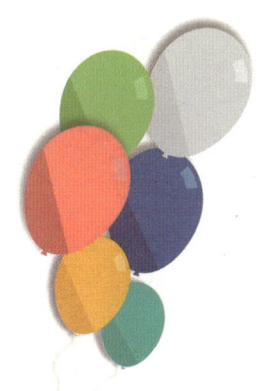

教师需要做的是：给患者一个信封、书写工具和邮票，以及收信人信息，并说"填写这个信封"。患者要做的是：完整地填写信封，并在正确的位置贴上邮票。

扫描二维码，打印本技能训练配套表格

 适应能力训练的辅助技术

教学材料

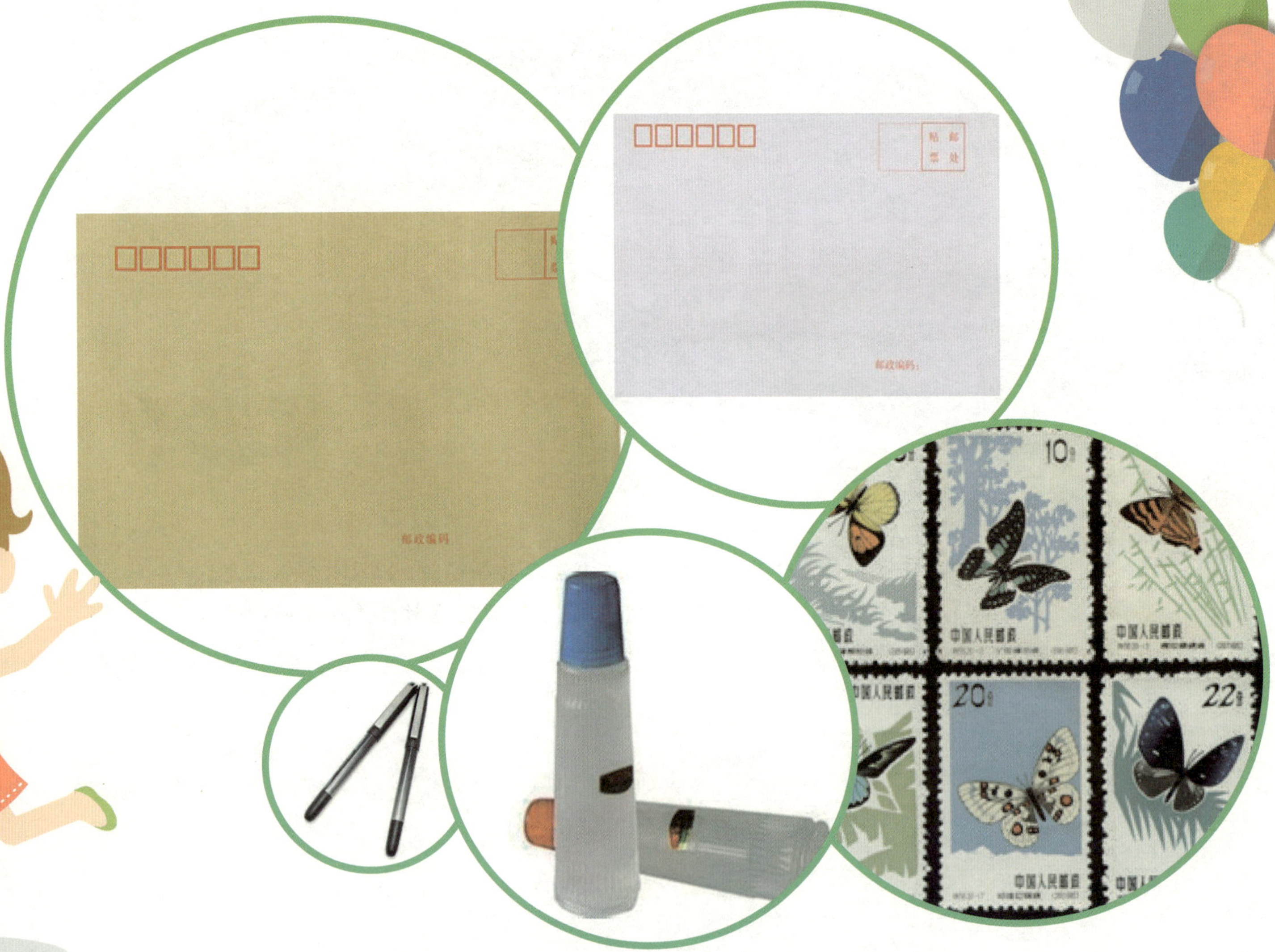

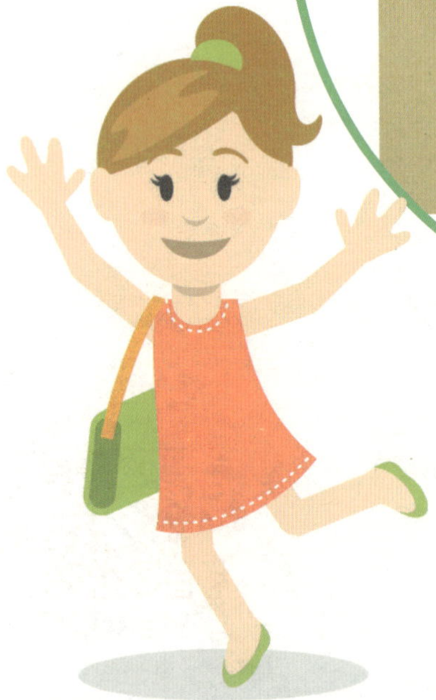

第七章 工作技能训练

训练流程

小档案	
训练时长	
辅助情况	

第1步：在正确的位置填写收件地址的邮政编码。

↓

第2步：在正确的位置填写收件人的详细地址。

←

第3步：在正确的位置填写收件人姓名及联系电话。

←

第4步：在正确的位置填写寄件人的姓名及联系电话。

←

第5步：在正确的位置填写寄件人的详细地址。

↓

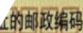

→

第6步：在正确的位置填写寄件人的邮政编码。

→

第7步：在正确的位置贴上邮票。

→

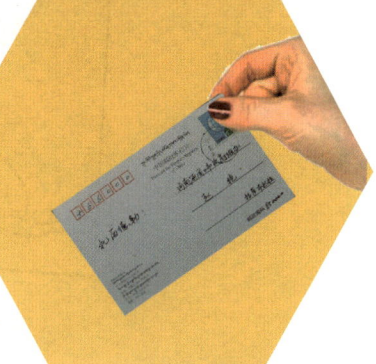

329

适应能力训练的辅助技术

拓展为快递单

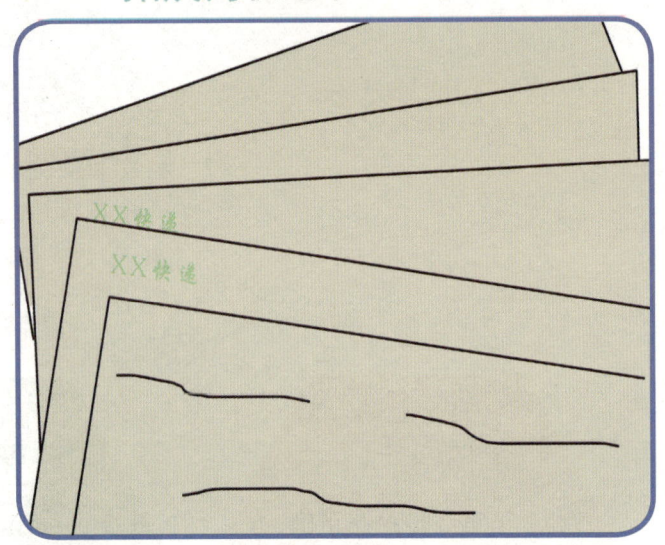

拓展为包裹

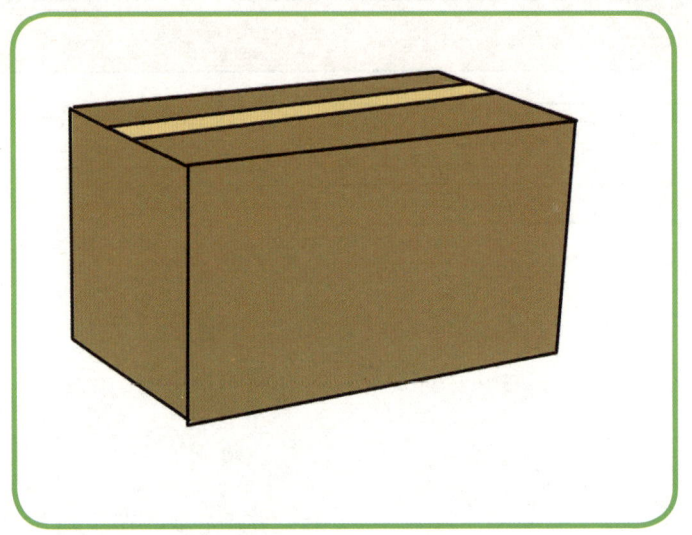

拓展为贺卡

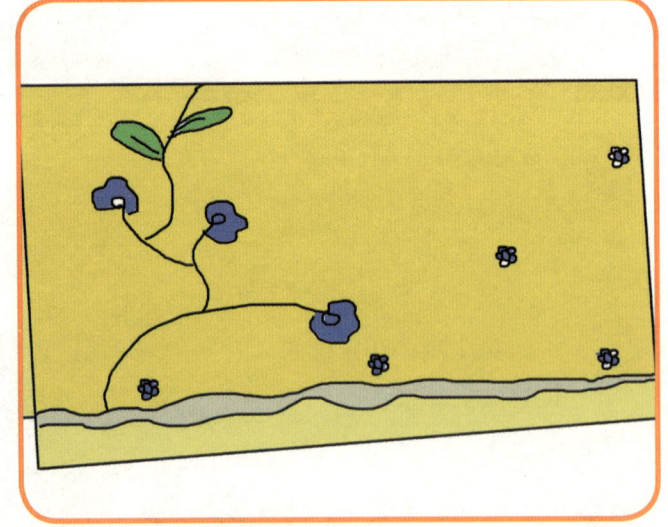

拓展为请柬

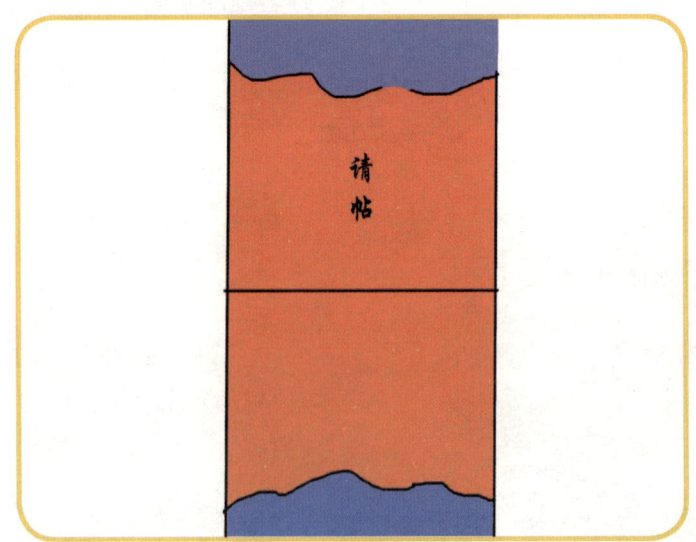

第七章 工作技能训练

37 遛狗

通过该技能的训练，患者应该能达到这样一种水平，即：当对患者说"该遛狗了"，患者就能够独立去遛狗。

扫描二维码，打印本技能训练配套表格

适应能力训练的辅助技术

教学材料

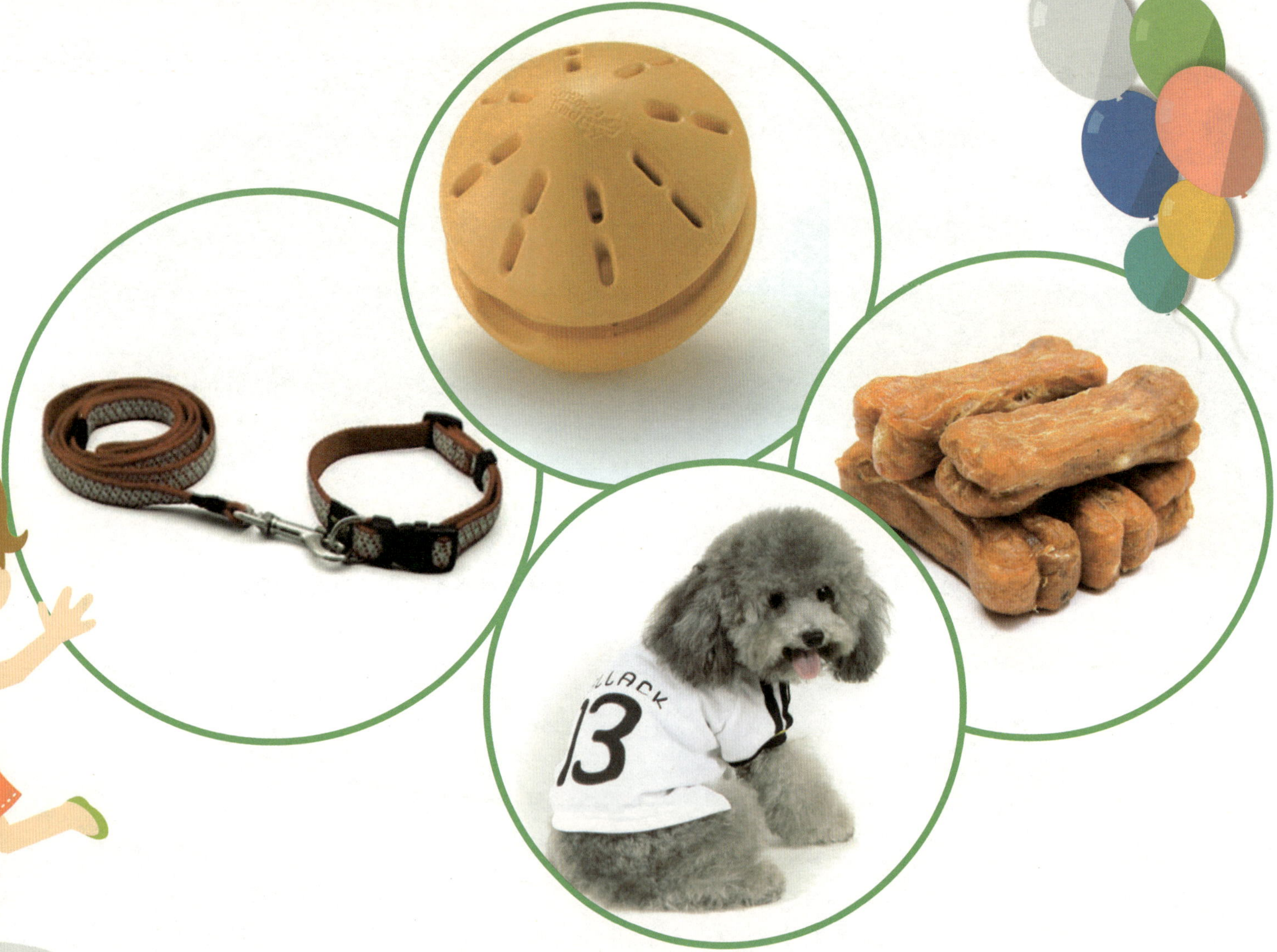

第七章 工作技能训练

训练流程

小档案	
训练时长	
辅助情况	

逆向链接训练

行为链第 11 步：将遛狗用具放回原处。 → 行为链第 10 步：去掉遛狗绳。 → 行为链第 9 步：将宠物狗的爪子擦干净。

↓

行为链第 8 步：将宠物狗牵回室内。

← 行为链第 5 步：遛狗的过程中，抓着狗绳。 ← 行为链第 6 步：用废物袋捡起宠物狗的排泄物（如果有的话）。 ← 行为链第 7 步：给宠物狗指令。

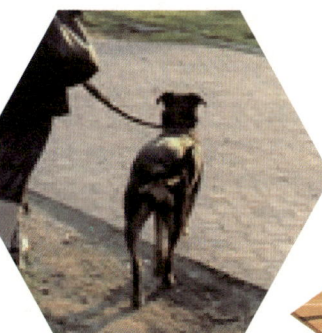

↓

行为链第 4 步：牵着狗走到室外。 → 行为链第 3 步：在屋里给宠物狗套上狗绳。 → 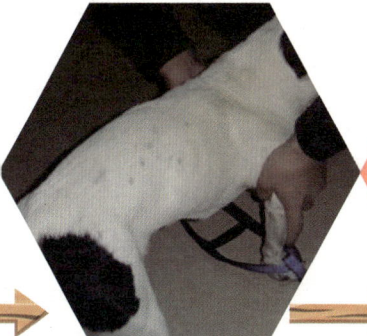 → 行为链第 2 步：找到废物袋、遛狗绳、狗玩具。 → 行为链第 1 步：根据天气，穿上合适的衣服。

333

适应能力训练的辅助技术

38 视频编辑：添加音乐

教师需要做的是：让患者坐在电脑前，打开视频编辑软件，并对患者说"添加音乐"。患者要做的是：在视频中添加音乐。在训练此技能之前，确保患者已经掌握先备技能，比如"查找文件""保存文件"等。

扫描二维码，打印本技能训练配套表格

第七章
工作技能训练

教学材料

335

适应能力训练的辅助技术

训练流程

小档案	
训练时长	
辅助情况	

第1步：打开视频编辑软件，找到需要编辑的视频。

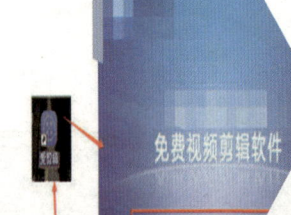

第2步：点击"文件"。

第3步：点击"导入收藏"（或"导入媒体项目"）。

第4步：选择要添加的音乐。

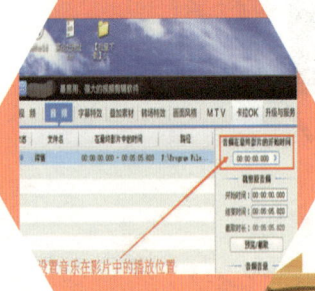

第7步：设置音乐在视频中的播放位置。

第6步：点击"显示时间"。

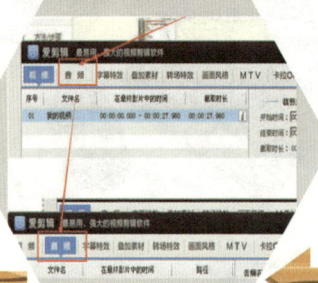

第5步：点击"导入"。

第8步：拖动到歌曲结束，回到视频结束。

第9步：使用预览监视器预览视频，拖动音轨到左边或者右边提高同步音频和视频。

第10步：改变音乐音量，右击"音量"，调整音量。

第11步：点击"确定"。

泛化到书房

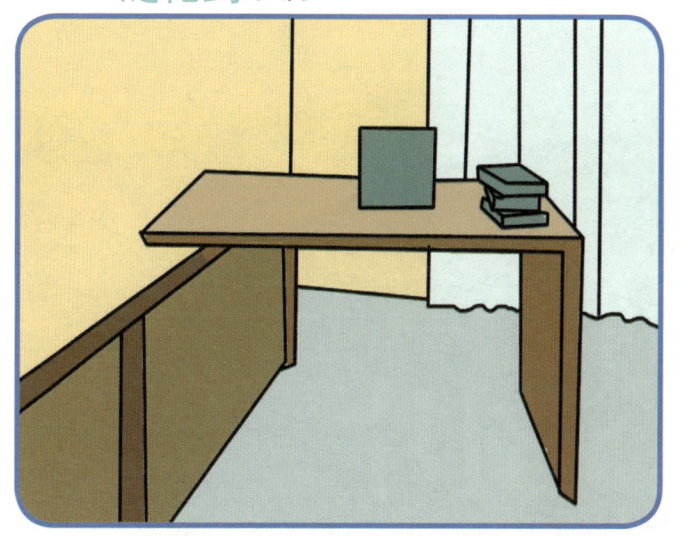

泛化到咖啡店

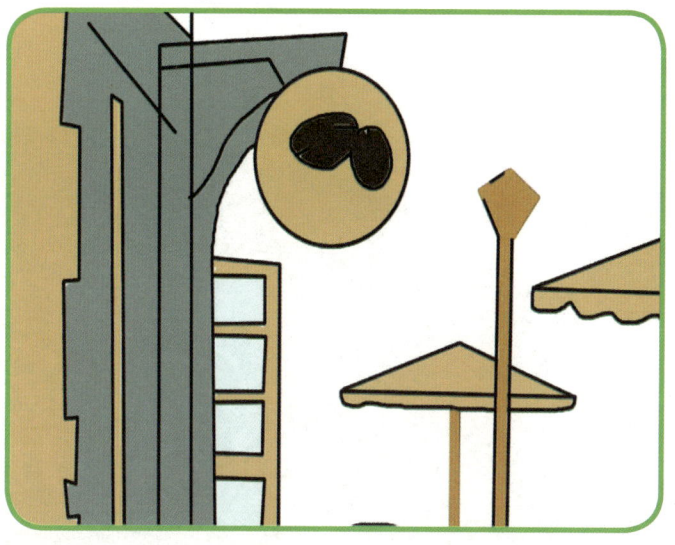

泛化到餐厅

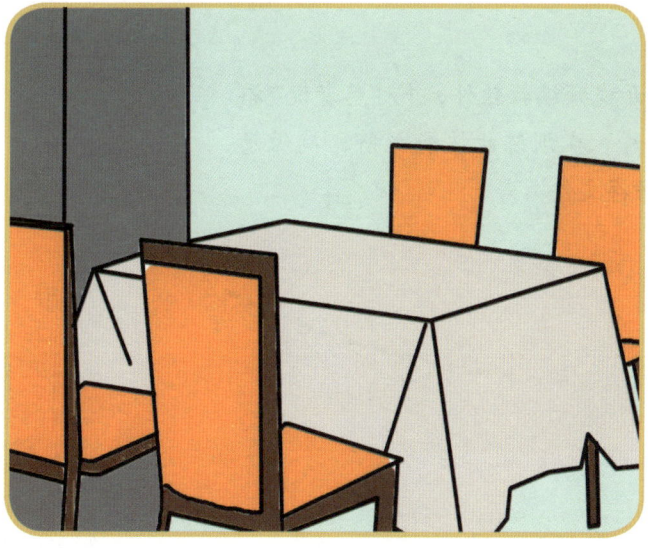

泛化到图书馆

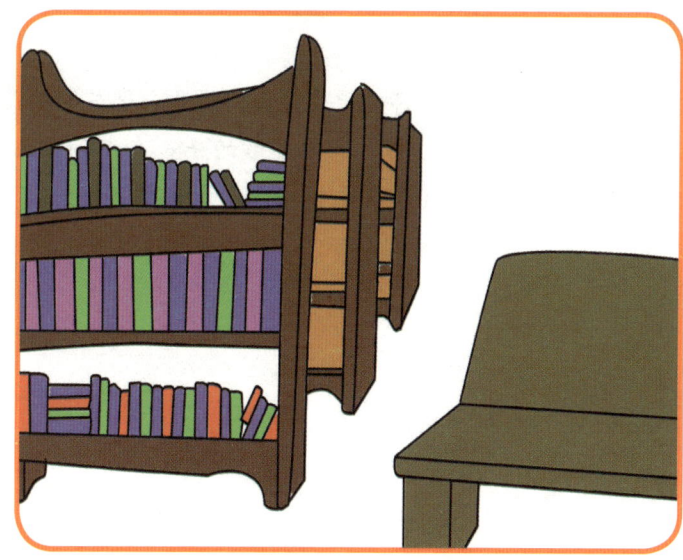

适应能力训练的辅助技术

39 视频编辑：添加静态图片

教师需要做的是：让患者坐在电脑前，打开视频编辑软件，并对患者说"添加图片"。患者要做的是：在视频中添加图片。在训练此技能之前，确保患者已经掌握先备技能，比如"查找文件""保存文件"等。

扫描二维码，打印本技能训练配套表格

第七章
工作技能训练

教学材料

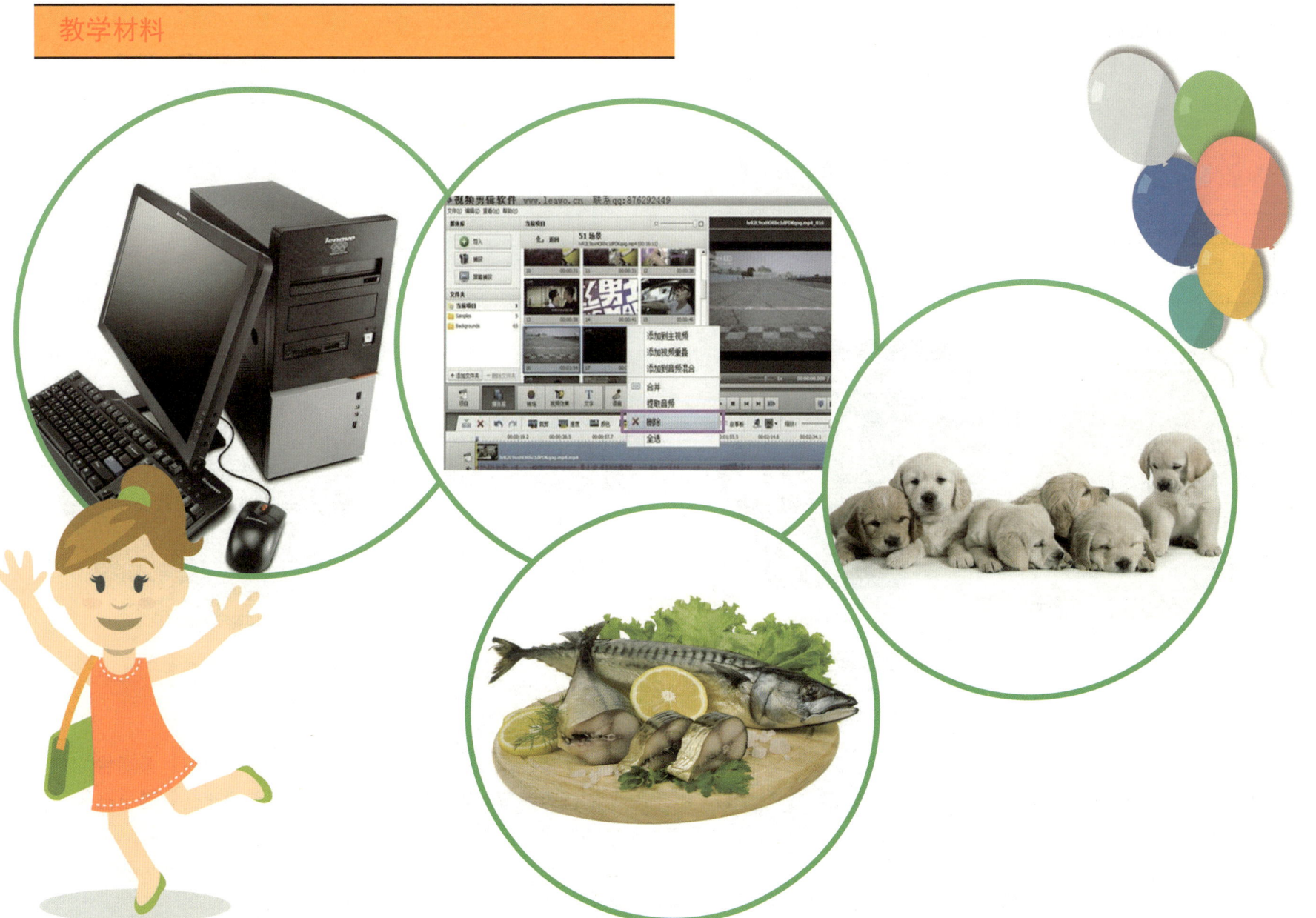

适应能力训练的辅助技术

训练流程

小档案	
训练时长	
辅助情况	

第1步：打开视频编辑软件。

第2步：点击"叠加素材"。

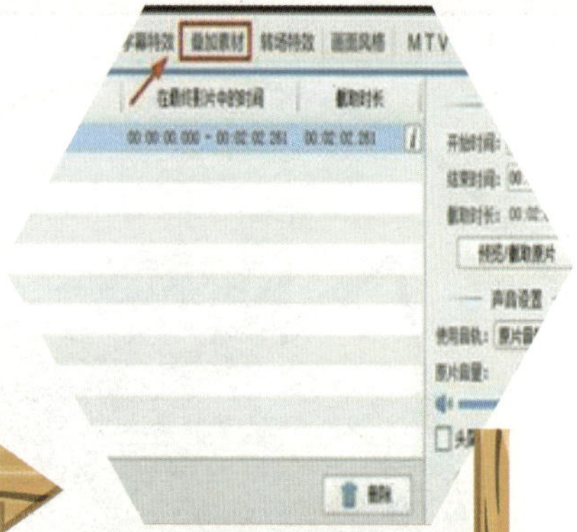

第3步：右边窗口可以看到辅助信息，将时间定位到需要插入图片的地方。

第4步：在需要插入图片的地方，视频窗口双击鼠标。

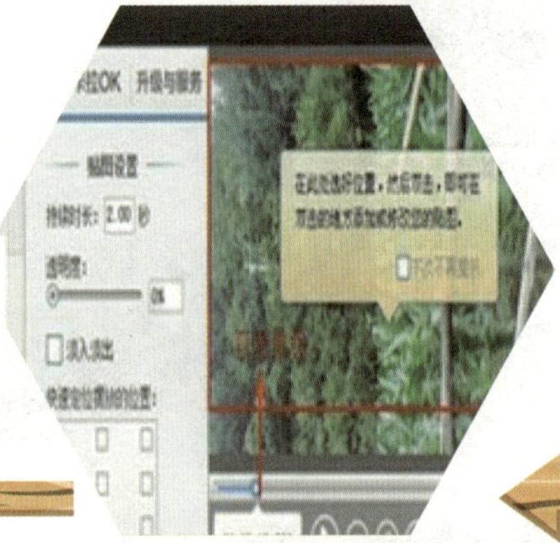

第5步：选择电脑图片作为贴图添加进来。

第6步：插入图片后，将图片调整到合适位置。

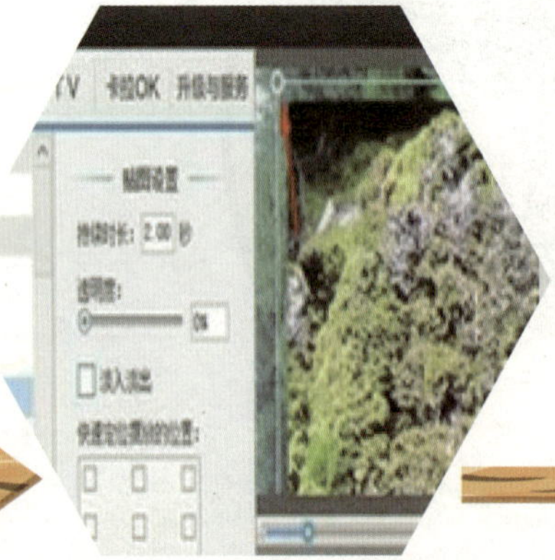

第7步：可以给加入的图片设置在视频中的效果。

第8步：最后将视频导出保存到自己电脑。

40 视频编辑：添加字幕

第七章 工作技能训练

教师需要做的是：让患者坐在电脑前，打开视频编辑软件，并对患者说"添加字幕"。患者要做的是：在视频中添加字幕。在训练此技能之前，确保患者已经掌握先备技能，比如"查找文件""保存文件"等。

扫描二维码，打印本技能训练配套表格

教学材料

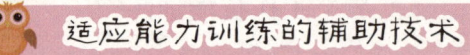

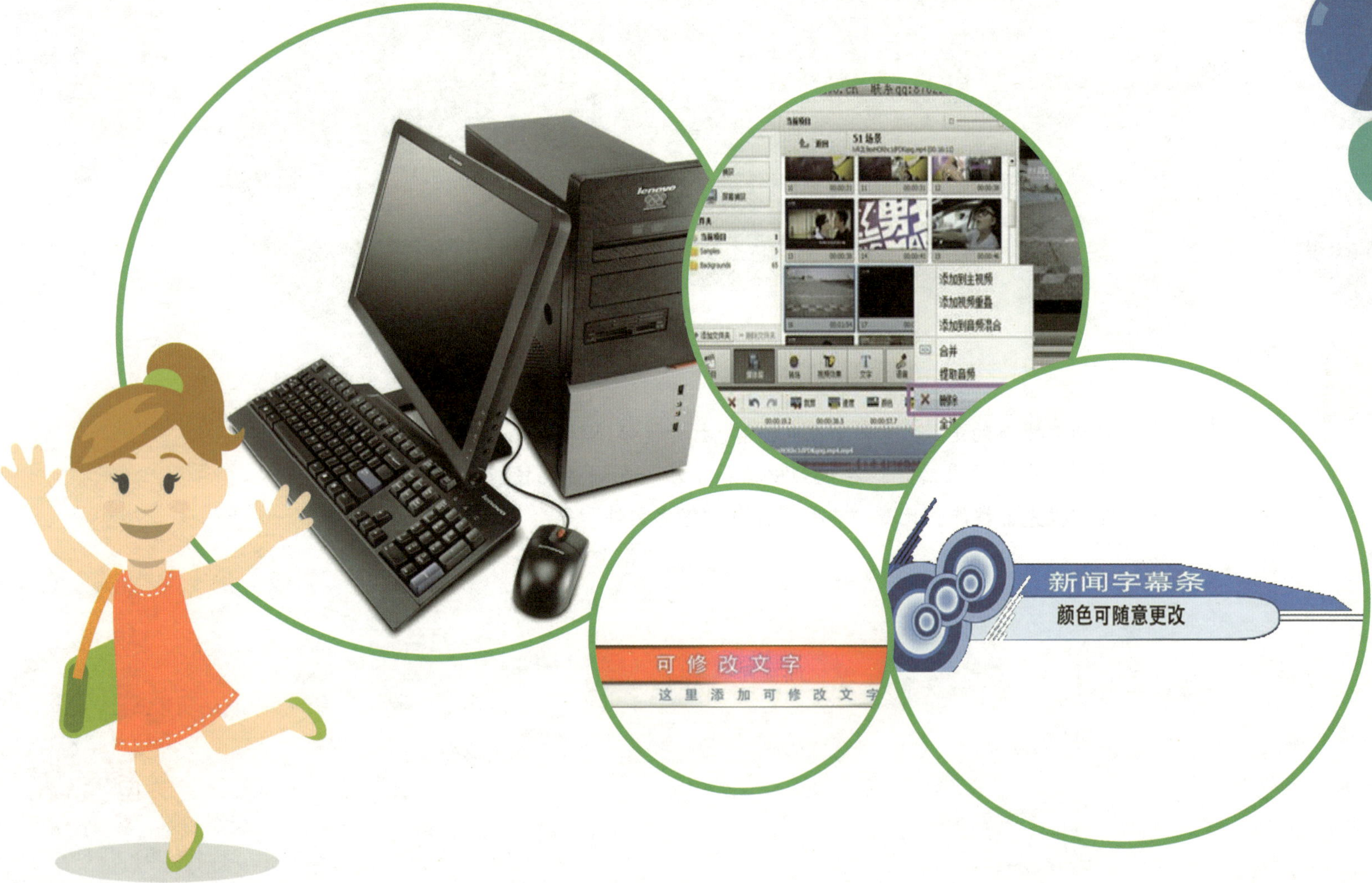
添加到主视频
添加视频重叠
添加到音频混合
合并
提取音频
删除
可修改文字
这里添加可修改文字
新闻字幕条
颜色可随意更改

训练流程

小档案	
训练时长	
辅助情况	

第1步：打开视频编辑软件，找到想要编辑的视频。

第2步：点击"字幕特效"。

第3步：在右上角视频预览框时间进度条上，单击要添加字幕特效的时间点。

第4步：将时间进度条定位到要添加字幕特效处。

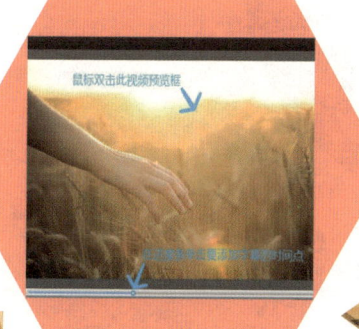

第5步：双击视频预览框。

第6步：在弹出的"输入文字"框输入文字内容。

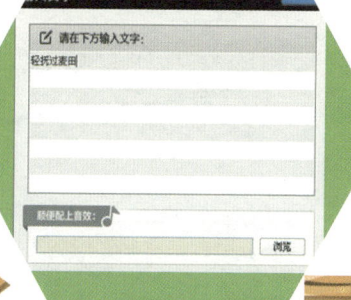

第7步：最后将视频导出保存到自己的电脑。

适应能力训练的辅助技术

41 视频编辑：添加转场特效

　　教师需要做的是：让患者坐在电脑前，打开视频编辑软件，并对患者说"添加转场特效"。患者要做的是：在视频中添加转场特效。在训练此技能之前，确保患者已经掌握先备技能，比如"查找文件""保存文件"等。

扫描二维码，打印本技能训练配套表格

第七章
工作技能训练

教学材料

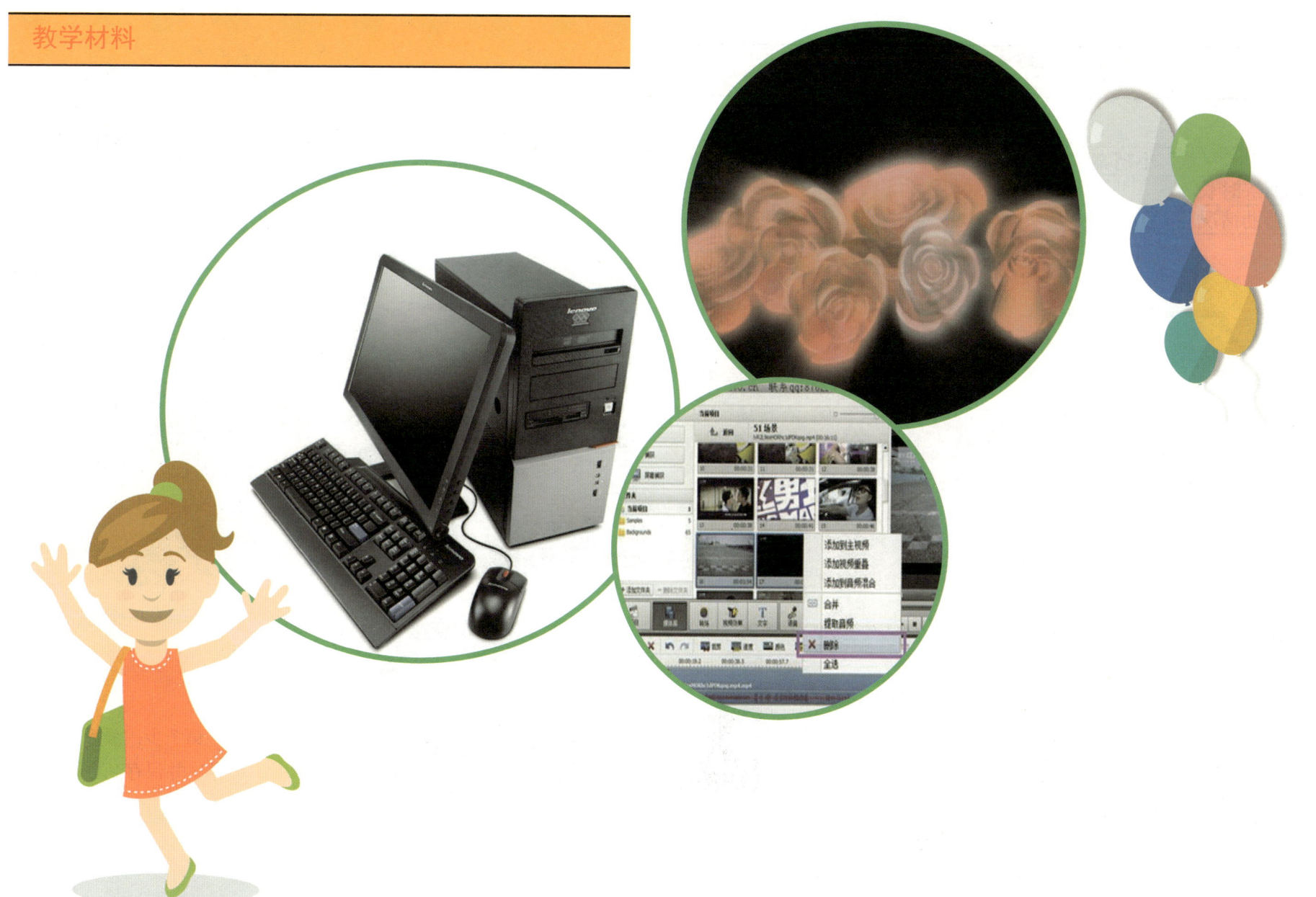

适应能力训练的辅助技术

训练流程

小档案	
训练时长	
辅助情况	

第1步：打开视频编辑软件，找到想要编辑的视频。

第2步：在"转场特效"面板底部"已添加片段"列表中，选中视频片段B。

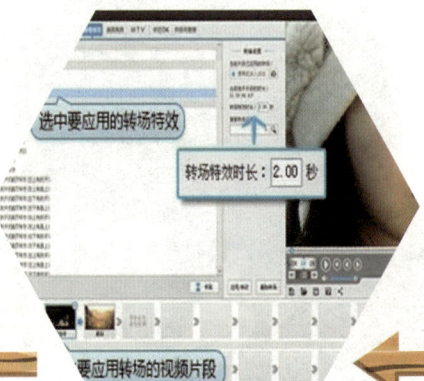

第3步：在转场特效列表中，选择需要应用的转场特效。

第4步：找到效果列表右侧"转场设置"栏。

第5步：在"转场特效时长"处设置转场持续时长。

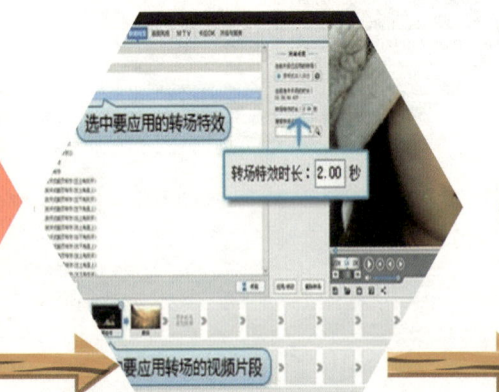

第6步：点击"应用/修改"按钮。

第7步：最后将视频导出并保存到自己电脑中。

第七章 工作技能训练

42 视频编辑：添加视频

教师需要做的是：让患者坐在电脑前，打开视频编辑软件，并对患者说"添加视频"。患者要做的是：在视频中添加视频。在训练此技能之前，确保患者已经掌握先备技能，比如"查找文件""保存文件"等。

扫描二维码，打印本技能训练配套表格

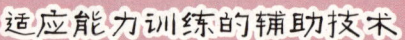

教学材料

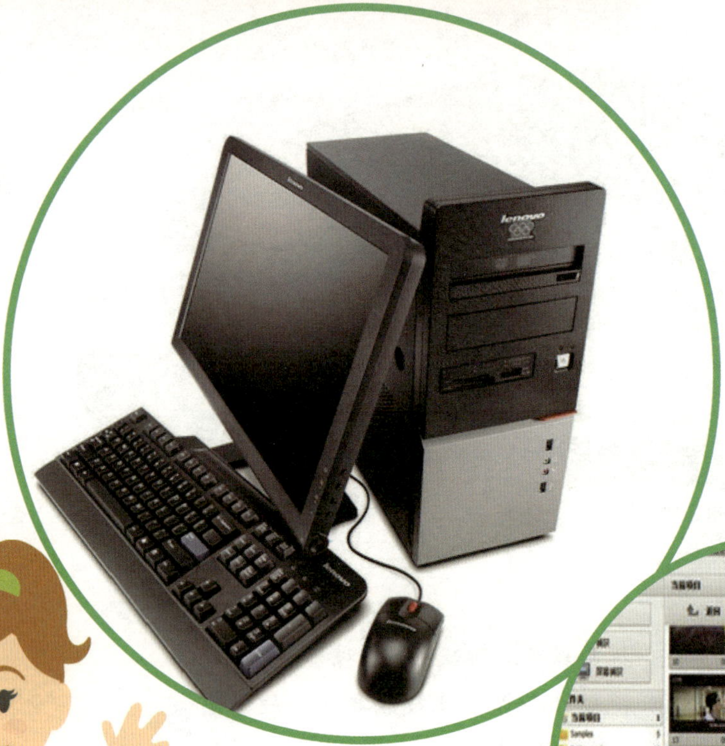

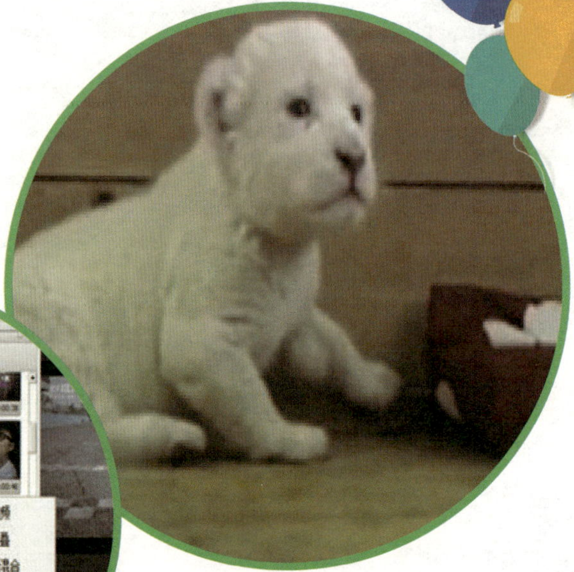

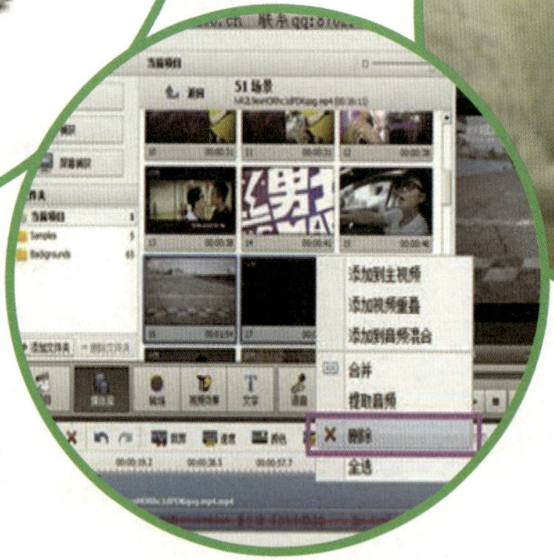

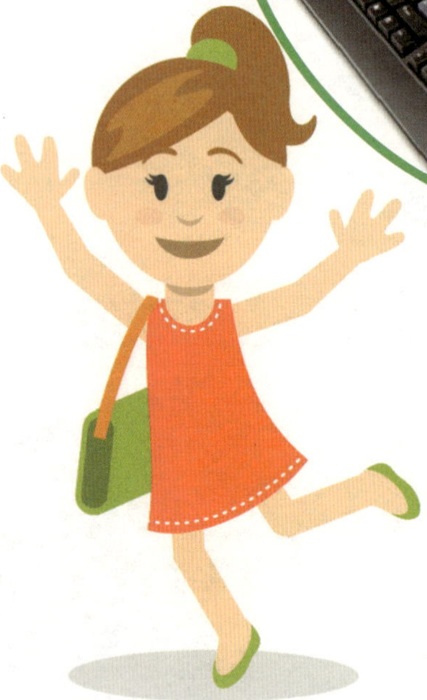

第七章 工作技能训练

训练流程

小档案	
训练时长	
辅助情况	

第1步：打开视频编辑软件，找到想要编辑的视频。

第2步：在软件主界面顶部点击"视频"选项卡。

第3步：在视频列表下方点击"添加视频"按钮。

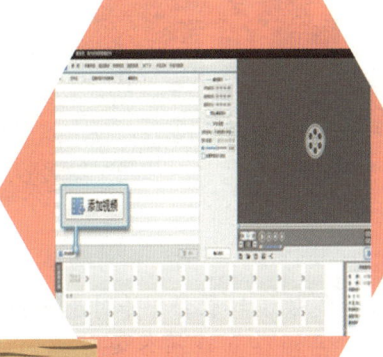

第4步：在弹出的文件选择框添加视频片段。

第5步：添加视频后，会进入"预览／截取"对话框。

第6步：在该对话框"截取的开始时间"和"截取的结束时间"处手工输入时间。

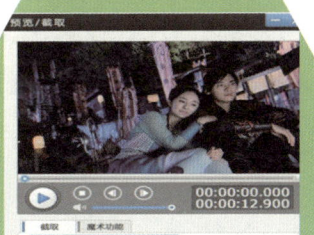

第7步：如果不需要截取视频片段，可以直接点击"确定"按钮。

适应能力训练的辅助技术

43 视频编辑：添加配音

教师需要做的是：让患者坐在电脑前，打开视频编辑软件，并对患者说"添加配音"。患者要做的：在视频中添加配音。在训练此技能之前，确保患者已经掌握先备技能，比如"查找文件""保存文件"等。

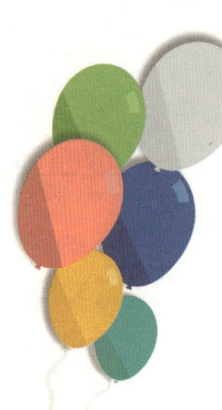

第七章 工作技能训练

教学材料

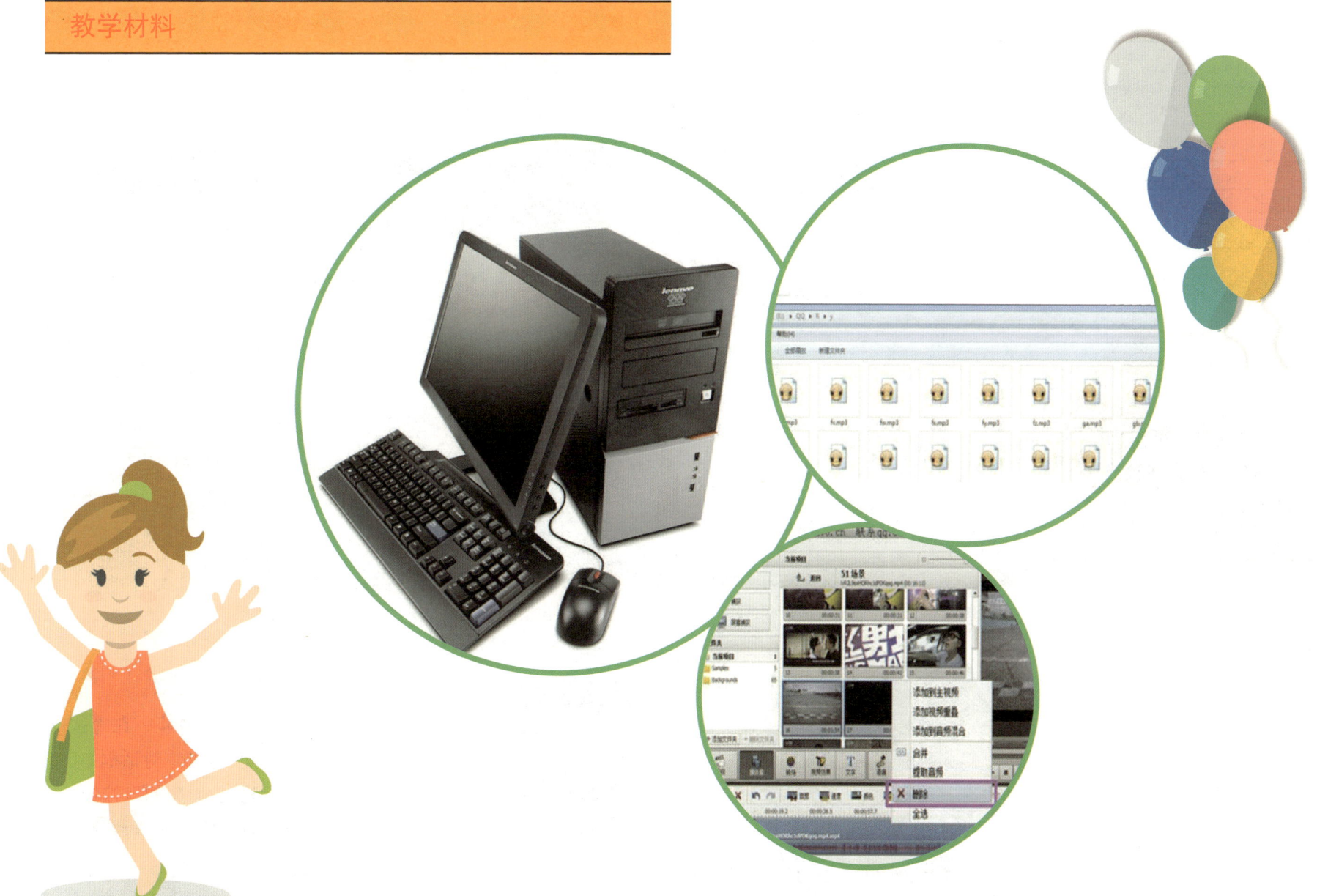

适应能力训练的辅助技术

训练流程

小档案	
训练时长	
辅助情况	

第1步：打开视频编辑软件。

第2步：点击"添加视频"。

第3步：导入一段或多段需要配音的视频。

第4步：点击"添加音频"。

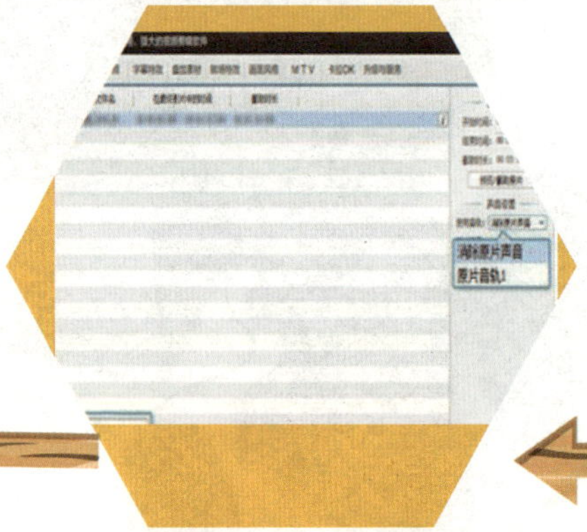

第5步：选中"音频"栏。

第6步：可在"声音设置"处为视频消除原音。

第7步：点击"确定"。

第8步：将音频插入到需要的位置。

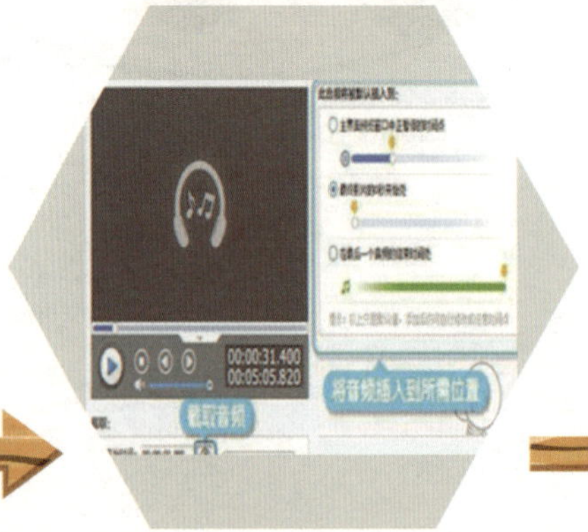

第9步：在"预览/截取"对话框中，通过"时间拾取按钮"，截取需要的音频段。

第七章 工作技能训练

44 视频编辑：去掉片头

教师需要做的是：让患者坐在电脑前，打开视频编辑软件，并对患者："去掉片头"。患者要做的是：去掉视频片头。在训练此技能之前，确保患者已经掌握先备技能，比如"查找文件""保存文件"等。

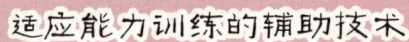

教学材料

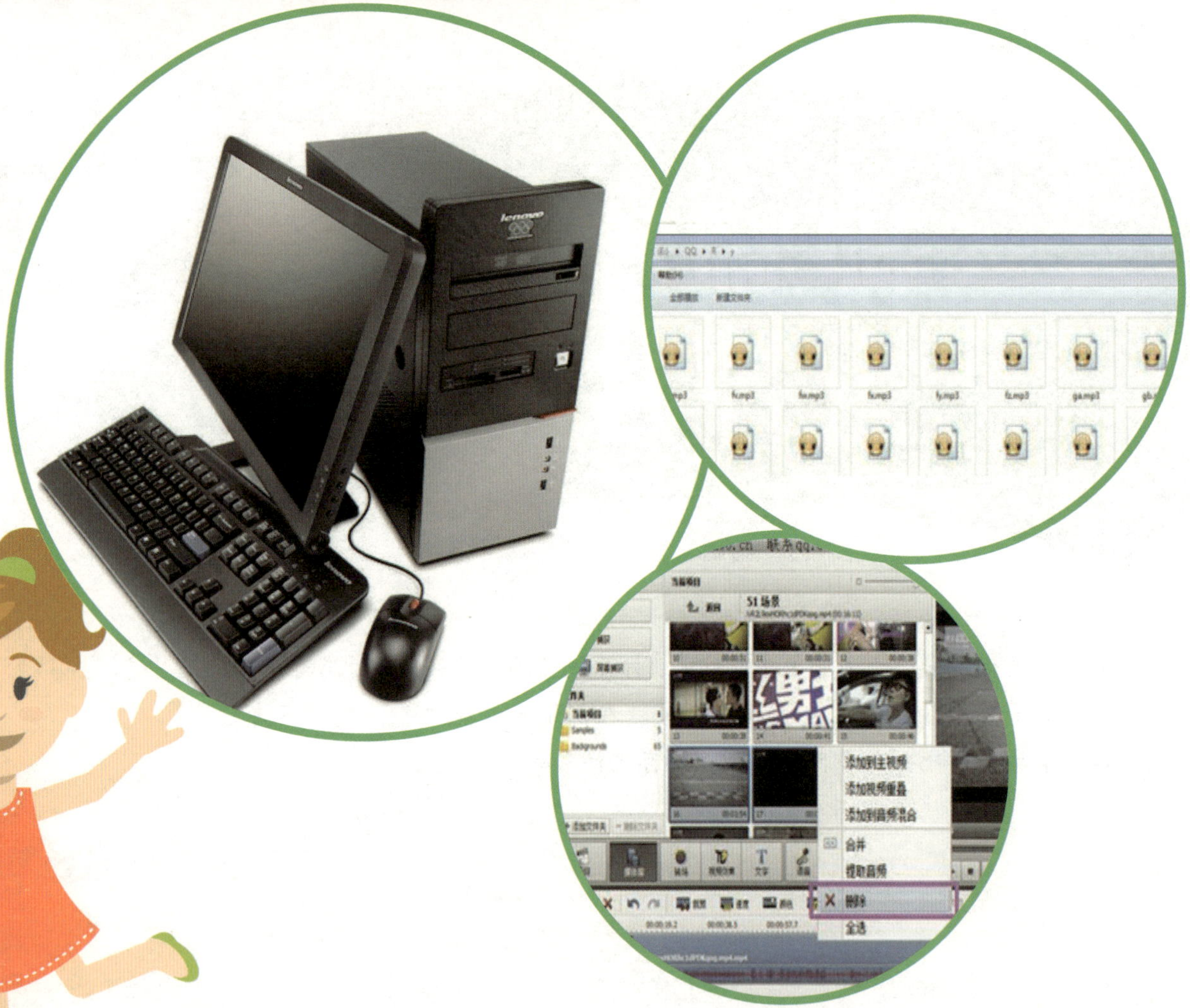

第七章 工作技能训练

训练流程

小档案	
训练时长	
辅助情况	

第1步：打开视频编辑软件。

第2步：点击"添加视频"。

第3步：在弹出的视频信息界面，输入视频的开始和结束时间。

第4步：确认修改之后还可以预览视频效果。

第5步：处理完视频之后，选择下面的"导出视频"。

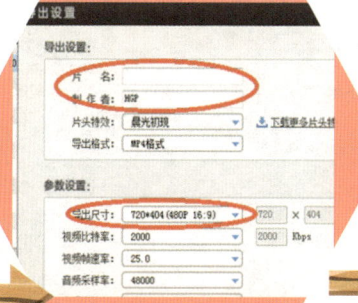

第6步：在导出操作之后，会弹出一个消息框。

第7步：在消息框中可以设置视频名称、制作人、视频分辨率等信息。

第8步：点击"确定"，保存视频文件。

第八章

适应能力高级训练

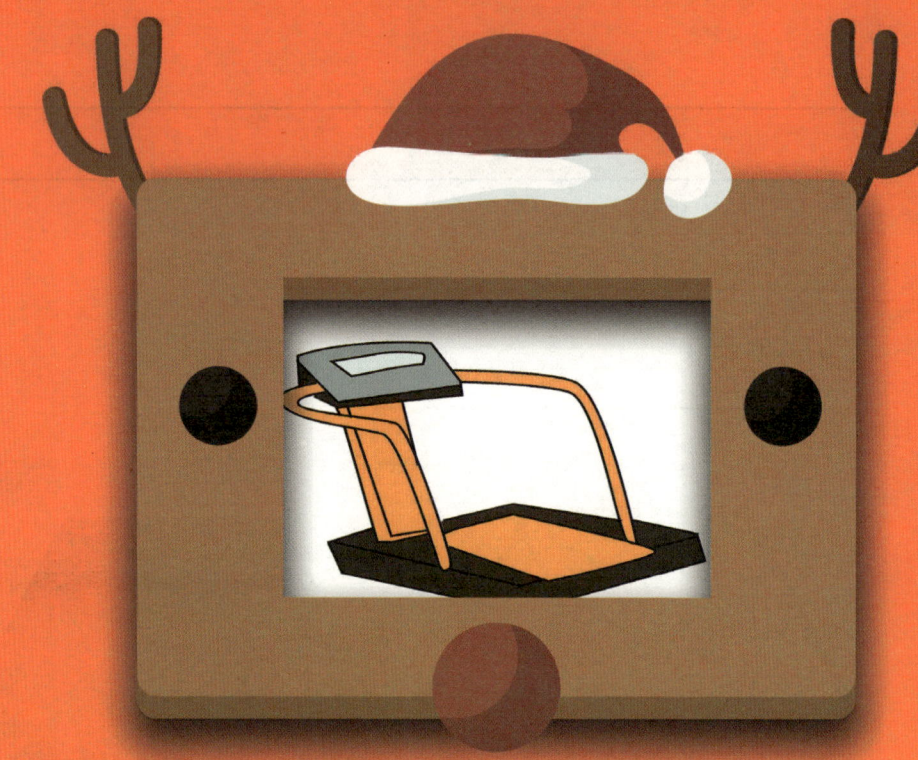

第八章 适应能力高级训练

01 给钟表设闹铃

该技能的训练目的是，患者可以自己设置闹钟。在教授此技能时，应该确保患者已经具备模仿能力和做精细动作的能力。通过该技能的训练，患者应该能达到这样一种水平，即：当对患者说"将闹铃设定到××点"，患者将按要求设置闹铃。

扫描二维码，打印本技能训练配套表格

适应能力训练的辅助技术

教学材料

第八章
适应能力高级训练

训练流程

小档案	
训练时长	
辅助情况	

逆向链接训练

行为链第6步：将铃声调为最大。 → 行为链第5步：选择铃声。 → 行为链第4步：确定是上午还是下午。 → 行为链第3步：设置分针。 → 行为链第2步：设置时针。 → 行为链第1步：按闹钟的闹铃设置按钮。

（闹钟背面标注：闹钟设置按钮、闹钟开关、时间校准按钮）

适应能力训练的辅助技术

泛化到宿舍

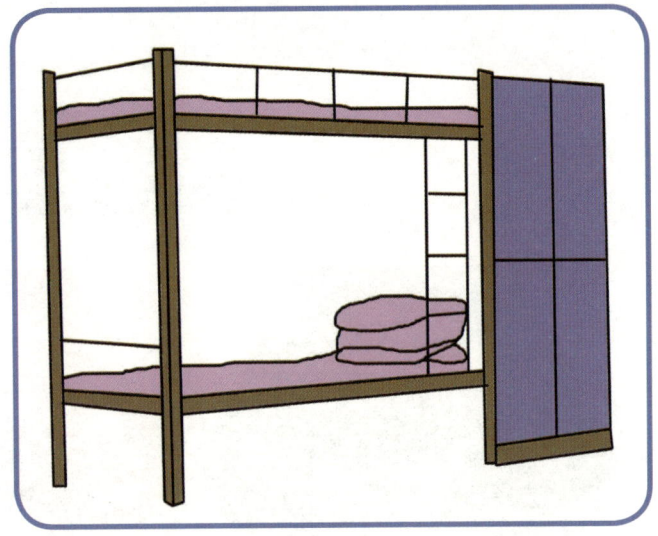

泛化到教室

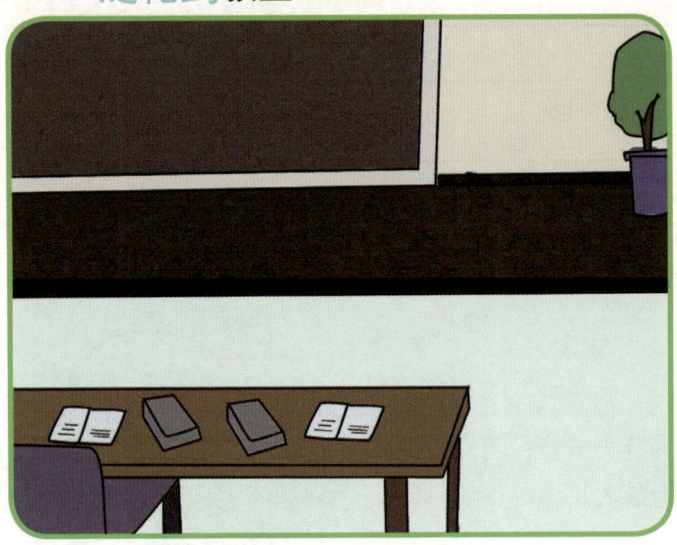

泛化到卧室

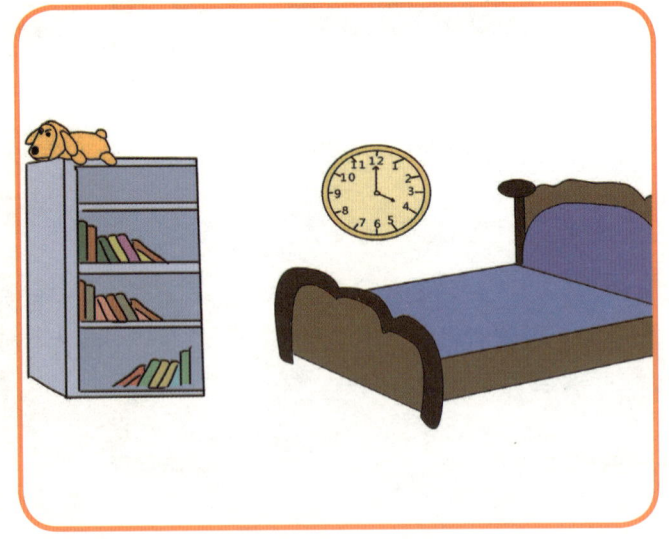

泛化到后厨

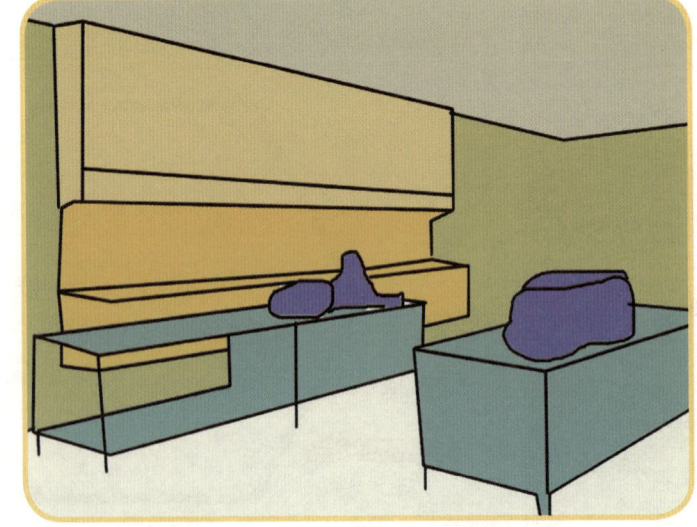

第八章
适应能力高级训练

02 设置手机闹钟和计时器

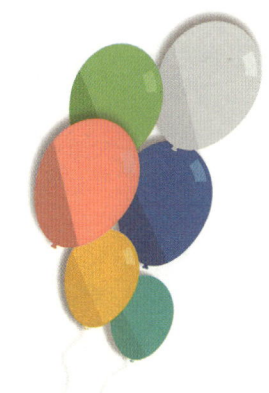

该技能的训练目的是，患者可以自己设置手机闹钟和计时器。在教授此技能时，应该确保患者已经具备模仿能力和做精细动作的能力。通过该技能的训练，患者应该能达到这样一种水平，即：当对患者说"将手机闹铃设定到××点"或"设定计时××分钟/秒"，患者将按要求设置闹钟与计时器。

扫描二维码，打印本技能训练配套表格

教学材料

秒表
倒计时
00:00:00.0
开始
重设
Music
Email
24
THUR
Calender
Camera
Photoes
Files
Chat
Video
Text
Clock
Setting
Calculator
notes
Note
Contacts
GPS

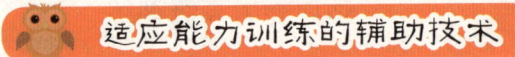

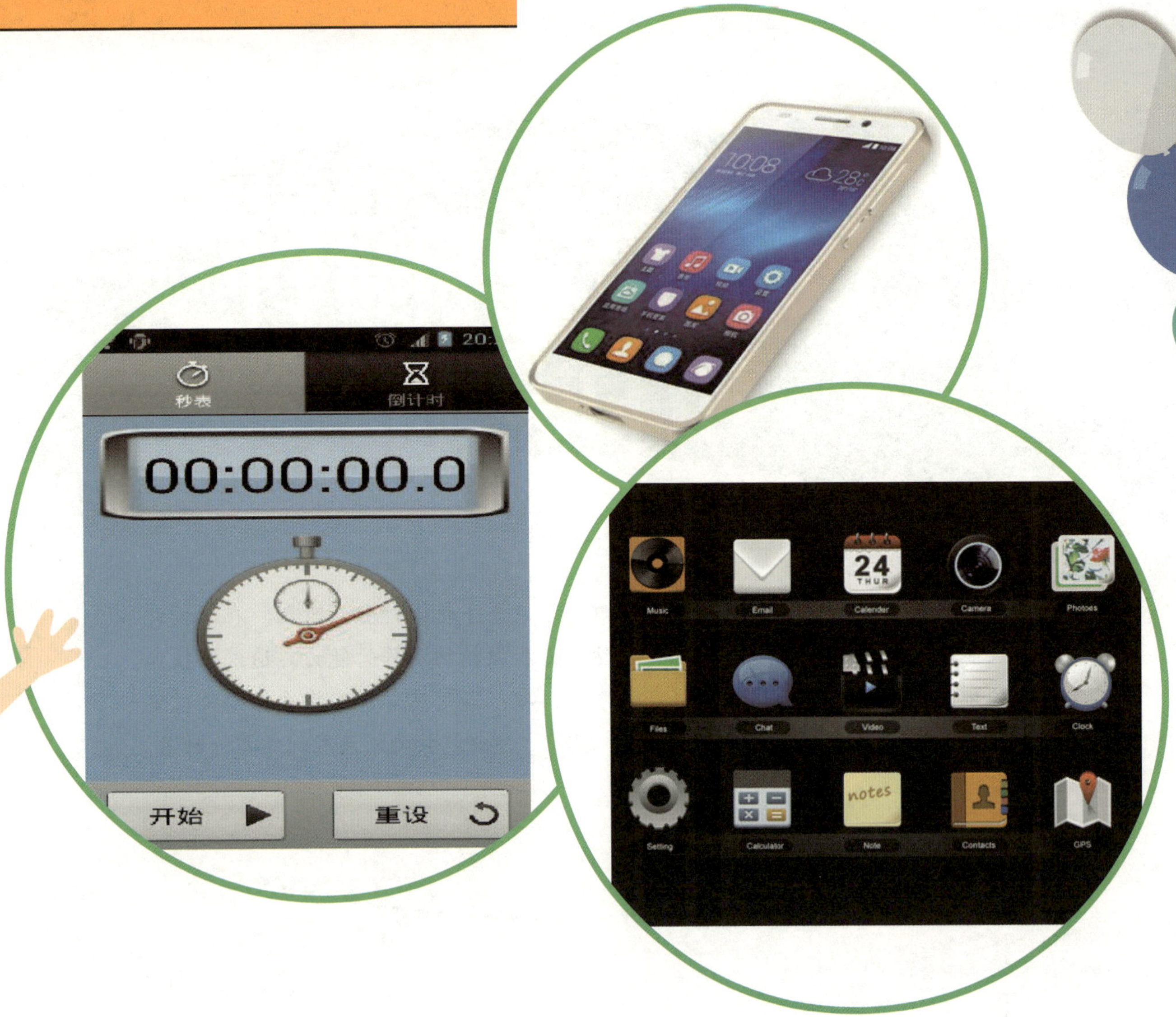

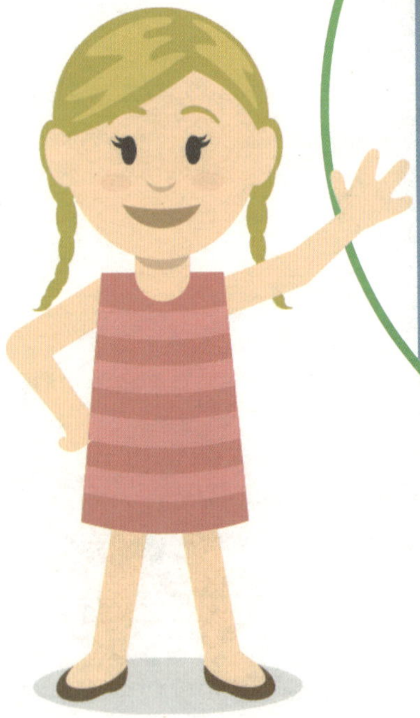

第八章
适应能力高级训练

训练流程

1. 设置闹钟

逆向链接训练

小档案	
训练时长	
辅助情况	

行为链第14步：当闹钟响起时，点"停止"。

行为链第13步：将闹钟声音打开。

行为链第12步：点击"保存"，返回主屏。

行为链第11步：确保闹钟状态为"开启"。

行为链第10步：点击"返回"。

行为链第6步：设置分钟。

行为链第7步：选择上午或下午。

行为链第8步：触摸声音。

行为链第9步：选择闹钟的铃声。

行为链第5步：设置小时。

行为链第4步：点击"添加闹钟"。

行为链第3步：选择"闹钟"。

行为链第2步：选择时钟应用。

行为链第1步：滑动屏幕解锁。

363

适应能力训练的辅助技术

2. 设置计时器

小档案	
训练时长	
辅助情况	

行为链第 11 步：当计时器响起时，点"停止"。

← 行为链第 10 步：确保声音为开启状态。

← 行为链第 9 步：点击"开始"。

← 行为链第 8 步：选择时间提醒铃声。

↓

行为链第 4 步：设置小时。

← 行为链第 5 步：设置分钟。

← 行为链第 6 步：点击"计时结束"。

← 行为链第 7 步：触摸声音。

↓

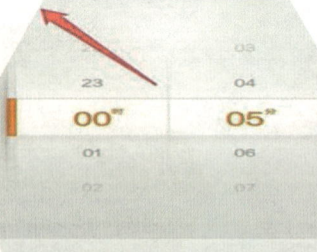

行为链第 3 步：选择"计时器"。

→ 行为链第 2 步：选择时钟应用。

→ 行为链第 1 步：滑动屏幕解锁。

364

第八章
适应能力高级训练

拓展为设置主题

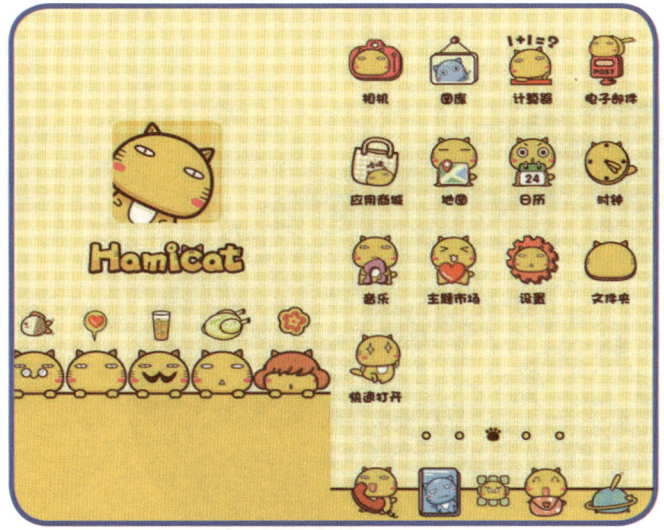

拓展为设置日期

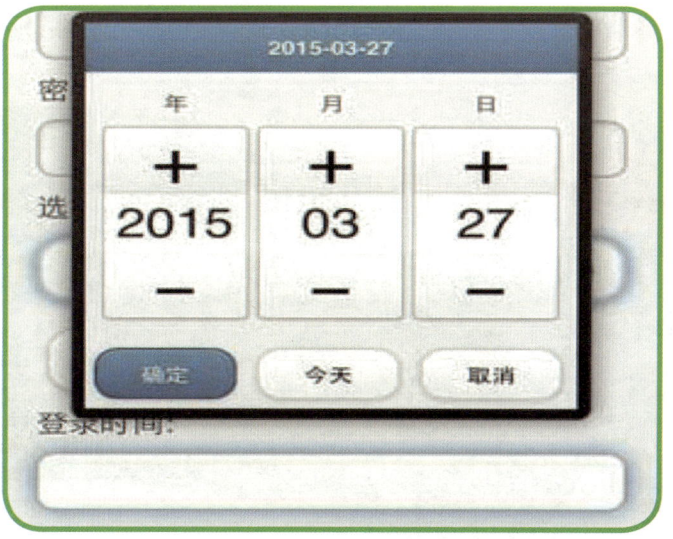

拓展为设置铃声

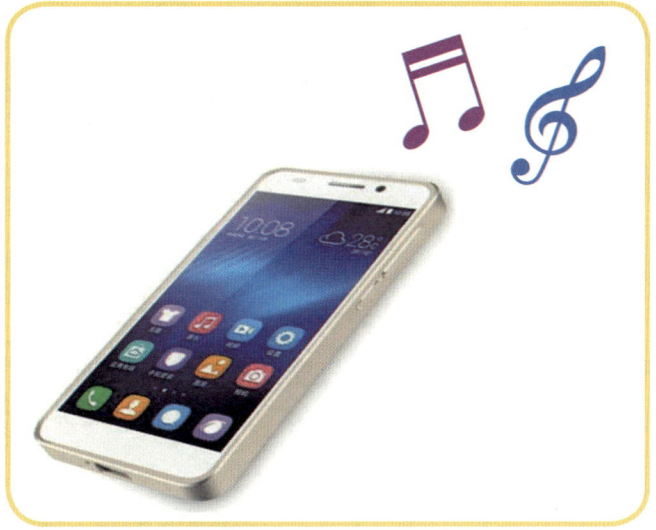

拓展为设置背景

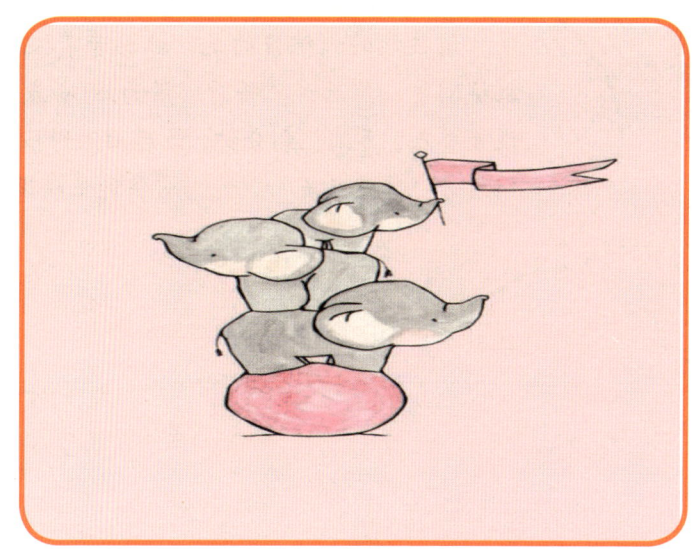

适应能力训练的辅助技术

03 识别时间

该技能的训练目的是，让患者掌握时间。教师需要做的是：给患者一个机械闹钟，然后说"将时间设为××点"（这是个循序渐进的过程，可以先设置整点，再细化到分钟，最后细化到秒）；也可以在机械闹钟上设一个时间，问患者"这是几点？"。患者将能正确设置时间，或正确回答出问题。

扫描二维码，打印本技能训练配套表格

第八章
适应能力高级训练

教学材料

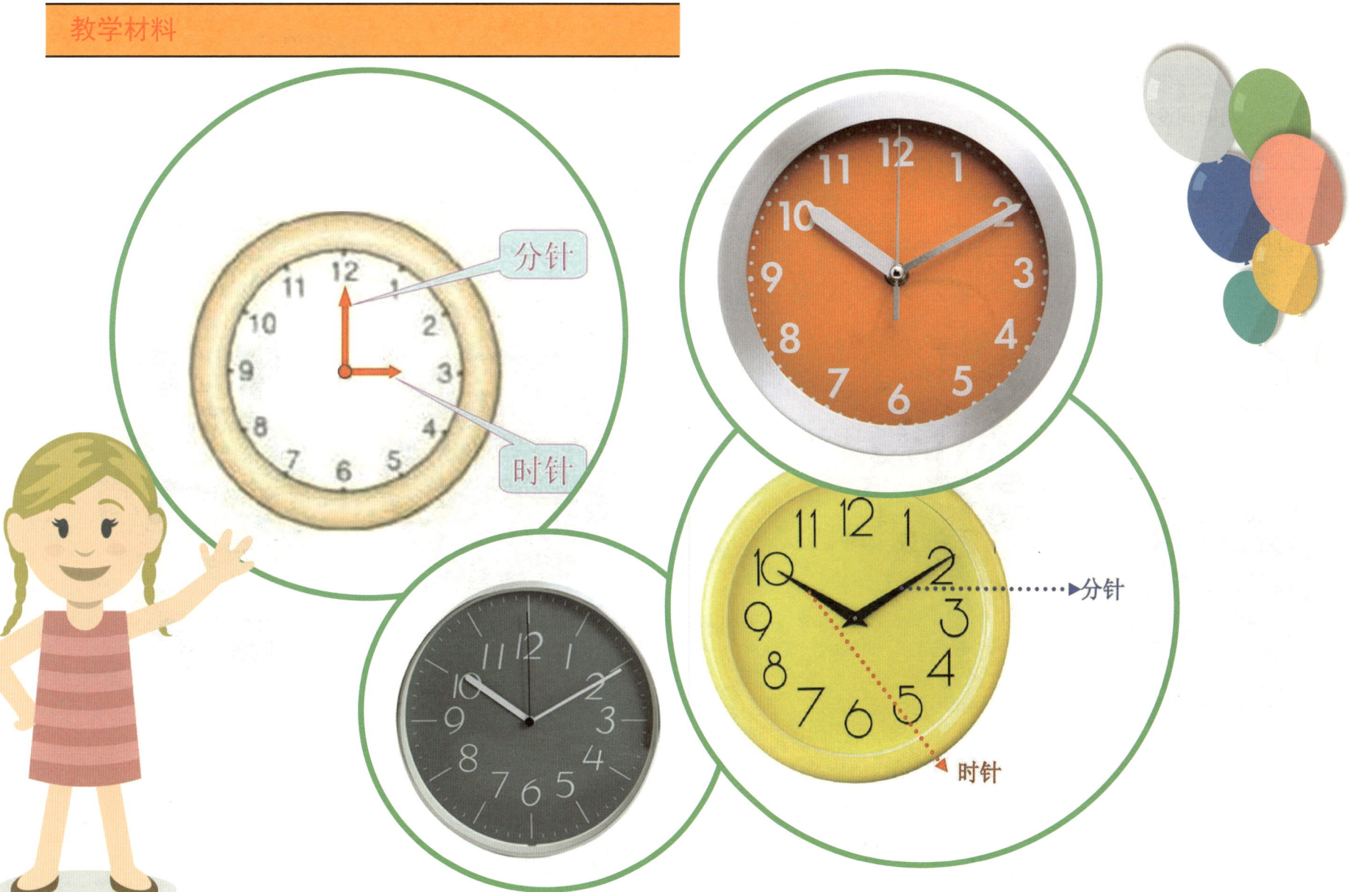

适应能力训练的辅助技术

训练方法示例

示例 1
将时间设为 8 点。

小档案	
训练时长	
辅助情况	

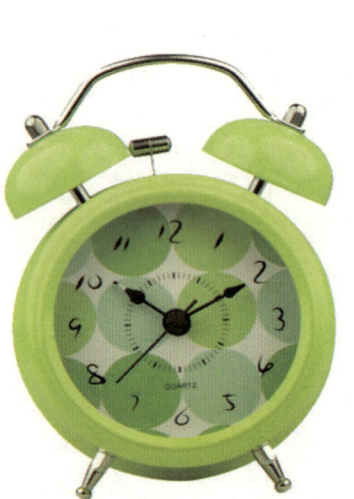

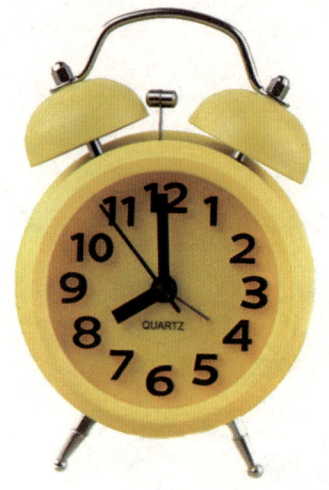

示例 2
将时间设为 10 点 10 分。

小档案	
训练时长	
辅助情况	

示例 3
将时间设为 12 点。

小档案	
训练时长	
辅助情况	

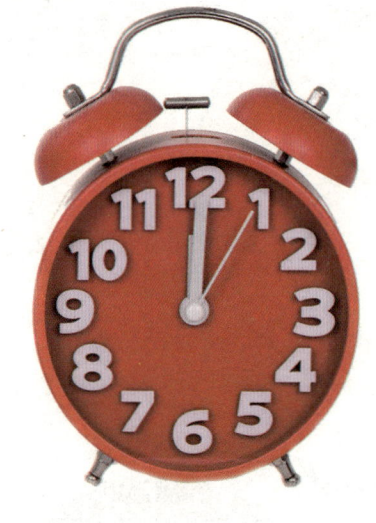

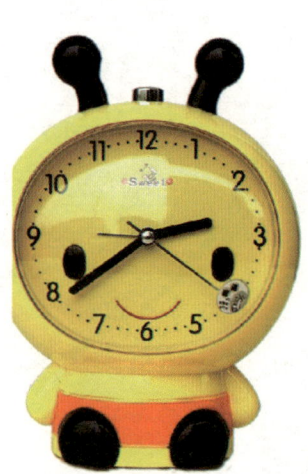

示例 4
将时间设为 2 点 39 分 20 秒。

小档案	
训练时长	
辅助情况	

第八章 适应能力高级训练

04 按清单做家务

通过该技能的训练,患者应该能达到这样一种水平,即:给患者一份家务清单,对患者说"完成清单上的家务",患者将按照清单完成至少3项家务。

适应能力训练的辅助技术

教学材料

370

第八章
适应能力高级训练

教学材料

小档案	
训练时长	
辅助情况	

逆向链接训练

行为链第 19 步：患者用笔将清单上的第 3 项家务划掉。

→ 行为链第 18 步：重新拿起家务清单。

↓

行为链第 17 步：患者把第 3 项家务的工具放回原处。

行为链第 15 步：找到完成第 3 项家务所需要的工具。

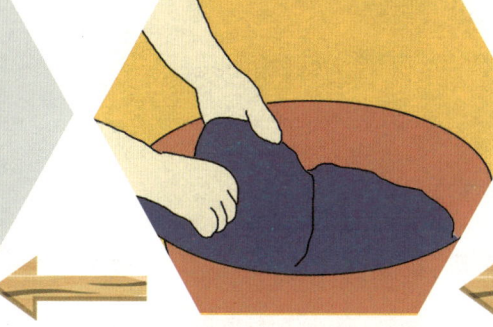

行为链第 16 步：完成第 3 项家务。

↓

行为链第 14 步：读第 3 项家务。

→ 行为链第 13 步：患者用笔将清单上的第 2 项家务划掉。

→ 行为链第 12 步：重新拿起家务清单。

→ 行为链第 11 步：患者把第 2 项家务的工具放回原处。

适应能力训练的辅助技术

行为链第 10 步：完成第 2 项家务。

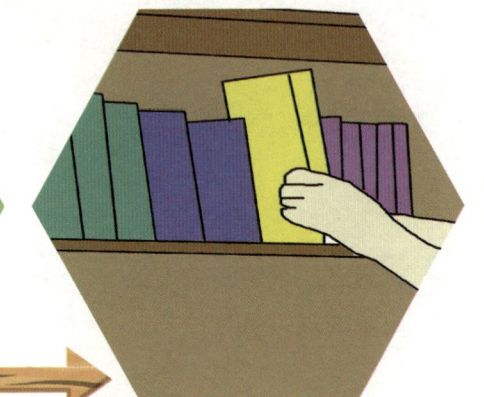

行为链第 9 步：找到完成第 2 项家务所需要的工具。

行为链第 8 步：读第 2 项家务。

行为链第 4 步：患者完成第 1 项家务。

行为链第 5 步：患者把第 1 项家务的工具放回原处。

行为链第 6 步：重新拿起家务清单。

行为链第 7 步：患者用笔将清单上的第 1 项家务划掉。

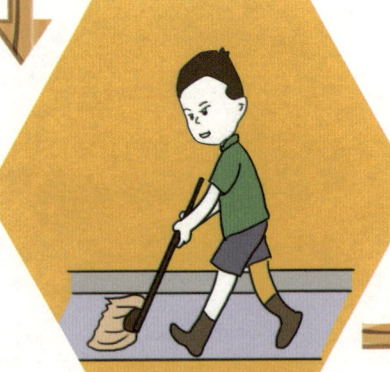

行为链第 3 步：找到完成第 1 项任务所需的工具。

行为链第 2 步：读清单上的第 1 项任务。

行为链第 1 步：拿到家务清单。

第八章
适应能力高级训练

拓展为炒菜

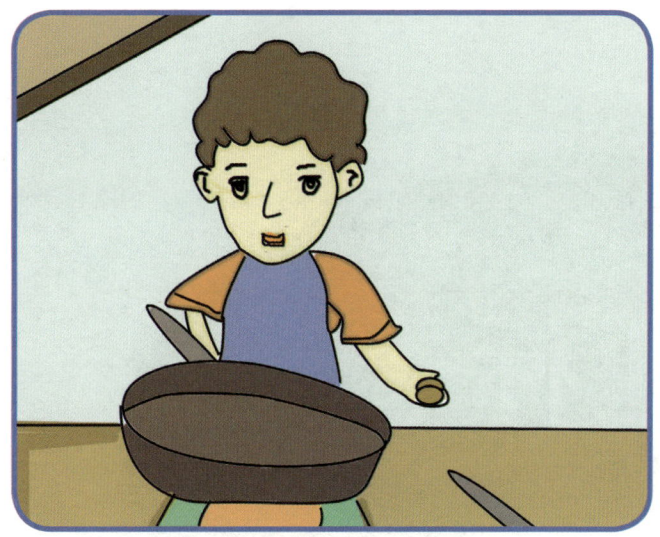

拓展为玩玩具

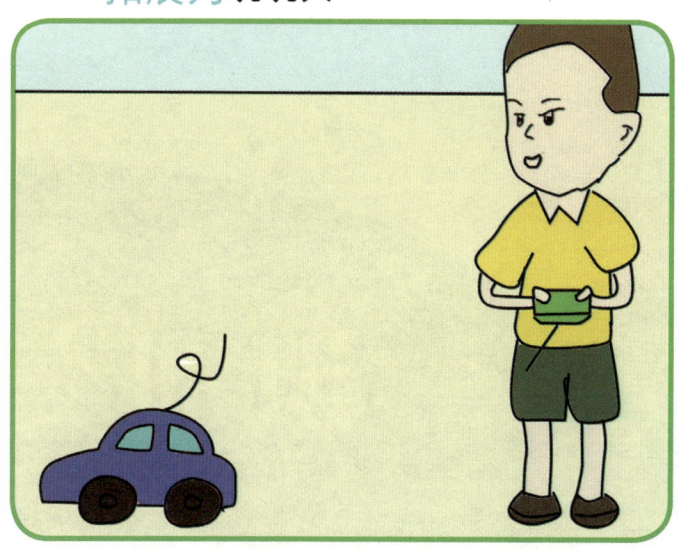

拓展为购物

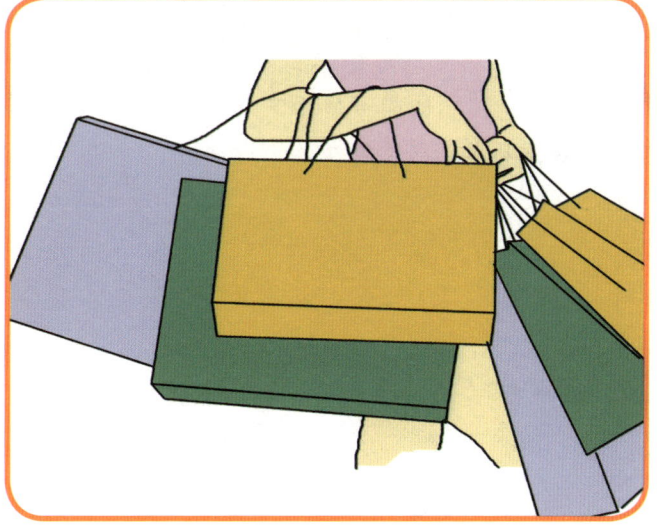

拓展为做作业

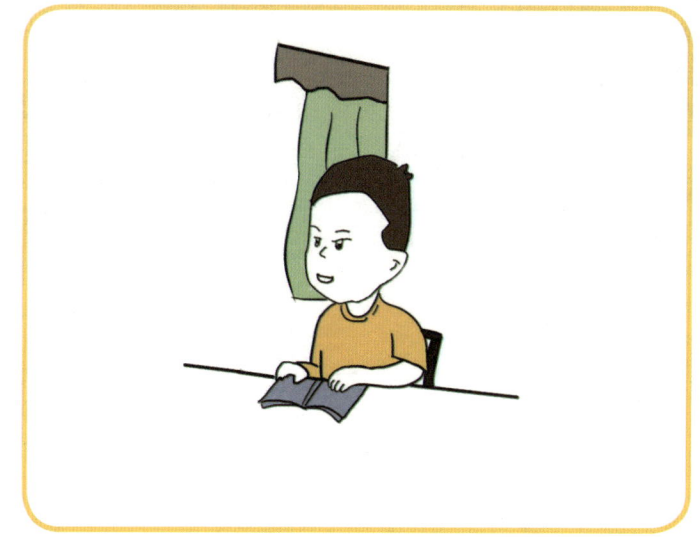

适应能力训练的辅助技术

05 识别交通标志

通过该技能的训练,患者应该能达到这样一种水平,即:向患者展示一个交通标志,问"这个标志是什么意思?",患者将陈述该交通标志的含义。

扫描二维码,打印本技能训练配套表格

第八章
适应能力高级训练

教学材料

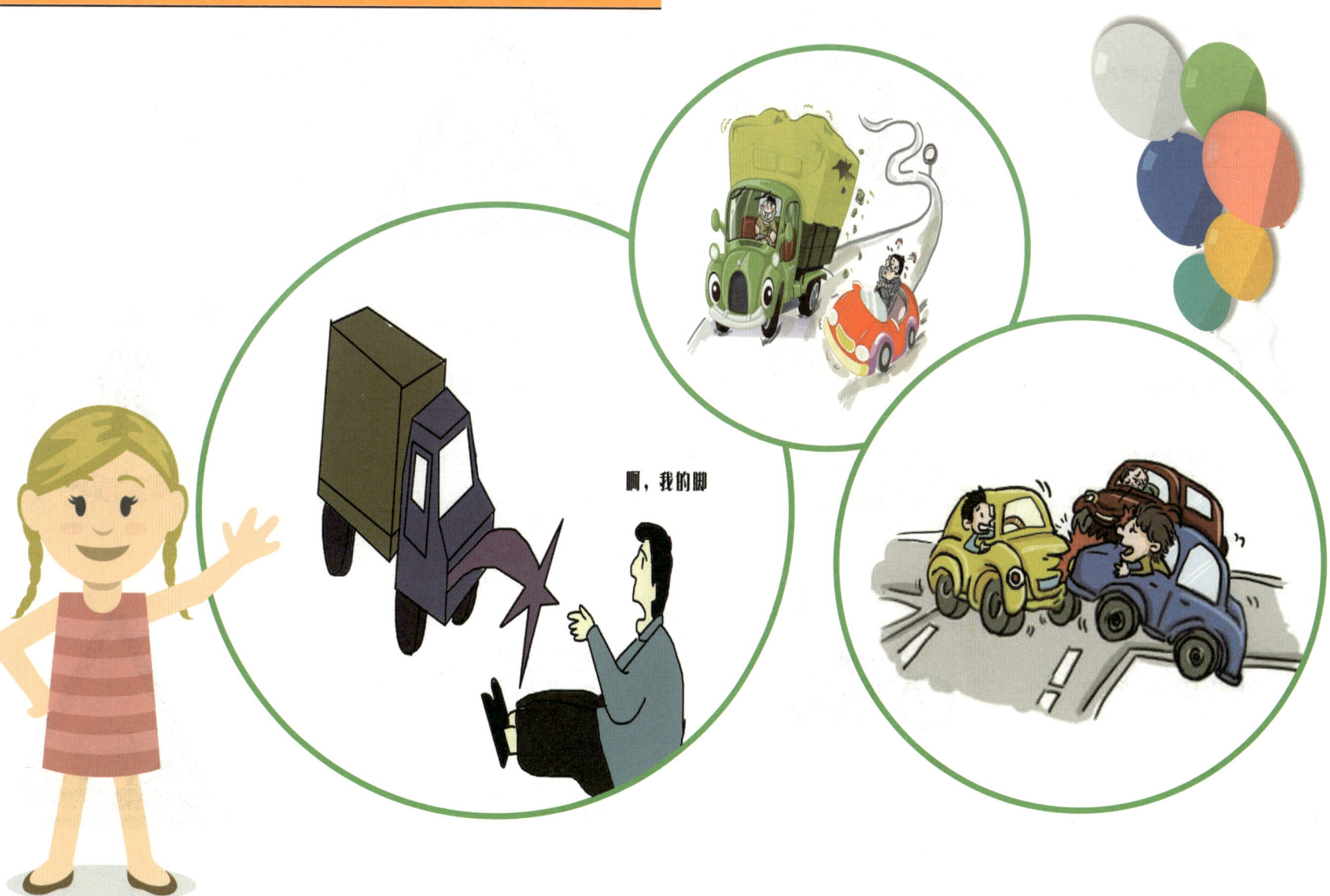

适应能力训练的辅助技术

训练方法示例

示例 1

这个标志是什么意思？

小档案	
训练时长	
辅助情况	

示例 4

这个标志是什么意思？

小档案	
训练时长	
辅助情况	

示例 2

这个标志是什么意思？

小档案	
训练时长	
辅助情况	

示例 5

这个标志是什么意思？

小档案	
训练时长	
辅助情况	

示例 3

这个标志是什么意思？

小档案	
训练时长	
辅助情况	

示例 6

这个标志是什么意思？

小档案	
训练时长	
辅助情况	

第八章 适应能力高级训练

泛化为手机图标

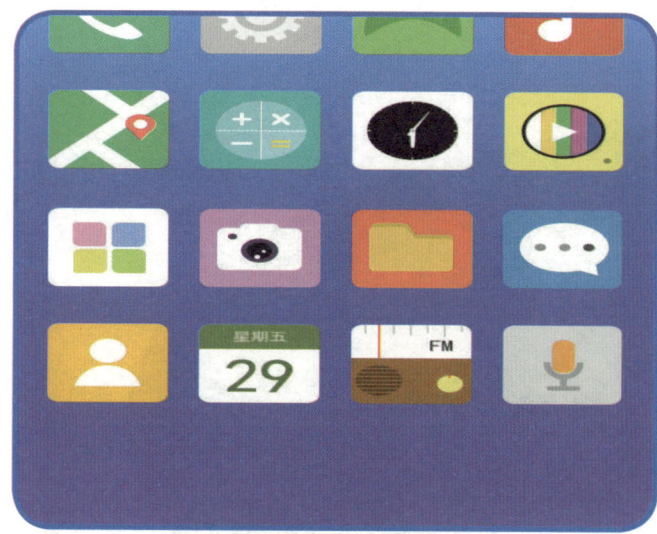

泛化为环境图标

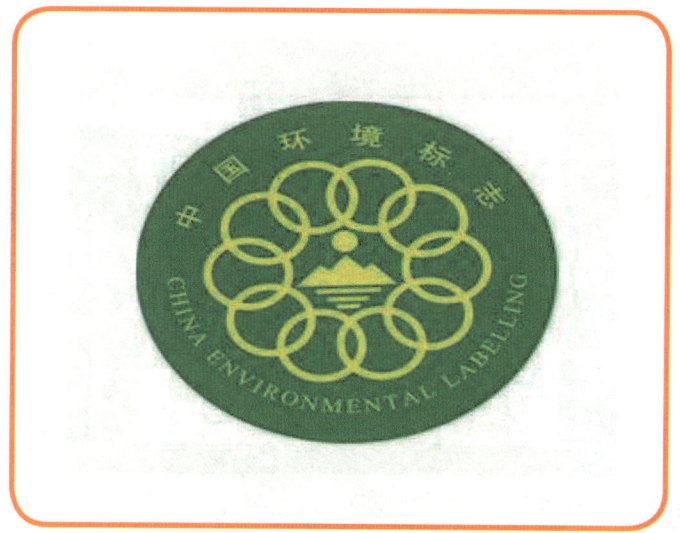

泛化为警示图标

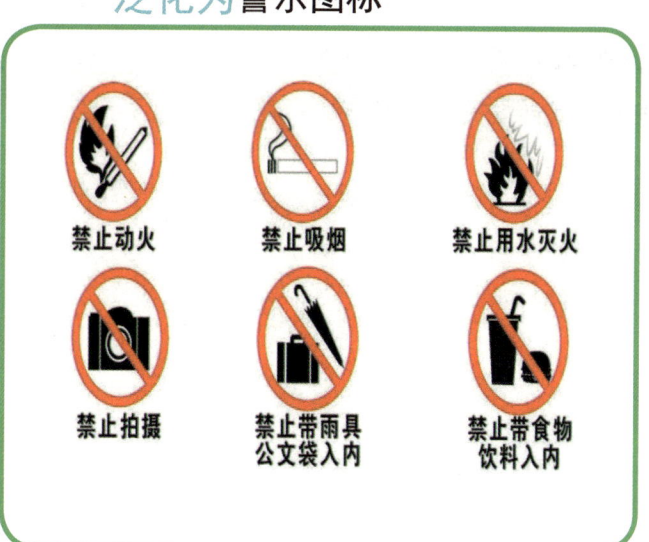

泛化为食品图标

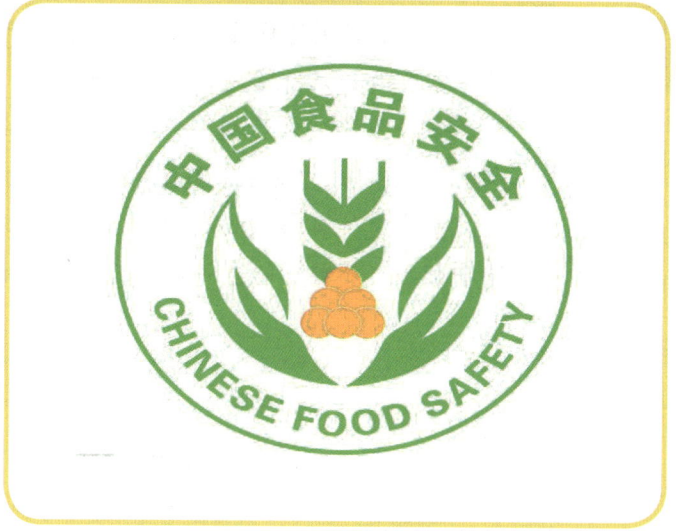

适应能力训练的辅助技术

06 健康与不健康食品

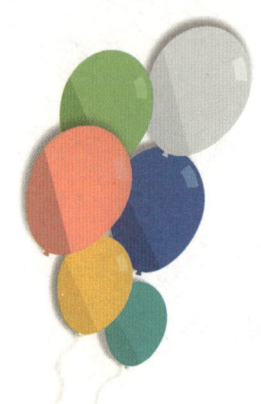

该技能的训练目的是，让患者掌握什么是健康食品，什么是不健康食品。教师需要做的是：给患者一组食物图片（包含健康食品和不健康食品），然后说"将图片分为两类，一类是健康食品，另一类是不健康食品"；或者要求患者说出10种健康/不健康的食品，并问患者吃健康/不健康的食品对我们的身体有什么影响。患者要做的是：患者将正确分类图片，或者举例说出10种健康/不健康的食品名称，并且回答出这些食品对身体的影响。

扫描二维码，打印本技能训练配套表格

第八章
适应能力高级训练

教学材料

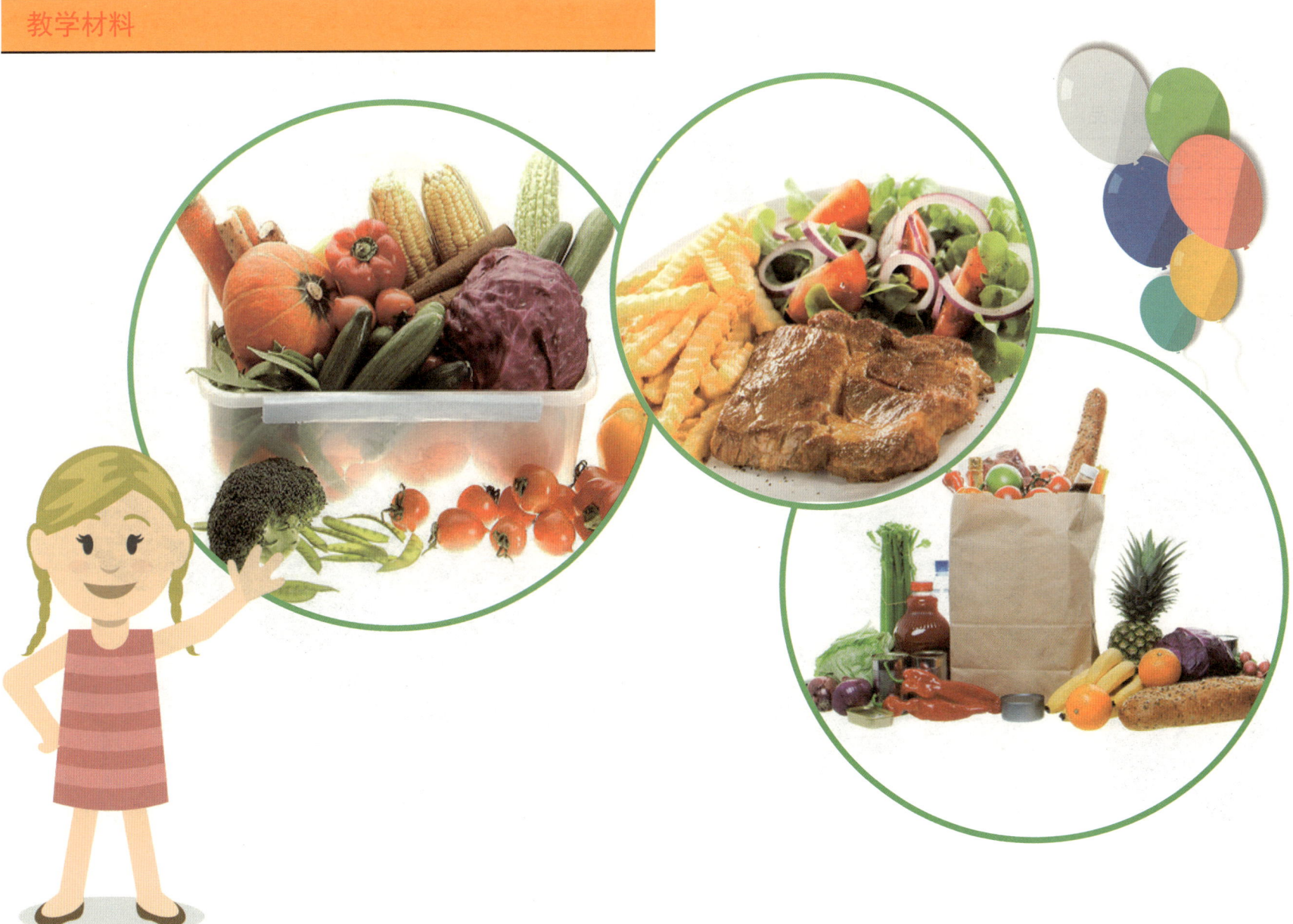

适应能力训练的辅助技术

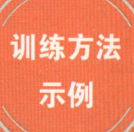
训练方法
示例

示例 1

说出 10 种健康食品。

小档案	
训练时长	
辅助情况	

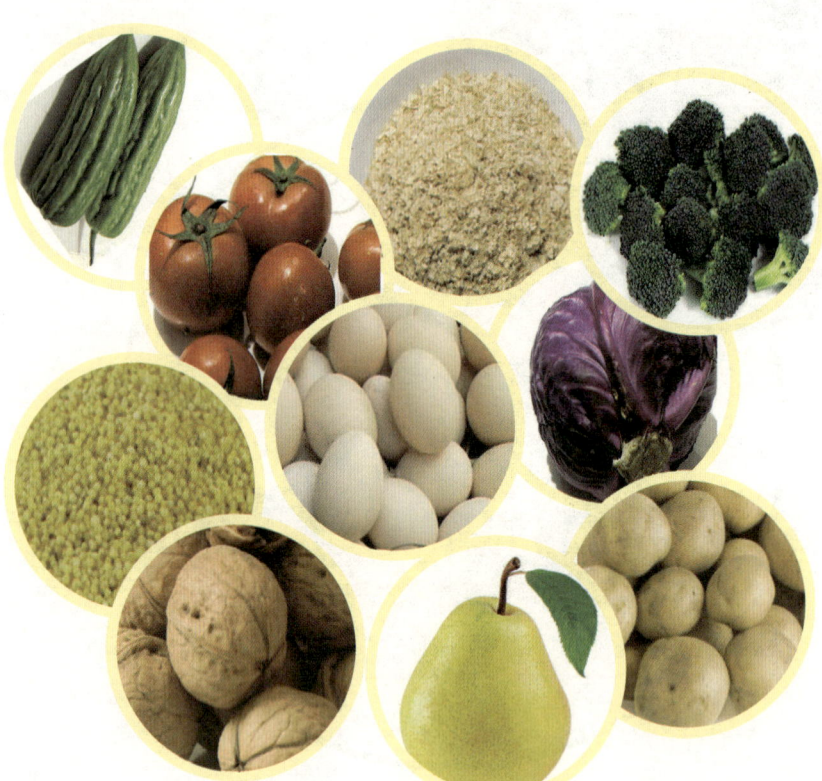

示例 2

说出 10 种不健康食品。

小档案	
训练时长	
辅助情况	

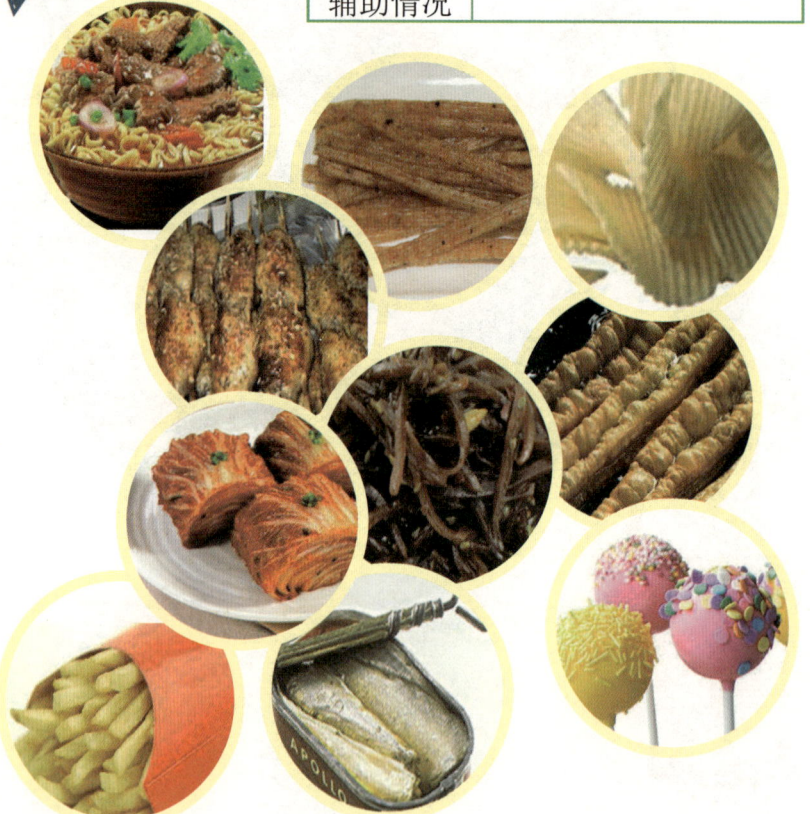

第八章
适应能力高级训练

训练方法 示例

示例 3

吃健康的食品对我们的身体有什么影响？

小档案	
训练时长	
辅助情况	

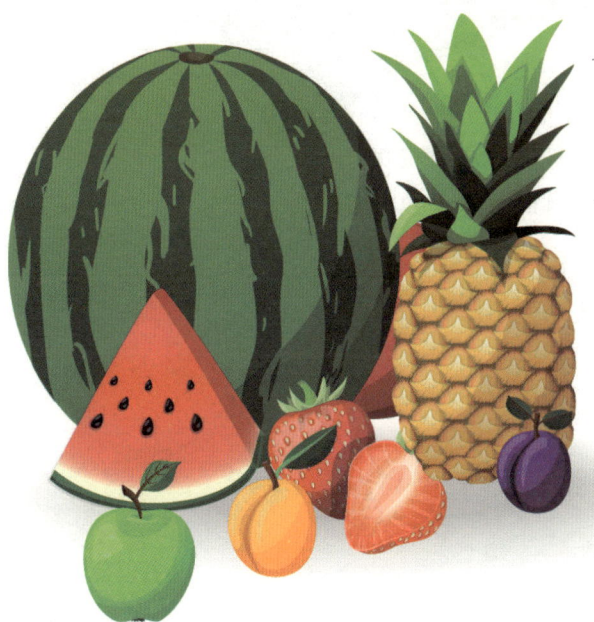

示例 4

吃不健康的食品对我们的身体有什么影响？

小档案	
训练时长	
辅助情况	

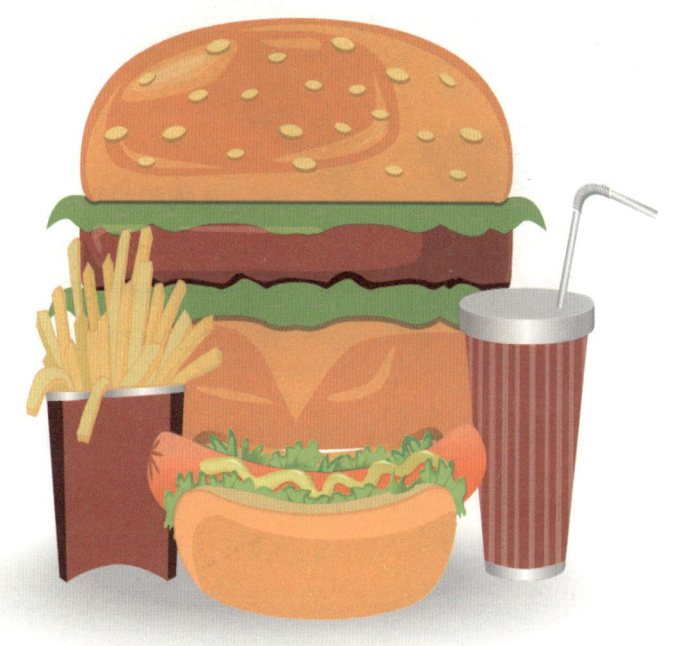

381

适应能力训练的辅助技术

07 倒着走

该技能的训练目的是，患者可以倒着走。在教授此技能时，应该确保患者已经具备模仿能力和做粗大动作的能力。通过该技能的训练，患者应该能达到这样一种水平，即：在地上画一条线，说"倒着走"，患者将踩着线倒走。训练过程中可通过拉住患者的手作为一种辅助。标记线可以是用胶带在地板上贴出的线、用粉笔画的线、泡沫垫子，等等。当患者在倒退行走时，你可以教他们一项安全措施：扭头观测周围的情况。

第八章
适应能力高级训练

教学材料

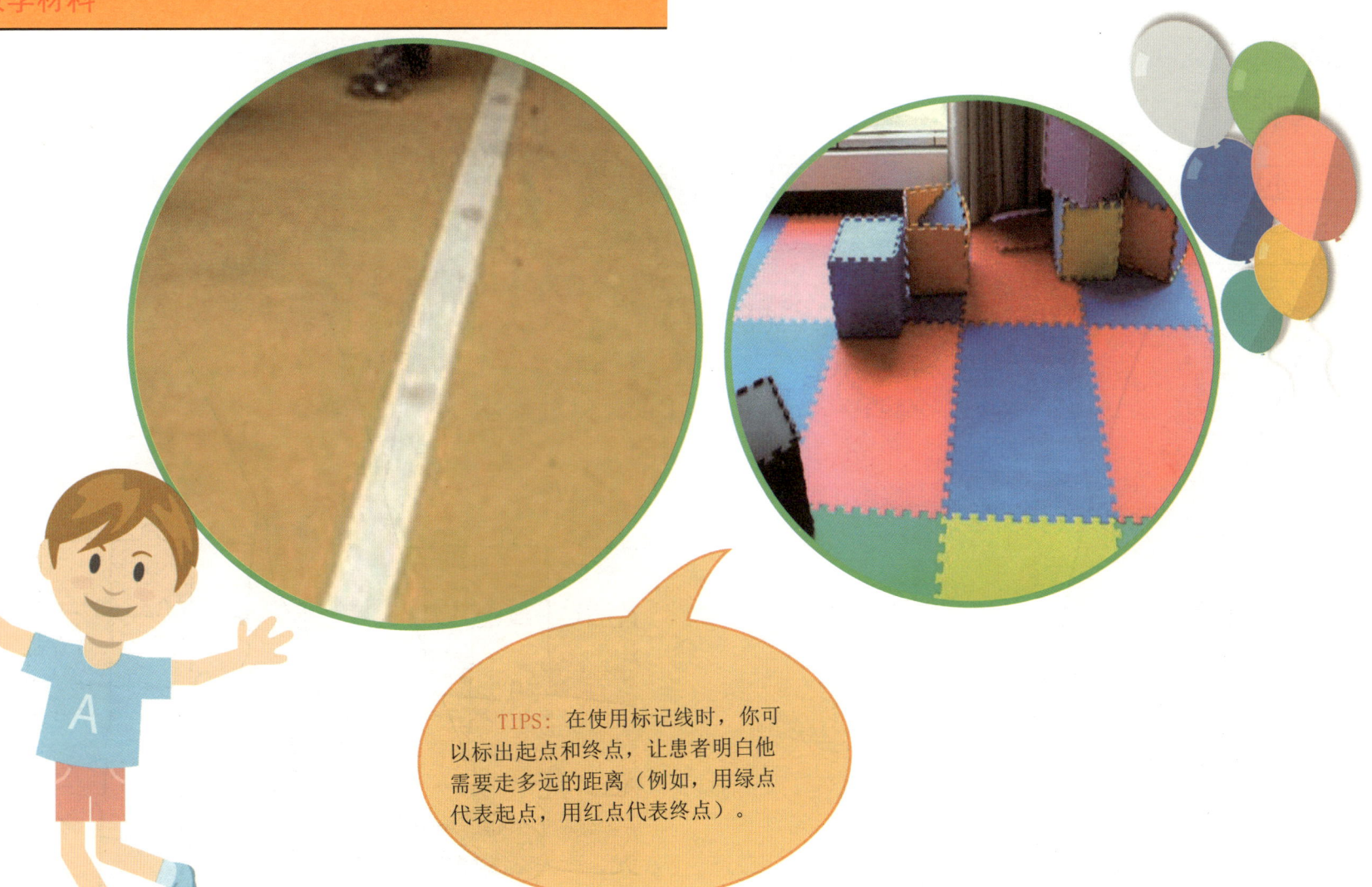

TIPS：在使用标记线时，你可以标出起点和终点，让患者明白他需要走多远的距离（例如，用绿点代表起点，用红点代表终点）。

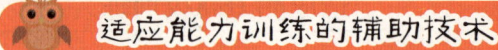

适应能力训练的辅助技术

训练方法示例

示例 1

沿线后退行走。

小档案	
训练时长	
辅助情况	

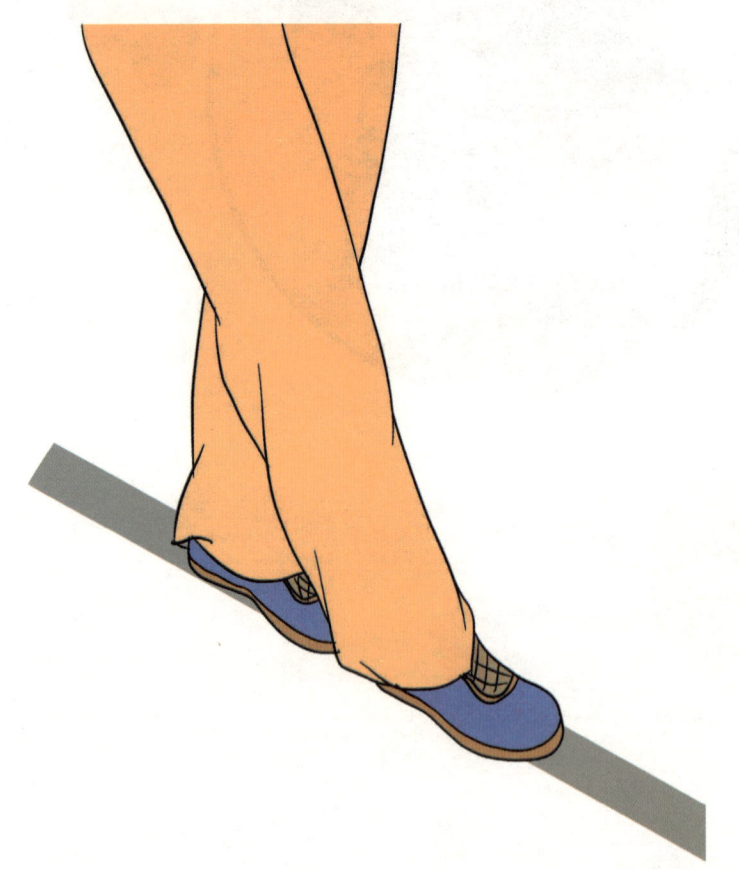

示例 2

后退行走。

小档案	
训练时长	
辅助情况	

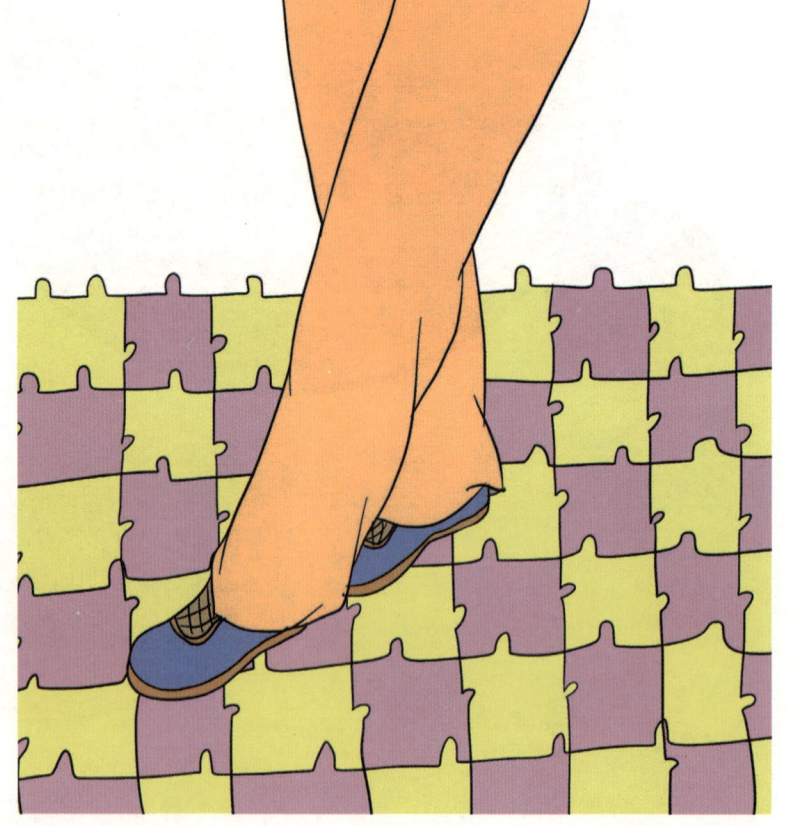

第八章
适应能力高级训练

泛化到操场
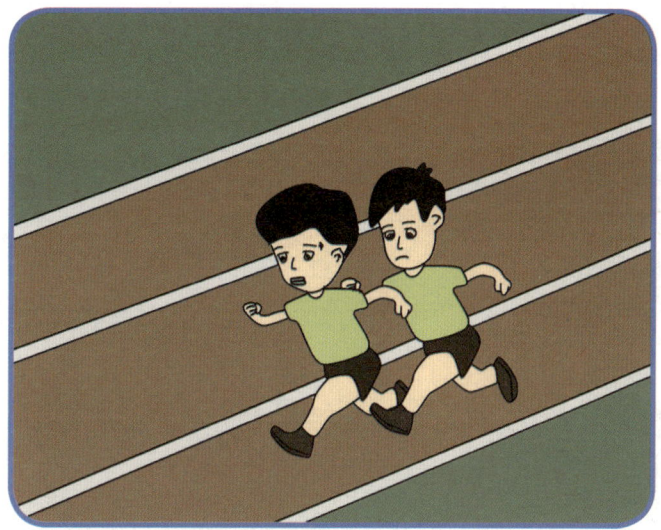

泛化到教室
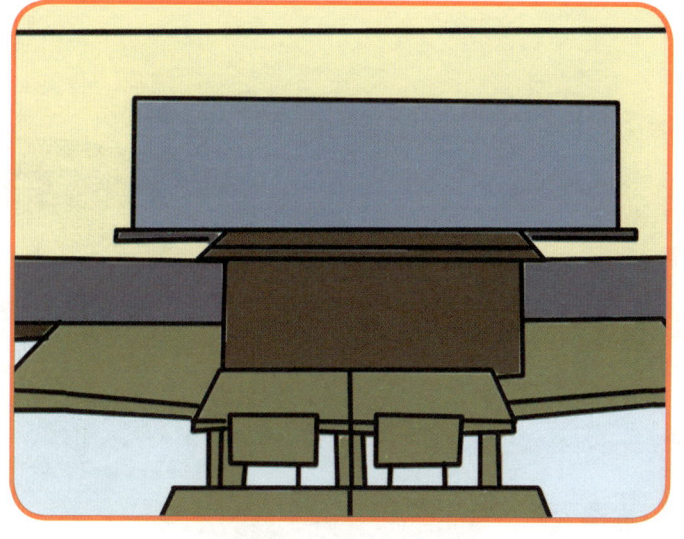

泛化到体育馆
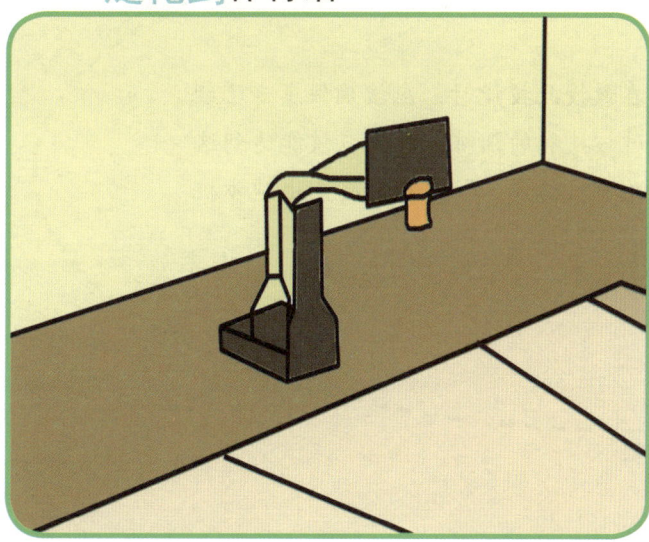

泛化到庭院
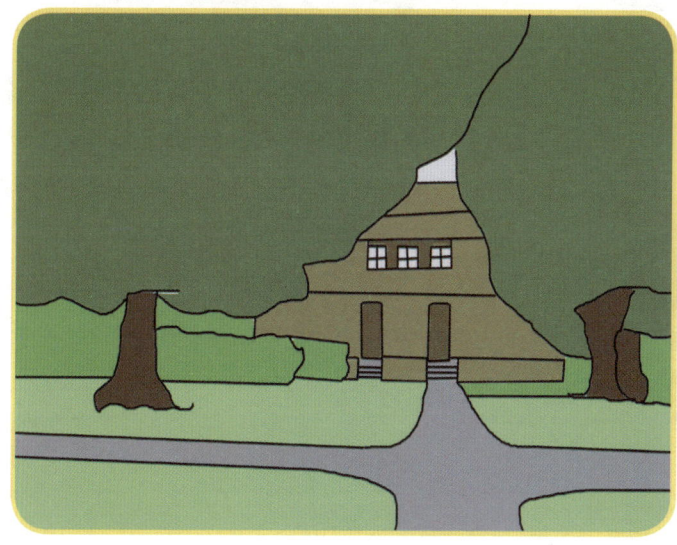

适应能力训练的辅助技术

08 用跑步机健身

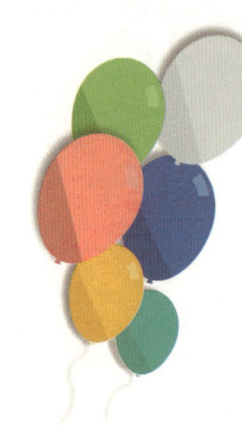

该技能旨在提高患者的身体素质。在教授此技能时，应该确保患者已经具备模仿能力和做粗大动作的能力。通过该技能的训练，患者应该能达到这样一种水平，即：当对患者说"该进行跑步机健身了"，患者将走上跑步机进行持续增加时间的锻炼。

扫描二维码，打印本技能训练配套表格

第八章
适应能力高级训练

教学材料

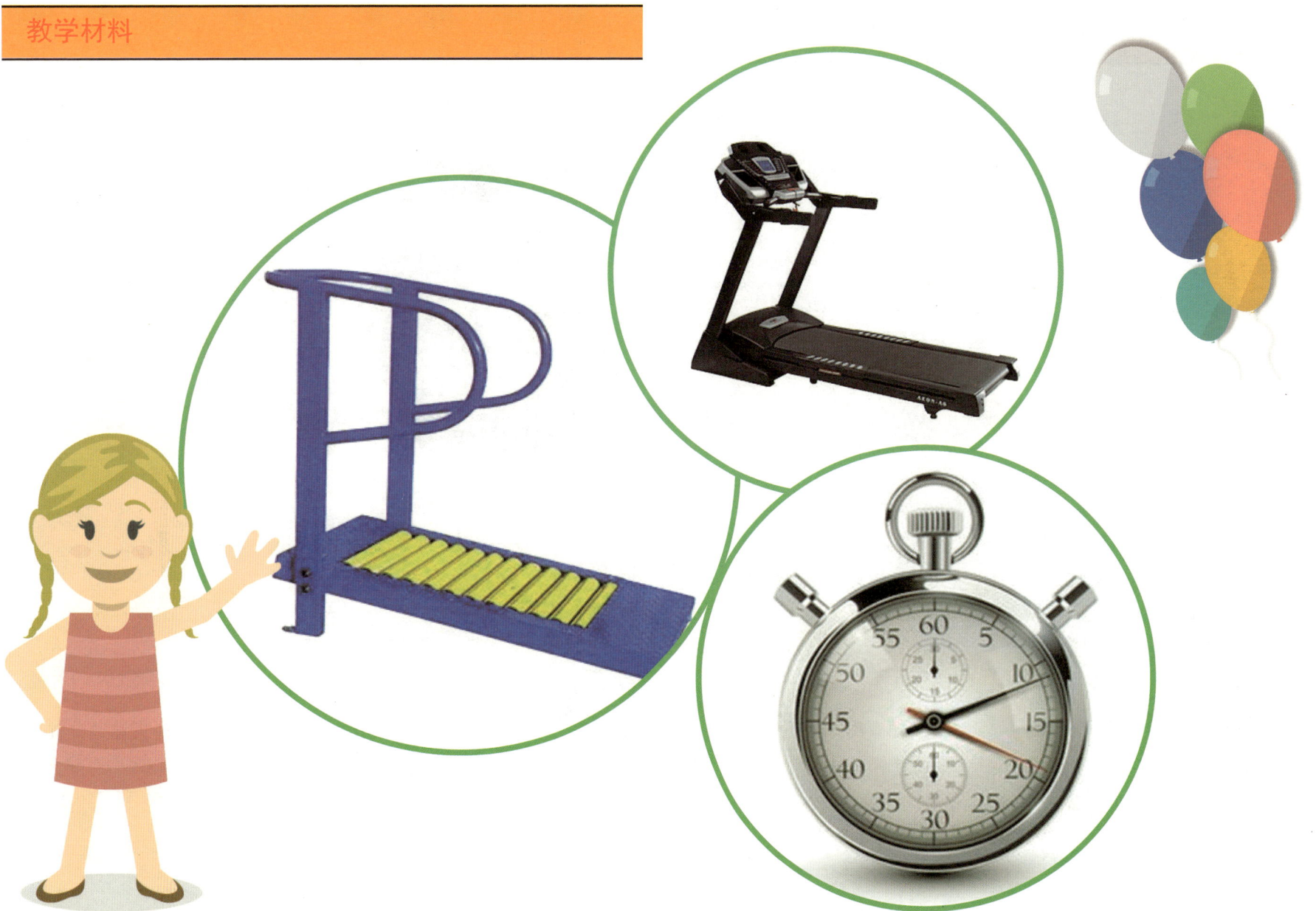

适应能力训练的辅助技术

训练流程

小档案	
训练时长	
辅助情况	

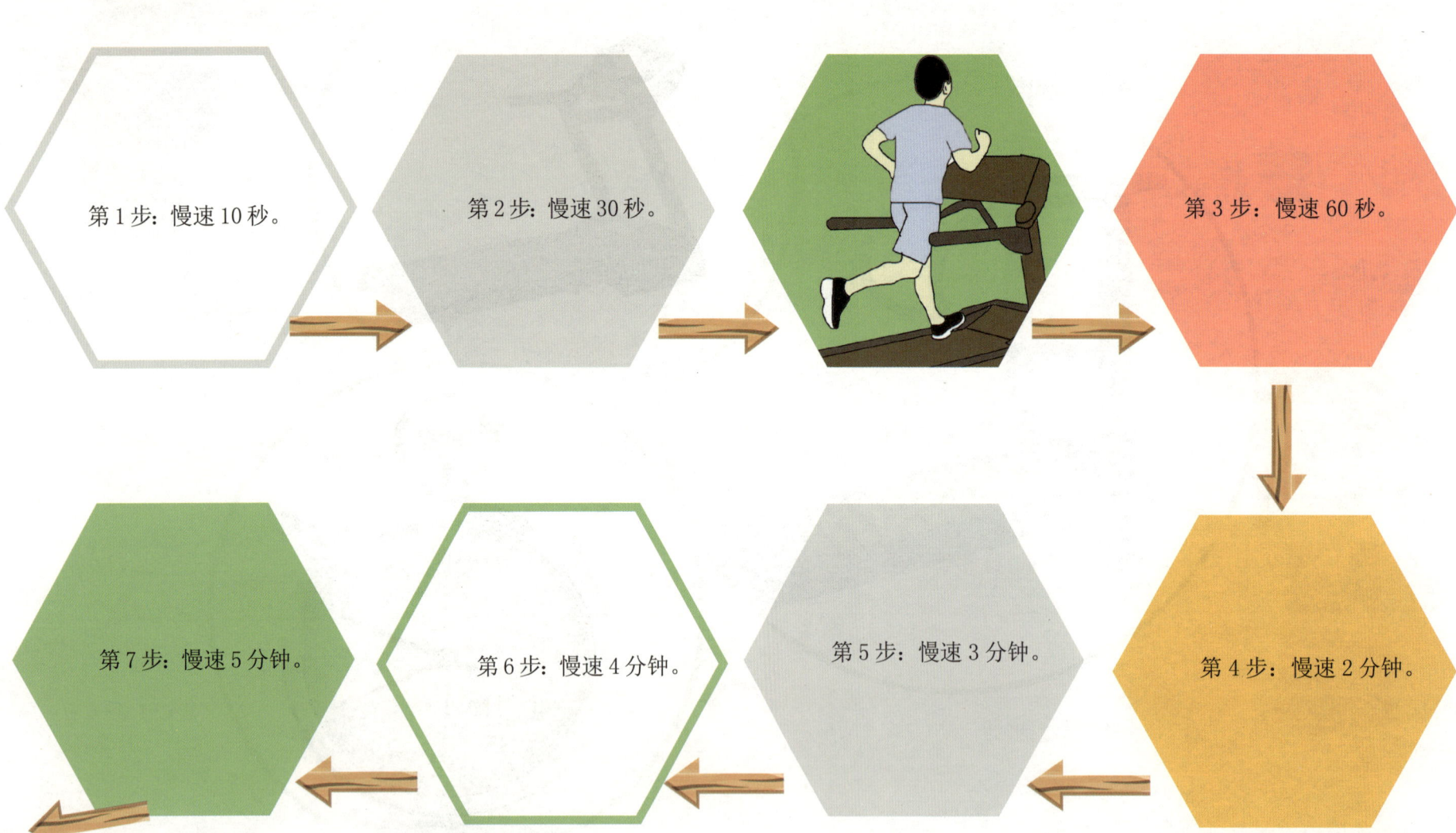

第1步：慢速10秒。 → 第2步：慢速30秒。 → 第3步：慢速60秒。 → 第4步：慢速2分钟。 → 第5步：慢速3分钟。 → 第6步：慢速4分钟。 → 第7步：慢速5分钟。

第八章
适应能力高级训练

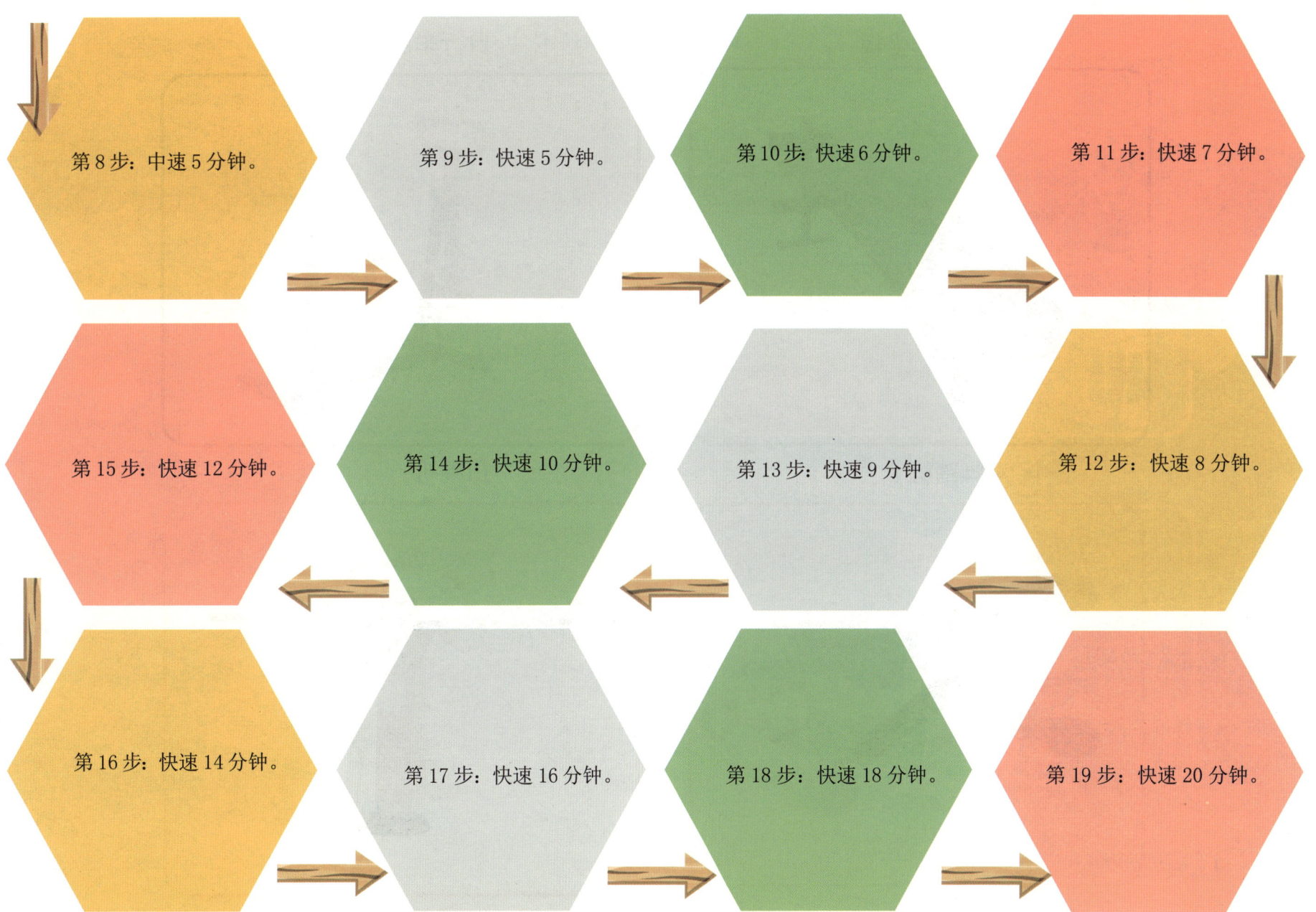

389

适应能力训练的辅助技术

泛化为仰卧起坐板

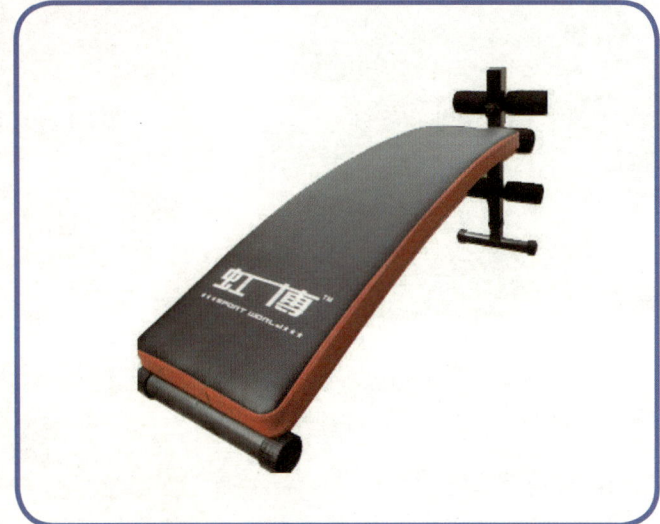

泛化为自行车器

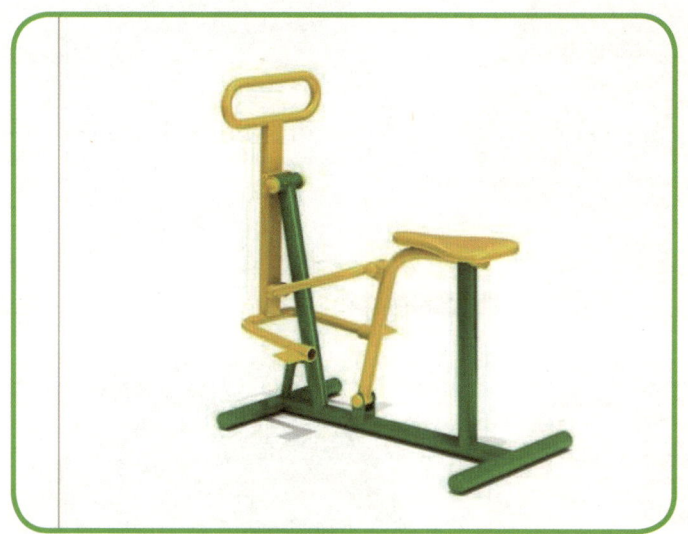

泛化为脚踏机

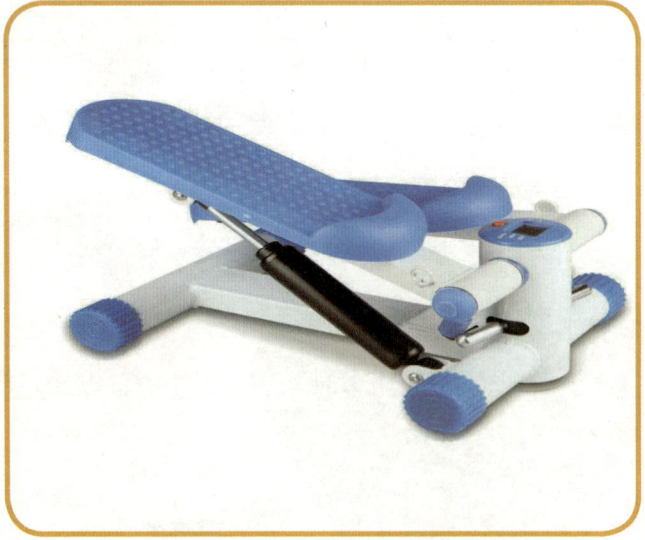

泛化为扭腰机

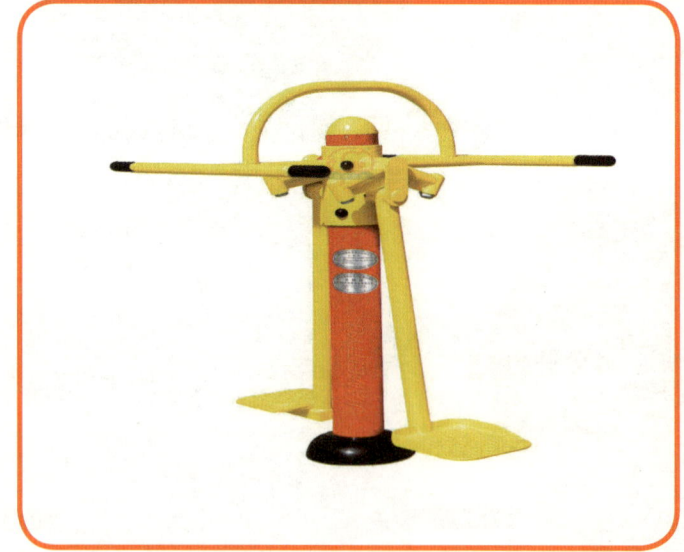

第八章
适应能力高级训练

09 识别急救箱中的物品

该技能的训练目的是，让患者掌握必要的急救知识。教师需要做的是：向患者展示一个急救箱中的物品，然后问"这是什么？"以及"为什么你要用这个？"。患者要做的是：回答那是什么急救物品，并说出使用急救物品的理由。

扫描二维码，打印本技能训练配套表格

适应能力训练的辅助技术

教学材料

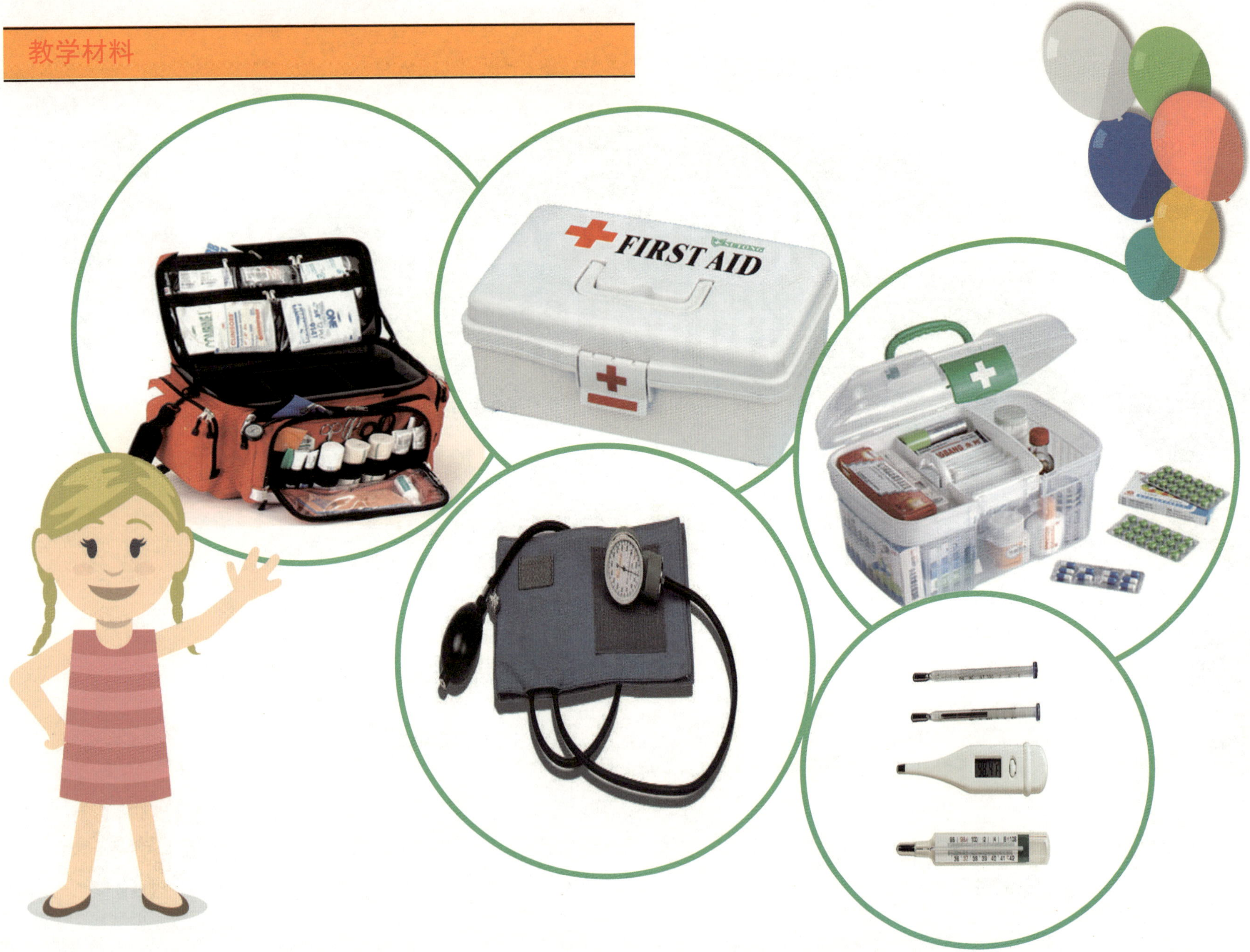

第八章 适应能力高级训练

训练方法示例

示例 1
这是什么？为什么用这个？

小档案	
训练时长	
辅助情况	

示例 2
这是什么？为什么用这个

小档案	
训练时长	
辅助情况	

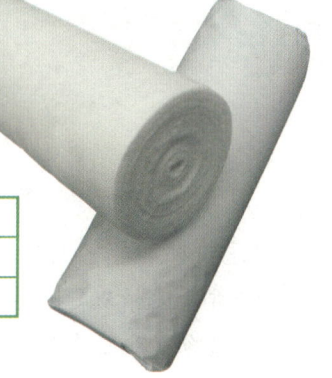

示例 3
这是什么？为什么用这个？

小档案	
训练时长	
辅助情况	

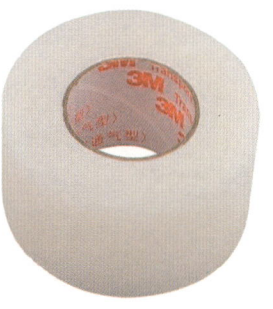

示例 4
这是什么？为什么用这个？

小档案	
训练时长	
辅助情况	

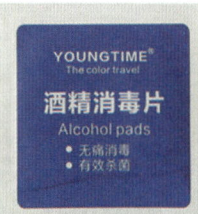

示例 5
这是什么？为什么用：

小档案	
训练时长	
辅助情况	

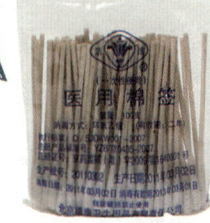

示例 6
这是什么？为什么用这个？

小档案	
训练时长	
辅助情况	

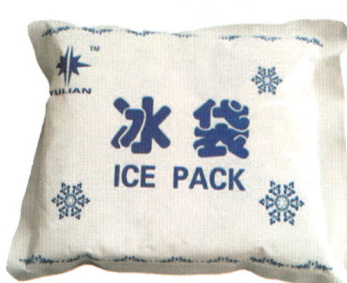

适应能力训练的辅助技术

10 识别紧急／非紧急情况

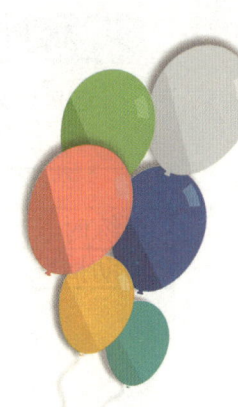

该技能的训练目的是，让患者掌握什么是紧急情况，什么是非紧急情况。教师需要做的是：向患者展示20张场景图片（包括紧急情况和非紧急情况），然后说"将图片分为两类：一类是紧急情况，另一类是非紧急情况"；或者要求患者定义什么是紧急／非紧急情况，以及举出5个紧急／非紧急情况的例子；也可以向患者描述一个场景，问"这是紧急情况还是非紧急情况？""为什么？"。患者要做的：患者将正确分类图片，或者举例说出紧急／非紧急情况的例子，并且正确回答问题。

第八章 适应能力高级训练

教学材料

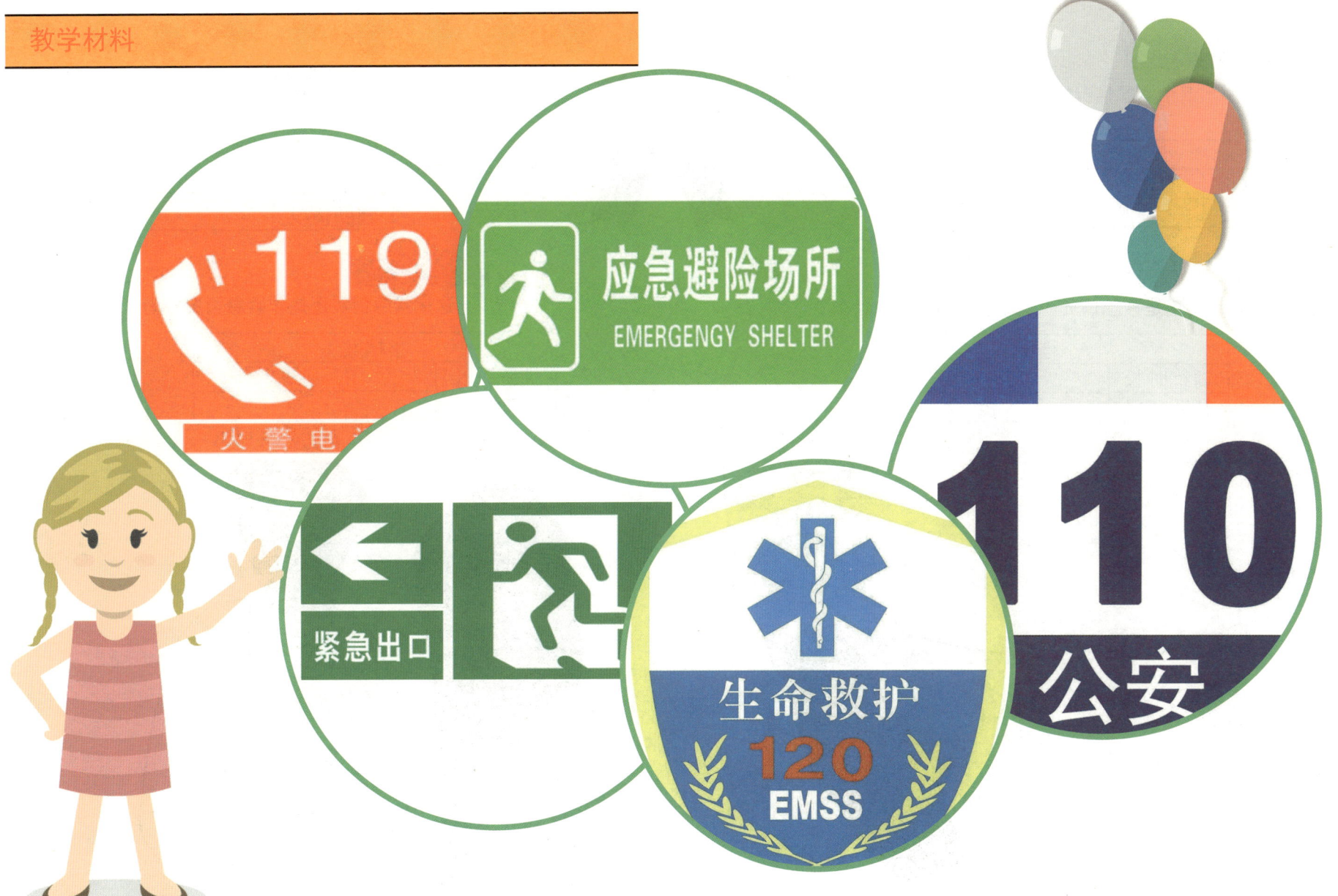

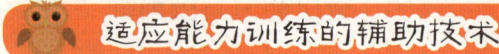

适应能力训练的辅助技术

训练方法示例

示例 1

举出 5 个紧急情况的例子。

小档案	
训练时长	
辅助情况	

示例 2

举出 5 个非紧急情况的例子。

小档案	
训练时长	
辅助情况	

示例 3

这是紧急情况还是非紧急情况？为什么？

小档案	
训练时长	
辅助情况	

示例 4

这是紧急情况还是非紧急情况？为什么？

小档案	
训练时长	
辅助情况	

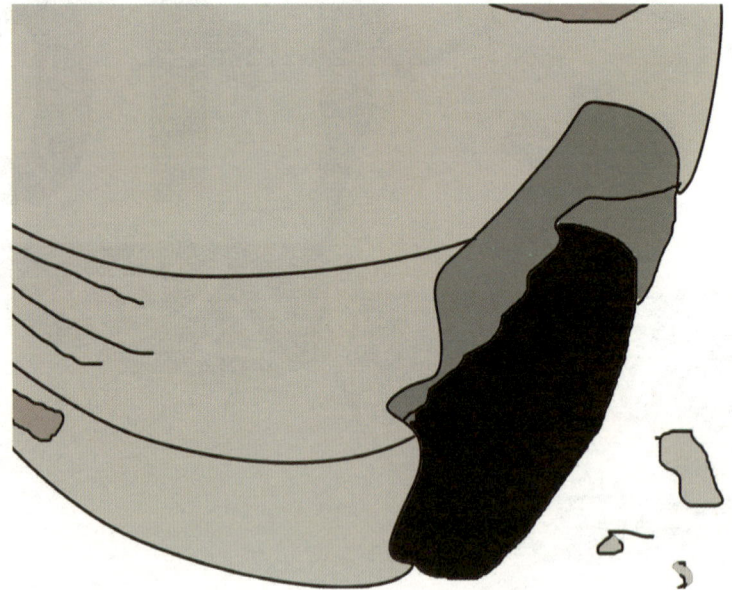

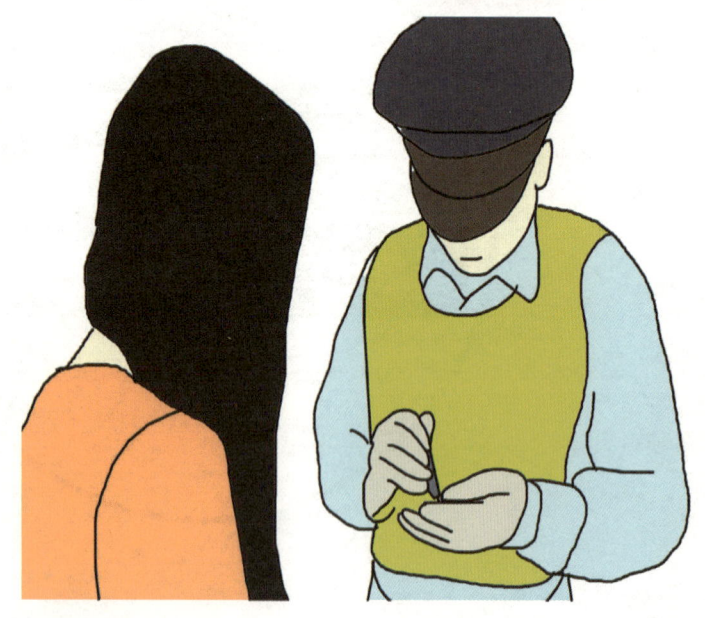

第八章 适应能力高级训练

11 使用急救箱

该技能的训练目的是让患者掌握必要的急救知识。通过该技能的训练，患者应该能达到这样一种水平，即：向患者描述一种情景，问"你该用哪些急救物品"时，患者能够正确回答。

扫描二维码，打印本技能训练配套表格

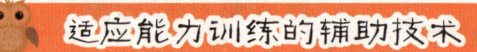

教学材料

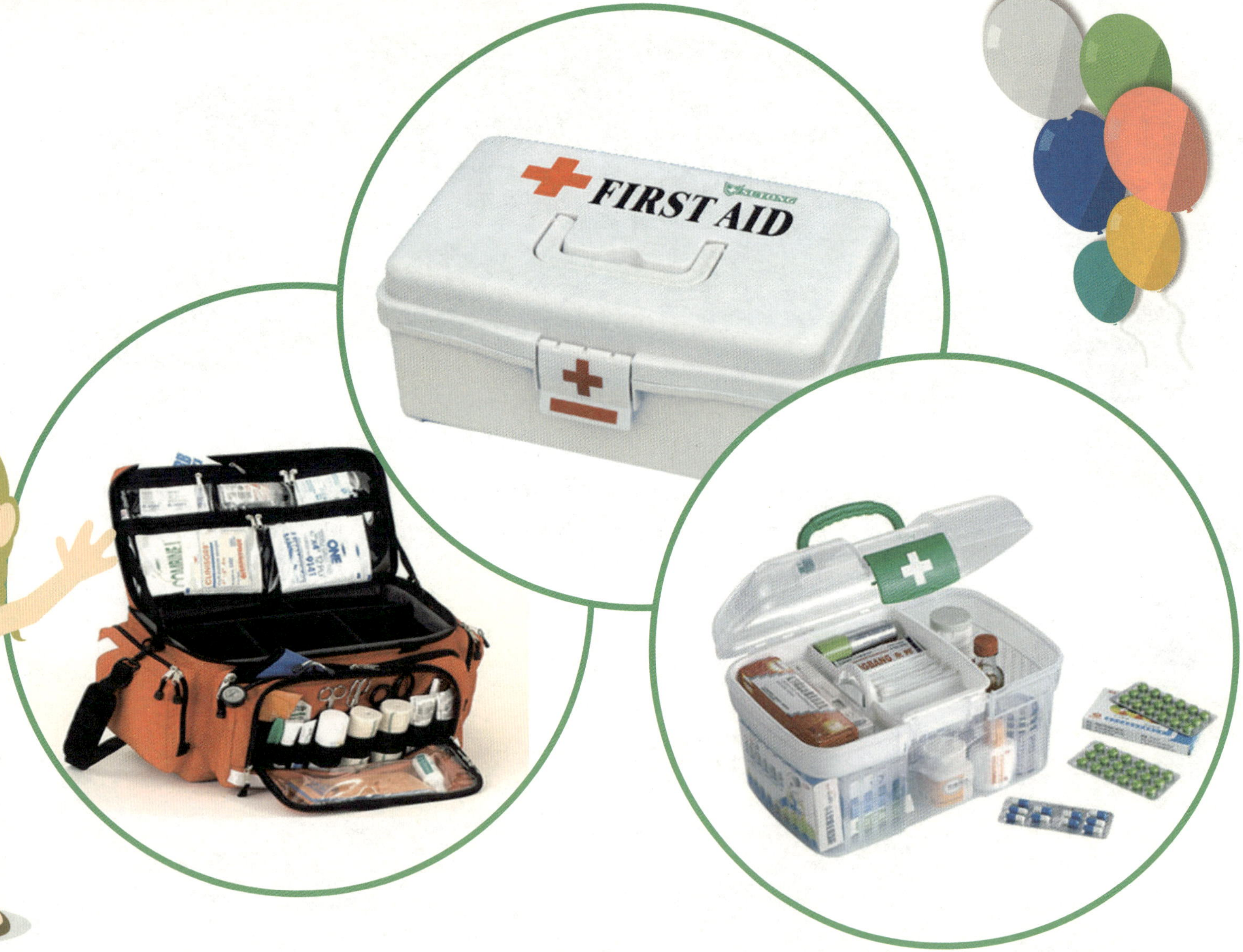

第八章
适应能力高级训练

示例 1

手指流血时，该用哪些急救物品？

小档案	
训练时长	
辅助情况	

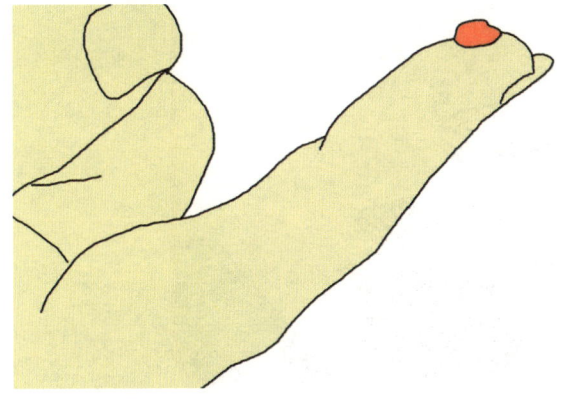

训练方法示例

示例 2

烫伤时，该用哪些急救物品？

小档案	
训练时长	
辅助情况	

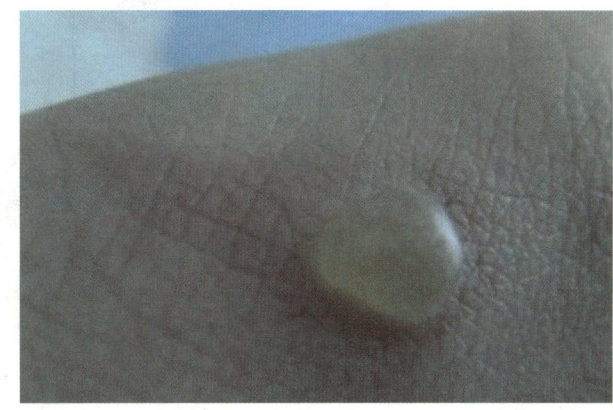

示例 3

鼻子流血时，该用哪些急救物品？

小档案	
训练时长	
辅助情况	

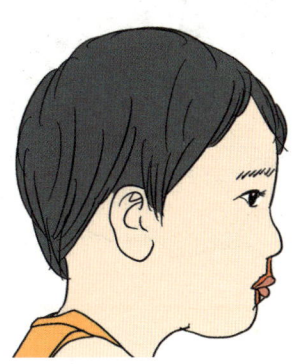

示例 4

发烧时，该用哪些急救物品？

小档案	
训练时长	
辅助情况	

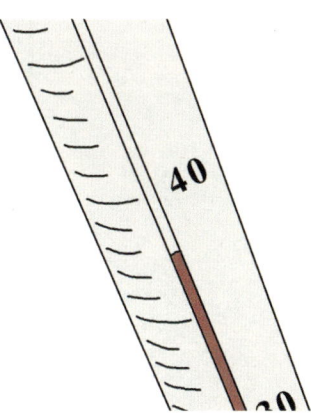

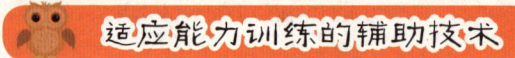
适应能力训练的辅助技术

泛化到诊所

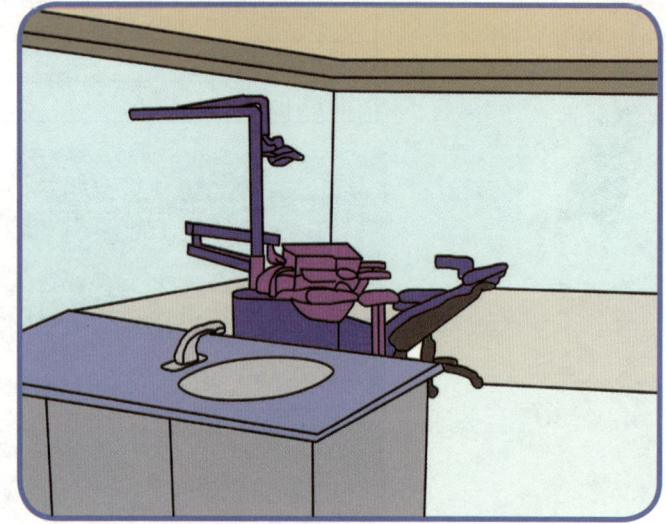

泛化到户外

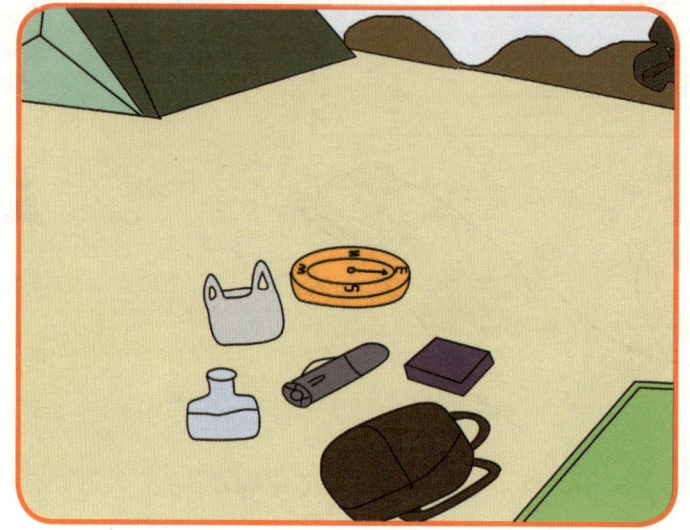

泛化到训练室

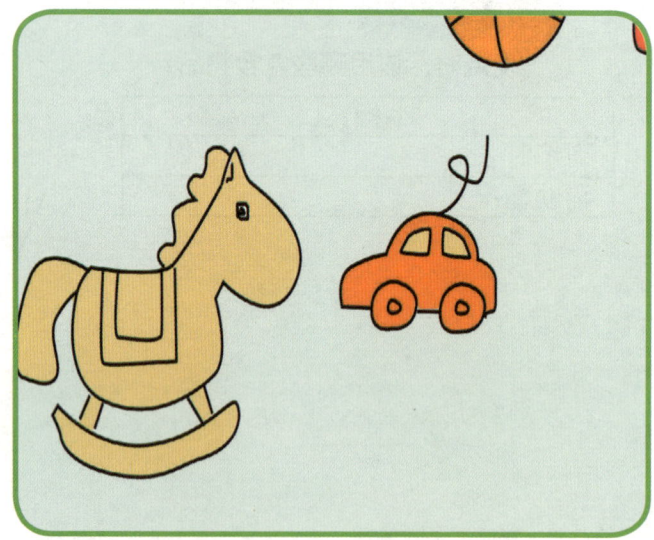

泛化到灾区

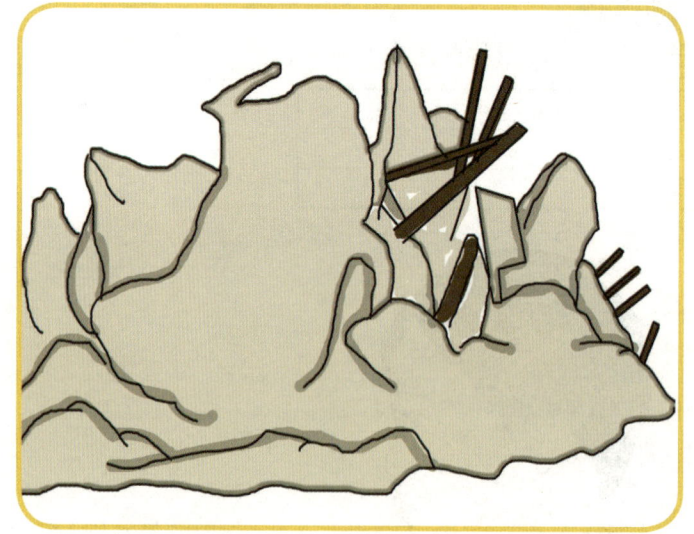

第八章 适应能力高级训练

12 制作购物清单

该技能的训练目的是，提高患者的日常生活能力。在教授此技能时，应该确保患者已经具备模仿能力和做精细动作的能力。通过该技能的训练，患者应该能达到这样一种水平，即：当对患者说"制作一个购物清单"，患者将独立制作一个购物清单。

扫描二维码，打印本技能训练配套表格

适应能力训练的辅助技术

教学材料

名称	颜色	数量	价格
韩版拉链齿边花朵发圈发绳	大红色 西瓜色 墨绿色 宝蓝色	40件	5元/件
幸运草纤巧夜光手机链	五角星 密钥匙 七九熊 五边形 时尚圆圈圈	5件	5元/件
小摩丝娃娃手机	多种	12件	5元/件
迷你魔方钥匙扣	5种	5件	5元/件

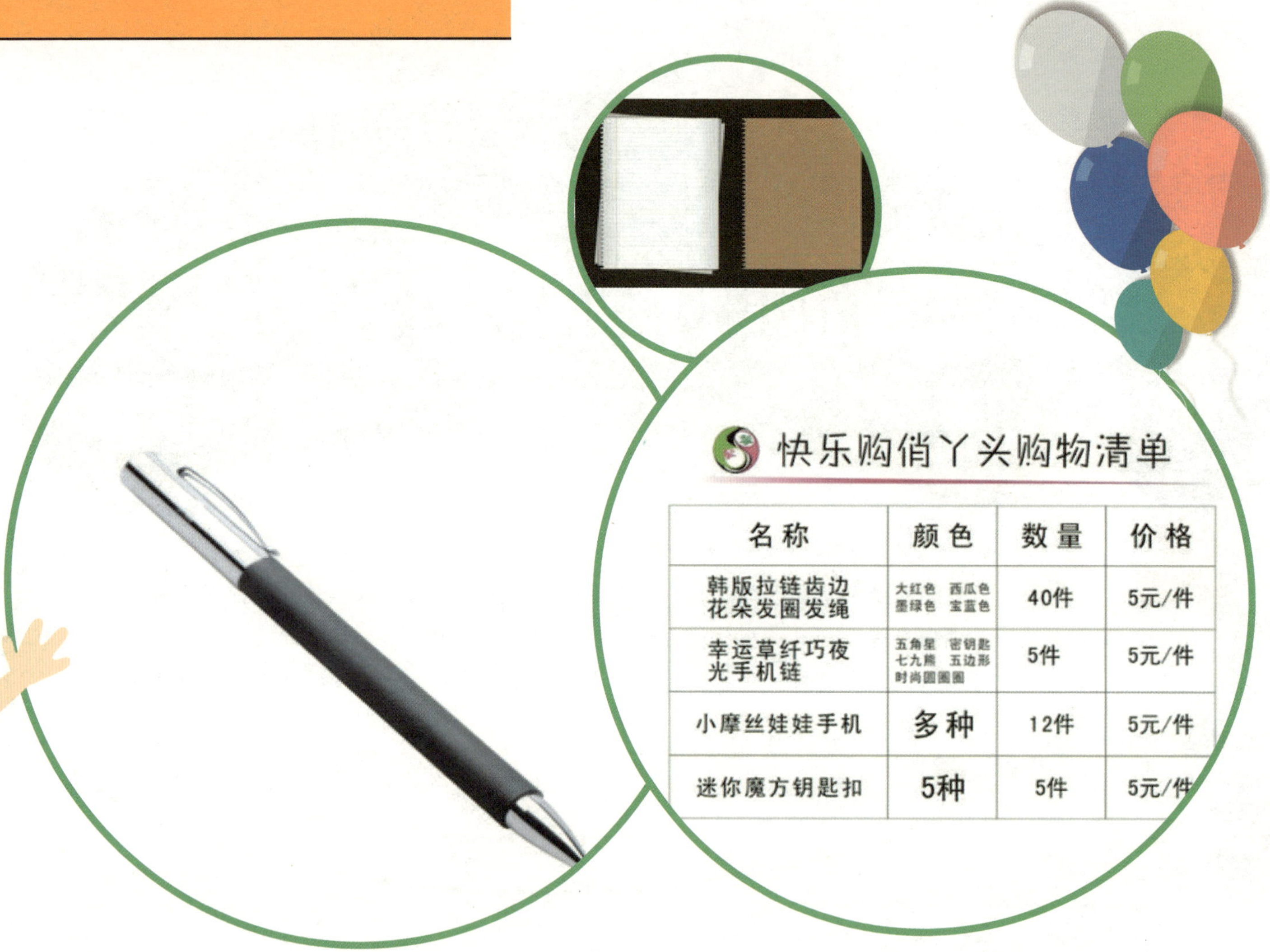

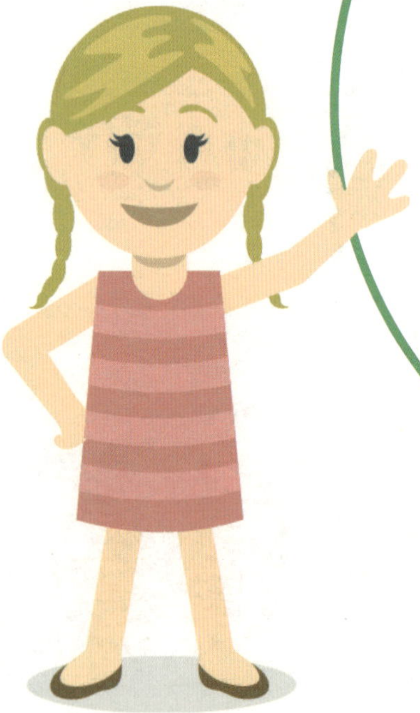

快乐购俏丫头购物清单

402

第八章
适应能力高级训练

训练流程

小档案	
训练时长	
辅助情况	

第1步：找到纸和笔。

第2步：查看橱柜和冰箱还有哪些食物。

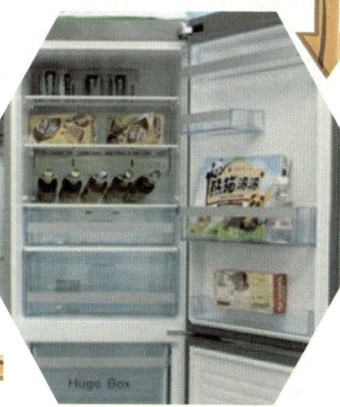

第3步：记下需要购买的食物。

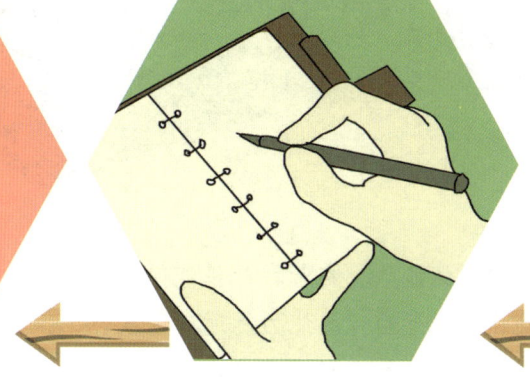

第4步：查看其他日用品是否需要购买。

第5步：记下需要购买的日用品。

第6步：估算一下未来一周要在家里做什么饭。

第7步：查看下做饭的食材是否齐全。

第8步：记下需要购买的食材。

403

13 采购

该技能的训练目的是，提高患者的日常生活能力。在教授此技能时，应该确保患者已经具备模仿能力、做精细动作和粗大动作的能力。通过该技能的训练，患者应该能达到这样一种水平，即：当对患者说"去采购"，患者将按照购物清单采购完所有物品。

扫描二维码，打印本技能训练配套表格

第八章
适应能力高级训练

教学材料

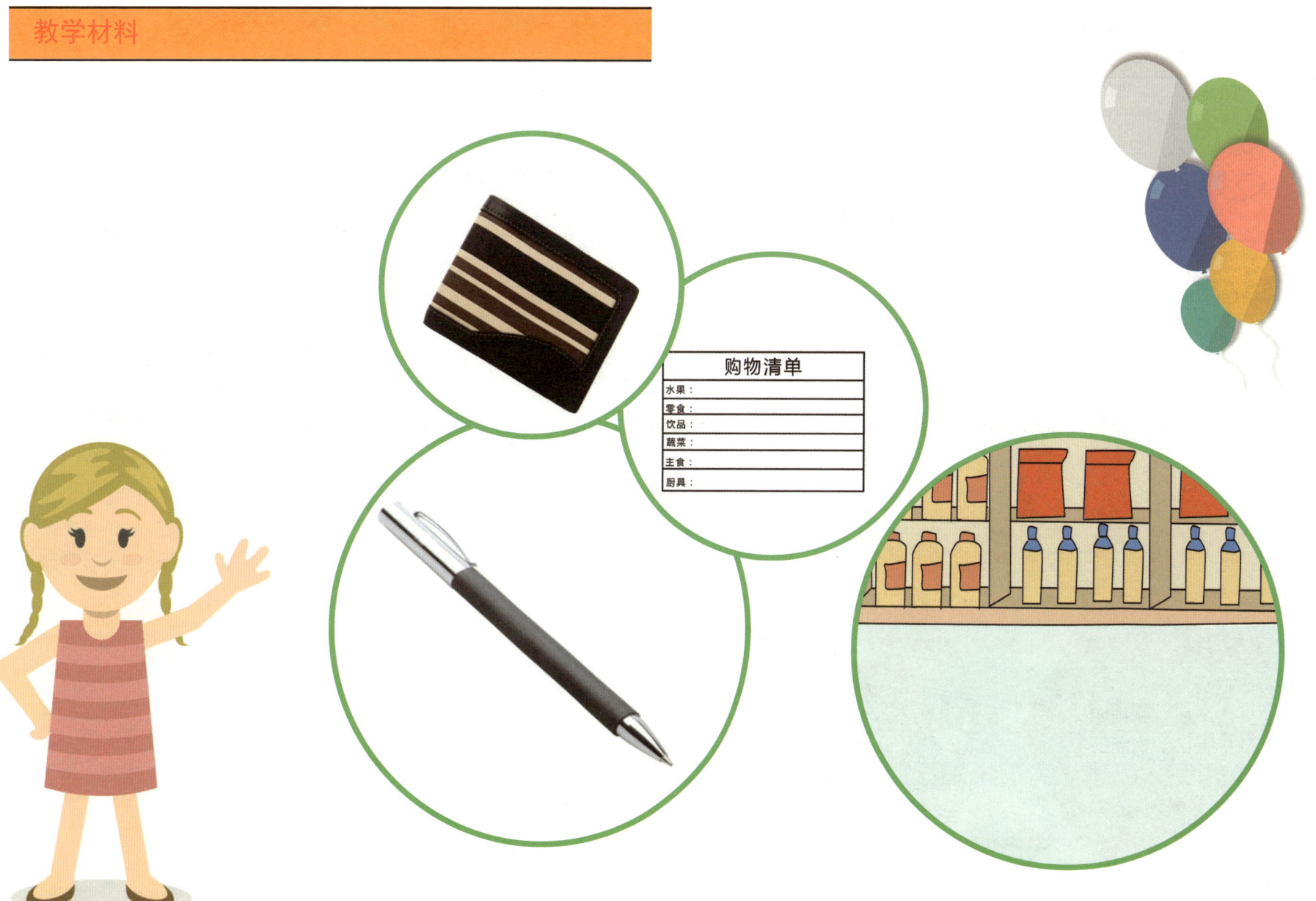

适应能力训练的辅助技术

训练流程

小档案	
训练时长	
辅助情况	

第1步：找到钱包、笔和购物清单。 → 第2步：去超市。 → 第3步：进入超市，并获得一个购物车。 →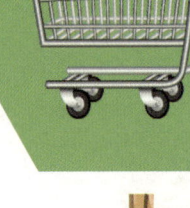

↓

第6步：划掉购物清单上已经找到的物品。 ← 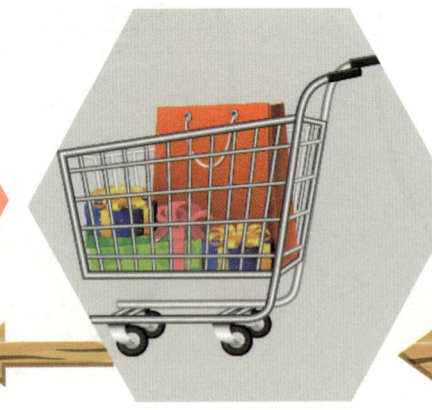 ← 第5步：找到要购买的物品，将其放进购物车。 ← 第4步：拿出购物清单和笔。

第八章
适应能力高级训练

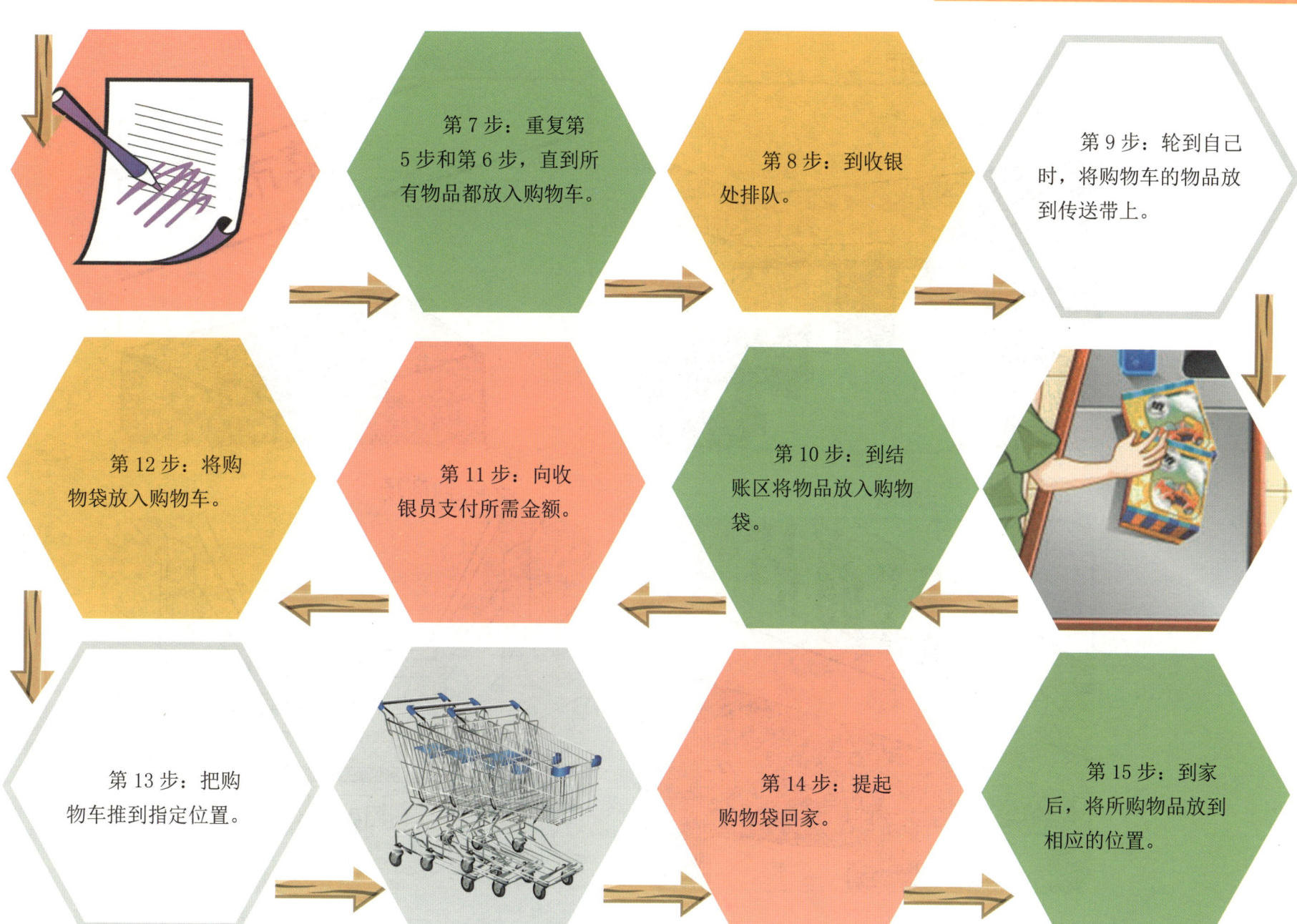

第7步：重复第5步和第6步，直到所有物品都放入购物车。

第8步：到收银处排队。

第9步：轮到自己时，将购物车的物品放到传送带上。

第12步：将购物袋放入购物车。

第11步：向收银员支付所需金额。

第10步：到结账区将物品放入购物袋。

第13步：把购物车推到指定位置。

第14步：提起购物袋回家。

第15步：到家后，将所购物品放到相应的位置。

适应能力训练的辅助技术

泛化到超市

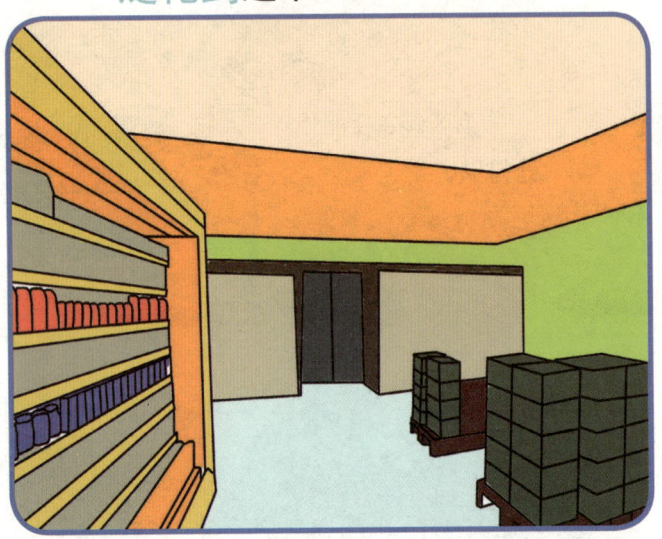

泛化到菜市场

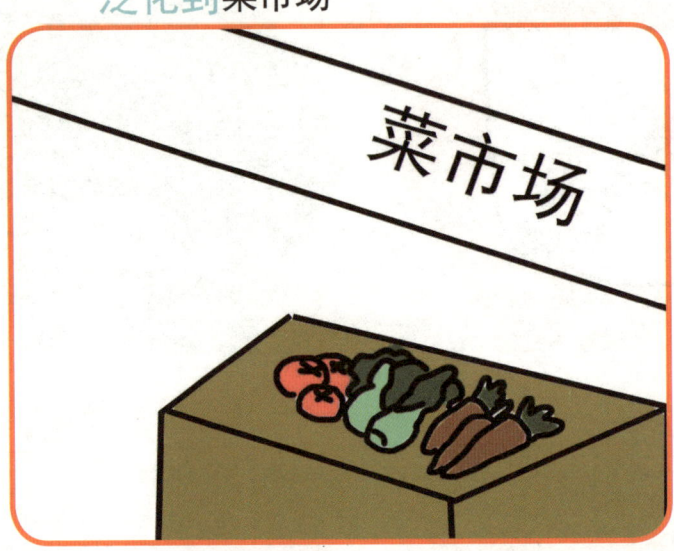

泛化到商店

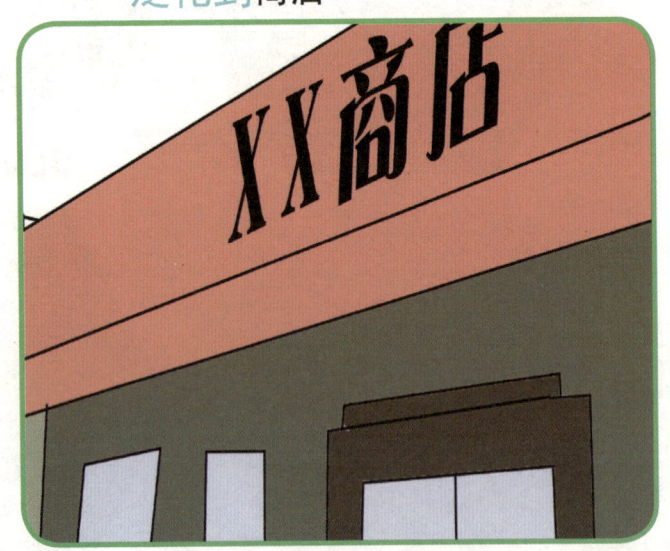

泛化到商场

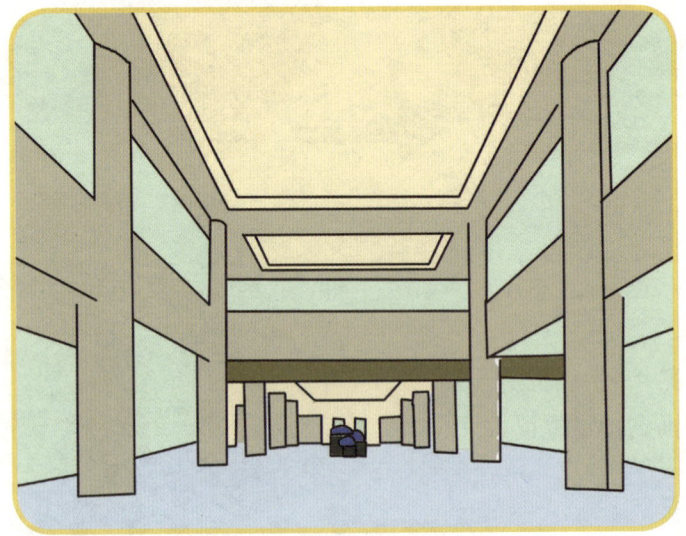

第八章 适应能力高级训练

14 购买甜品原料

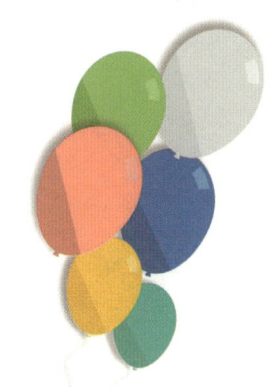

该技能的训练目的是，提高患者的日常生活能力。在教授此技能时，应该确保患者已经具备模仿能力、做精细动作和粗大动作的能力。通过该技能的训练，患者应该能达到这样一种水平，即：对患者说"确定你想要吃哪种甜品，以及制作该甜品需要哪些原料，列出清单，然后去购买这些原料"，患者将按照自己列出的原料清单去购买原料。

扫描二维码，打印本技能训练配套表格

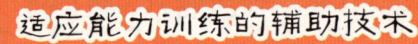 适应能力训练的辅助技术

教学材料

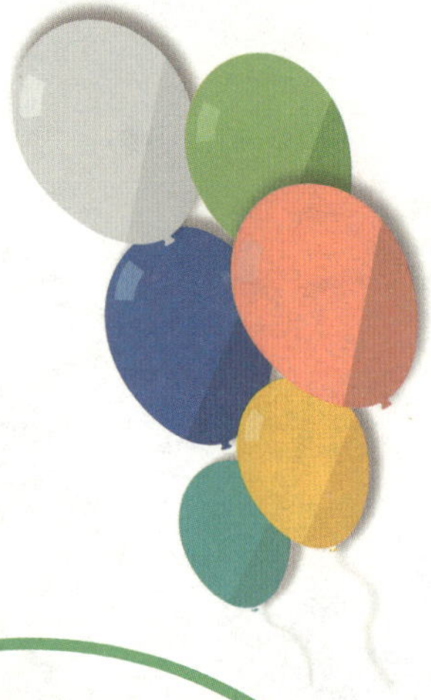

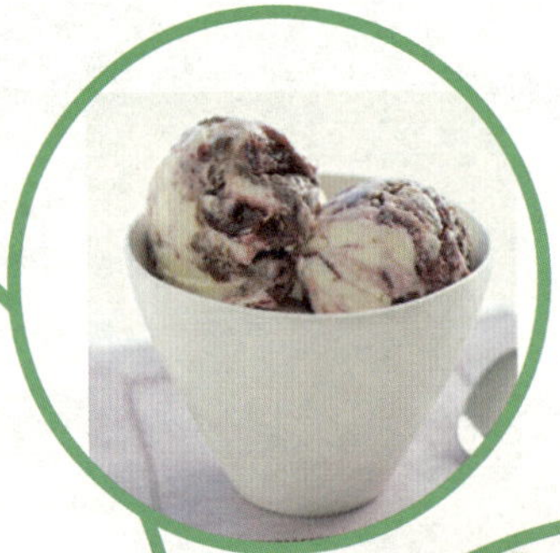

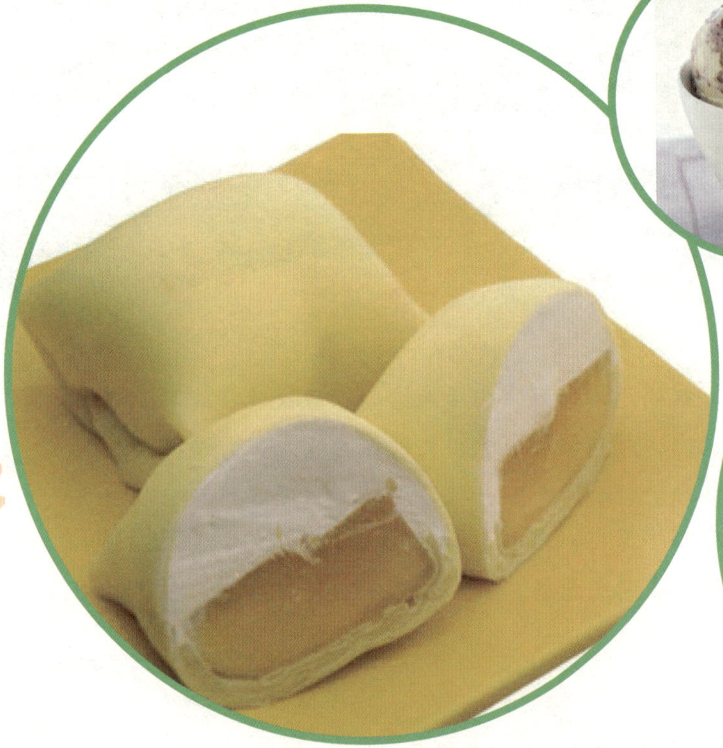

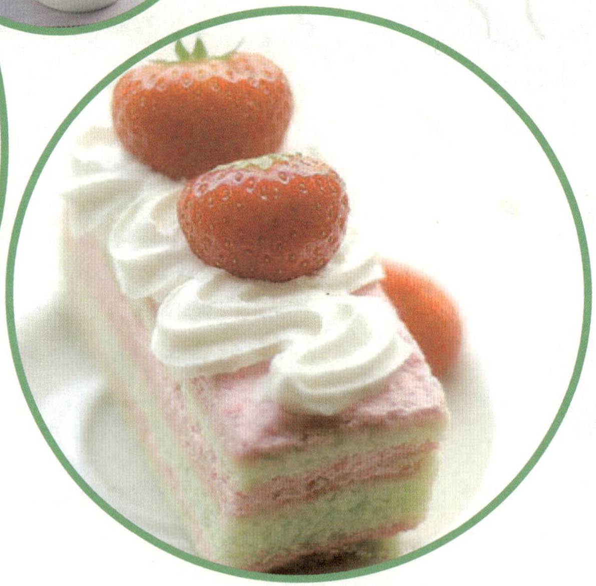

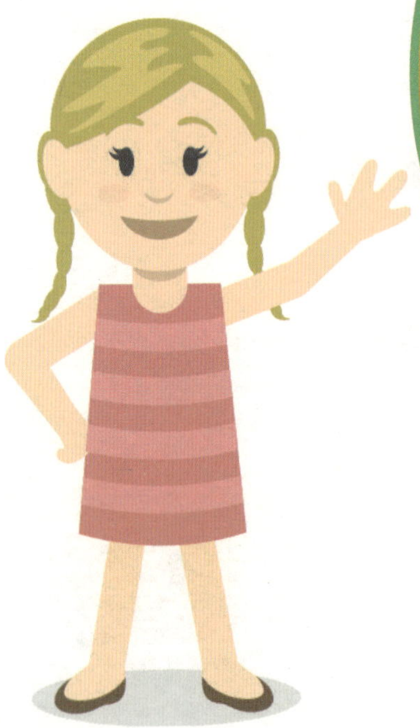

第八章
适应能力高级训练

教学材料

小档案	
训练时长	
辅助情况	

第1步：确定自己要做哪种甜品。

→ 第2步：列出制作该甜品所需要的所有原料。

↓

第3步：查看家里已经有哪些原料，还有哪些原料需要购买。

← 第4步：确定自己有足够的经费去购买原料。

← 第5步：去超市买原料。

↓

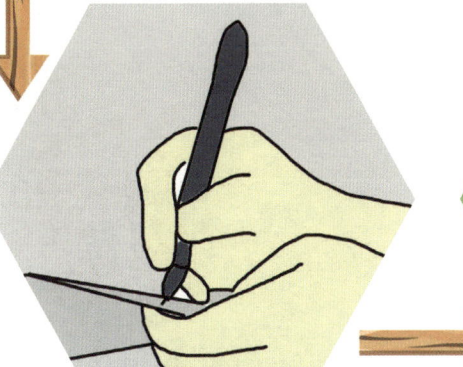

→ 第6步：将原料带回家。

→ 第7步：制作甜品。

→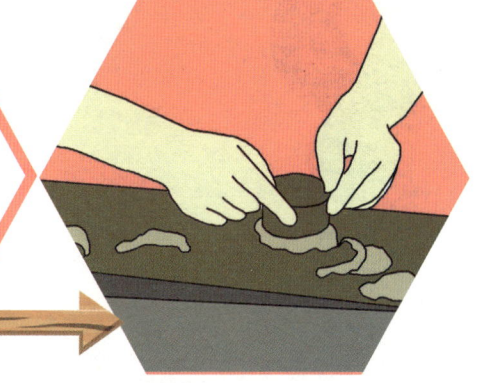

411

适应能力训练的辅助技术

15 使用卫生巾

该技能的训练目的是，提高患者的日常生活能力。在教授此技能时，应该确保患者已经具备模仿能力、做精细动作和粗大动作的能力。本技能采用系统化脱敏的训练方法，通过训练，患者将提高对使用卫生巾的忍耐度。

扫描二维码，打印本技能训练配套表格

第八章
适应能力高级训练

教学材料

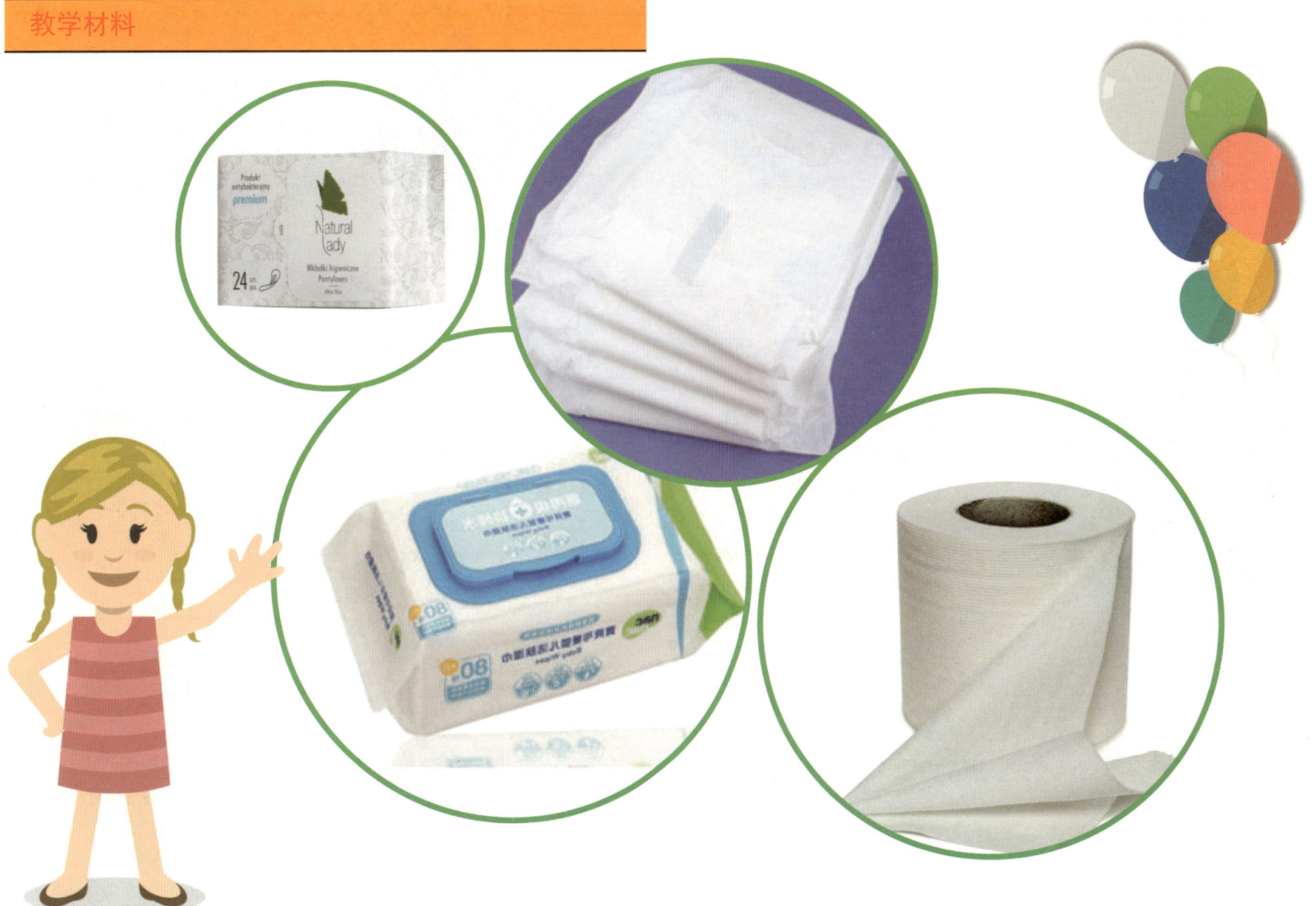

适应能力训练的辅助技术

训练流程

第1步：让患者看卫生巾的图片，并对其讲解如何使用卫生巾。

第2步：患者取出卫生巾，并拿在手中。

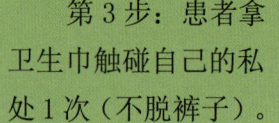

第3步：患者拿卫生巾触碰自己的私处1次（不脱裤子）。

第4步：患者拿卫生巾触碰自己的私处3次（不脱裤子）。

第5步：患者拿卫生巾触碰自己的私处1次。

第6步：患者穿/带卫生巾10秒。

第7步：患者穿/带卫生巾20秒。

第8步：患者穿/带卫生巾30秒。

第9步：患者穿/带卫生巾45秒。

第10步：患者穿/带卫生巾60秒。

第11步：患者穿/带卫生巾2分钟。

第八章
适应能力高级训练

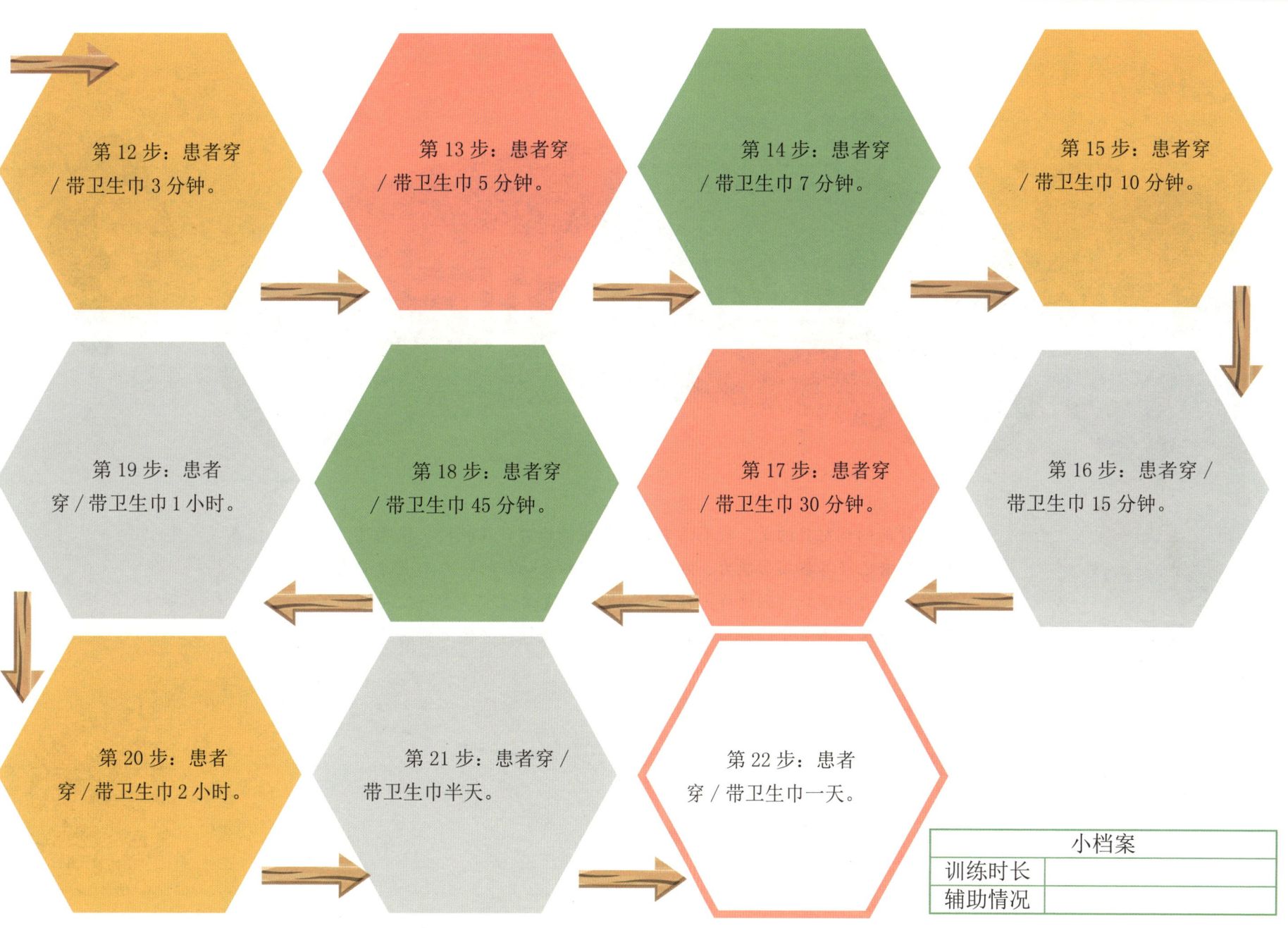

小档案	
训练时长	
辅助情况	

适应能力训练的辅助技术

16 换卫生巾

该技能的训练目的是，提高患者的日常生活能力。在教授此技能时，应该确保患者已经具备模仿能力、做精细动作和粗大动作的能力。通过该技能的训练，患者应该能达到这样一种水平，即：对患者说"该去卫生间换卫生巾了"，患者将去卫生间将用过的卫生巾扔进垃圾桶，并换上新的卫生巾。

扫描二维码，打印本技能训练配套表格

第八章
适应能力高级训练

教学材料

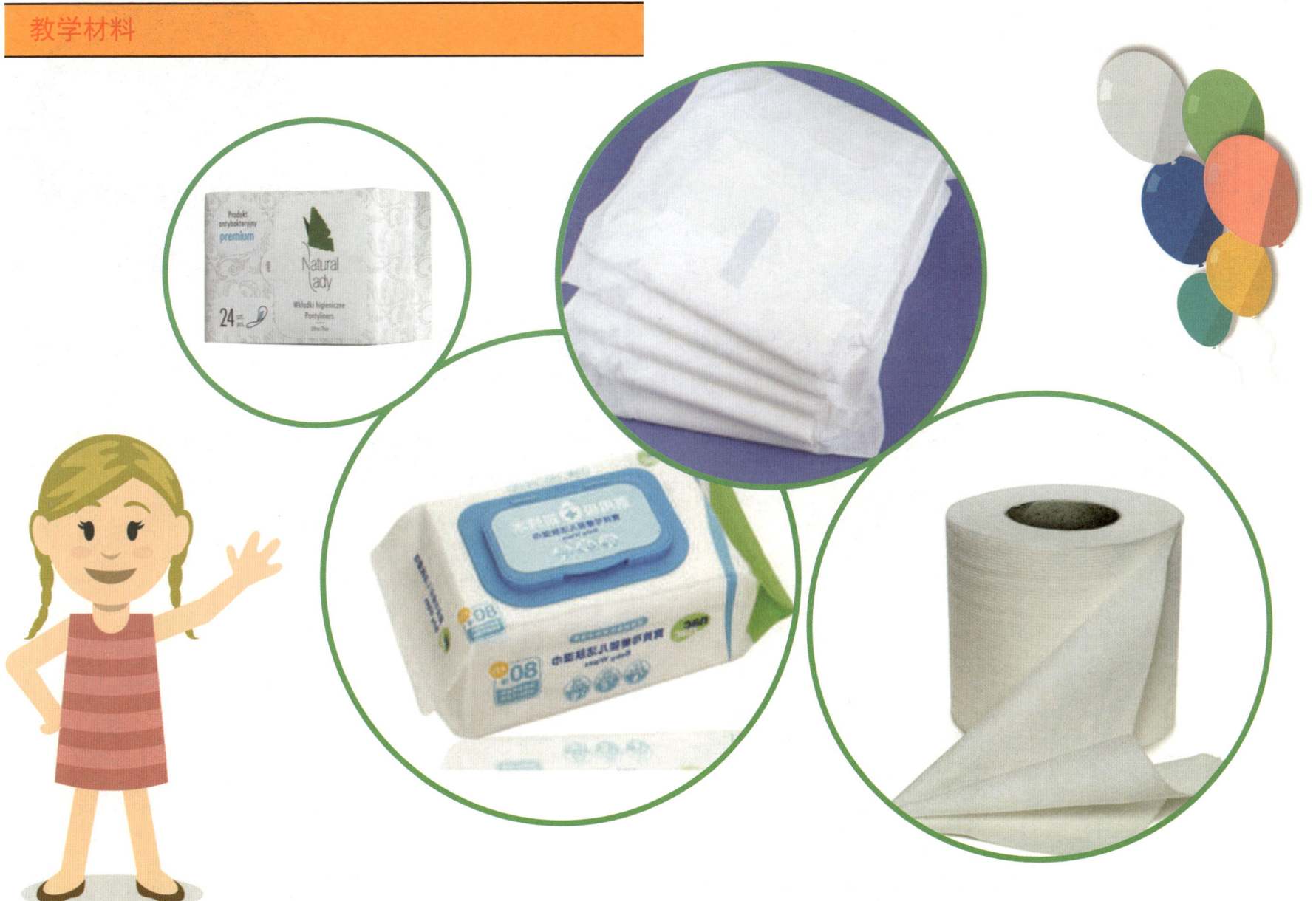

适应能力训练的辅助技术

训练流程

小档案	
训练时长	
辅助情况	

第1步：去卫生间。

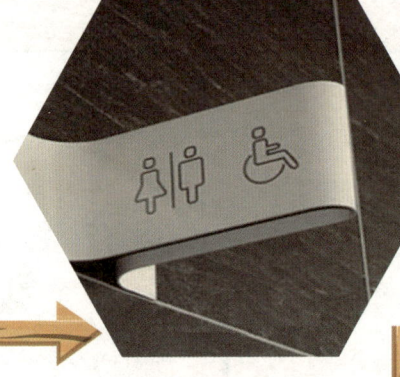

第2步：找到新的卫生巾。

第3步：打开新的卫生巾包装。

第4步：从包装袋里取出一片卫生巾。

第5步：患者脱下自己的裤子和内裤。

第6步：患者坐在马桶座上。

第7步：患者去掉用过的卫生巾，扔进垃圾桶。

第8步：患者用卫生纸或湿巾清洁自己的下身。

第9步：患者将脏的卫生纸或湿巾扔进垃圾桶。

第八章 适应能力高级训练

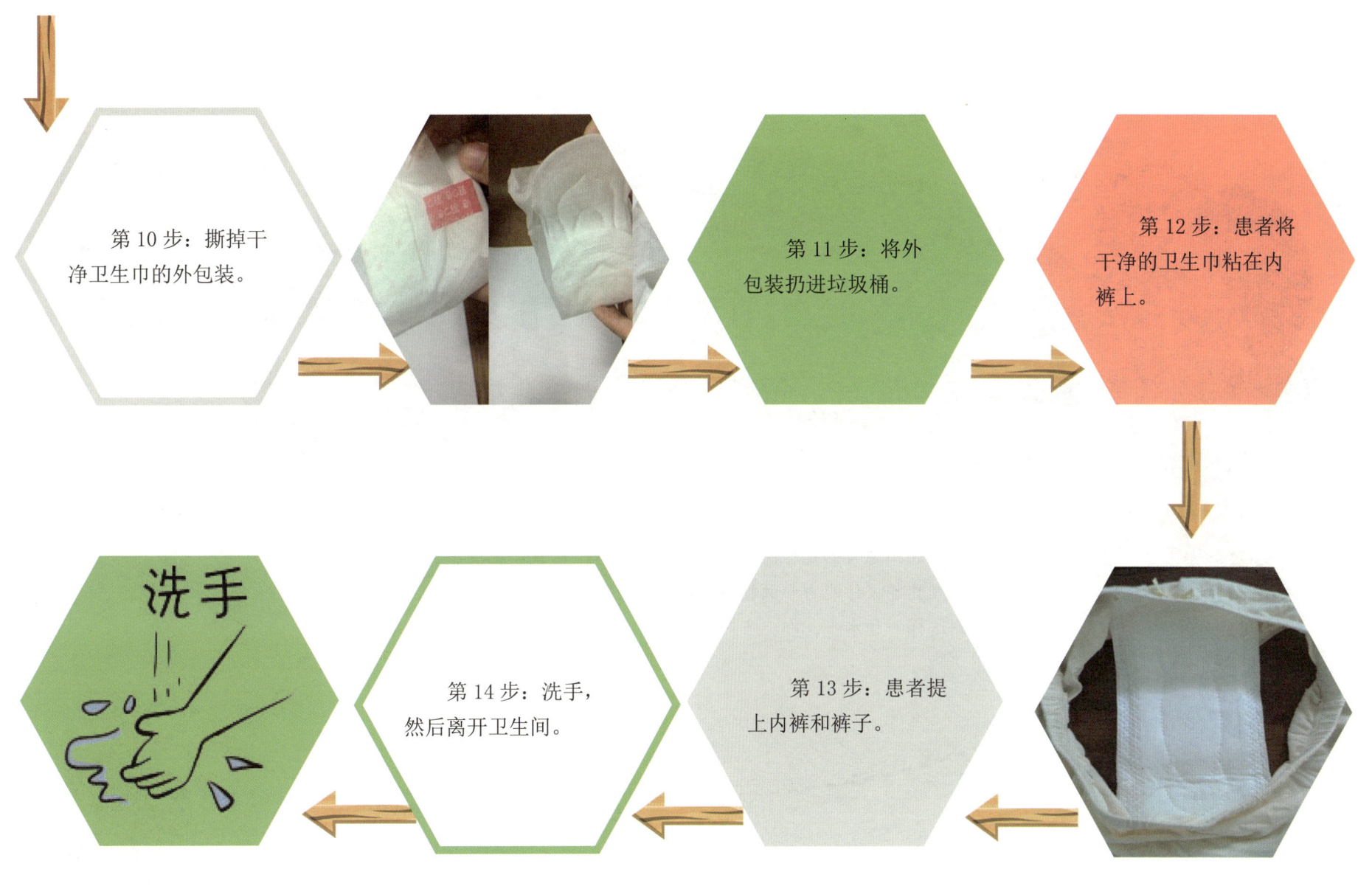

适应能力训练的辅助技术

17 剪指甲

该技能的训练目的是，患者可以自己剪指甲。在教授此技能时，应该确保患者已经具备模仿能力和做精细动作的能力。通过该技能的训练，患者应该能达到这样一种水平，即：当对患者说"去剪指甲"，患者将独立给自己剪指甲。

扫描二维码，打印本技能训练配套表格

第八章
适应能力高级训练

教学材料

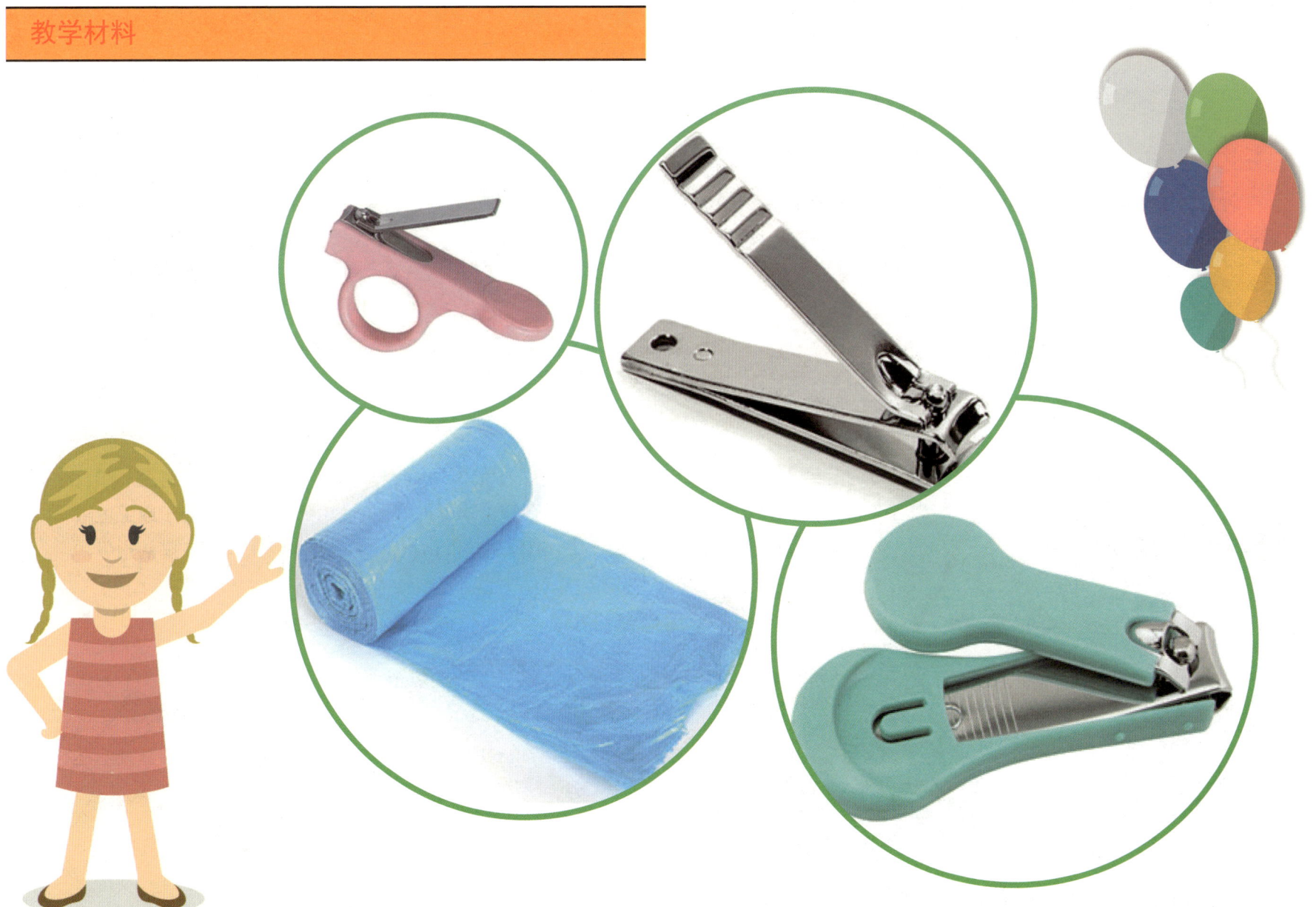

适应能力训练的辅助技术

训练流程	小档案	
	训练时长	
	辅助情况	

逆向链接训练

行为链第 8 步：患者将指甲剪放回原处。

行为链第 7 步：患者清理干净指甲碎屑。

行为链第 6 步：患者在袋子或卫生纸上，剪右脚的指甲。

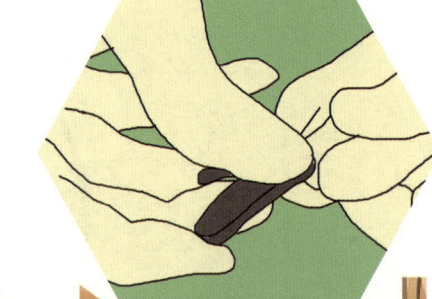

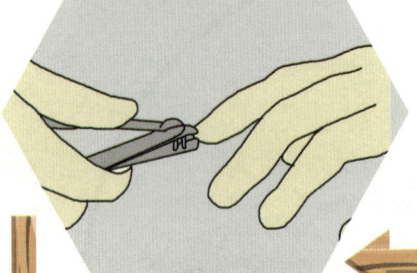

行为链第 3 步：患者在袋子或卫生纸上，剪非惯用手的指甲。

行为链第 4 步：患者在袋子或卫生纸上，剪惯用手的指甲。

行为链第 5 步：患者在袋子或卫生纸上，剪左脚的指甲。

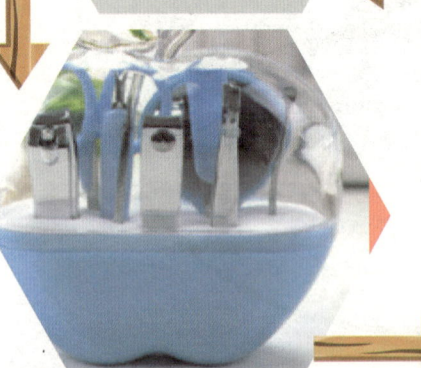

行为链第 2 步：患者找到一个袋子或一张卫生纸，用来装指甲碎屑。

行为链第 1 步：患者找到指甲剪。

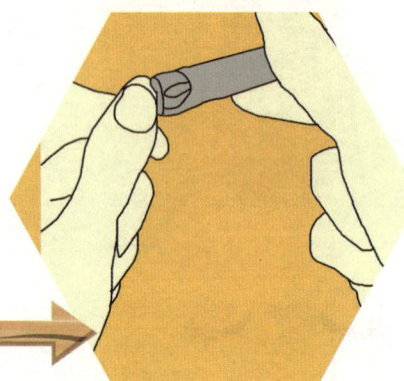

第八章 适应能力高级训练

18 刮胡子

该技能的训练目的是，患者可以自己刮胡子。在教授此技能时，应该确保患者已经具备模仿能力和做精细动作的能力。通过该技能的训练，患者应该能达到这样一种水平，即：当对患者说"去刮胡子"，患者将独立给自己刮胡子。

扫描二维码，打印本技能训练配套表格

适应能力训练的辅助技术

教学材料

第八章
适应能力高级训练

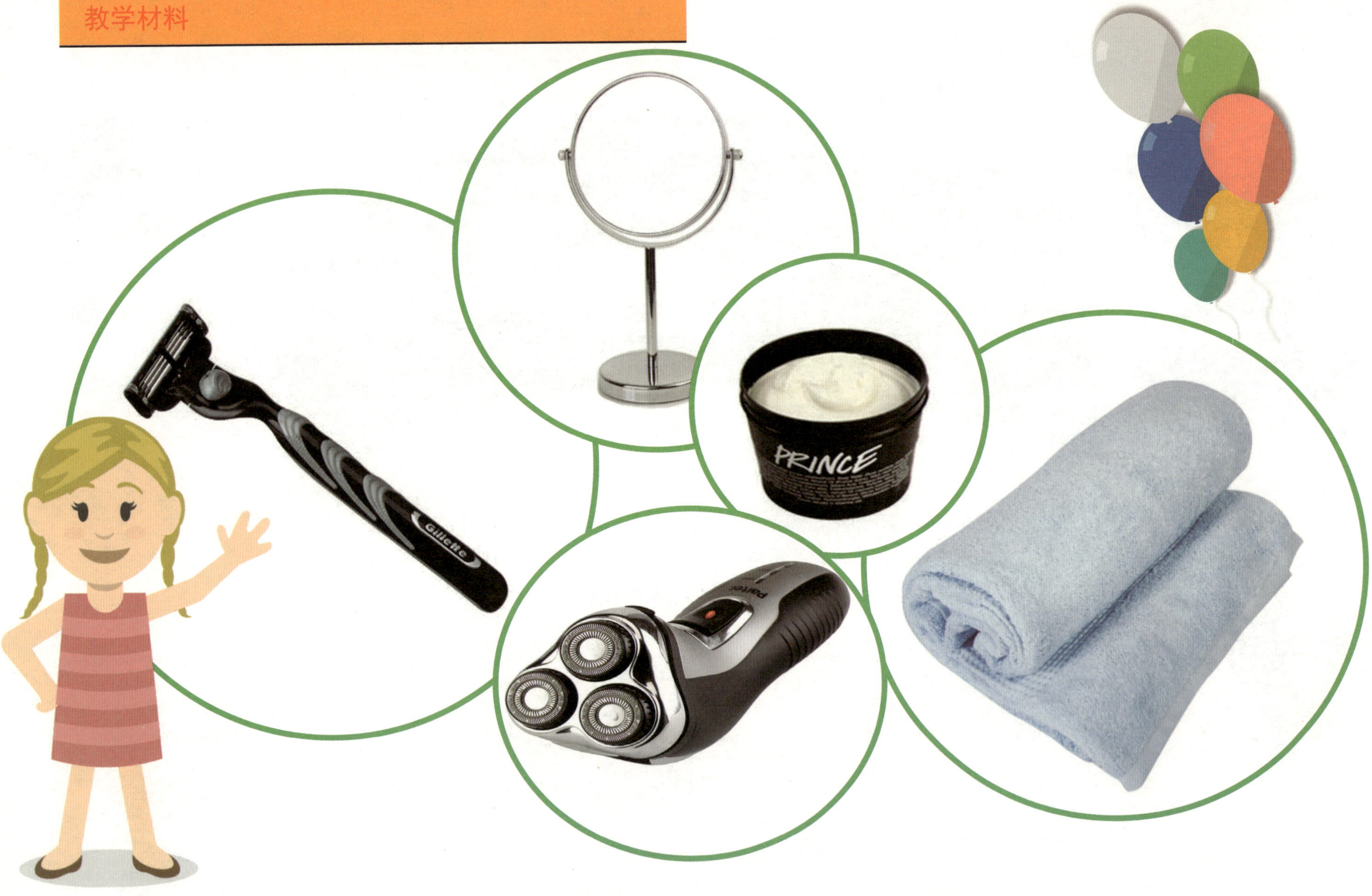

第八章 适应能力高级训练

适应能力训练的辅助技术

训练流程

逆向链接训练

小档案	
训练时长	
辅助情况	

行为链第 13 步：在脸上擦护肤霜（可选）。

行为链第 12 步：用毛巾擦干脸。

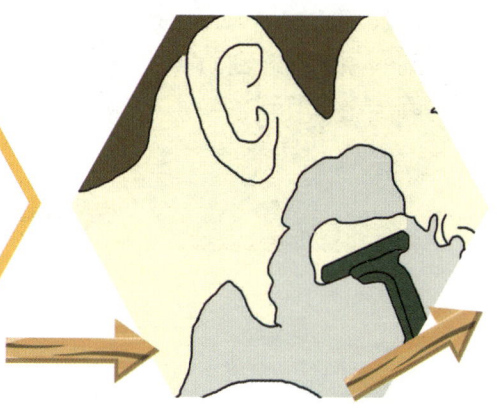

行为链第 11 步：用清水将脸上的泡沫洗净。

行为链第 10 步：清洗刮胡刀，并将其放回原处。

行为链第 9 步：站在镜子前，用刮胡刀轻轻地刮鼻子下方的胡子，每刮 2 次清洗一下刮胡刀。

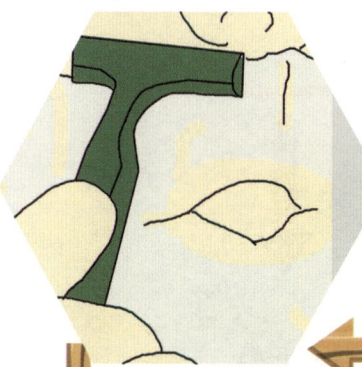

行为链第 8 步：站在镜子前，用刮胡刀轻轻地刮下巴，每刮 2 次清洗一下刮胡刀。

行为链第 7 步：站在镜子前，用刮胡刀轻轻地刮右侧脸颊与脖子的连接处，每刮 2 次清洗一下刮胡刀。

行为链第 6 步：站在镜子前，用刮胡刀轻轻地刮右侧脸颊，每刮 2 次清洗一下刮胡刀。

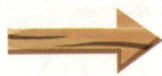
适应能力训练的辅助技术

行为链第5步：站在镜子前，用刮胡刀轻轻地刮左侧脸颊与脖子的连接处，每刮2次清洗一下刮胡刀。

→ 行为链第4步：站在镜子前，用刮胡刀轻轻地刮左侧脸颊，每刮2次清洗一下刮胡刀。

→ 行为链第3步：在脸和脖子上擦剃须膏，使其产生泡沫。

↓

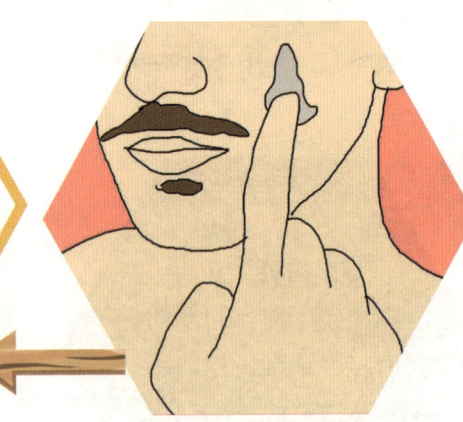

行为链第2步：打开水龙头，将脸、脖子、刮胡刀弄湿。

←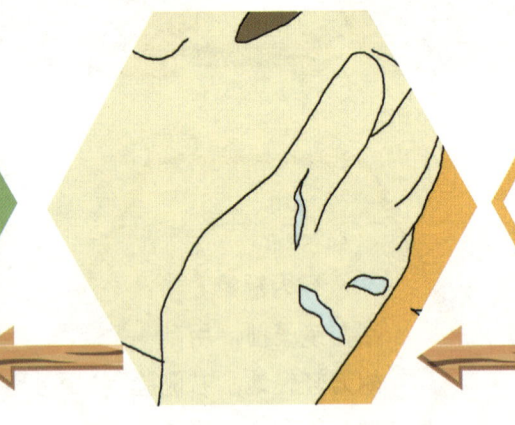

← 行为链第1步：找到剃须工具（刮胡刀、剃须膏、毛巾、镜子等）。

第八章 适应能力高级训练

19 淋浴

该技能的训练目的是，患者可以自己洗淋浴。在教授此技能时，应该确保患者已经具备模仿能力和做精细动作的能力。通过该技能的训练，患者应该能达到这样一种水平，即：当对患者说"去洗淋浴"，患者将独立淋浴并洗干净自己的身体。

扫描二维码，打印本技能训练配套表格

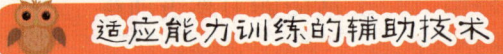

适应能力训练的辅助技术

教学材料

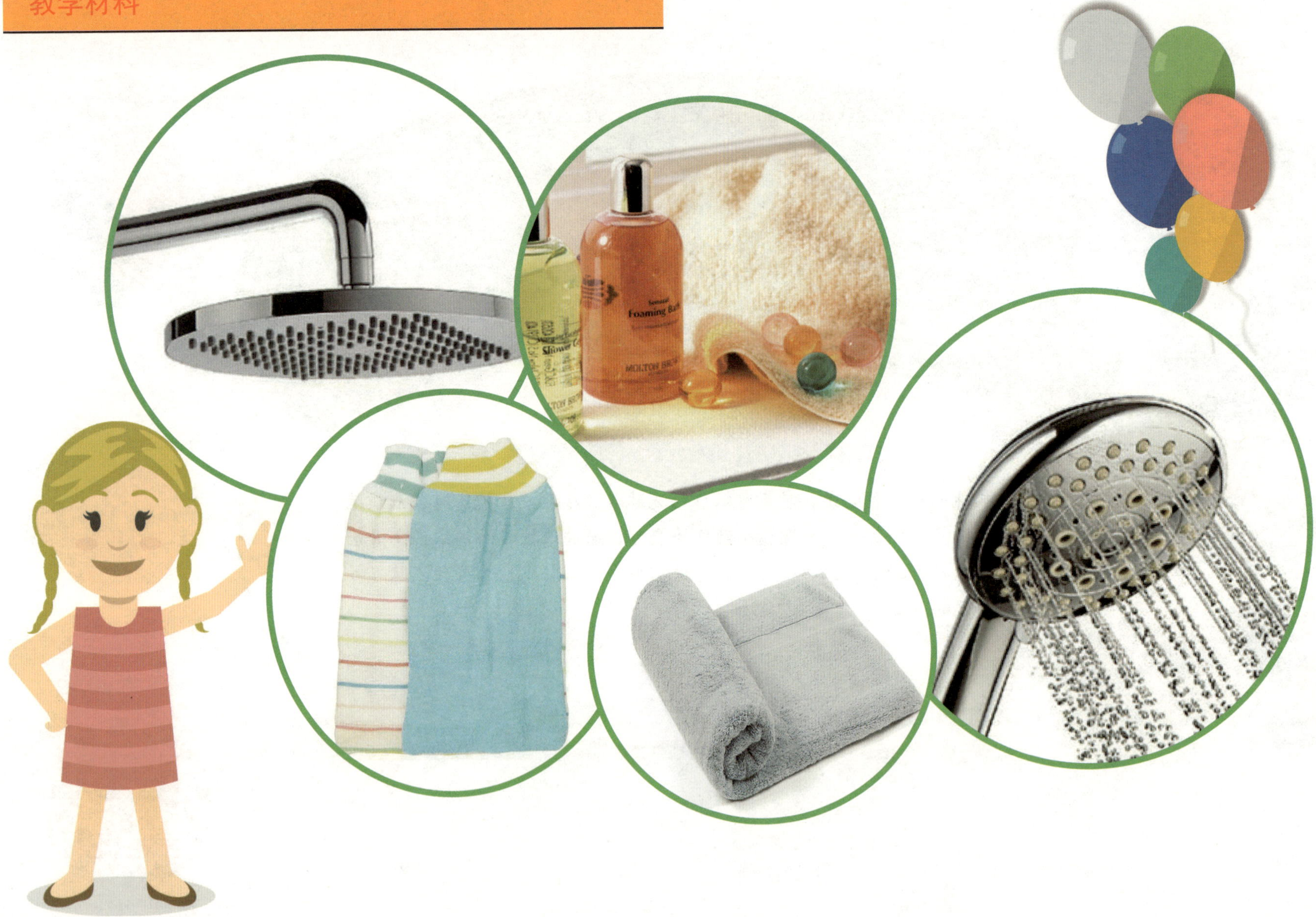

第八章
适应能力高级训练

训练流程

小档案	
训练时长	
辅助情况	

第1步：打开淋浴间的门，进入淋浴间。

第2步：将水温调到适宜的温度。

第3步：关上淋浴间的门。

第4步：将衣服脱下，放到架子上。

第5步：打开喷头，确定水温适宜。

第6步：用喷头冲洗身体。

第7步：将头发冲湿。

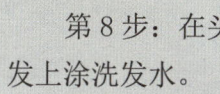

第8步：在头发上涂洗发水。

第9步：揉搓头发，使其产生泡沫。

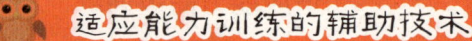

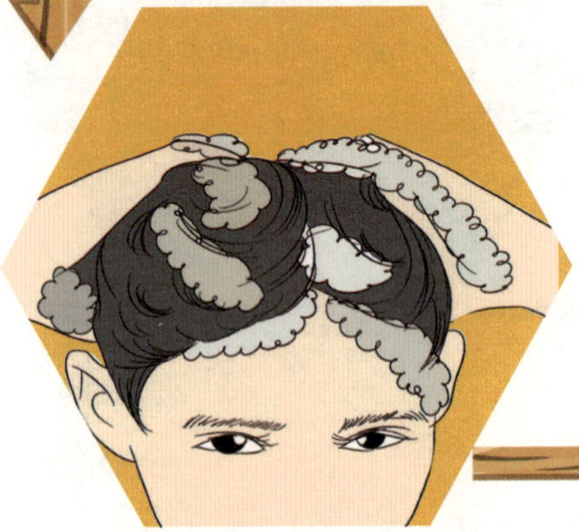

适应能力训练的辅助技术

第10步：用喷头将头发上的泡沫冲洗干净。

第11步：在身上涂沐浴露。

第12步：用喷头将身体上的泡沫冲洗干净。

第13步：关掉淋浴喷头。

第14步：用毛巾将身体擦干。

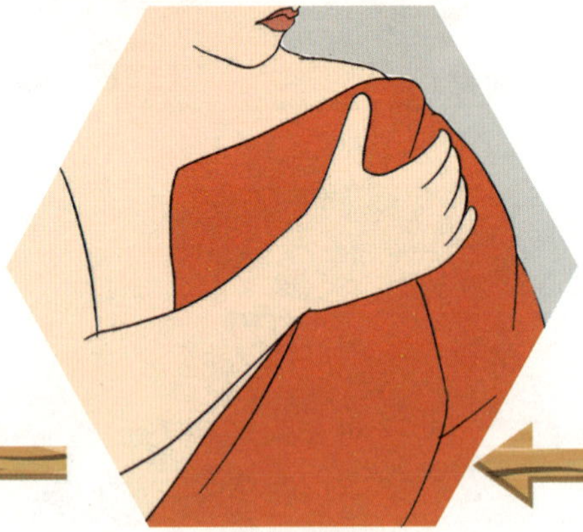

第15步：走出淋浴间。

第八章 适应能力高级训练

20 梳头

该技能的训练目的是，患者可以自己梳头。在教授此技能时，应该确保患者已经具备模仿能力、做精细动作和做粗大动作的能力。通过该技能的训练，患者应该能达到这样一种水平，即：当对患者说"该梳头了"，患者便去独立用梳子梳头。

扫描二维码，打印本技能训练配套表格

适应能力训练的辅助技术

教学材料

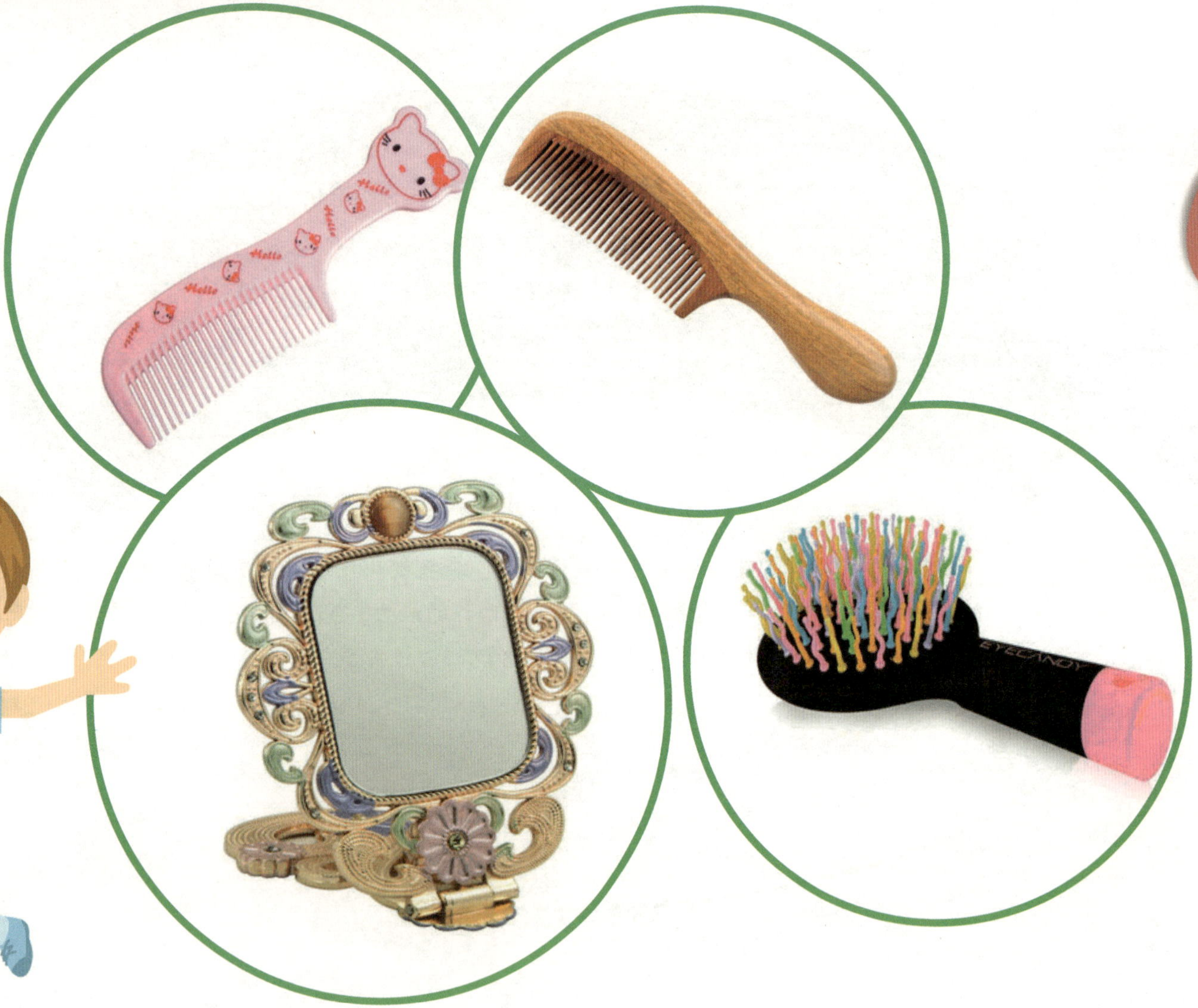

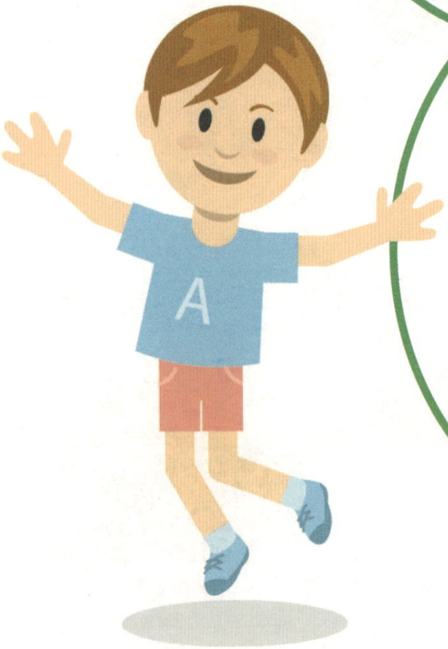

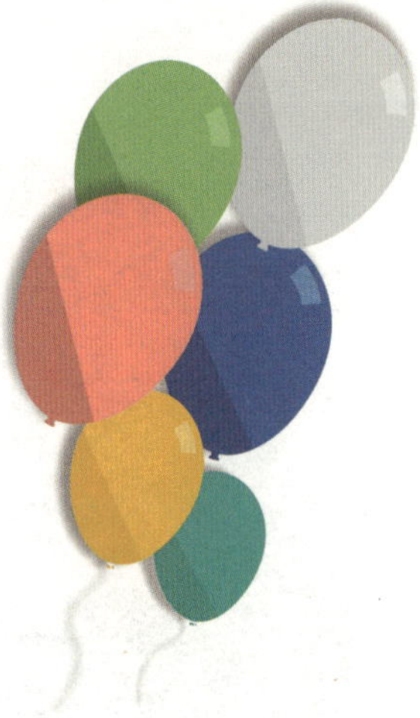

第八章
适应能力高级训练

训练流程

小档案	
训练时长	
辅助情况	

第1步：患者拿起梳子。

第2步：患者将梳右面的头发。

第3步：患者将梳左面的头发。

第4步：患者将梳后面的头发。

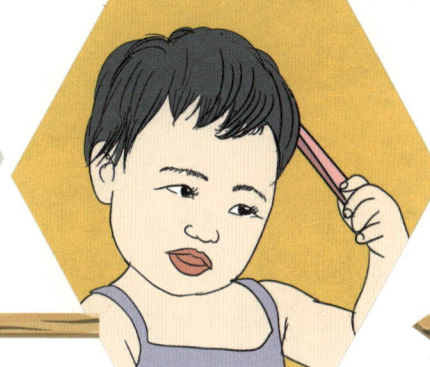

第5步：患者从前往后梳头发。

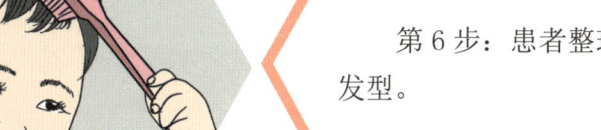

第6步：患者整理发型。

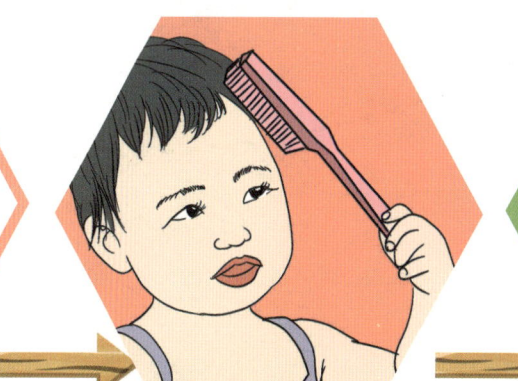

第7步：患者将梳子放回原处。

适应能力训练的辅助技术

21 涂润唇膏

该技能的训练目的是，患者可以自己涂润唇膏。在教授此技能时，应该确保患者已经具备模仿能力和做精细动作的能力。通过该技能的训练，患者应该能达到这样一种水平，即：当患者的嘴唇干燥时，对患者说"涂润唇膏"，患者将独立给自己涂润唇膏。需要注意的是，要尽量选用患者喜欢或能忍受味道的唇膏。

第八章
适应能力高级训练

教学材料

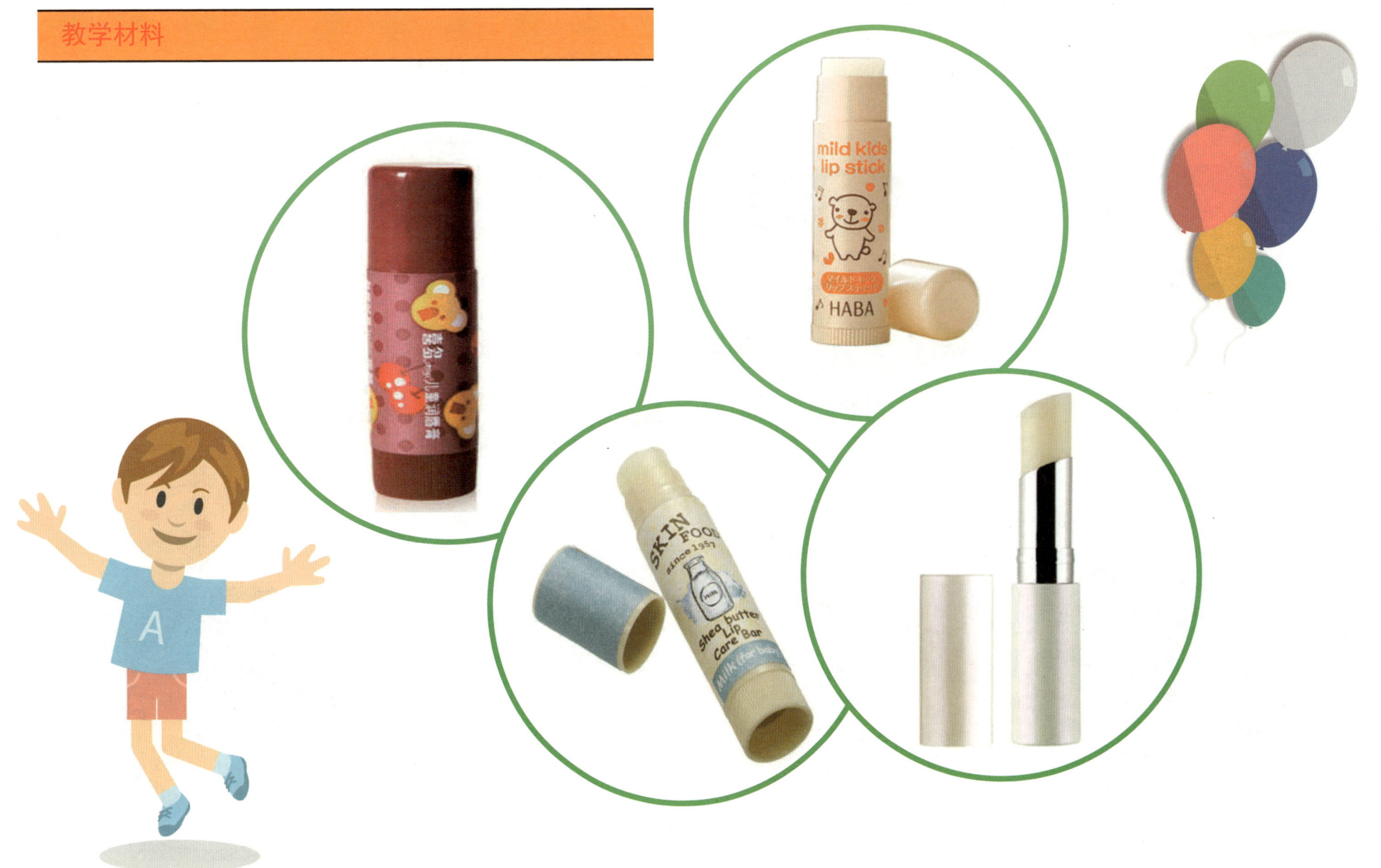

适应能力训练的辅助技术

训练流程

小档案	
训练时长	
辅助情况	

第1步：患者获得唇膏。

→ 第2步：患者去掉唇膏的盖子。

→ 第3步：患者沿着上嘴唇涂抹唇膏。

→ 第4步：患者沿着下嘴唇涂抹唇膏。

↓

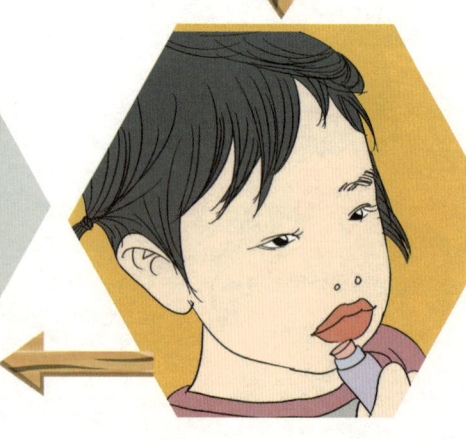

← 第5步：患者抿上下嘴唇。

← 第6步：患者将唇膏盖上盖子。

← 第7步：患者放下唇膏。

第八章
适应能力高级训练

22 清洁耳朵

该技能的训练目的是，患者可以清洁自己的耳朵。在教授此技能时，应该确保患者已经具备模仿能力和做精细动作的能力。通过该技能的训练，患者应该能达到这样一种水平，即：递给患者一根药用棉签，说"清洁你的耳朵"，患者将独立清洁自己的耳朵。需要注意的是，本技能并不要求患者清洁他们的内耳，因为对于某些患者来说，力度的轻重把握是很到难进行教学的。对于那些可以自行掌握力度轻重的患者，可以把清洁内耳加入教学目标中。

适应能力训练的辅助技术

教学材料

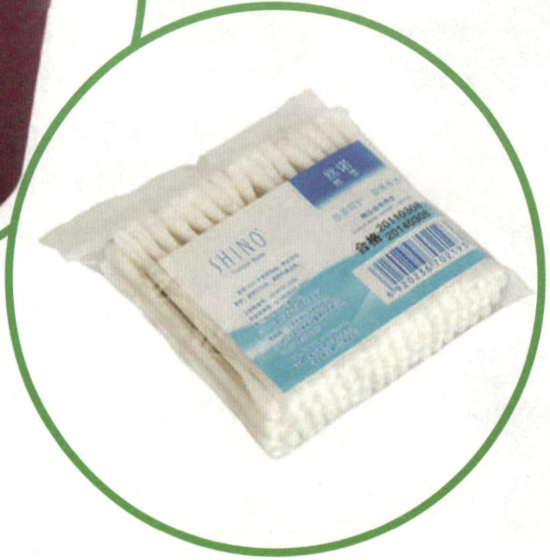

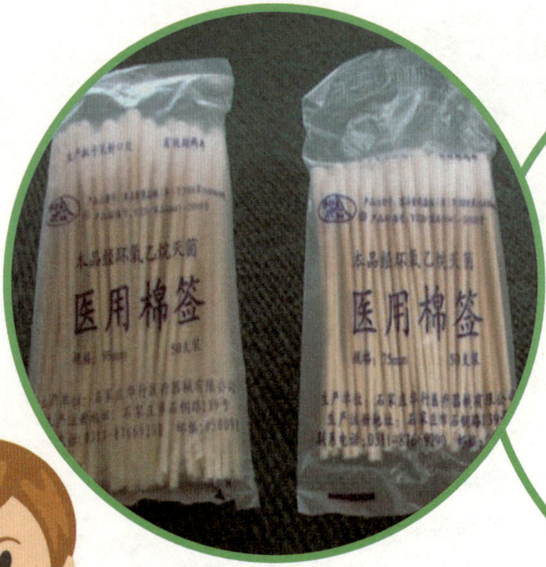

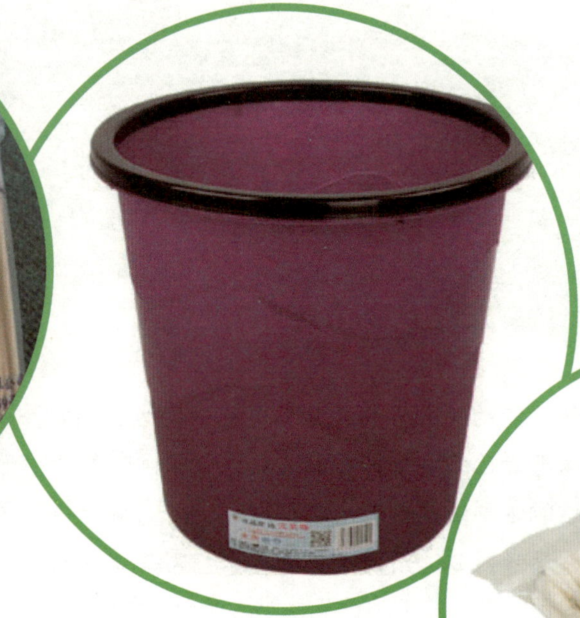

第八章
适应能力高级训练

训练流程

第1步：患者将获得2根药用棉签。

第2步：患者将用惯用手拿着药用棉签。

第3步：患者将使用药用棉签沿着右耳的外耳廓进行清洁。

第4步：患者将扔掉使用过的药用棉签。

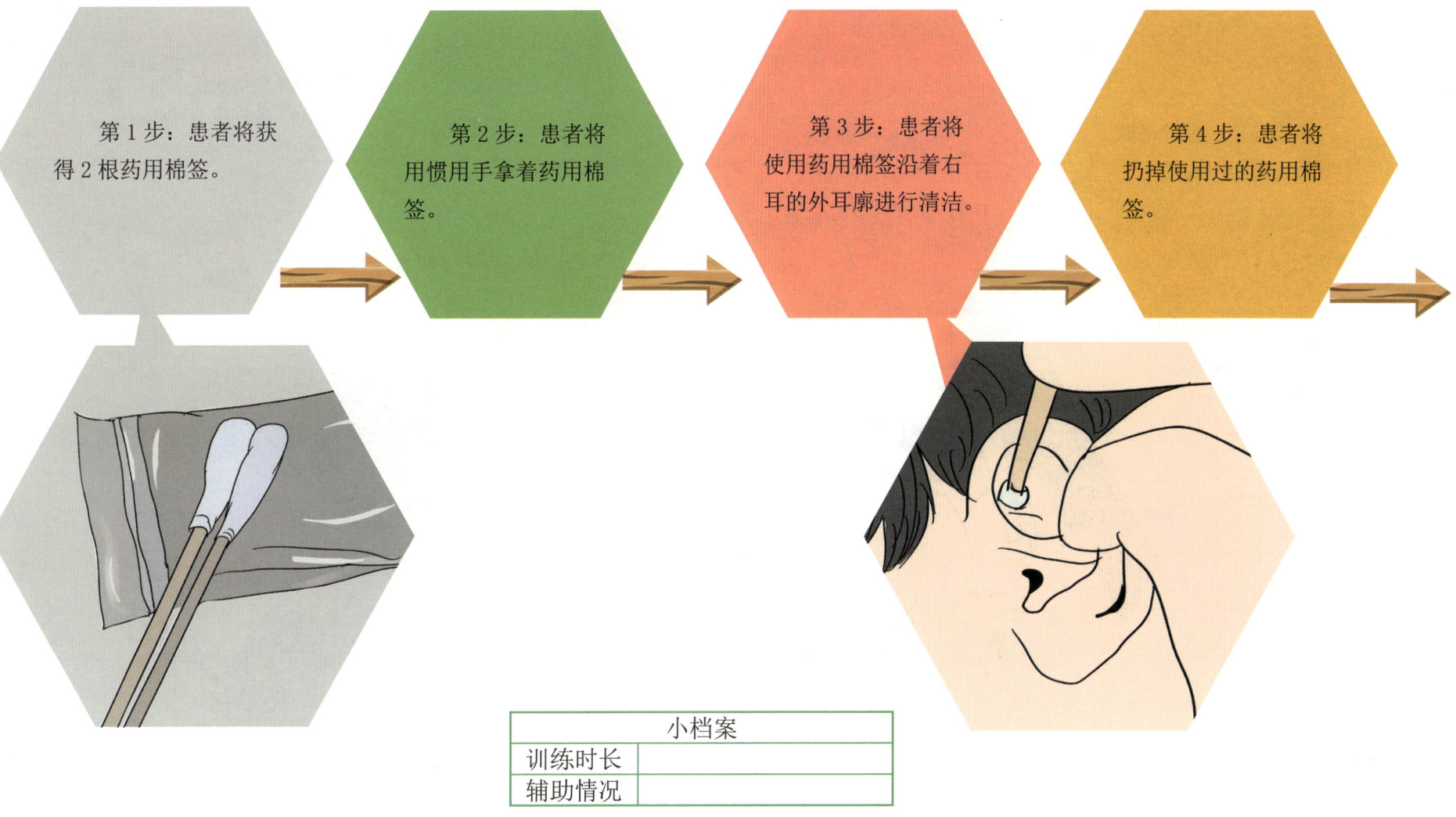

小档案	
训练时长	
辅助情况	

适应能力训练的辅助技术

第 5 步：患者将取用第 2 根药用棉签。

→

第 6 步：患者将使用药用棉签沿着左耳的外耳廓进行清洁。

→

第 7 步：患者扔掉使用过的药用棉签。

TIPS：对于一些患者，如果对镜清洁耳朵任务难度太高，帮助玩具娃娃清洁耳朵可能会有助于教学。

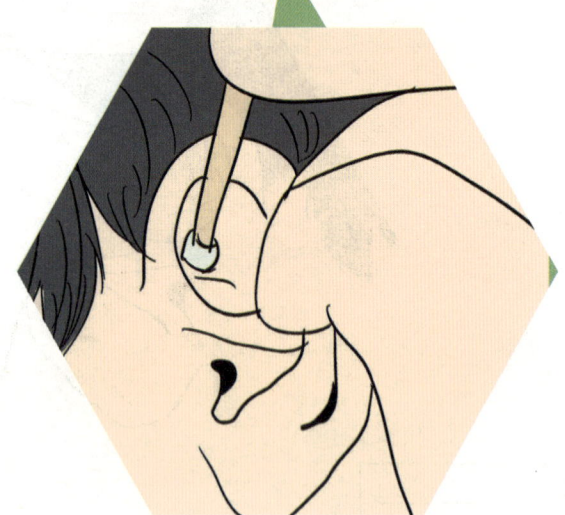

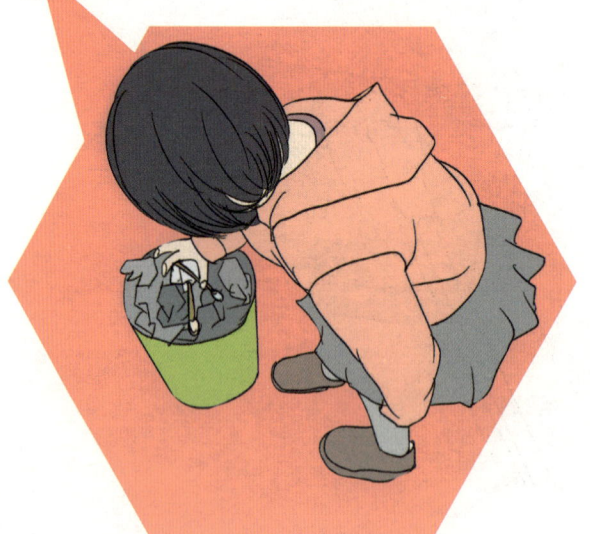

23 识别生活标志

该技能的训练目的是，提高患者解决常见问题的能力。教师需要做的是：向患者展示一张或几张生活标志的图片，然后给出3个有关标志的定义，对患者说"指一指这个标志的意思是什么"（例如向患者展示一张红色信号灯的标志，然后给患者3个定义"行进""停止""铁路穿越"）。患者要做的是：指出标志正确的定义。

适应能力训练的辅助技术

教学材料

- 禁止携带宠物入内
- 社区医疗
- 节约用水
- 可以回收

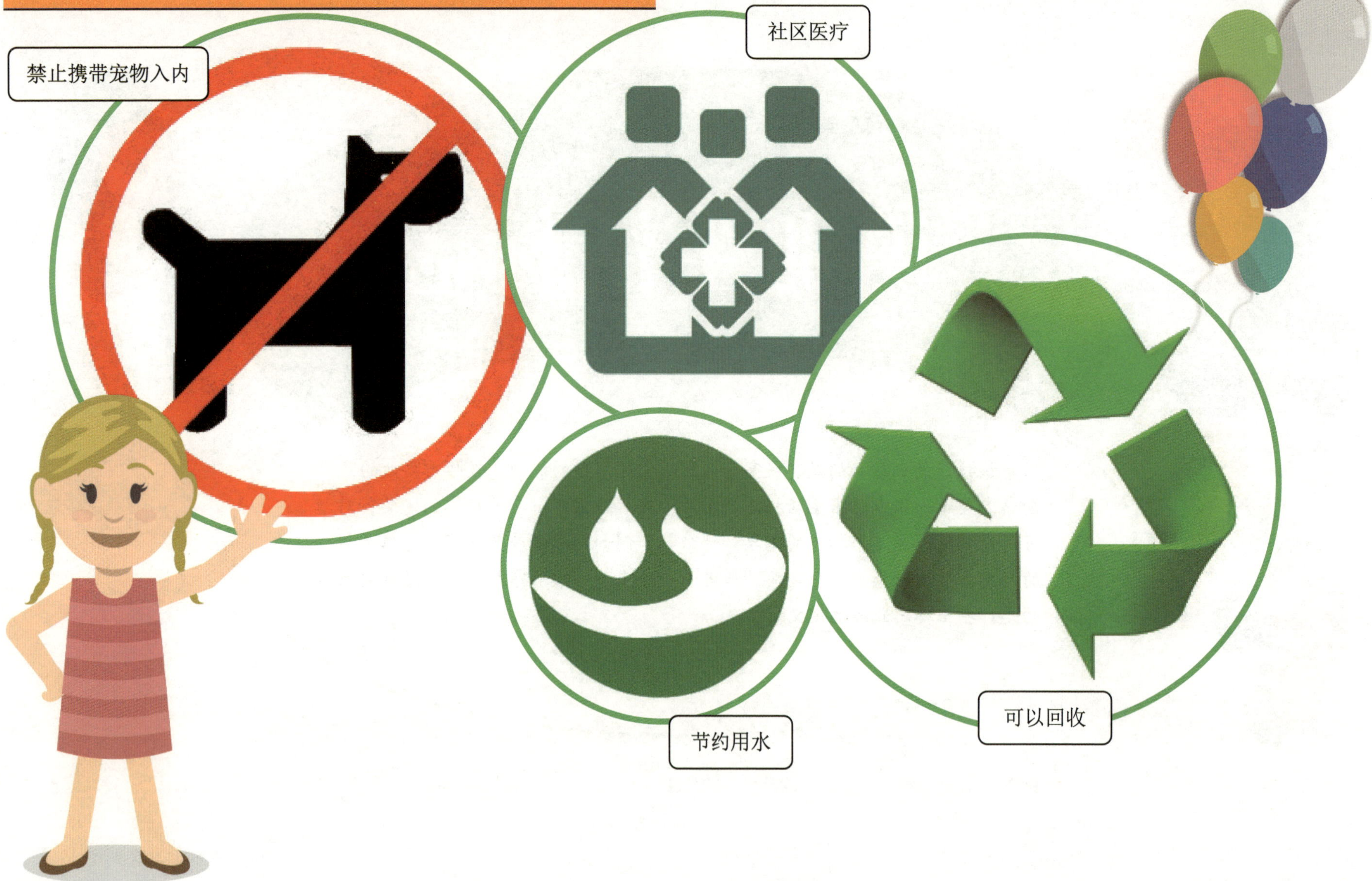

第八章
适应能力高级训练

示例 1

指一指这个标志的意思是什么？

小档案	
训练时长	
辅助情况	

- 禁止携带宠物入内
- 禁止拍照
- 禁止吸烟

训练方法示例

示例 3

指一指这个标志的意思是什么？

小档案	
训练时长	
辅助情况	

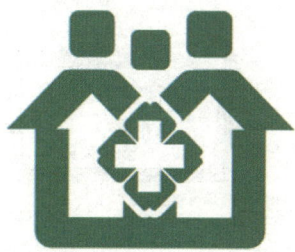

- 减速慢行
- 社区医疗
- 前方施工

示例 2

指一指这个标志的意思是什么？

小档案	
训练时长	
辅助情况	

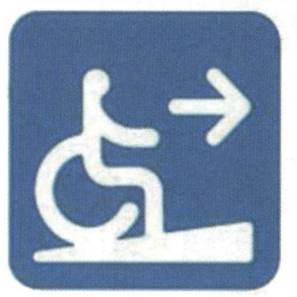

- 残疾人通道
- 节约用水
- 禁止入内

示例 4

指一指这个标志的意思是什么？

小档案	
训练时长	
辅助情况	

- 安全生产
- 前方学校
- 节约用水

443

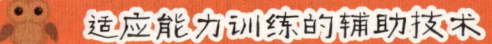
适应能力训练的辅助技术

泛化到绿化带
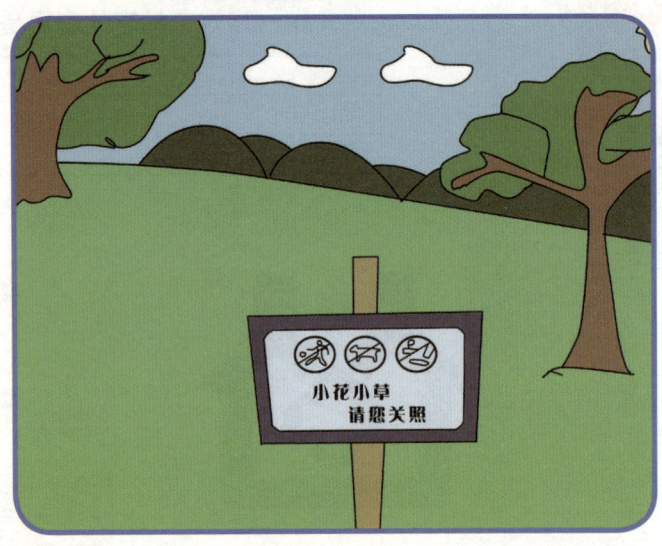

泛化到社区活动中心
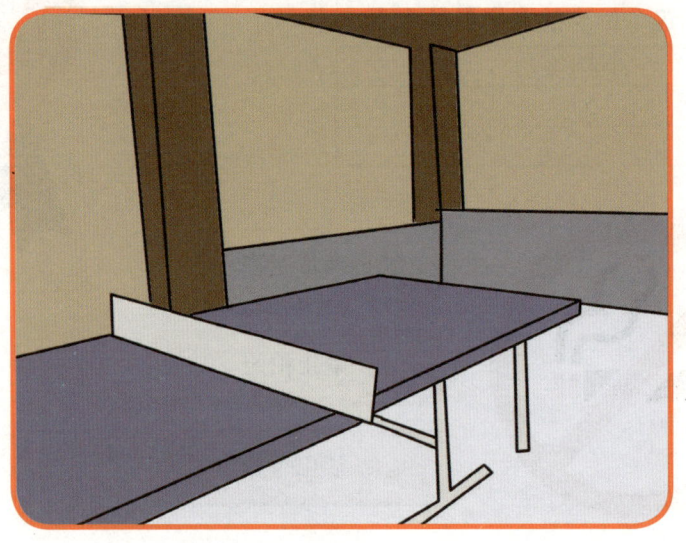

泛化到社区道路
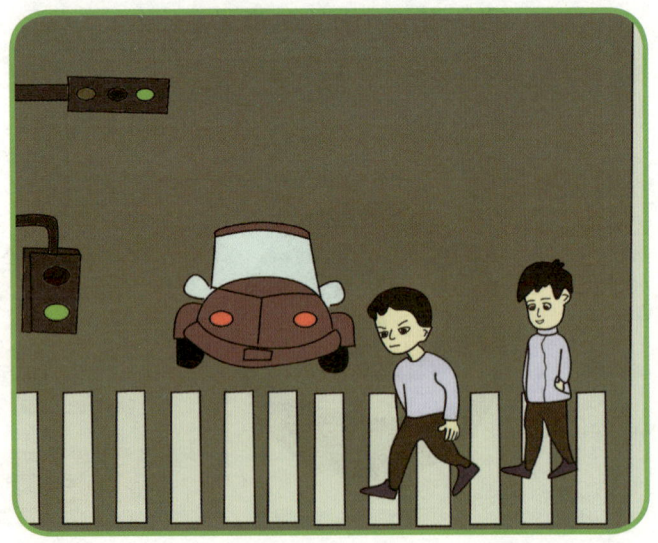

泛化到社区医院
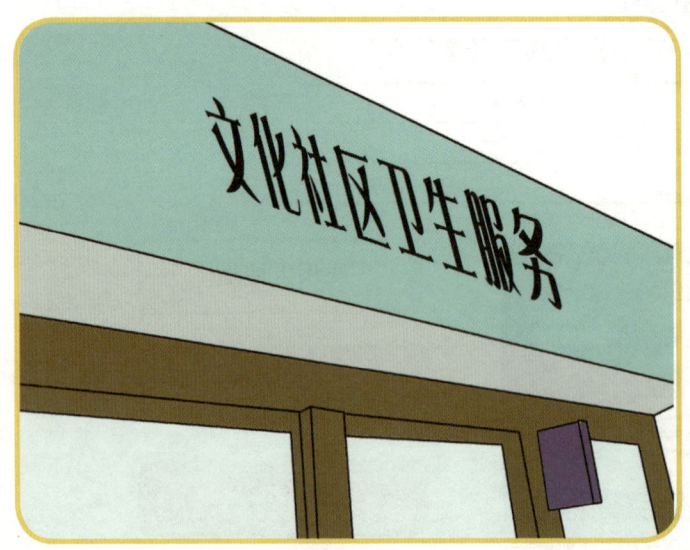

第八章
适应能力高级训练

24 打包

该技能的训练目的是，患者可以自己装背包。在教授此技能时，应该确保患者已经具备模仿能力和做精细动作的能力。通过该技能的训练，患者应该能达到这样一种水平，即：当对患者说"去打包"，患者将独立找到需要携带的物品，并将它们打包好。

扫描二维码，打印本技能训练配套表格

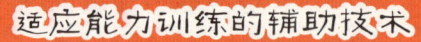

教学材料

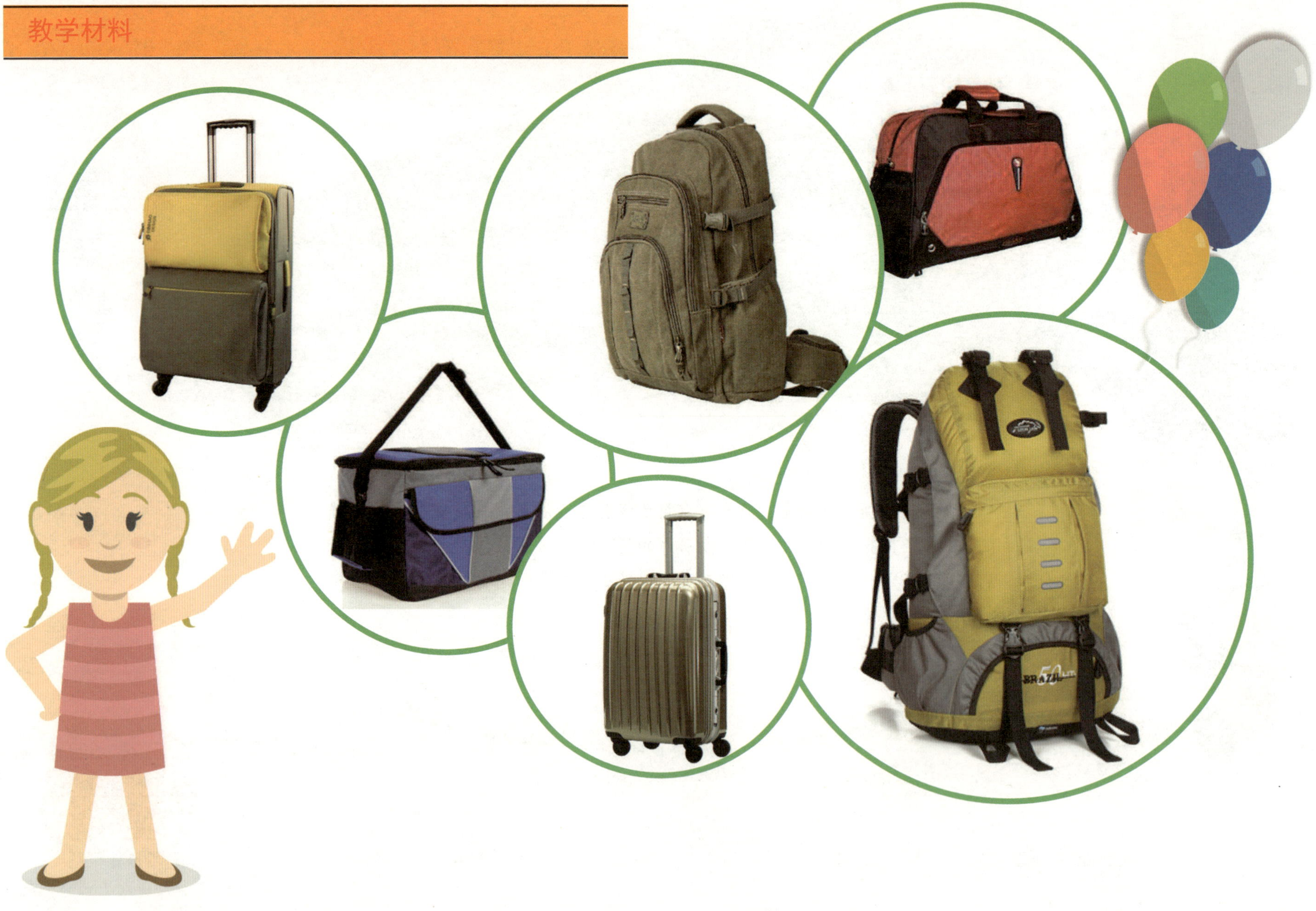

第八章 适应能力高级训练

训练流程

小档案	
训练时长	
辅助情况	

第1步：患者将需要打包的物品列一个清单。

第2步：找到清单上的第1件物品，把它放进包里，并在清单上划掉它。

第3步：找到清单上的第2件物品，把它放进包里，并在清单上划掉它。

第4步：找到清单上的第3件物品，把它放进包里，并在清单上划掉它。

第5步：找到清单上的第4件物品，把它放进包里，并在清单上划掉它。

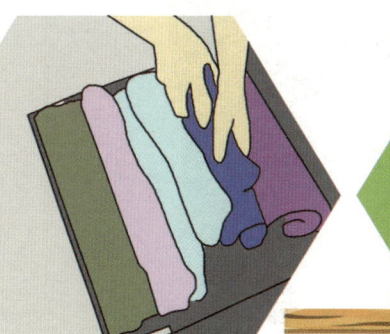

第6步：找到清单上的第5件物品，把它放进包里，并在清单上划掉它。

第7步：找到清单上剩下的物品，把它们放进包里，并在清单上划掉它们。

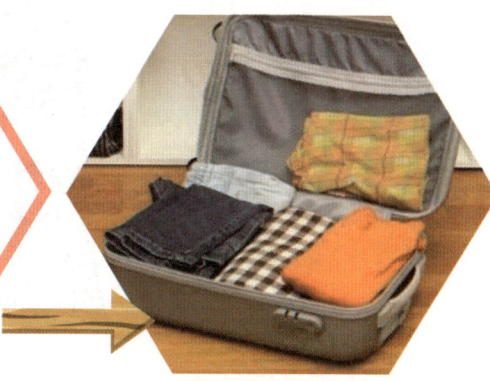

适应能力训练的辅助技术

泛化为书包

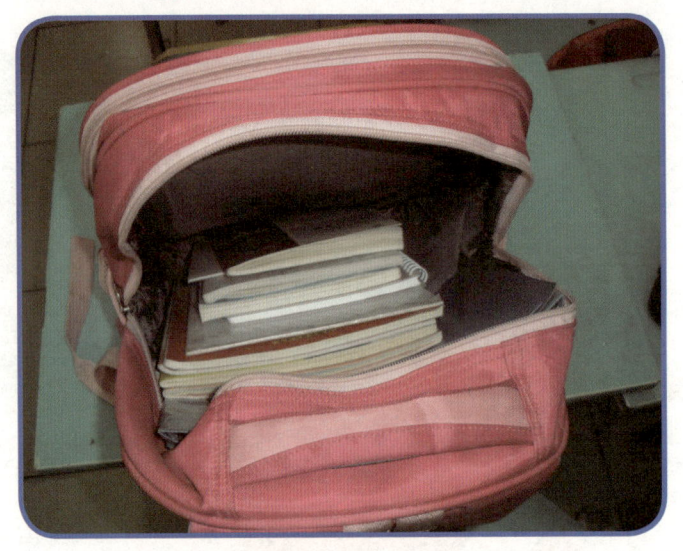

泛化为旅行包

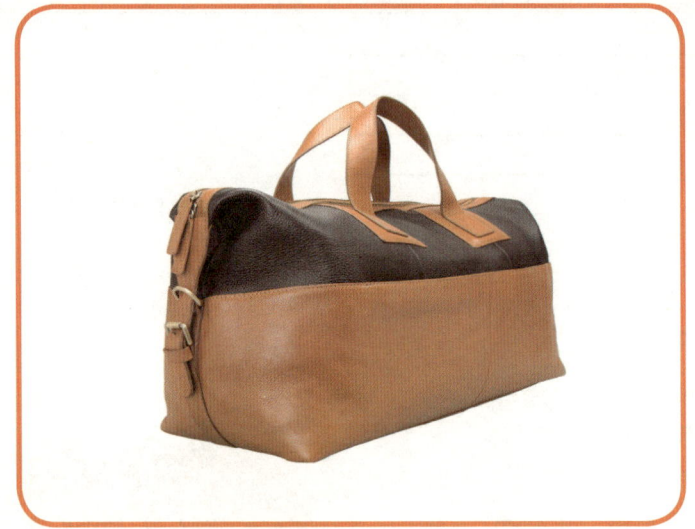

泛化为旅行背包

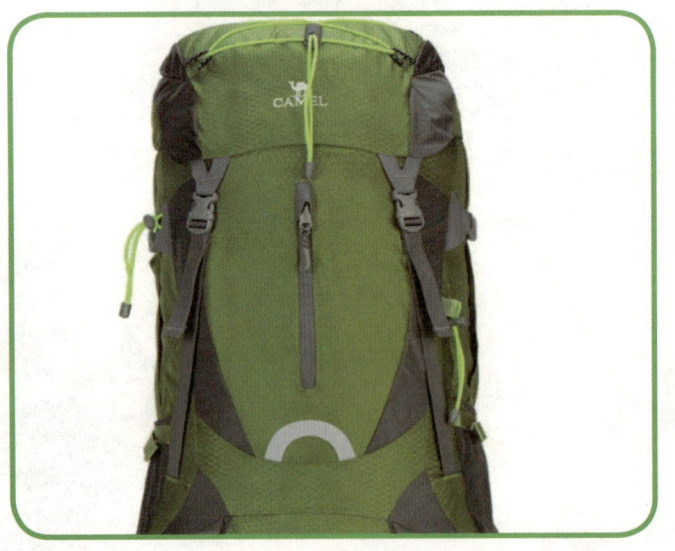

泛化为行李箱

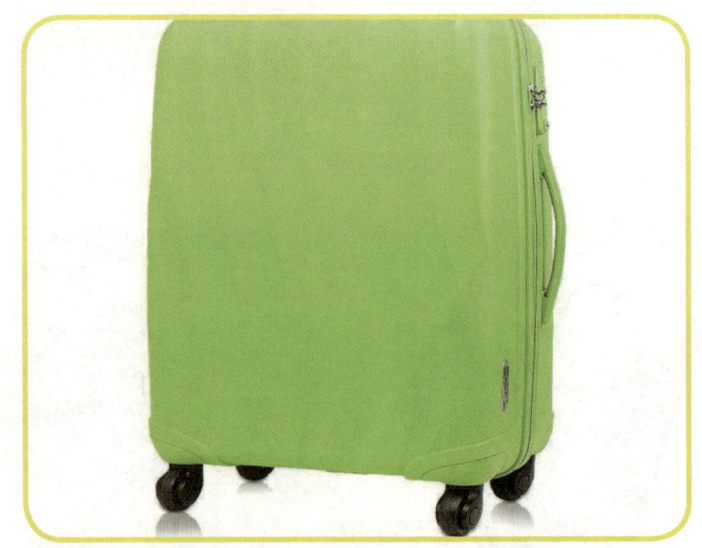

第八章 适应能力高级训练

25 比较价格

该技能的训练目的是，患者可以自己对比价格，找到合适的商品。在教授此技能时，应该确保患者已经具备使用计算机的能力和对比价格的能力。通过该技能的训练，患者应该能达到这样一种水平，即：让患者坐在电脑前，对患者说"我想买××，帮我找到最便宜的店铺"，患者将使用电脑进行检索，找到2个或3个卖此商品的店铺，并对比它们的价格，回答出最便宜的店铺是哪个。

扫描二维码，打印本技能训练配套表格

教学材料

购物党
购物导航
精选购物类网站，绿色安全，掌上购物更放心！
Suning.com
苏宁易购
国美电器
聚美优品
JUMEI.COM
HSTYLE
韩都衣舍
ctrip
携程

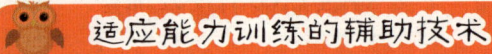

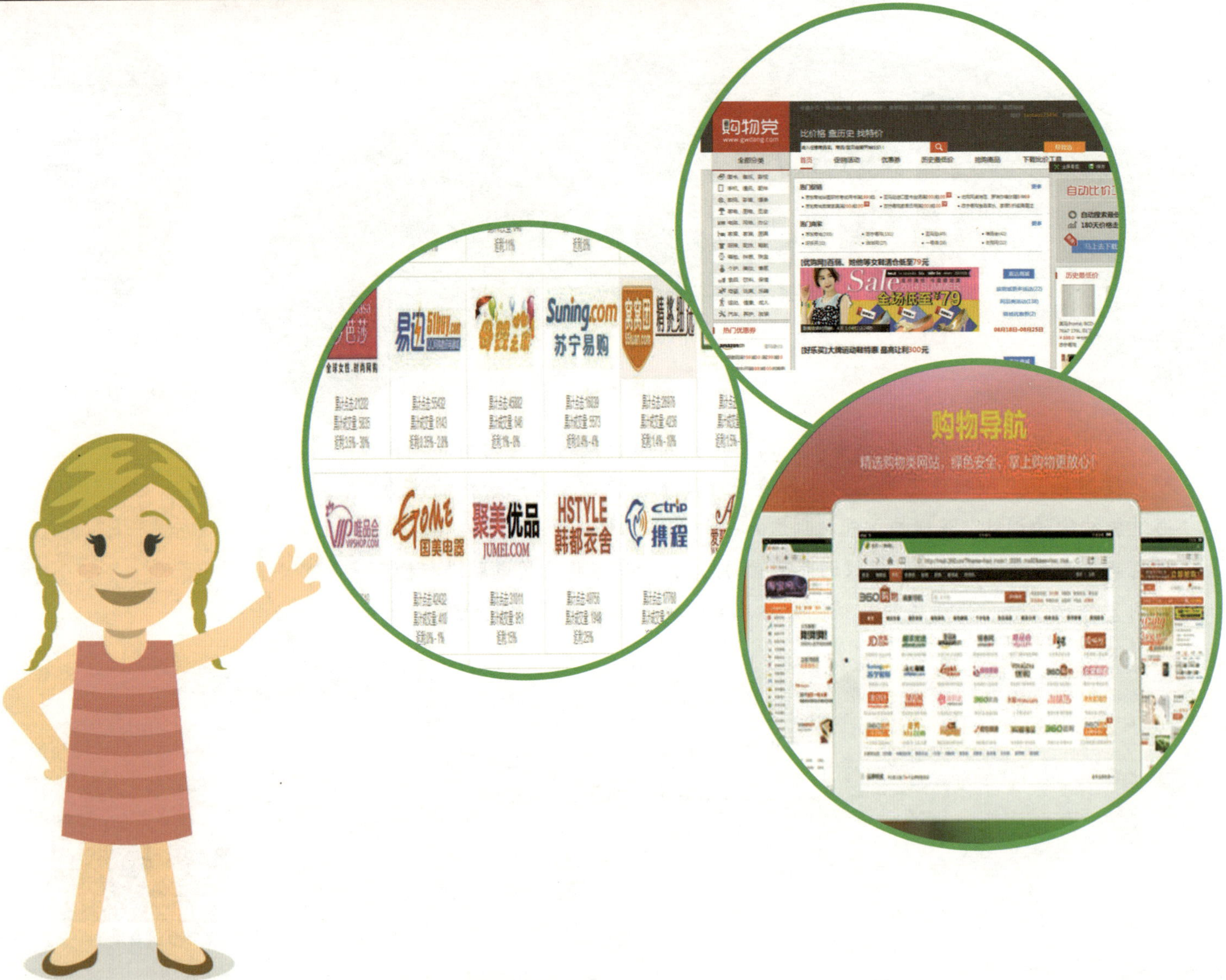

第八章 适应能力高级训练

示例 1

我想买护目镜，帮我找到最便宜的店铺。

小档案	
训练时长	
辅助情况	

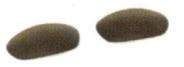
来自 Amazon
【直购】Oakley欧克利 男士太阳镜 Bronze Lens
¥387.94
国内参考价：¥946.00

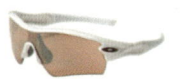
来自 6PM
【直购】Oakley欧克利 女士时尚防晒太阳镜
¥635.35
国内参考价：¥2090.00

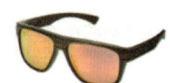
来自 6PM
【直购】Oakley 欧克利 Breadox休闲太阳镜 2色
¥560.30
国内参考价：¥1799.00

来自 Amazon
【直购】Oakley欧克利 男士太阳镜 Rectangular Sunglasses
¥1337.70
国内参考价：¥2774.00

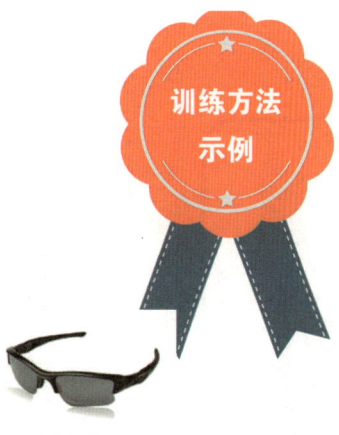
训练方法示例

示例 2

我想买佳能数码照相机，帮我找到最便宜的店铺。

小档案	
训练时长	
辅助情况	

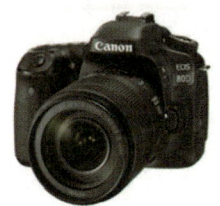
Canon/佳能 EOS 80D数码单反相机 可翻折触控液晶屏幕日本代购包邮
代购 ¥6900.00
运费：¥0.00　0人付款
ipers　日本

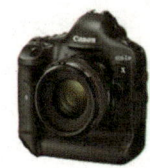
佳能 canon 1dx 照相机 单反 佳能单反 日本原装直送 包邮报税
代购 ¥32458.00
运费：¥0.00　0人付款
kohryu　日本

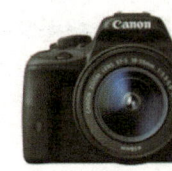
Canon佳能100D 日行EOS Kiss X7 EF-S18-55镜头套机 黑色单反相机
代购 ¥2650.00
运费：¥200.00　0人付款
ipers　日本

示例 3

我想买钱包，帮我找到最便宜的店铺。

小档案	
训练时长	
辅助情况	

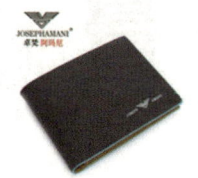
专柜正品卓梵 阿玛尼男士钱包牛皮夹真皮钱包短情款休闲钱包
¥126.00
运费：¥0.00　7人付款
广东 广州

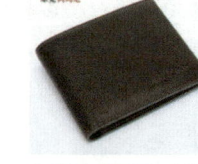
卓梵 阿玛尼正品男钱包牛皮夹横款男士真皮钱夹商务休闲简约黑色
¥138.00
运费：¥0.00　0人付款
广东 广州

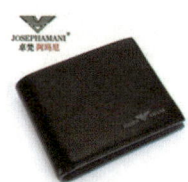
正品卓梵 阿玛尼钱包男士真皮夹头层牛皮钱夹短情款商务休闲
¥171.60
运费：¥0.00　0人付款
广东 广州

示例 4

我想买棒球帽，帮我找到最便宜的店铺。

小档案	
训练时长	
辅助情况	

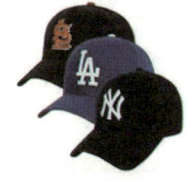
MLB棒球帽NY正品韩国代购男女帽调节款蓝色LA遮阳帽洋基鸭舌帽
现货 ¥203.00
运费：¥0.00　65人付款
月晴儿　北京

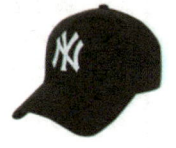
mlb棒球帽正品代购NY洋基队夏款男女运动可调节鸭舌帽黑色潮始帽
代购 ¥209.00
运费：¥23.00　119人付款
wangtao290400801　山东 威海

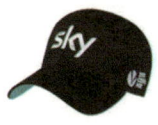
[现货]Rapha代购 Team Sky Baseball Cap 天空车队棒球帽
现货 ¥288.00
运费：¥10.00　16人付款
朱佳佳gina　澳大利亚

451

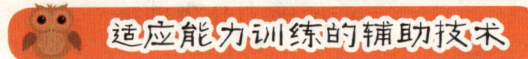
适应能力训练的辅助技术

拓展为比销量

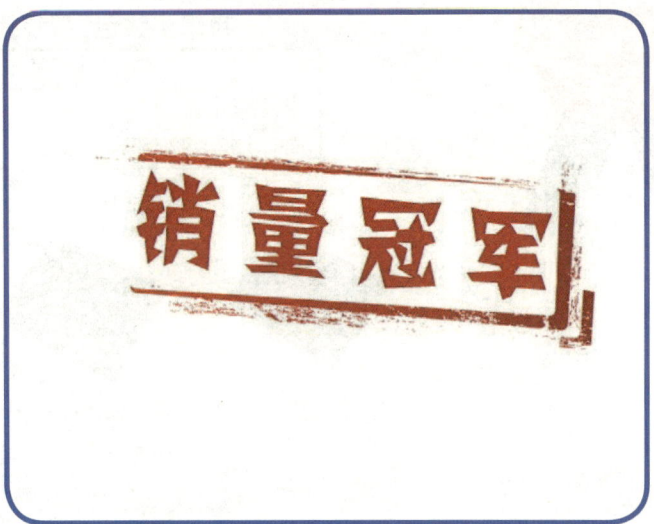

拓展为比发货速度

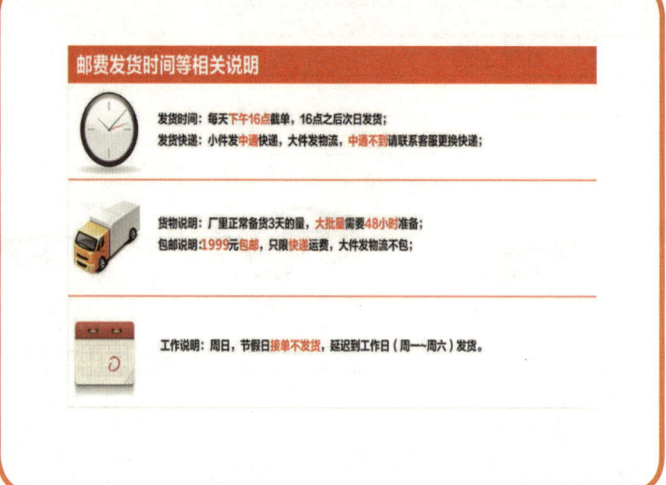

拓展为比好评率

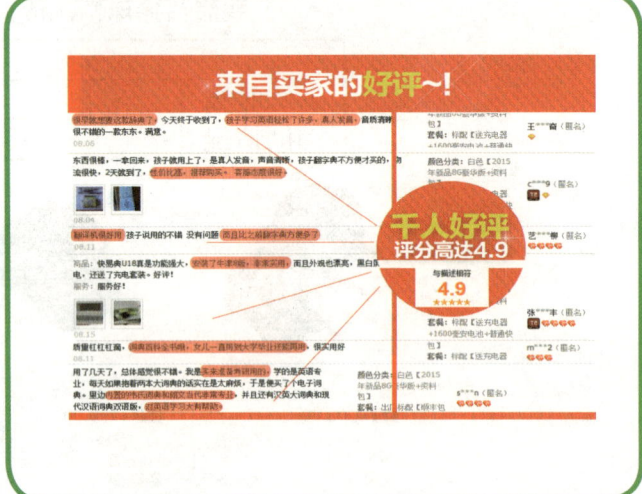

拓展为比退货率

类别	订单数
取消订单	1832
退款退货	1237
退全款未退货	278
退部分款未退货	2781
换货	4222
总退货数	10350
总订单数	54763
退货率	18.9%

第八章 适应能力高级训练

26 使用自动售货机

该技能的训练目的是，患者可以自己使用自动售货机。在教授此技能时，应该确保患者已经具备模仿的能力和做精细动作的能力。通过该技能的训练，患者应该能达到这样一种水平，即：当对患者说"使用自动售货机购买×××"时，患者将使用自动售货机购买此商品。

扫描二维码，打印本技能训练配套表格

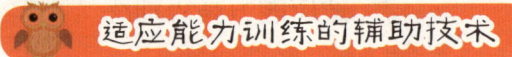

教学材料

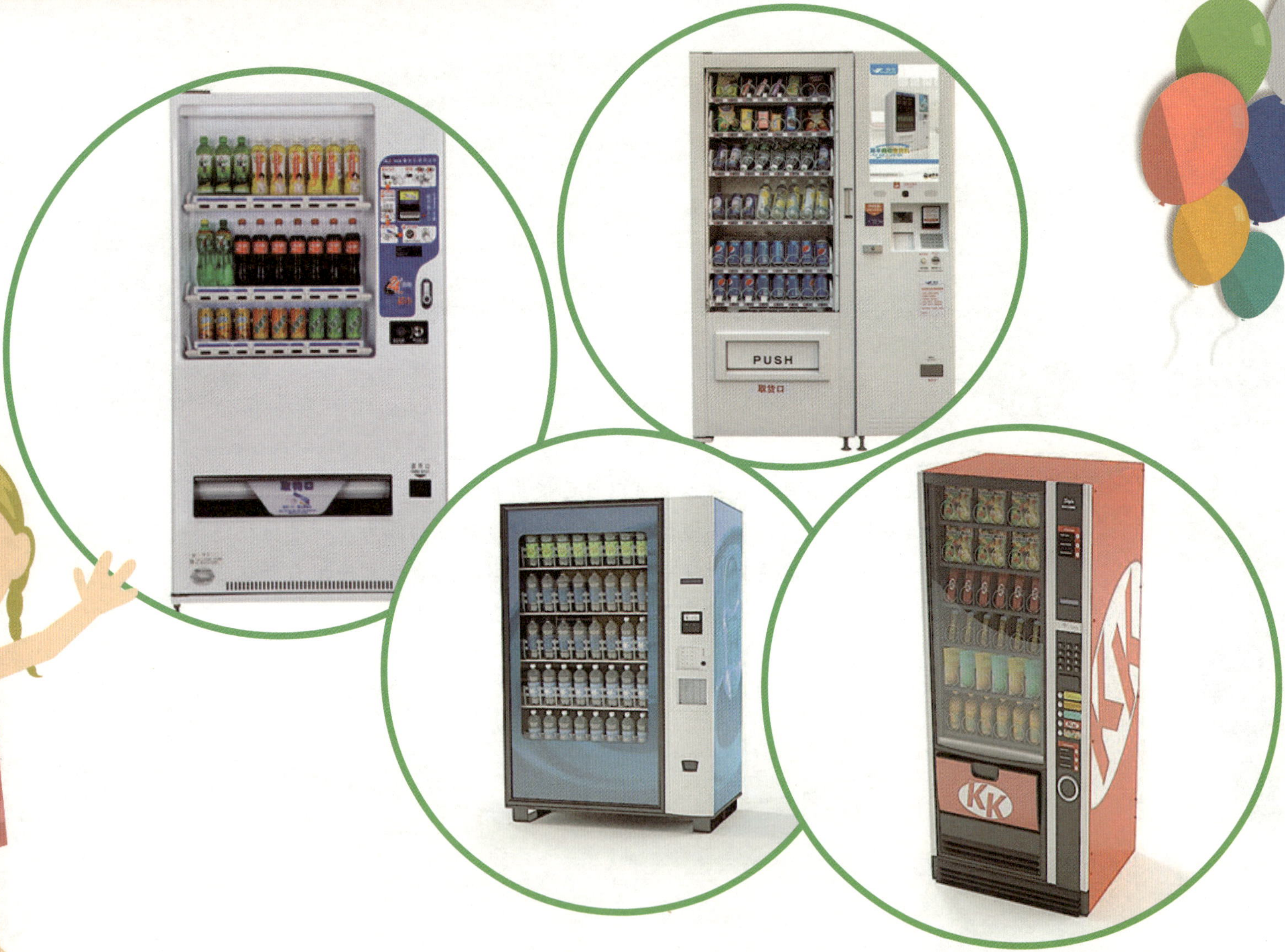

第八章 适应能力高级训练

训练流程

第1步：确定自动售货机能否正常使用。

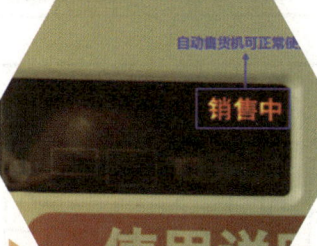

第2步：确定想要购买的商品。

第3步：准备购买商品的钱。

第4步：将表面平整、无褶皱的纸币放入"投入口"。

第6步：在出货口拿出自己购买的商品。

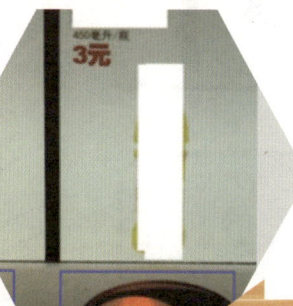

第5步：在售货机上点击想要购买的商品。

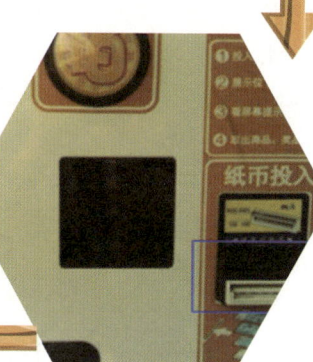

第7步：买完东西之后，向下拉动手柄，退出购买流程进行结账。

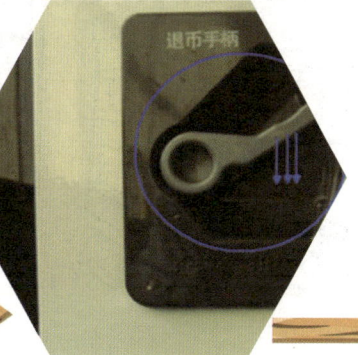

第8步：如果投入的纸币或硬币多于购买的商品，稍等一会，取出找出的零钱。

小档案	
训练时长	
辅助情况	

适应能力训练的辅助技术

泛化到车站

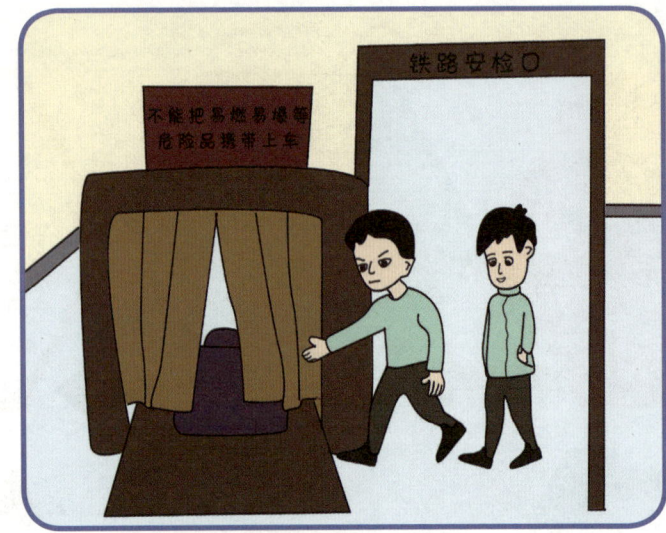

泛化到商场

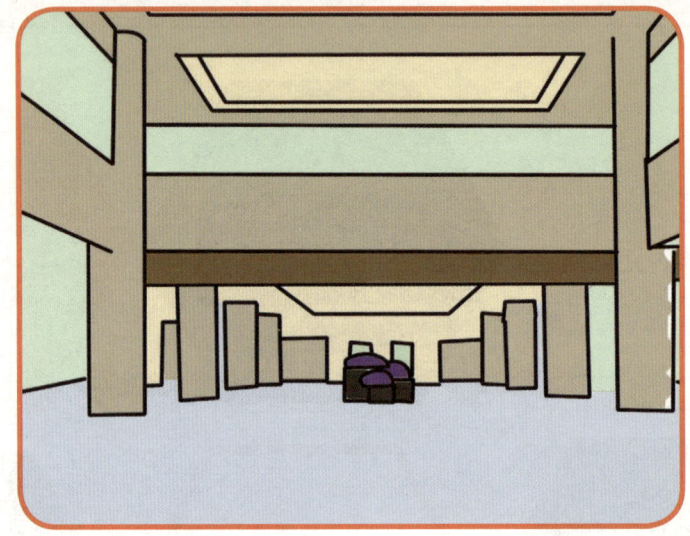

泛化到游乐场

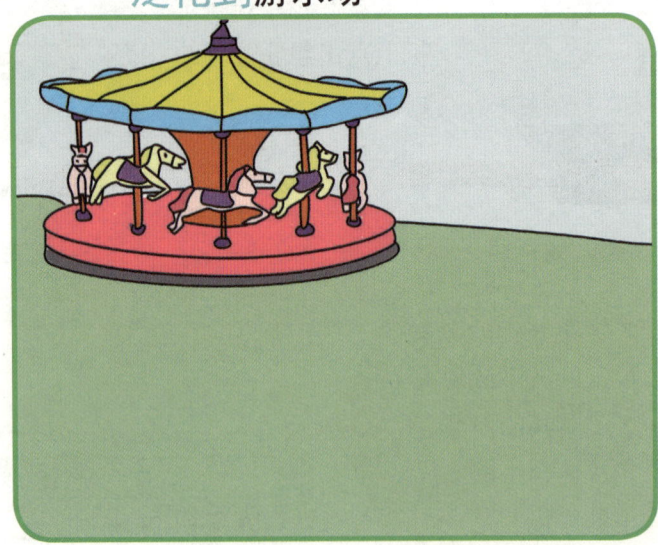

泛化到超市

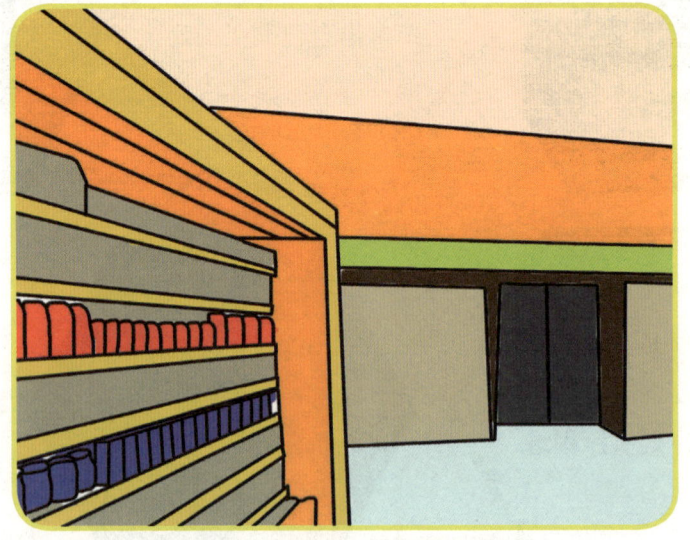

第八章
适应能力高级训练

27 穿内衣

该训练采用系统化脱敏疗法，其训练目的是增强患者对胸罩的耐受性。在教授此技能时，应该确保患者已经具备模仿的能力和做精细动作的能力。通过该技能的训练，患者应该能达到这样一种水平，即：当对患者说"戴上你的胸罩"时，患者将独立戴胸罩，并增强了对胸罩的耐受性。

扫描二维码，打印本技能训练配套表格

适应能力训练的辅助技术

教学材料

第八章
适应能力高级训练

训练流程

小档案	
训练时长	
辅助情况	

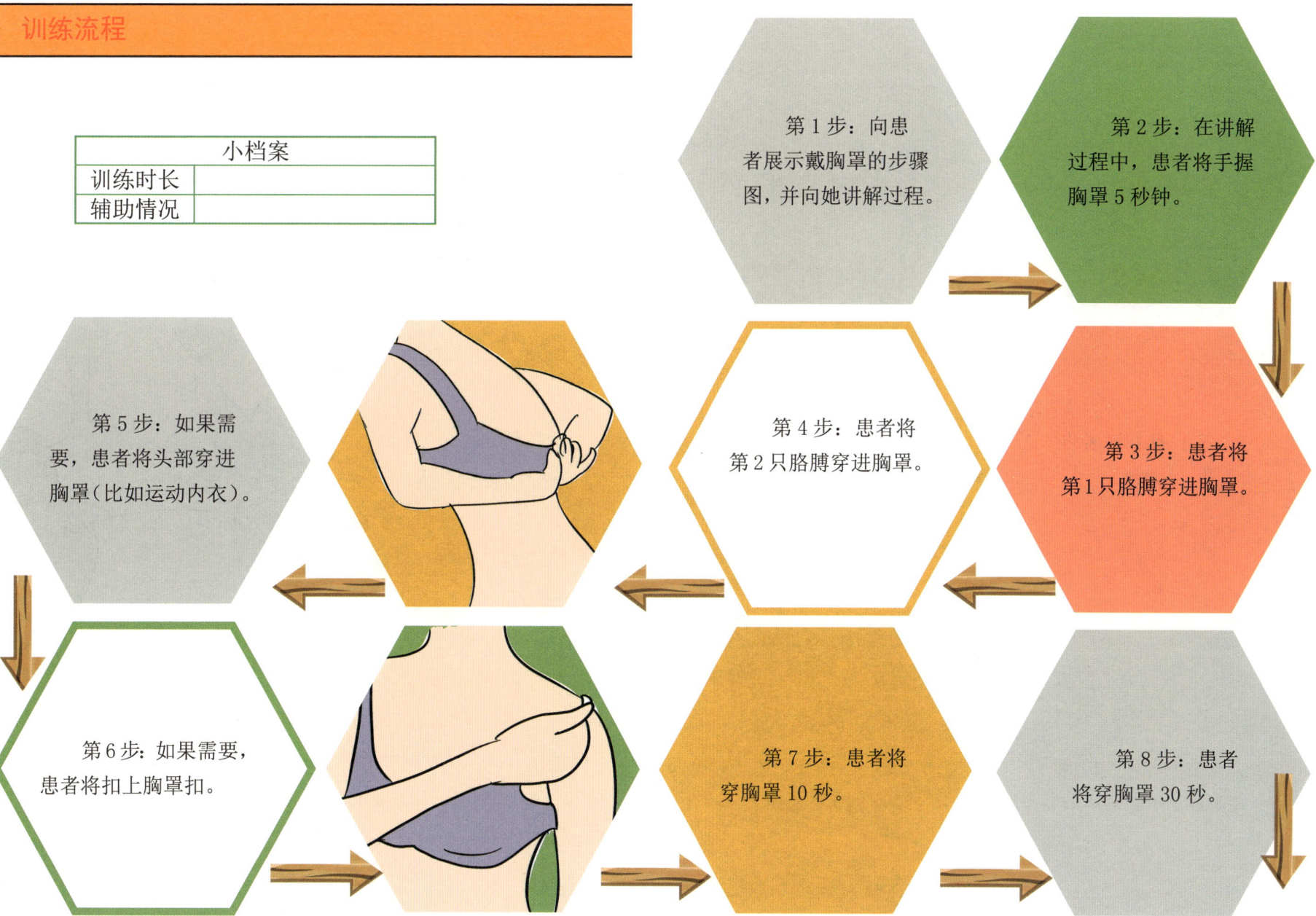

第1步：向患者展示戴胸罩的步骤图，并向她讲解过程。

第2步：在讲解过程中，患者将手握胸罩5秒钟。

第3步：患者将第1只胳膊穿进胸罩。

第4步：患者将第2只胳膊穿进胸罩。

第5步：如果需要，患者将头部穿进胸罩（比如运动内衣）。

第6步：如果需要，患者将扣上胸罩扣。

第7步：患者将穿胸罩10秒。

第8步：患者将穿胸罩30秒。

459

适应能力训练的辅助技术

第9步：患者将穿胸罩1分钟。

第10步：患者将穿胸罩2分钟。

第11步：患者将穿胸罩5分钟。

第12步：患者将穿胸罩8分钟。

第15步：患者将穿胸罩45分钟。

第14步：患者将穿胸罩30分钟。

第13步：患者将穿胸罩15分钟。

第16步：患者将穿胸罩1小时。

第17步：患者将穿胸罩2小时。

第18步：患者将穿胸罩半天。

第19步：患者将穿胸罩1整天。

第八章
适应能力高级训练

泛化到卧室

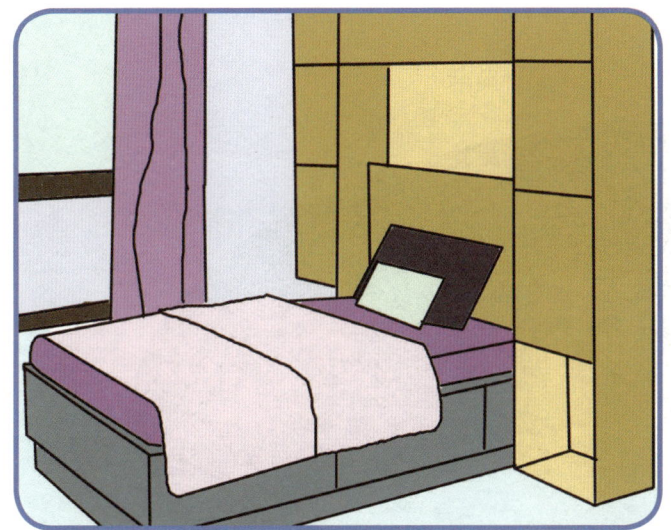

泛化到更衣室

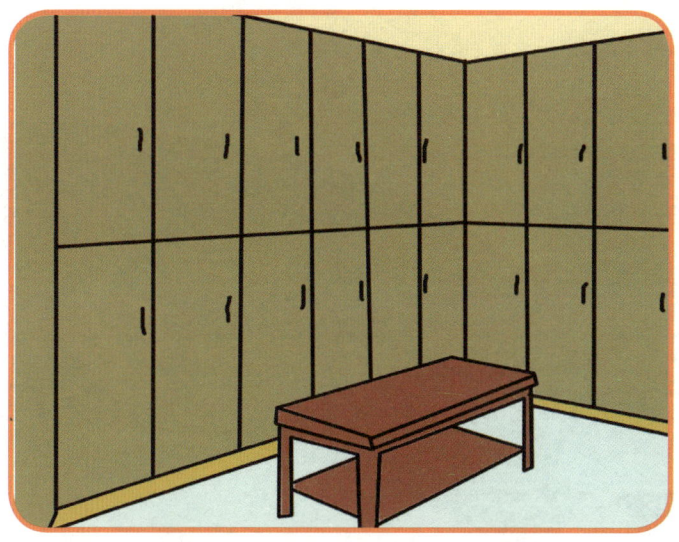

泛化到宿舍

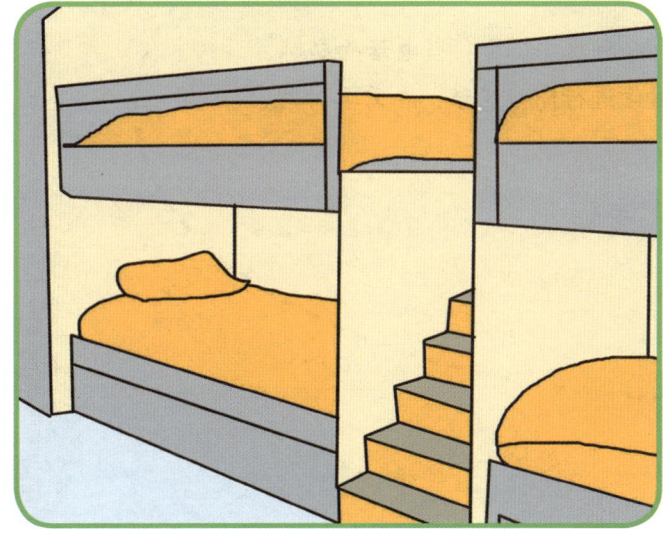

泛化到卫生间

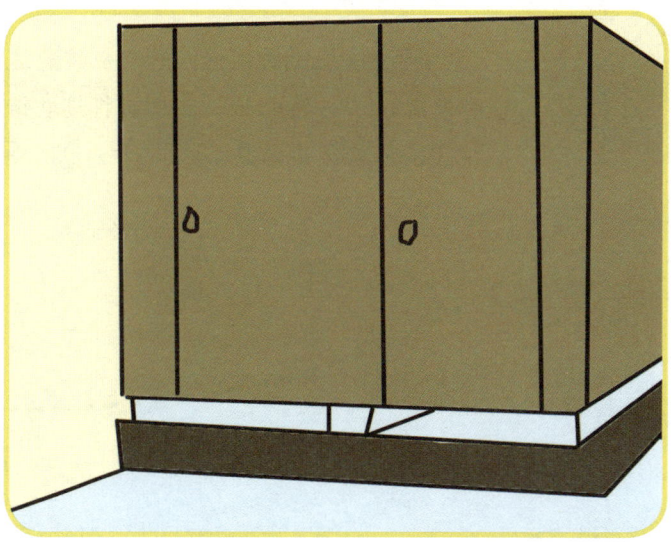

适应能力训练的辅助技术

28 接电话

通过该技能的训练，患者应该能达到这样一种水平，即：当电话响起时，对患者说"去接电话"，患者将接电话并与对方进行简短对话，在需要时写留言条记录交谈信息。

扫描二维码，打印本技能训练配套表格

第八章
适应能力高级训练

教学材料

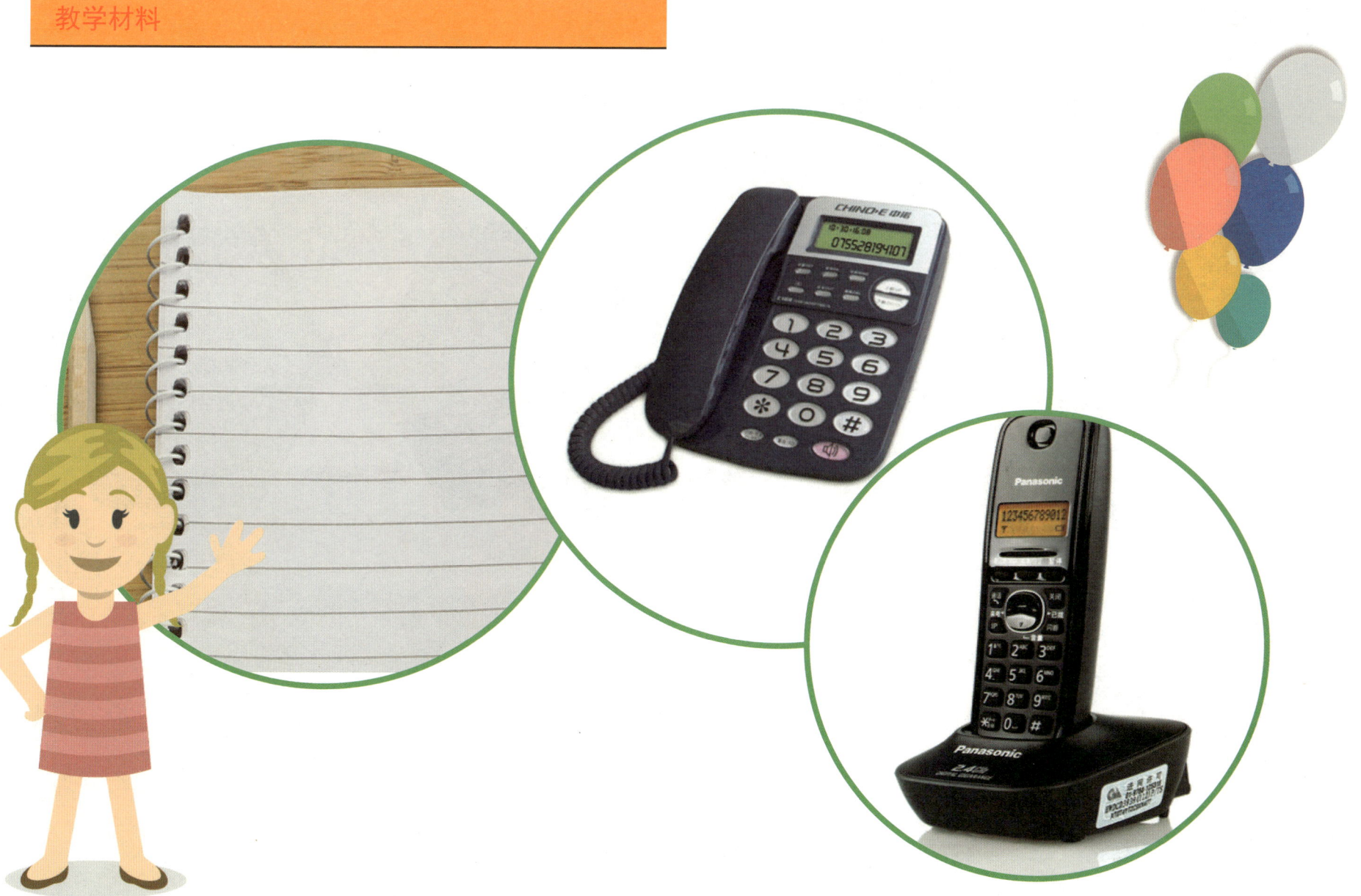

适应能力训练的辅助技术

训练流程

1. 对方找自己

小档案	
训练时长	
辅助情况	

逆向链接训练

行为链第6步：患者将电话筒放回原处。 → 行为链第5步：患者点击"挂机"。（可选） → 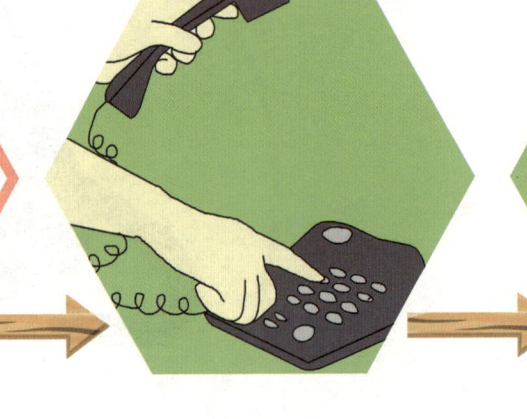 → 行为链第4步：患者与对方进行不少于4句话的交谈。

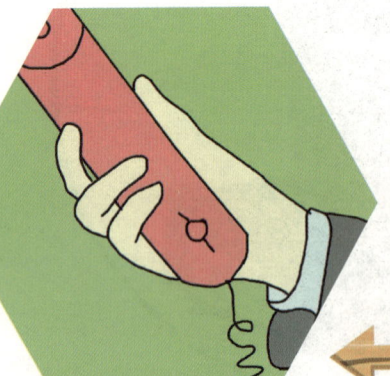 ← 行为链第1步：电话响了，患者拿起电话筒。 ← 行为链第2步：患者点击"接听"。（可选） ← 行为链第3步：患者说"你好"。

第八章 适应能力高级训练

逆向链接训练

2. 对方找别人

- 行为链第6步：患者将把电话筒给要接电话的人。
- 行为链第5步：患者把电话拿给对方要找的人，或拿着电话等待要接电话的人。
- 行为链第4步：患者将告知对方，他要找的人可以接电话，请他稍等。
- 行为链第3步：患者说"你好"。
- 行为链第2步：患者点击"接听"。（可选）
- 行为链第1步：电话响了，患者拿起电话筒。

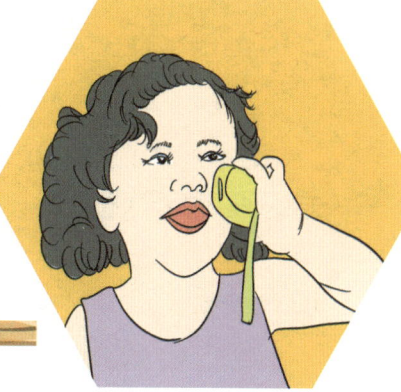

小档案	
训练时长	
辅助情况	

适应能力训练的辅助技术

3. 对方找的人不在

小档案	
训练时长	
辅助情况	

逆向链接训练

行为链第 8 步：患者将电话筒放回原处。 → 行为链第 7 步：患者点击"挂机"。（可选） → 行为链第 6 步：患者将礼貌地结束对话。 → 行为链第 5 步：患者将记下对方的姓名、电话号码和来电时间。

↓

行为链第 1 步：电话响了，患者拿起电话筒。 ← 行为链第 2 步：患者点击"接听"。（可选） ← 行为链第 3 步：患者说"你好"。 ← 行为链第 4 步：患者将告知对方，他要找的人不在。

第八章 适应能力高级训练

29 打电话

通过该技能的训练，患者应该能达到这样一种水平，即：当对患者说"去给××打电话"，患者将拨通对方的号码，并与对方进行通话。

扫描二维码，打印本技能训练配套表格

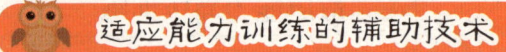

教学材料

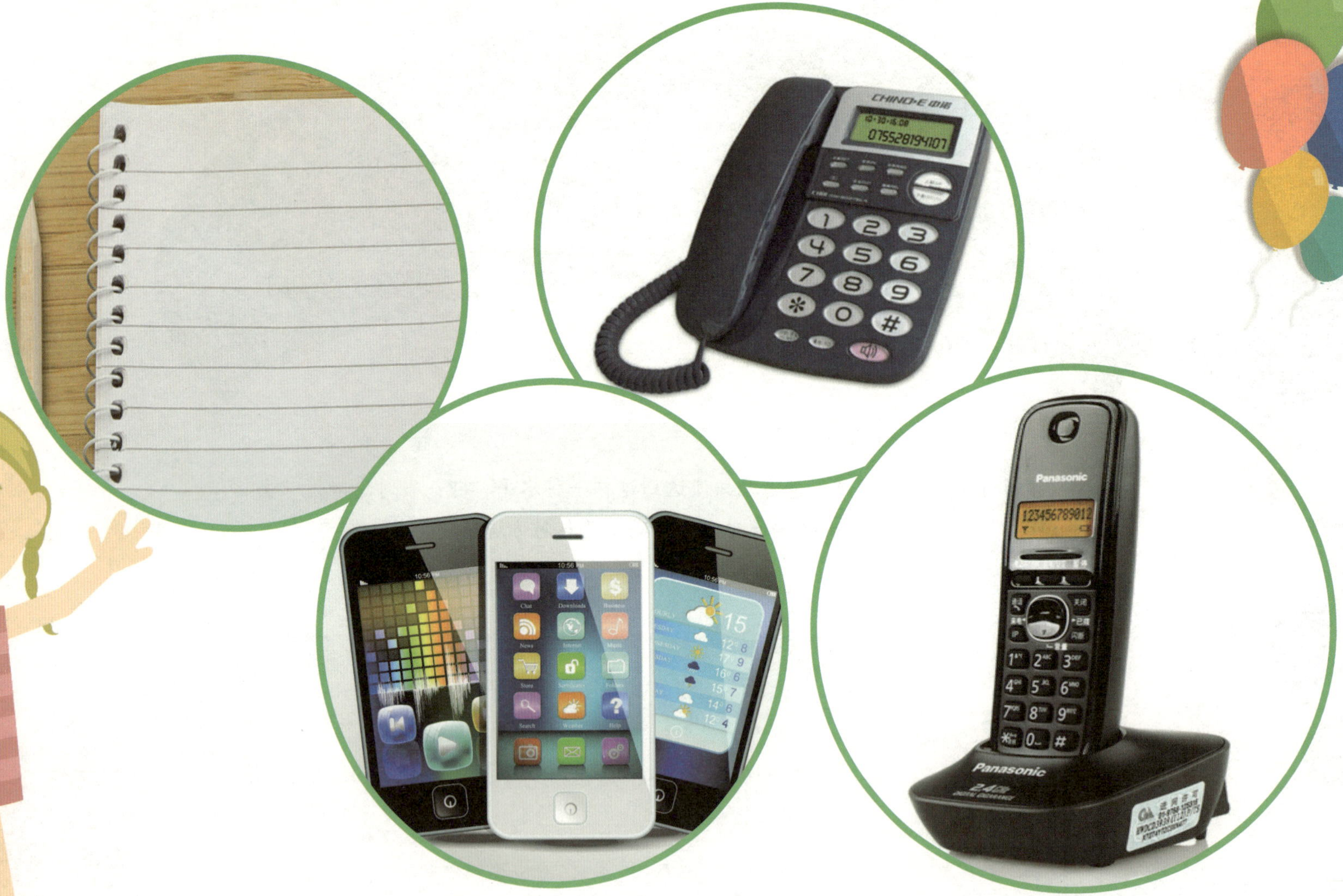

第八章
适应能力高级训练

训练流程

小档案	
训练时长	
辅助情况	

逆向链接训练

行为链第10步：患者将电话筒放回原处。 → 行为链第9步：患者点击"挂机"。（可选）

↓

行为链第5步：对方接电话时，患者说"你好"。 ← 行为链第6步：患者向对方说明自己想找谁。 ← 行为链第7步：患者与对方进行不少于4句话的交谈。 ← 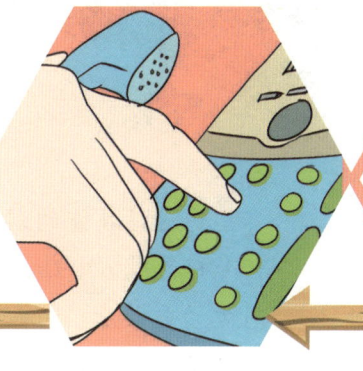 ← 行为链第8步：患者将礼貌地结束对话。

↓

行为链第4步：患者把听筒放到耳边，等待对方接电话。 → 行为链第3步：患者点击"确定"。（可选） → 行为链第2步：患者拨通对方的电话。 → 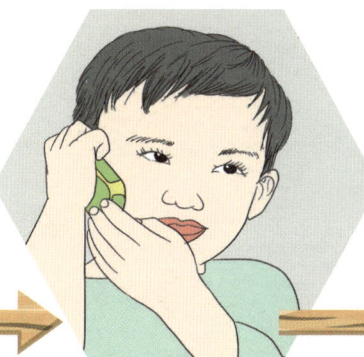 → 行为链第1步：患者拿起电话筒。

适应能力训练的辅助技术

30 查电话号码

通过该技能的训练，患者应该能达到这样一种水平，即：向患者提供电话号码簿或者电脑，然后对患者说"找出×××的电话号码"，患者将找到对方的电话号码；也可以向患者描述一个场景，问"这种情况下，应该给谁打电话？"，患者将正确回答，并找到对方的电话号码。

扫描二维码，打印本技能训练配套表格

第八章
适应能力高级训练

教学材料

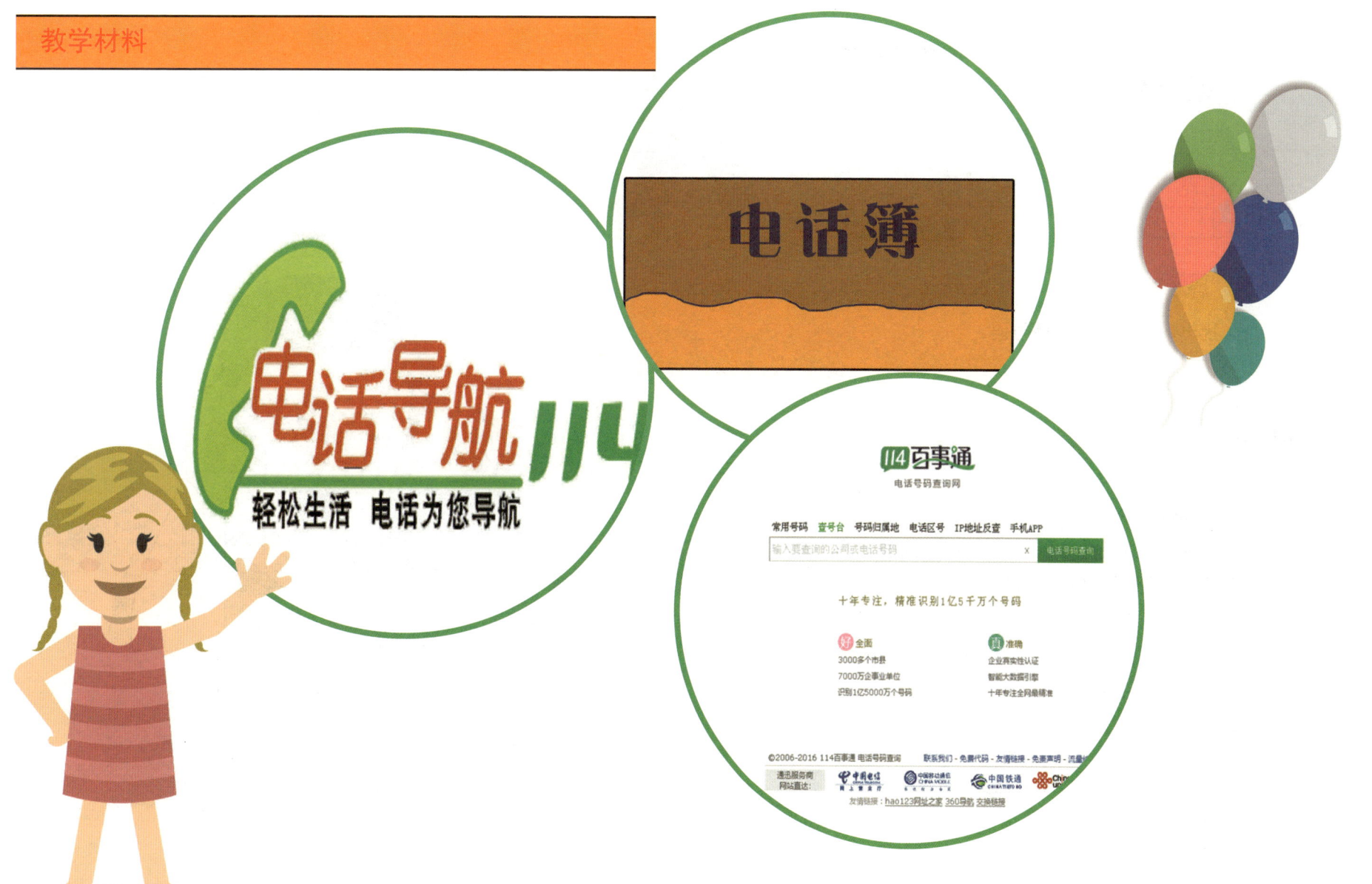

适应能力训练的辅助技术

 训练方法示例

示例 1

找出舅舅家的电话号码。

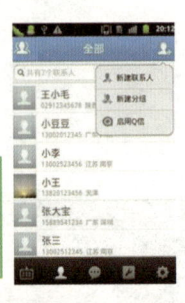

小档案	
训练时长	
辅助情况	

示例 2

找出燃气公司的电话号码。

小档案	
训练时长	
辅助情况	

示例 3

你家的电视突然坏掉了，你想找人修理一下，这种情况下你应该给谁打电话？

小档案	
训练时长	
辅助情况	

示例 4

你要去一个地方旅游，需要预订酒店，你想确定一下酒店是否有空房。这种情况下你应该给谁打电话？

小档案	
训练时长	
辅助情况	

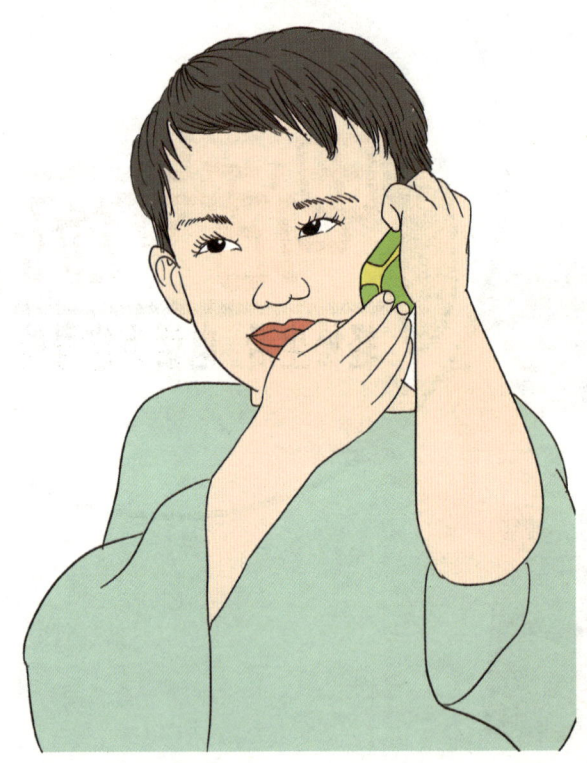

第八章 适应能力高级训练

拓展为查区号

国家或地区	电话区号	国家或地区	电话区号
澳大利亚	0061	新西兰	0064
关岛	001671	科科斯岛	00619162
诺福克岛	00672	圣诞岛	00619164
瑙鲁	00674	汤加	00676
所罗门群岛	00677	瓦努阿图	00678
斐济	00679	科克群岛	00682
纽埃岛	00683	东萨摩亚	00684
西萨摩亚	00685	基里巴斯	00686
图瓦卢	00688	法属波里尼西亚、塔希提	00689
马里亚纳群岛	001670	新喀里多尼亚群岛	00687
巴布亚新几内亚	00675	帕劳	00680
托克鲁	00690	密克罗尼西亚	00691

拓展为查地址

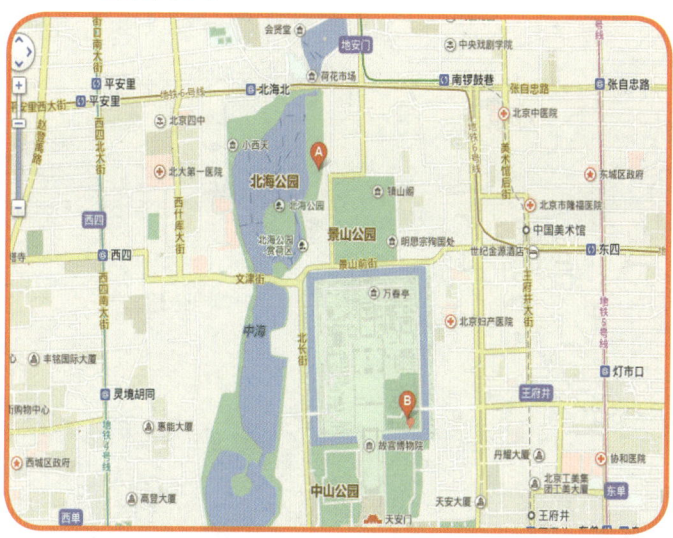

拓展为查网址

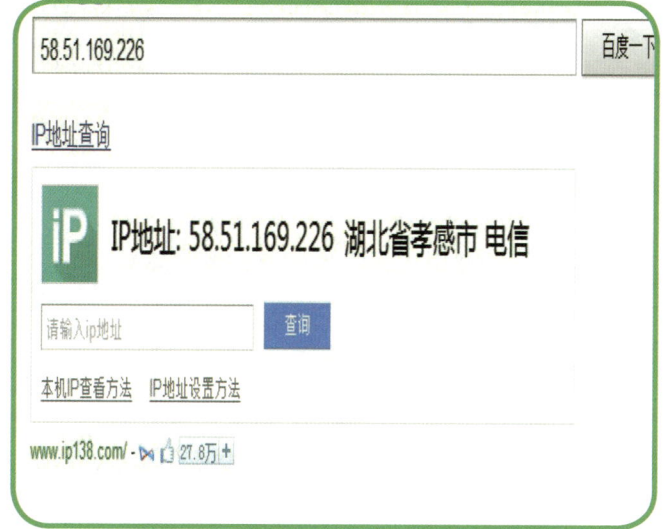

拓展为查邮编

市、县、区名	长途区号	邮政编码
衢州	0570	324000
柯城区	0570	324000
江山市	0570	324100
开化县	0570	324300
衢县	0570	324000
杭州	0571	310000
上城区	0571	310000
江千区	0571	310000
西湖区	0571	310000
余杭区	0571	311100
临安市	0571	311300